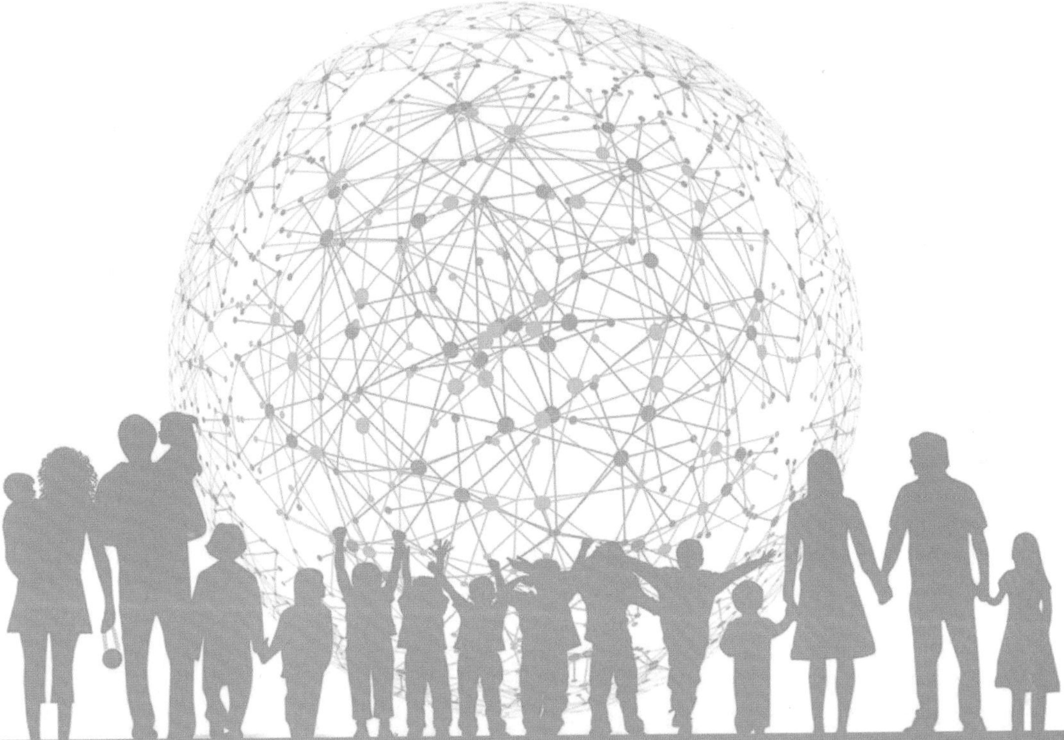

GLOBAL HEALTH AND NURSING

글로벌 건강과 간호

김미지 · 김성재 · 김향란 · 배현지 · 안정원 · 윤희상 · 이옥철 · 조명선 공저

계축문화사

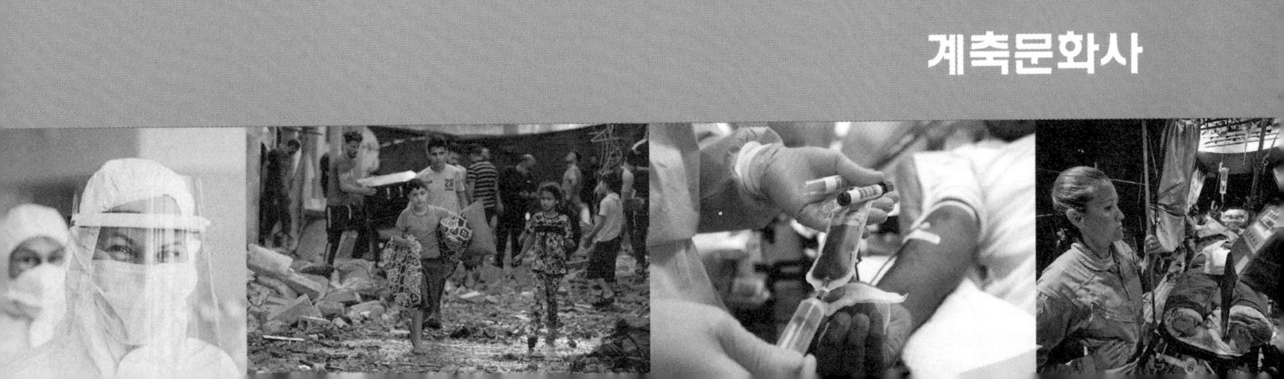

머리말
PREFACE

간호는 인류 역사 이전부터 존재하였으며, 역사의 변천에 따라 진화하고 발전해왔습니다. 고대 이집트 문명에서 간호는 가족과 이웃을 향한 모성애적인 보호에서 시작하여, 종교적인 의식과 베풂에 참여함으로써, 간호사는 사회적으로 존경받는 직업이었으며, 인류문명의 발전에 기여하였습니다.

인간의 보편적 건강권 보장은 누구나 누려야 할 기본 인권으로서, 21세기에 들어서면서 개발도상국의 건강형평성을 확보하기 위한 국제적 협력이 본격적으로 수행되고 있습니다. 또한, 지구온난화로 인한 기후변화와 이동수단의 발달로 인한 감염병 확산의 기회가 증가하는 등 건강이슈는 글로벌화 되고 있습니다.

전 세계가 고통을 겪었던 코로나19 팬데믹은 최일선에서 대응해야 하는 간호사에게 크나큰 도전이었으며, 다가오는 미래에 대비하기 위해 어떻게 달라져야 할지 교훈을 남겼습니다. 임상 중심의 간호는 일찍이 지역사회 간호로 영역이 확대되었으며, 이제 글로벌 간호로 그 경계를 넓혀 나아가야 합니다. 간호전문직이 글로벌 무대에서 존중받고 인정받는 직업으로 성장하기 위해서는 글로벌 건강문제 및 간호요구에 대한 이해와 역량 강화가 필수적입니다.

이 책을 저술함은 간호학생과 졸업간호사가 인류의 건강형평성 달성을 위해 간호의 글로벌 관점을 확인하고 글로벌 건강요구에 부응하기 위한 식견을 넓히는 데 도움이 되고자 함입니다.

이 책은 먼저, 글로벌 건강의 개념과 국제개발협력에 대해 다루며, 간호 전문직이 세계적인 건강 문제에 기여하는 방법을 탐구합니다. 또한, 글로벌 건강 이슈와 간호사들의 국제적 이동, 보건의료산업의 국제화에 대해 알아보고, 집단건강위기와 국제협력에 대해 고찰하며, 통일에 대비한 간호를 다루게 됩니다.

이 책을 통해, 글로벌 건강요구 속 간호전문직의 역할기대, 글로벌 건강을 견인하기 위한 간호리더십 등에 대한 기초적인 지식을 다지고, 간호의 미래 방향성과 가능성을 모색하는 모멘트가 되어, 글로벌 건강요구에 부응하는 빛나는 존재로 성장하기를 희망합니다.

마지막으로, 이 책의 완성을 위해 많은 도움을 주신 모든 분들께 감사의 말씀을 전하며, 출간되기까지 편집과 교정을 위해 수고해 주신 계축문화사에도 감사드립니다.

2023. 7. 31

저자 일동

차례
CONTENTS

제4장
집단건강위기와 국제협력 4

제5장
간호사의 국제적 이동 5

제6장
보건의료산업의 국제화 6

제7장
통일과 간호

1

글로벌 건강의 이해

GLOBAL HEALTH AND NURSING

제 1 장

글로벌 건강의 이해

1. 글로벌 건강
2. 국제간호의 이해
3. 보건분야의 국제개발협력과 간호사의 역할 : 글로벌 건강 거버넌스의 역할

제1장

글로벌 건강의 이해

학습목표

1. 세계화와 글로벌 건강의 개념 변화에 대하여 이해한다.
2. 세계화의 배경에 대하여 이해한다.
3. 글로벌 건강의 정의에 대하여 이해한다.
4. 메들레인 레닌저(Madeleine Leininger)의 횡문화이론(transcultural care theory)이 대두되게 된 배경과 해돋이 모형의 의미에 대하여 이해한다.
5. 건강의 사회결정요인이 무엇인지 이러한 요인들에 의해 건강과 질병이 어떻게 영향을 받는지 이해한다.
6. 세계보건기구 헌장에서 명시한 건강권과 UN에서 채택한 세계인권선언에서 건강권이 무엇을 의미하는지 이해한다.
7. 국제간호사의 역할 및 국제간호사로서 길러야 할 핵심역량이 무엇인지 이해한다.

01 글로벌 건강

눈부신 속도로 변화하는 세계 속에서 인류는 문화, 정치, 경제, 사회, 그리고 영적 측면에서 서로 연결되고 상호작용하며 변화하고 있다. 정치, 경제 그리고 문화적 세계화는 교통수단과 의사소통 기술의 발전으로 가속화되어 공간적, 시간적 그리고 인지적인 변화를 초래하고 있으며, 이러한 세계화는 글로벌 건강에도 다양한 영향을 미치고 있다. 글로벌 건강은 단순히 특정 국가에서의 특정 질병의 예방과 통제를 초점을 두는 개념을 넘어서, 전 인류의 보건 안보 차원에서 글로벌 건강을 바라보고 있다.

전 세계적으로 7차례나 대유행되며 수십만 명의 목숨을 앗아간 콜레라는 과거 단순히 박테리아가 일으키는 질병으로 생각하였으나 과학기술의 발달과 함께 물에 의해 감염되는 수인성 전염병이라는 것이 밝혀졌다. 그러나 글로벌 건강의 관점에서 콜레라를 살펴보면, 오염된 물에 지속적으로 노출되는 환경에서 사는 개발도상국이나 가난한 사람들이 수인성 전염병에 취약하다는 사실을 알 수 있다. 이는 콜레라의 근본적인 원인이 바로 빈곤에 기인함을 의미한다. 따라서 콜레라는 의학적으로 치료해야 하는 질병일 뿐만 아니라, 건강불평등의 원인에서 오는 사회적 경제적 질병이기도 한 것이다.

2019년 COVID-19의 팬데믹 선언은 다양한 측면에서 글로벌 건강에 영향을 미쳤다. 건강불평등과 건강에 영향을 주는 사회적 결정요인은 개인과 개인, 집단과 집단간, 그리고 국가간의 감염 및 사망률에 불평등이 존재함을 보여주었다. 이러한 글로벌 건강과 관련된 문제에 접근하기 위해서는 개인적인 차원을 넘어서 지역사회, 국가 그리고 국제적인 관점에서 질병과 건강을 이해하는 새로운 사고방식과 패러다임의 변화가 필요하다.

1) 변화하는 국제사회

20만 년 전 호모 사피엔스의 등장 이후, 인류는 지속적인 변화를 겪으며 발전해 왔다. 이러한 변화는 인간 사회의 진보와 함께 세계화를 이끌어왔다. 기술, 운송 수단의 발전과 국제적인 협력 등을 통해 세계화의 역사는 변화하였다. 특히 18세기 이후 교통수단과 의사소통 기술의 발달로 세계화는 가속화되었으며, 현재 우리는 이전에 없던 매우 빠르고 다양한 변화와 그 영향력에 직면하고 있다. 세계화(globalization)라는 용어는 20세기 초에 처음 등장하였고, 1990년대 이후로는 일상적으로 많이 사용되며 다양한 의미로 해석된다. 사전적으로 세계화는 사람 간, 기업 간, 정부 간에 상호작용하고 통합하는 과정으로 정의된다. 그렇다면 세계화는 건강과 어떤 연관성이 있을까? Kelley Lee(2004)는 건강에 영향을 미치는 세계화의 영향을 세 가지 유형의 변화로 정의하고 있다. Lee는 세계화를 단순히 건강에 "좋다" 또는 "나쁘다"로 설명할 수 없으며, 이 세가지 유형의 변화가 건강에 미치는 영향을 다양한 관점에서 분석하고 있다.

다양한 가치관이 공존하는 세계는 간호전문직에게 새로운 역할을 기대하고 있다. 과거에는 몇몇 국가 간의 협약 아래 각 국가나 개인의 필요에 따라 의료수요와 공급이 발생하였고, 이에 따라 의료공급자와 의료소비자의 이동은 제한적이었다. 그러나 현재의 신자유화된 의료시장에서는 세계무역기구와 그 하위 조직을 통해 다양한 국제조약이 체결되어 의료공급자와 의료소비자가 더 빠르고, 빈번하고, 자유롭게 국경을 넘어 의료서비스를 제공하고 이용할 수 있게 되었다. 이로 인해 국제사회의 업무현장은 이전보다 훨씬 다양한 공급자와 수요자로 인해 변화하였다. 이러한 다양성으로 인해 간호사와 의료조직은 임상전문성뿐만 아니라, 시대의 요구에 부응하는 문화역량을 갖추는 것이 중요해졌다.

표 1-1 세계화의 세 가지 유형과 건강과의 관계

공간적 변화 (spatial changes)	정의	• 세계화는 물리적인 혹은 또는 영토적 공간을 인식하고 경험하는 방식에 영향을 미치고 있으며 현대사회에서는 국경의 개념이 무의미해짐 • 물리적 위치라는 전통적인 개념에 도전 : 사이버 공간, 가상 현실과 같은 새로운 형태의 공간을 만들어 내고 있음. 대표적인 예) 메타버스
	건강과의 관계	• 전세계 인구 및 물건의 이동 증가가 글로벌 건강에 영향을 미침 • 이동 인구집단의 특성에 따라 특정 및 급성 전염병 위험 증가. 중 · 저소득 국가에서는 HIV/AIDS, 결핵, 페스트 및 새로운 전염병 발생 증가 • 중 · 저소득 국가에서의 위협과 고소득 국가에서의 이주인구로 인한 건강문제와 재정적 부담 이해 • 고소득 국가에서는 개발도상국에서 이주하는 건강하지 못한 인구의 잠재적인 재정적 부담을 가짐 • 물질 이동의 영향 : 고소득 국가의 담배 및 패스트푸드와 같은 제품이 세계의 다른 지역으로 수출되며 외국인 직접 투자 및 부채 부담이 경제에 영향을 미치는 영향 이해. 이는 국가 건강에도 영향을 미치고 있음
시간적 변화 (temporal changes)	정의	• 세계화는 우리가 시간을 인식하고 경험하는 방식에 영향을 미침 • 현대의 교통 및 통신 기술을 통해 사회적 상호작용이 가속화됨 • 정보의 과부하, 다양한 개념과 사고방식 확장, 현대의 복잡성이 시간 인식에 미치는 영향 이해
	건강과의 관계	• 현대 교통 시스템의 속도는 감염이 잠재적으로 몇 시간 내에 전 세계로 이동할 수 있음을 의미(예: 2002–2003년 SARS 발병, 2019년 COVID 19) • 현대 기술의 긍정적인 측면 : 국제적인 감염병 팬데믹 같은 비상 상황에 더욱 신속하게 대응할 수 있음 • 세계보건기구(WHO)는 국제적인 네트워크를 통해 인플루엔자 바이러스가 어떻게 변화하는지 쉽게 감지하고 신속하게 대응할 수 있음
인지변화 (cognitive changes)	정의	• 세계화는 우리 자신과 주변 세계를 보는 방식에 지대한 영향을 미침 • 대중 매체, 광고 산업, 컨설팅 회사, 연구기관, 정당, 종교단체 등 여러 기관 및 정보에 의해 우리의 문화, 욕구, 필요성, 가치관, 신념, 지식 및 열망이 변화하고 있음
	건강과의 관계	• 광고 및 마케팅으로 인한 인지적 변화는 과거 고소득 국가에서 걸리는 것으로 인식되었던 비만, 당뇨, 고혈압과 같은 생활습관으로 인해 유발되는 질병이 전 세계적으로 확산되는 것을 촉진함. 저소득 및 중간소득 국가 내에서 이러한 생활습관 질병이 큰 건강문제로 부각되고 있음 • 인지적인 세계화의 긍정적인 측면으로는 의료보건 분야에 대한 인식과 개혁이 확산하고 있음 • 의료서비스 제공 및 자금 조달에 대한 정책을 결정하는데 있어 사회의 취약계층과 이들의 건강불평등을 해소하는데 관심이 높아짐

출처 : Lee, Kelley. "Globalisation: what is it and how does it affect health?." Medical journal of Australia 180.4 (2004): 156-158.

새로운 가치정립은 건강문제를 세계화된 인식으로 전환하여 바라보는 데서 시작된다. 2차 세계대전 이후, UN은 세계 인권선언을 통해 모든 국가와 학문분야에서 전인류의 보편적 인권가치를 실현하기 위해 노력해왔다. 이 시대는 모든 사람이 세계시민으로 살게 되며, 각 개인은 세계시민으로서의 역할을 부여받게 된다. 국제화된 세계에서 자유, 정의 또는 공정과 관련된 인권문제는 일부 국가나 단체, 개인의 역할이 아닌 모든 이들의 공동 책임인 것이다. 국제보건의 주요 대상이 되는 인간평등과 취약계층에 대한 문제는 세계시민에 대한 고민에서 출발한다. 세계시민은 기본권이 박탈된 취약한 상황이나 불평등은 모든 사람의 책임이라는 점을 인식한다. 세계인이라면 세계적 의제(global agenda)에 대해 상호의존적 의무감을 가지고, 사회정의(social justice)와 건강평등(health equity)을 실현하기 위해 노력해야 한다. 1978년 알마아타(Alma Ata) 선언으로 “모든 사람을 위한 건강(Health for All)” 목표를 세웠지만 40년이 지난 지금도 건강기본권을 누리지 못한 사람들이 있다. 전 세계 인구 중 10억은 출생 후 사망에 이르기까지 단 한 번도 보건의료인을 만나지 못하고 사망한다. 이러한 건강문제에 대해 간호인은 세계시민으로서 건강권 훼손에 대한 적극적인 책임감을 가지고, 문제의 해결을 위한 실제적 행동을 취해야 한다.

2) 글로벌 건강(Global Health)의 개념

국제보건의 개념은 시간이 흐름에 따라 변화하고 발전해 왔다. 과거 국제보건(international health)의 개념은 주로 국가 간의 건강협력 및 질병 예방에 중점을 두고 제한적으로 통용되었다. 그러나 현대사회에서는 국제적인 이동성의 증가, 세계화의 확대, 기후변화, 새로운 전염성 질병의 등장 등으로 인해 건강과 공중보건에 대한 새로운 도전이 제기되고 있다. 이러한 변화의 중심에서 국제보건과 공중보건의 개념에 대해 다시 생각해 보아야 한다.

세계보건기구(WHO)에 따르면 건강이란 단순히 질병이 없는 상태를 의미하는 것이 아니라 신체적, 정신적, 사회적으로 완전한 상태이다라고 정의하는데 이는 개인적인 측면에서 건강을 의미한다. 반면에 공중보건은 국가나 지역사회의 건강을 포괄적으로 개선하기 위한 학문적인 노력의 분야이다. 공중보건의 정의는 미국의 현대 공중보건학의 창시자인 찰스 에버렛 윈슬로우(Charles-Edward Amory Winslow)가 1920년 제시한 것이 가장 널리 사용되고 있다.

윈슬로우는 "공중보건은 조직적인 지역사회의 노력을 통해 인간의 건강과 질병의 예방, 유지 및 증진을 위한 과학, 예술 및 기술" 이라고 정의하였다. 이는, 질병의 조기 발견 및 진단, 적절한 질병 치료, 환경 보호 및 개선, 건강한 생활 방식을 촉진하고 개인 및 집단의 건강증진을 위한 정부 및 비정부 조직의 활동을 포함한다. 윈슬로우의 정의는 공중보건의 범위와 목표를 포괄적으로 설명하고 있는데, 공중보건의 목표는 질병의 예방, 건강의 유지 및 증진에 있으며, 질병의 조기 발견과 진단, 치료, 환경 보호, 건강한 생활 방식 등 다양한 요소를 포괄하고 있다고 명시하고 있다. WHO에 따르면 공중보건이란 인구 전반의 건강을 총괄적으로 개선하기 위해 개인, 집단 및 사회의 건강 촉진과 질병 예방을 포함하는 학문적인 노력의 분야로 사람들의 건강을 유지하고 개선하며 질병을 예방함으로써 인구의 건강을 향상시키는 것을 목표로 한다. 전형적인 공중보건 활동은 인구집단의 건강 감시, 건강 위험 및 비상사태에 대응, 건강보호, 건강증진 및 질병예방을 포함한다. 18세기와 19세기의 공중보건은 주로 안전하지 않은 주거 조건이나 깨끗한 물 부족과 같은 환경적인 건강 원인에 초점을 두었지만 19세기 후반부터는 모성 및 아동 건강 서비스, 대규모 예방접종을 포함한 개인의 건강 예방 서비스의 발전을 중점으로 전환되었다. 20세기 초에는 만성질환에 대처하기 위한 공중보건의 필요성을 강조하기 시작하였으며, 최근 몇십 년 동안에는 건강의 사회적, 정치적, 상업적 결정요인에 대처하기 위해 공중보건이 중요하다는 인식이 강화되었다. 2020~2021년의 코로나19 팬데믹은 공중보건 비상사태를 포함한 공중보건 도전에 대비하여 더 나은 대응 준비가 필요함을 명확히 상기시키는 계기가 되었다.

공중보건은 국가나 지역 내에서 개인과 집단의 건강을 관리하는 것에 초점을 두며, 질병의 예방과 건강의 증진을 강조한다. 반면에 국제보건(international health)은 역학적인 관점에서 주로 국가 간의 건강 상태, 질병 유행, 예방 및 치료 방법, 보건시스템의 발전, 각국 정책 등을 비교하며 국가 간 협력과 조정을 통해 국제적인 건강 정책과 서비스 개선을 추구한다. 글로벌 건강(global health)은 전 세계적인 범위에서 모든 사람들의 건강 개선과 건강 평등을 추구하는 영역이라고 보는 견해가 일반적이다. 국가간의 경계를 초월하여 인류 전체의 건강을 개선하기 위한 연구, 협력, 정책개발을 목표로 한다. 글로벌 건강은 주로 세계적인 건강 도전과 문제를 다루며, 개별국가의 건강상태보다는 세계적인 보건이슈에 촛점을 둔다. 전염병의 유행, 급증하는 비만율, 건강격차 등이 대표적인 건강이슈이다.

국제보건과 글로벌 건강에 대한 다양한 정의는 다음과 같다.

표 1-2 국제보건과 글로벌 건강에 대한 정의

개념	내용
국제보건(Koplan et al., 2009) (International Health)	주로 저소득 국가와 중간소득 국가에서 감염성 질병, 모성 및 아동 건강과 관련된 문제에 초점을 둠
국제보건(Merson et al., 2006) (International Health)	공중보건 원리를 저소득 및 중간소득 국가에 영향을 미치는 복잡한 글로벌 및 지역적인 힘 등에 적용하는 것
국제보건((IOM, Institute of Medicine) (International Health)	개인과 집단의 건강과 질병을 넘어선 범위에서, 국가 간 경계를 초월하여 건강 영향을 받을 수 있는 문제를 이해하고, 전 세계적인 협력과 조정을 통해 이를 해결하기 위한 노력으로 정의
글로벌 건강(The Lancet Commission "Global health 2035: a world converging within a generation")	전세계 모든 사람들의 건강 개선과 건강 평등을 목표로 하는 개념
SDGs(Sustainable Development Goals)와 글로벌 건강	지속가능한 개발 목표와 글로벌 건강은 연계되어 있으며 건강이 사회, 경제, 환경의 측면에서 지속가능한 발전에 기여함을 강조

글로벌 건강은 국가적, 지역적 및 글로벌한 요인들이 건강에 미치는 영향을 이해하고 대응하기 위해 학문과 실무적인 노력을 포괄하며 이를 달성하기 위해 다양한 국가와 지역 간의 협력을 통해 글로벌 건강 이슈를 해결하고 국제적인 정책 개발이 필요하다.

3) 글로벌 건강과 관련된 주요 개념

간호사로서 국제간호의 지도자 또는 참여자가 되기 위해서는 글로벌 건강을 이해하는 새로운 시각이 필요하다. 글로벌 건강문제를 바라볼 때는 건강문제의 병리적 원인과 함께 건강에 대한 역사, 정치, 경제 분석과 사회적 문제를 근본적으로 다루는 구조적 문제에 대해 초점을 전환하고 시야를 확대하는 것이 필요하다. 이러한 역할을 습득하려면 간호사가 세계화와 건강에 대한 이해와 더불어 건강의 사회적 결정요인(social determinants of health)과 기본권으로서의 건강권, 건강평등과 건강불평등, 세계의 질병부담 등 글로벌 건강과 관련된 다양한 개념에 대한 폭넓은 기초지식을 다지는 것이 필요하다.

세계보건기구(WHO)는 건강에 대한 사회적 결정요인을 사람이 태어나 성장하고, 생활하고, 일하며, 노화하는 모든 상황적 조건이라 하였다. 이런 상황은 전 지구, 국가 및 지역 차원에서 분배될 수 있는 돈, 권력 및 자원의 형태로 나타난다. 이 건강에 대한 사회적 결정요인은 대부분 건강불평등의 원인이 된다. 세계보건기구(WHO)의 '건강의 사회적 결정요인 위원회'는 건강불평등이 '불량한 사회정책과 사업, 불공정한 경제 질서, 나쁜 정치의 유독한 조합'의 결과물이라고 지적했다(CSDH, 2008). 건강불균형 또는 건강격차는 다른 인구집단의 건강과 의료의 질적 차이에 대한 원인이자 결과이다. 건강불평등은 여러 사회적 요인들이 전 생애 과정에 걸쳐 상호작용하면서 만들어내 결과물이므로 건강불평등을 완화하기 위해서는 교육, 노동, 복지 등 여러 부분을 포괄하는 정책을 필요로 한다. 건강불평등(health inequity)은 개인 또는 집단 간 불필요하고, 예방가능하며, 불공평하고, 부당한 건강에 있어서의 격차이다. 즉, 건강불평등은 소득이나 재산, 지위와 같은 사회경제적 능력의 차이로 인한 결과이며, 이러한 문제를 극복하여 건강평등(health equity)을 달성할 수 있도록 사회경제적, 정치적, 제도적으로 보완하는 것이 국제보건과 국제간호의 주요한 이슈가 되고 있다.

건강불평등은 하나의 국가 내에서 나타날 수도 있고, 국가 간의 인구집단의 차이로 나타날 수 있다. 건강의 사회적 결정요인(social determinants of health)은 한 인간이 태어나서 극복가능한 개인차원의 요인들도 있지만, 이미 불공평하게 놓인 조건이며, 피할 수 없는 상태라는 특성을 갖는다. 외적 요인은 소득, 교육, 보건의료서비스, 주택, 고용, 환경, 음식, 교통, 사회적 통합 상태 등이 있을 수 있고, 내적 요인은 인종, 민족, 나이,

〈건강의 사회적 결정요인〉

경제적 상태	물리적 환경	교육	음식	사회적 환경	의료시스템
고용 소득 지출 채무 의료비 재정지원	주택 교통 안전 공원 놀이터 도보가능성	문해력 언어 조기교육 여가교육 고등교육	배고픔 건강한 음식에 대한 선택 및 접근성	사회통합 복지시스템 공동체참여 차별	의료보장 의료제공자의 기술적 능력 의료제공자 언어 · 문화역량 의료의 질

▼

〈건강결과〉

사망률, 이환율, 기대수명, 의료비 지출, 건강상태, 기능제한

그림 1-1 건강의 사회적 결정요인과 건강결과 지표

출처 : https://www.kff.org/disparities-policy/issue-brief/beyond-health-care-the-role-of-social-determinants-in-promoting-health-and-health-equity/

성별 등이 있을 수 있다. 사회적 결정요인은 우리의 건강과 질병의 근본 원인으로, 종종 원인의 원인이라고 할 수도 있다. 예를 들면, 국가의 의료시스템이 잘 구축된 국가와 그렇지 않은 국가에 태어났다는 조건은 특정 질병에 이환될 확률의 차이를 가져오고, 이환율의 차이는 사망률과 수명의 차이를 결정하게 되는 것이다. 건강의 사회적 결정요인의 물리적 요인, 사회적 요인, 환경적 요인, 정치적 요인 등의 여러 요인은 상호 연관되어 있으며 중복되고, 통합되면서 건강이나 질병에 매우 복잡하게 영향을 미친다.

2차 세계대전 이후 미국의 정치학자인 존 롤스(John Rawls)는 1971년에 출간된 정의론(A Theory of Justice)에서 자유, 평등, 공정성에 대한 이념의 기초를 정립하였다. 그는 시민들이 계약에 의해 국가가 성립되고, 자율적인 선택과 자유로운, 평등한 주체들끼리 공정한 절차적 합의를 통해 제도를 형성한다고 주장하였다. 존 롤스는 사회정의(social justice)의 2가지 원칙이 있다고 이야기한다. 첫째 원칙은 평등한 자유의 원칙으로 모든 사람은 정치적 자유, 언론 · 출판 · 결사의 자유, 사상의 자유, 사유재산 소유의 자유를 평등하게 누려야 한다고 강조하였다. 둘째 원칙은 첫째 원칙을 보완하며 실질적인 평등을 실현하기 위해 조정이 필요한 요소를 해결하는 것이 가능하다는 것을 언급하였다. 사회적 합의는 모든 사람들이 자신의 조건을 모르는 가상의 상태인 '무지의 장막' 아래에서 이루어져야 하며, 이를 통해 '최소 수혜자에게 최대 이익'을 제공하는 사회정의를 구현할 수 있다고 주장하였다.

사회정의의 개념과 함께 글로벌 건강을 이해하기 위한 핵심적인 개념으로는 건강권이 있다. 인권(human right)은 인간의 본질에 내재되어 있어 이것이 없으면 살 수 없는 것이다. 생명을 유지하고, 차별로부터 자유롭고, 교육을 받고, 건강과 복지에 적합한 생활수준을 영위할 수 있는 권리는 누구에게나 동등하다. 세계보건기구 헌장(WHO Constitution, 1946)은 "도달 가능한 최고 수준의 건강을 누리는 것은 모든 인간이 인종, 종교, 정치적 신념, 경제적, 사회적 조건 등에 따른 차별없이 갖는 기본적 권리임"을 명시하였다. 유엔은 1948년 국제적으로 합의된 최초의 국제인권기준인 세계인권선언을 채택하였다. 세계인권선언 제25조는 "모든 사람은 식량 · 의복 · 주택 · 의료, 필수적 사회 역무(役務)를 포함하여 자신과 가족의 건강과 안녕에 적합한 생활수준을 누릴 권리를 가지며, 실업 · 질병 · 불구, 배우자와의 사별, 노령, 그 밖의 자신이 통제할 수 없는 상황에서의 생계결핍의 경우 사회보장을 누릴 권리를 가짐"을 천명하였다. 세계인권선언을 통해 유엔은 모든 사람들이 생애를 살아감에 있어서 건강한 환경에 대한 권리와 건강과 질병에 대해 치료 및 돌봄을 보장받을 권리를 설명하고, 건강권을 보장받는데 있어서 차별을 금지하고 있다.

세계인권선언은 건강기본권에 대한 설명을 함과 동시에 모든 세계시민이 자신을 비롯한 모든 타인이 건강권을 누리도록 노력을 해야 할 의무를 함의하고 있다. 앞서 설명한 건강에 대한 사회적 결정요인은 결국 인간의 누려야 할 인권개념으로 수렴된다. 교육, 경제상황 및 사회안전, 환경의 지속가능성, 고용, 결혼 및 양육권, 음식, 신체적 완전성, 물 및 위생, 안전한 주거 및 생활 조건, 종교의 자유, 사회정의 등의 조건은 모든 인간이 누려야 하는 권리이면서 동시에 의무이다. 세계시민은 민간, 지역, 국가, 세계가 합력하여 모든 이가 건강권을 누릴 수 있도록 사회적 결정요인들을 더 나은 방향으로 변화시키는 노력을 끊임없이 해야 한다. 따라서 간호전문직은 세계인의 건강권을 개선하기 위해 임상적 문제해결 뿐 아니라, 사회적 결정요인을 개선하는데 관심을 갖고 궁극적으로 모든 이의 건강권을 회복하는데 다양한 노력을 해야 한다.

건강은 세계보건기구(WHO)에 따르면 “단지 질병이 없는 상태를 의미하는 것이 아니라 신체적, 정신적, 사회적으로 완전한 상태이다”로 정의된다. 최근에는 사람들의 평균 수명이 증가하고, 전 세계적으로 지속가능발전목표를 달성하기 위해 노력하면서 감염병, 산모 및 신생아 사망률, 영양학적 사망원인 등이 크게 감소하여 기대수명이 증가하고, 사망률이 감소하였다. 그러나 인구고령화로 인해 질병에 기인한 좋지 않은 건강상태로 살아가는 날들이 많아지게 되었다. 이에 따라 질병으로 인한 경제적, 사회적 부담은 증가하고 있다. 질병, 장애, 그리고 감염으로 인한 죽음, 영양부족, 만성질환, 정신질환, 그리고 부상이 주는 부담은 국가나 지역에 따라 다양하다. 질병부담은 1990년 하버드 공중 보건 대학, 세계은행 및 세계 보건기구(WHO)가 개발한 개념으로, 전세계 모든 지역의 질병, 부상 및 위험요인으로 인한 사망 및 건강 상실을 설명하기 위해 사용된다. 이는 국가나 지역간의 건강상태를 비교할 수 있는 지표로 사용된다. 질병부담은 특정 인구집단을 대상으로 할 때, 상병이나 위험요인의 영향과 해당 인구집단의 이상적인 건강수준과 실제 건강수준 사이의 격차로 설명될 수 있다. 이러한 개인이나 인구집단의 보건문제를 양적으로 측정하는 것은 지역사회, 국가 및 국제적인 정책과 재정 정책의 기초가 된다(오인환 외 2011).

4) 지속가능발전목표(SDGs)

국제화된 사회와 글로벌 건강의 공통된 문제를 파악하고 이를 해결하기 위한 공동의 목표 달성을 위해 함께 노력하고자 유엔은 새천년개발목표(Millenium Development Golds, MDGs, 2000년~2015년)와 지속가능발전목표(Sustainable Developmet Goals,

SDGs 2016년~2030년)를 발표하였다. MDGs는 국제사회가 공동으로 추구해야 할 개발협력의 목표를 빈곤퇴치, 보건의 질 향상, 보편적 교육 달성 등을 제시하였다. 빈곤퇴치와 보건의 질 향상은 달성된 부분도 있었으나 많은 분야에서 성과가 미흡하고 국가별 불균형이 존재하는 등의 한계점 있어 국제사회의 보다 더 적극적인 지원과 노력이 필요한 것으로 평가되었다. 이러한 한계점 이외에도 식량, 에너지, 금융위기, 불평등, 고령화와 같은 새로운 문제를 해결하기 위한 전환적 변화(transformative change)가 필요하여 UN은 2015년 개발 정상회의에서 지속가능발전목표(SDGs)를 제시하였다. 지속가능발전목표(SDGs)는 기존의 빈곤퇴치의 완료를 최우선 목표로 하되 나아가 사회경제 발전과 환경보호를 함께 달성하는 미래지향적인 발전을 달성하는 것을 목표로 하고 있다. 경제성장이나 사회 개발에 한정되는 목표가 아닌 글로벌하게 전개되고 있는 경제 · 사회의 양극화, 각종 사회적 불평등의 심화, 지구환경의 파괴 등 각국 공통의 지속가능발전 위협요인들을 동시적으로 완화하고 공동의 번영을 추구하는데 목표를 두고 있다.

건강불평등은 사회적 결정 요소와 깊은 연관이 있다. 건강은 사회적 경제적 요인에 의해 영향을 받으며, 사회적 불평등은 건강결과에 대한 격차를 형성한다. 이러한 건강불평등은 개인과 그들이 사는 환경 간의 상호작용에 의해 형성된다. SDGs는 전 세계적으로 지속가능한 발전을 추구하는데, 이는 건강불평등을 해소하기 위한 중요한 목표 중 하나이다. 건강결과에 직간접적인 영향을 미치는 사회적 결정요인과 관련된 몇 가지 주요 SDGs의 목표는 빈곤 감소, 교육 개선, 성별평등 등이다. SDGs는 건강불평등 해소를 위한 중요한 도구이며 이를 위해서는 정부, 국제 기구, 시민 사회의 협력과 글로벌한 노력이 필요하다. 건강불평등을 완화하고 모든 개인이 건강한 삶을 살 수 있는 기회를 얻기 위해서는 SDGs의 목표와 원칙을 실천하는 정책 개발과 시행이 필수적이다. 이를 통해 건강의 사회적 결정요인을 개선하고 건강불평등을 해소할 수 있다.

02 국제간호의 이해

'모든 간호사는 국제간호사다'라는 명제가 있다면, 간호의 모든 현장은 국제간호의 범위에 속한다고 할 수 있다. 국제간호에 대한 거시적 안목을 키운다면 자신의 업무현장이 자국이나 해외이거나, 선진국이나 개발도상국이거나, 급성기 병원이거나 지역사회이거나 상관없이 국제간호의 영향을 받는 현장이 될 수 있다. 이 시대의 간호사들은 세계가 하나의 공동체임을 인식하고 있다. 지구촌 한 곳에서 발생한 사건은 다른 지역에 영향을 미치고, 발전된 기술을 통해 전 세계인은 훨씬 더 빠른 시간 내에 즉각적으로 접촉하여 정보를 공유할 수 있게 되었다. 그 결과, 전통적인 전염병이나 신종 감염질환 뿐만 아니라 심장질환, 암, 비만, 당뇨병과 같은 비감염성 질환도 국경을 초월하여 글로벌 건강에 영향을 미치고 있으며, 이를 극복하기 위해 국제간호사들은 실무현장에서 매순간 노력을 기울이고 있다. 국제간호는 단지 '국경 너머에서 간호를 하는 것'을 의미하는 것이 아니라는 것을 알고 있으므로, 간호현장에서 모든 대상자의 건강문제에 민감하게 반응하고 협력하고 있다.

1) 국제간호의 개념

21세기 간호의 새로운 사명(mission)을 지원하기 위해 '간호의 미래에 관한 국제자문패널(Global Advisory Panel on the Future of Nursing, GAPFON)'은 국제보건 및 국제간호 정의에 대한 합의가 필요하다고 강조하였다. 국제보건과 전 인류의 보편적 건강에 대한 관심이 높아진 시대의 흐름에 맞추어 간호계는 국제간호의 범위와 개념을 정립해가는 과도기에 있다. 우리가 사용하는 국제간호의 '국제(國際)'라는 단어는 한자어로서 영어로 표현하는 'international'이라는 의미와 'global'이라는 의미를 모두 포함하고 있다. 사전적 의미로는 '국제(國際)'는 '나라 사이에 관계됨', '여러 나라에 공통됨', '여러 나라가 모여서 이룸'이라는 뜻 등을 가진다. 'international'은 '나라 사이에 관계됨'의 의미가 좀 더 강조되고, 'global'은 '여러 나라가 모여서 이룸'의 의미로 더 많이 활용된다. 또한 '여러 나라에 공통됨'의 의미에서 전체 중 몇몇 또는 일부 나라 간에 초점을 두었을 때는 'international'의 용어가 적절하고, 전 세계 모두 또는 대부분 나라에 공통된다는 의미에 중심을 둔다면 'global'의 용어가 적절할 것이다.

세계적으로 국제간호라는 용어는 대부분 국제개발협력에 목적을 두고 사용하고 있기 때문에 'global nursing'으로 통용되고 있다. 'international nursing'은 국가 간의 간호학문과 실무발전을 위한 협력활동에 많이 사용되는 용어이다. 현재 한국에서는 이 두 가지 개념이 혼용되고 있으면서 동시에 간호교육과정에서 선별적 선택 교육이 이루어지고 있다. 실제적으로 대부분의 간호학생들이 학부과정을 졸업하고 임상중심의 간호업무현장에서 일하는 동안은 'international nursing'이 상대적으로 중요하게 다루어진다. 그러나 간호학생들의 진로에 대한 다양한 요구, 간호전문직 역할의 확산과 다각화, 지구 공동체에 대한 간호의 공헌 등을 고려한다면, 인류보편적 건강권에 대한 간호계의 국제적인 역할을 간과할 수 없다. 따라서 신자유주의 경제의 세계화에서 필요한 국제간호(international nursing)와 인류의 건강평등을 달성하고자 하는 국제간호(global nursing)에 모두 관심을 가질 필요가 있다.

간호의 미래에 관한 국제자문패널(GAPFON)은 글로벌 건강(global health)은 '모든 사람들의 건강을 개선하고, 건강평등을 달성하며, 건강증진과 지속가능한 사회문화, 정치 및 경제 시스템을 보장하는 실천, 연구 및 연구 분야를 의미한다'고 하였다. 글로벌 건강은 인간을 비롯한 모든 동물, 환경 및 생태계 건강형평성을 종합하는 전지구적 건강을 포괄한다. 그렇기 때문에 국가를 초월한 건강문제, 건강결정요인 및 해결방법을 강조하게 된다. 글로벌 건강은 다양한 보건과학관련 분야를 포함하는 것은 물론이고, 학제간의 상호의존과 협력을 장려한다. 개인의 총체적인 돌봄(holistic care)과 더불어 인구기반의 예방을 통합하는 것이다. 그래서 국제보건은 모든 사람들의 건강을 개선하고, 건강평등을 달성하며, 건강증진과 지속가능한 사회, 문화, 정치 및 경제 시스템을 보장하는 실천, 연구 및 연구 분야를 의미한다.

WHO의 공식 Fact Sheet인 "Nursing and Midwifery"에 따르면 국제간호에 대해 다음과 같이 명시하고 있다.

국제간호의 정의

- 전 세계적으로 의료서비스 제공에 핵심적인 역할을 수행하는 간호사 및 산후조리사의 직업적 역할과 기능을 의미

역할 및 기능

- 건강 증진, 질병 예방, 일차 및 지역사회 치료 제공
- 국가 및 지역 보건 우선순위에 맞추어 활동
- 적절한 교육과 지속적인 전문적 발전을 통한 업무 수행
- 건강한 생활 환경 조성, 질병 예방, 상담, 의료서비스 제공 등 다양한 활동 수행

국제간호사의 역할

- 의료 인력 중요 부분으로서 전 세계적인 보건 및 의료서비스 제공에 필수적인 역할을 담당
- 각 나라의 보건체계 강화 및 지속 가능한 개발 목표 달성에 기여
- 보건 인프라 및 인력 강화에 기여

글로벌 건강이 전 세계인의 건강을 개선하고, 건강의 형평성을 확보하는데 우선순위를 둔 연구 및 실무 영역이라 한다면, 국제간호는 세계시민으로써 간호인이 세계인의 건강 문제를 해결하기 위해 국가 간의 거버넌스, 민간지원, 개인의 참여를 통해 자국과 해외에서 수행하는 모든 간호주제를 다루는 학문이라고 할 수 있다. 간호의 미래에 관한 국제자문패널(GAPFON)은 2005년부터 2015년 사이의 문헌검토를 통해 국제간호(global nursing)는 '모든 사람들에게 지속가능한 전 지구적 건강형평성을 증진시키기 위해 증거기반 간호과정을 사용하고, 건강의 사회적 결정요인을 고려하며, 개인 및 인구집단 수준의 치료, 연구, 교육, 리더십, 옹호 및 정책 방안을 포함'한다고 하였다.

2) Madeleine Leininger의 횡문화이론

메들레인 레닌저(Madeleine Leininger)의 횡문화이론(transcultural care theory)은 글로벌 건강을 달성하기 위한 국제간호에 적용 가능한 이론체계가 될 수 있다. 레닌저는 미국 내 많은 이민자와 의료인 간 문화차이로 발생하는 돌봄의 문제에 관심을 갖고, 문화인류학적 방법론을 접목하여 다양한 문화적 배경을 가진 이민자들의 입장을 이해하고, 여러 가지 갈등과 건강문제를 해결하는데 이론적 기틀을 마련하였다. 이 횡문화이론은 제3세계 이민자들이 전통적 치료에 의미를 부여하고, 그들이 신뢰하고 고수하려는 행위들에 대해 서양인들의 시각에서 후진적이라거나, 의료지식이 부족하여 맹신하고 의존하는 것으로 단정하는 것에 대해 문제를 제기하였다. 이 이론은 간호사들이 제3세계 국가나 개발도상국 이주민의 다양한 건강신념이나 건강행위들을 그들의 입장에서 이해함으로써 건강문제를 해결하는데 발전적으로 적용되고 활용되었다.

레닌저는 횡문화간호를 간호의 세부분야 중 하나로서 '비교문화적 돌봄(caring)의 가치, 신념, 관행에 중점을 둔 실질적인 연구 및 실무 영역'이라고 하였다. 이 이론은 유사하거나 이질적인 문화를 가진 개인 또는 그룹의 건강을 유지 또는 증진하기 위해 문화특이적면서, 보편적인 간호를 수행하는 목표를 가진다. 이로써 간호사는 문화적으로 의미있고 효과적인 방식으로 불리한 조건에 처해있거나, 질환 또는 사망에 직면한 사람들을 도울 수 있다.

레닌저의 세계관은 인간의 행동양식을 문화 · 사회구조 차원(culture and social structure dimensions)에서 바라본다(그림 1-2). 문화 · 사회구조 차원은 여러 가지 요인들(factors)이 상호연관되면서 형성된다. 이러한 요인들은 종교, 사회, 정치, 법, 경제, 교육, 기술, 문화, 민족적 요인 등이 다양하게 결합되면서 인간의 행동에 영향을 미치게 된다. 레닌저는 인간을 둘러싼 문화와 사회구조 차원을 물리적, 생태학적, 사회정치학적, 문화적 환경 등으로 구분하였고, 이것을 환경적 맥락(environmental context)이라고 하였다. 환경적 맥락은 한 인간을 둘러싼 사건, 상황 또는 경험들의 종합체이고, 인간의 표현, 상황의 해석 및 사회적 상호작용에 의미를 부여하게 된다. 이러한 레닌저의 횡문화이론은 독자적인 간호이론이면서도 국제보건에서 인간의 건강결정요인을 거시적으로 해석하는 '정치경제적 접근법(political economy approach)'을 매우 쉽게 이해하고 받아들일 수 있도록 돕는다.

세계인들은 이제 자신이 태어난 국가가 아닌 다른 나라에 인생의 많은 시간을 보낸다.

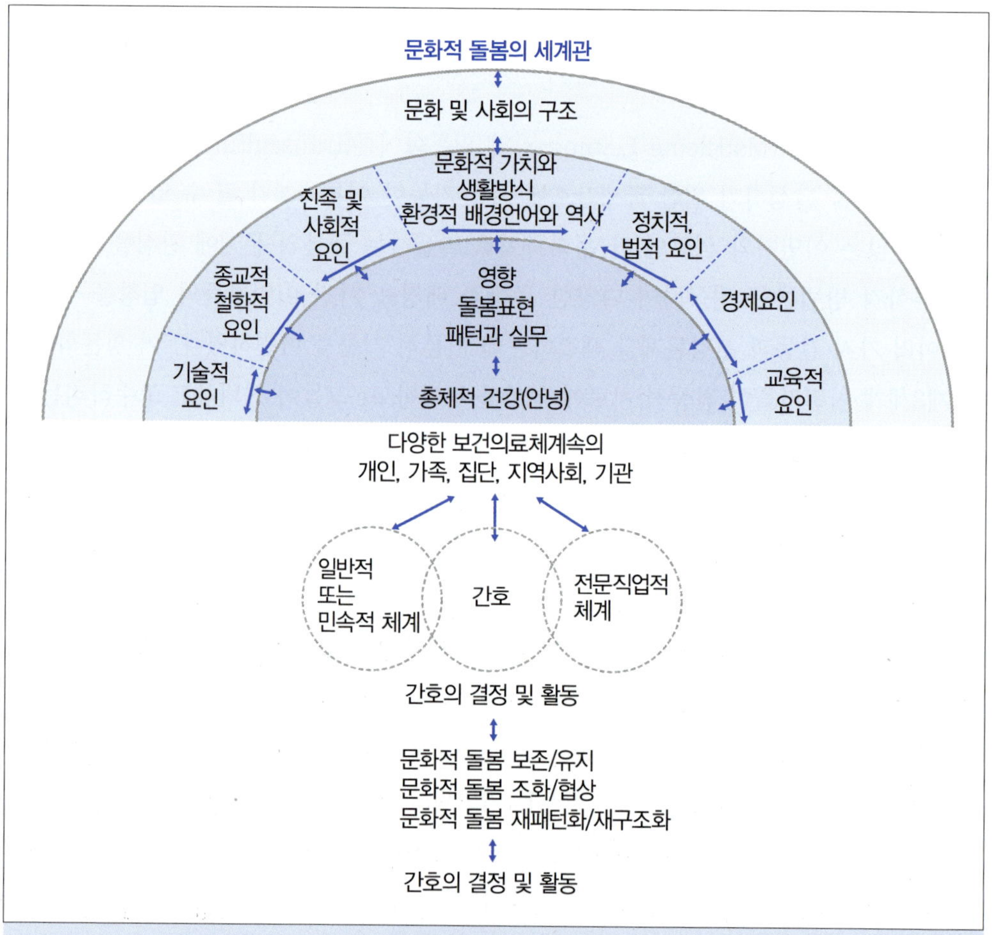

그림 1-2 레닌저의 해돋이 모형(Leininger's Sunrise Model)

출처 : Leininger, M. M. (1991). Culture Care Diversity & Universality. New York: National League for Nursing, p.43.

여행이나 일을 위해서 머무르고, 이주해서 살기도 한다. 세계시민으로서 보건의료인들은 다른 나라에서 질 높은 의료서비스를 제공하기도 하고, 취약계층의 건강증진과 질병 예방을 위해서 일하기도 한다. 횡문화이론은 다문화간호(intercutural nursing 또는 multicultural nursing) 뿐만 아니라 국제간호(international nursing 또는 global nursing)에도 적용가능한 거대이론이 될 수 있다.

3) 국제간호 역량

간호전문직이 국제보건과 국제간호 분야의 새로운 시대적 요구에 부합하기 위해서는 보완하고 극복해야 할 많은 도전과제들이 있다.

WHO에 따르면 2022년 기준 전 세계 간호 및 조산 인력은 2,700만 명으로 추산되며, 이는 전 세계 의료 인력의 거의 50%를 차지한다. 현재 의료 종사자 부족의 50% 이상을 차지하는 간호사와 조산사가 부족한 상황이다. 이 중 동남아시아와 아프리카는 간호사와 조산사에 대한 수요 부족이 가장 큰 지역이다. WHO는 모든 국가가 건강과 웰빙에 관한 지속 가능한 발전 목표를 달성하기 위해 2030년까지 전 세계에 900만 명의 간호사와 조산사가 추가로 필요하다고 추정하고 있다. 간호사는 건강 증진, 질병 예방, 일차 및 지역사회에서의 치료 제공에 중요한 역할을 하며, 보편적인 건강 보장을 달성하는 데 핵심적인 역할을 한다.

간호사는 세계시민으로서의 전 세계 건강문제를 더욱 효과적으로 해결하기 위해 임상적으로 유능하고, 안전하며, 문화적으로 적절한 방식으로 치료와 간호를 제공할 수 있어야 한다. Ogilvie 등(2007)은 교과과정, 연구 및 지역사회 보건의료서비스를 국제화하지 못한 대학은 "21세기 시대와의 연관성을 잃을 수 있다"고 하였다. 세계 간호학생들은 국제이슈에 대한 관심이 증가하고, 세계 곳곳에서 발생하는 다양한 질병을 아주 밀접하게 인식한다. 국제간호학은 간호학생들에게 새로운 직업과 삶의 지평을 제공할 수 있고, 간호학 교수자들에게는 새로운 실무와 연구영역의 확장을 이루는 기회를 준다.

국제간호 지도자는 오랜 준비과정과 경험이 필요하다. 국제간호 지도자를 배출하기 위해서는 간호학사 과정에서도 학생들에게 국제간호에 대한 비전을 배울 수 있는 기회가 제공되어야 한다. 학계는 국제간호 분야에 많은 지식과 정보를 축적하고, 실무를 바탕으로 학문체계를 발전시켜야 한다. 최근의 국제 사회변화와 시대의 요구에 발맞추어 간호계는 기존의 전통적으로 보유된 가치, 지식, 간호정책, 간호교육과 연구의 발전적 해체와 재정립과 같은 도전을 받을 수도 있다. 그렇지만 간호는 이러한 혁신이 전문직과 학문분야 내부 뿐 아니라, 기본적인 사회 서비스와 모든 개인의 건강관리에 영향력을 미칠 수 있다는 신념과 책임의식을 가지고 좀 더 적극적인 노력을 할 필요가 있다.

이러한 시점에서 북유럽의 많은 국가들이 간호교육과정에 일부 국제보건 개념을 통합시켰고, 한국도 역시 대학원 과정에서만 다루던 국제보건과 국제간호에 대한 주제를 최근 학부 교육과정에서도 반영하게 되었다. 국제간호에 도입된 주요 주제는 전염병의 전세계적 확산(pandemic), 간호중재의 필요성, 취약인구에 대한 요구충족, 문화다양성 및 민감성, 연관된 문제해결이었다. 그러나, 점차 세계화와 관련된 비감염성 질환과 기후변화, 국제적 시각에서 건강결정요인 등의 문제도 함께 다루는 경향이 늘어나고 있다.

Wilson 등(2012)은 세계 건강문제를 해결을 할 수 있는 국제간호 역량이 무엇인지 조사하여 간호교육과 실습에 반영하고자 하였다. 그 결과 간호사에게 필요한 국제보건 핵심역량을 6가지 영역으로 제시하였다. 첫째, 국제사회의 질병부담, 둘째, 이민, 여행, 이동이 건강에 미치는 영향, 셋째, 건강의 사회적 · 환경적 결정인자, 넷째, 건강과 보건의료의 세계화, 다섯째, 자원이 부족한 환경에서의 보건의료, 여섯째, 인권과 개발자원으로서의 건강이었다. 국내에서는 이현경 등(2015)이 Wilson의 국제보건 영역을 근거로 간호학사 과정에서 학습하고 양성할 수 있는 24가지의 국제보건 역량을 다음과 같이 수정하여 제시하였다(표 1-3).

표 1-3 한국 간호학생들에게 필요한 국제보건 핵심영역과 역량

영역	국제보건 역량
I. 국제사회의 질병부담	1) 전 세계적으로 발생하는 질병과 사망의 주요 원인을 알고, 지역별 질병 위험의 차이를 기술할 수 있다.
	2) 국제보건에서 건강불평등을 감소시키기 위한 주요 공중보건활동을 설명할 수 있다. 예 : 새천년개발목표(MDG), AIDS, TB 및 말라리아 퇴치를 위한 국제모금활동
	3) 건강 및 건강 관련 연구를 위한 우선순위 설정, 보건의료서비스 분배와 기금을 토의할 수 있다.
II. 이민, 여행, 이동이 건강에 미치는 영향	4) 해외여행이나 국외 출산이 건강에 미치는 위험을 설명할 수 있다.
	5) 해외여행이나 국외 출산이 대상자에게 질병이 발생할 위험에 처할 수 있음을 인식하고, 적절한 사정이나 의뢰를 할 수 있다.
	6) 문화적 맥락이 건강과 질병을 인지하는데 어떤 영향을 주는지 설명할 수 있다.
	7) 개인의 문화적 배경을 고려하여 대상자의 건강문제와 관심을 끌어낼 수 있다.
	8) 통역자를 활용하여 환자 및 가족과 효과적으로 의사소통할 수 있다.
	9) 에이즈, 말라리아, 다제내성 결핵, 에볼라와 같은 질환이 발생할 위험성이 높은 나라와 여행 시 주의해야 할 활동에 대해 설명할 수 있다.

Ⅲ. 건강의 사회적 · 환경적 결정인자	10) 빈곤, 교육, 생활습관과 같은 사회, 경제적 요인이 건강과 건강관리 접근성에 미치는 영향을 설명할 수 있다.
	11) 건강의 주요 사회적 결정인자들을 열거하고, 그러한 결정인자들이 국가 간과 국내의 기대수명의 차이에 미치는 영향을 열거할 수 있다.
	12) 저소득, 교육, 의사소통 요인들이 보건의료의 접근성과 질에 미치는 영향을 설명할 수 있다.
	13) 깨끗한 식수, 위생, 음식 및 공기와 개인 및 인구집단의 건강과의 관계를 설명할 수 있다.
	14) 위해한 환경과 인간의 건강과의 관계를 설명할 수 있다.
Ⅳ. 건강과 보건의료의 세계화	15) 보건의료실무, 산업과 문화, 다국적 협약, 다국적 기관에서의 세계화 경향이 건강과 보건의료의 질과 이용에 미치는 지역적/국제적 영향을 설명할 수 있다.
	16) 해외여행이나 무역이 전염병 및 만성질환의 확산에 어떻게 기여하는지 설명할 수 있다.
	17) 보건의료 인력들의 국제적 고용과 이동에서의 일반적인 경향과 영향을 설명할 수 있다.
Ⅴ. 자원이 부족한 환경에서의 보건의료	18) 국내 · 외적 자원이 부족한 현장에서 건강과 보건의료 혜택의 장애요인에 대해 설명할 수 있다.
	19) 취약계층을 대상으로 한 실무에서 문화적, 윤리적 쟁점을 설명할 수 있다.
	20) 자원이 부족한 환경에서 주요 질환에 대한 진단검사 시행이 어려운 경우, 간호사정을 잘 수행할 수 있도록 필요한 질환의 증상과 징후를 확인할 수 있다.
	21) 흔한 질환의 치료를 위한 증상관리와 임상 절차를 설명할 수 있다.
	22) 자원이 부족한 환경에서 예방접종과 모자보건 프로그램과 같은 질병예방 및 건강증진을 위한 중재와 전략을 설명할 수 있다.
Ⅵ. 인간의 권리이며 개발자원으로서의 건강	23) 건강과 인권간의 관계를 기본적으로 이해하고 설명할 수 있다.
	24) 건강과 인권을 연계하는 세계보건기구의 역할, 세계 인권 선언, 생명의학연구에 대한 국제적 윤리 지침(2002), 헬싱키 선언 (2008) 등을 설명할 수 있다.

출처 : 이현경, 김희순, 조은희, 김상희, & 김정희. (2015). 간호교육자가 인지한 국내 간호학생들을 위한 국제보건 핵심역량. 한국간호교육학회지, 21(4), 561.

학계는 합의된 개념정의를 기반으로 국제간호 분야에서 간호사의 역할정립과 교육과 훈련을 통해 간호전문직이 국제적인 역량(global competency)을 습득할 수 있도록 해야 한다. 그러기 위해서는 간호학 교수진들 역시 장기적인 관점에서 국제간호 문제에 대해 지식, 간호정책, 간호교육 및 연구를 축적해 나아가야 한다.

4) 국제간호 리더십

일반적으로 "Global Nursing Leadership"은 간호사들이 국제적인 환경에서 리더십 역할을 수행하는 것을 의미하는데 이는 다양한 문화와 국가적 배경을 가진 사람들과 협력하고, 세계 간호 및 보건의 중요한 문제들을 해결하기 위한 능력과 역량을 갖추는 것을 포함한다.

21세기의 세계는 여러 건강문제에 직면하고 있다. 인류건강에 대한 위기를 해결하기 위해 세계보건기구(WHO)의 새로운 전략으로 2019년에서 2023년의 5년 동안 제13차 보편적 활동 계획(the 13th General Programme of Work)을 시작하였다. 이 계획은 10억 명의 사람들이 보편적인 건강보장(universal health coverage)에 접근하여 혜택을 받고, 10억 명의 사람들이 건강에 대한 응급상황에서 보호되고, 10억 명이 더 나은 건강과 복지를 누릴 수 있도록 하는 것을 목표로 하고 있다. 세계보건기구는 공중보건(public health)을 개선하기 위해 역사상 가장 광범위한 건강 계획을 발표하였는데 2019년부터 5년간 "30억 인구(triple billion)"라는 목표를 달성하는데 초점을 맞추고 있다. 이는 보편적 의료보장을 받는 10억 명, 건강의 응급상황에서 더 많은 보호를 받는 10억 명, 그리고 더 나은 건강과 복지를 누릴 수 있도록 하는 10억 명이라는 뜻으로 기존의 의료보장과 건강 비상사태로부터 보호를 받는 인구보다 30억 명이 더 보호의 영역 안으로 포함되도록 하는 것이 목표이다. 결론적으로 "30억 인구(triple billion)"의 목표는 국가가 지속가능발전목표(SDGs)를 이행하도록 가이드하는 것이며 이는 SDGs를 기반으로 앞서 설명한 세 가지 복합 지수를 사용하여 계산된다. 이 목표는 전 세계가 함께 협력하고 WHO, 회원국 및 파트너가 공통 목표에 명확한 초점을 맞출 수 있도록 특별히 설계되었다. "30억 인구(triple billion)"의 목표를 측정하는 것은 강화된 데이터 수집 및 모니터링을 장려하고 세계 여러 지역에 여전히 존재하는 공중보건 데이터의 상당한 격차를 강조하고 있다. 목표를 달성한다는 것은 이러한 격차를 이해하고 해결해야 한다는 것을 의미한다. 이러한 글로벌 건강의 공통 목표를 달성하기 위해 국제간호사(global nurse)는 공중보건 데이터의 숫자 그 이상을 보고 이것이 지역사회, 가족 및 개인에게 어떤 영향을 미칠 수 있는지 인식하고 건강평등의 가치를 실현하는 노력해야 한다.

국제 간호 측면에서 볼 때, 국경을 뛰어넘는 건강 문제들은 모두 서로 영향을 주고받는 상호관련성이 있다. 간호사들은 이러한 문제들을 이해하고 세계적인 시각으로 바라볼 준비가 되어야 한다. 간호사들은 국가적인 건강과 환경, 경제, 환경 활동 등 다양한 분야에서 기여할 수 있으며, 정치와 정책이 인구의 건강과 간호에 영향을 미치기 때문에, 정치적인 영역에서 효과적으로 활동하기 위해 전문적인 기술과 정책적 이해가 필요하다. 또한 간호사들은 글로벌 건강 분야에서도 자신의 잠재력을 최대한 발휘하고, 적극적으로 참여하여 더 큰 영향력을 갖추는데 기여해야 한다. 이러한 글로벌 간호 리더십을 갖춤으로써 간호사들은 세계적인 문제들을 적극적으로 대응하고, 글로벌 건강 분야에서 더 나은 결과를 이끌어 낼 수 있다.

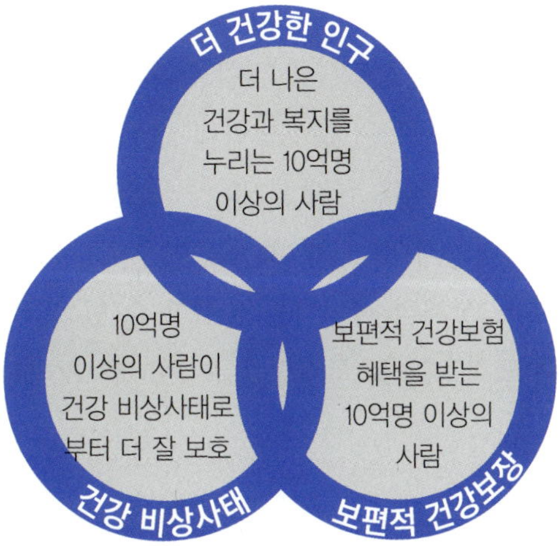
더 건강한 인구
더 나은 건강과 복지를 누리는 10억명 이상의 사람
10억명 이상의 사람이 건강 비상사태로부터 더 잘 보호
보편적 건강보험 혜택을 받는 10억명 이상의 사람
건강 비상사태
보편적 건강보장

그림 1-3 건강한 삶을 보장하고 모든 연령대의 웰빙을 증진하기 위해 상호 연결된 전략적 우선순위 및 목표

출처 : Thirteenth general programme of work 2019-2023, WHO, 2018:10

간호분야 학생 및 교육자, 정책 입안자 및 실무자 사이에서 국제보건(global health)에 대한 중요성에 대한 인식이 확산되자, Sigma Theta Tau International은 간호의 미래에 관한 국제자문패널(Global Advisory Panel on the Future of Nursing, GAPFON)을 설립하고, 간호의 미래에 대한 의견과 비전을 정리하여 국제보건에 기여하고자 하였다. GAPFON는 국내외 건강의 가치를 통합하는 새로운 패러다임을 국제보건 및 국제간호의 정의로 제안하였다. 앞서 설명한 국제간호의 개념에 대한 합의를 도출함과 동시에 그 연구결과가 국제보건 및 국제간호정책, 간호실습, 간호교육에 어떻게 사용되어야 할지, 21세기 간호전문가가 필요로 하는 국제보건역량을 키우는 교육자에게 어떤 도움을 줄 수 있는지, 정책입안자, 연구자, 임상실무자들이 어떻게 이용해야 할지 등을 앞서서 고민하고 그 방향을 안내하고자 하였다.

한편, 미국의 로버트 우드 존슨 재단(Robert Wood Johnson Foundation, RWJF)은 의학연구소(Institute of Medicine, IOM)와 협력하여 간호의 미래(future of nursing)

보고서(2011)를 발행하고 간호의 전 분야를 포괄하는 권고안을 다음과 같이 제시하였다. RWJF 위원회는 간호직업에 대한 비전을 2030년까지 확대하고 권고안을 통해 21세기 미국의 건강문화를 조성하고 건강격차를 줄이며 미국 인구의 건강과 복지를 개선하고자 하였다. 이 보고서의 일차목표는 미국의 건강관리시스템을 혁신하고 개선하기 위함이지만, 국제간호 분야에도 시사하는 바가 크다.

서로 다른 다양한 사회 맥락에서 간호사의 역할을 재개념화하고, 여러 치료 환경에 잘 준비된 간호사를 배출하고 유지하기 위해서는 아래 권고안을 국제간호 분야에도 적용할 수 있을 것이다. 국제간호 분야에서도 국제적 역량을 갖춘 간호인력 배출을 위해 교육을 개선하고, 해당 역량을 충족하기 위해 전체 범위를 아우르는 교육 및 훈련을 연습하도록 지향해야 할 것이다. 그리고, 국제적 지도력을 발휘할 수 있는 기회를 제공받고, 정책 결정 및 인력 공급에 대한 주도적 역할을 부여받을 수 있기를 기대한다.

간호 분야에 대한 권고안

: 미국의 로버트 우드 존슨 재단과 의학연구소의 '간호의 미래' 보고서

1. 간호사 교육 개선을 위한 청사진 제공
2. 간호사가 교육 및 훈련의 전체 범위를 연습할 수 있도록 보장
3. 간호사가 지도력을 가질 수 있는 기회 제공
   : 간호사가 리더십 직책을 맡고 봉사할 수 있는 기회를 제공하기 위해 총괄적으로 청사진으로 제공되는 권장사항을 제공
4. 정책 결정 및 인력 계획을 위한 데이터 수집 개선
   : 건강관리 재설계 및 개선 노력의 완전한 파트너로

출처 : Institute of Medicine (US). Committee on the Robert Wood Johnson Foundation Initiative on the Future of Nursing. (2011). The future of nursing: Leading change, advancing health. Washington, DC: National Academies Press.

Kraft 등(2017)은 2003년 1월부터 2015년 10월 사이에 국제간호(global nursing) 주제를 다루고 있는 간호교육 및 실무분야의 선행연구를 고찰하여 지금까지 이루어진 연구주제를 5가지로 정리하였다. 국제간호의 장(global nursing arena), 국제간호 실무환경(global nursing working environments), 국제간호 인력관리(global nursing workforce management), 국제간호역량(global nursing competencies), 그리고 국제간호 연계활동(global nursing networking)이다. 이 핵심범주 5가지는 그 동안 국제간호 분야에서 다루고 있는 주요 주제이면서 동시에 간호업무현장, 간호교육과정, 간호정

책에 포함되어 구체화되어야 할 내용이라고 할 수 있다.

Kraft 등(2017)이 정리한 가까운 미래의 국제간호의 관심분야는 다음과 같이 변화할 것이라고 하였다. 2000년대 초에는 간호교육 및 간호의 새로운 가치에 대한 관점에 초점을 두었고, 2010년대 중반에는 간호의 국제적 리더십, 국제적 역량 및 네트워크에 주로 관심을 두었다. 향후 2020년대 초는 전 세계의 건강취약성(vulnerability in health)과 관련하여 간호사의 전문역량을 사용하고, 국제업무에서 간호역량을 형성하는 것과 2020년대 중반, 간호전문직과 간호학 교수의 은퇴에 따른 국제적 리더십과 간호교수역량(nursing faculty competence)에 대한 의문과 논의가 국제간호의 주요 관심분야가 될 것으로 예상하였다.

국제보건 분야에서 교육부터 연구까지 매우 다양한 분야에서 간호사들이 무한한 역할을 할 수 있다. 특히, 간호학적 시각(perspective)은 같은 사안에 대해서 새로운 패러다임을 제공할 수 있다. 지금까지 국제개발협력에서 보건문제를 제공자 중심으로 다루었던 경향을 대상자 중심으로 초점을 이동하는데 간호전문직은 중요한 역할을 할 수 있다. 간호는 지속가능하고 좀 더 높은 수준의 일차의료를 만들고, 대상자나 해당 지역사회의 요구에 맞는 전략적인 개발에 기여하는 새로운 진료서비스 모델을 구현할 수 있다. 예를 들면, 일차보건의료 전달과정에서 공급자가 지역사회의 건강요구문제에 대한 충분한 이해가 없는 상황일 경우에, 간호사는 대상자 중심의 요구를 파악하여 금전이나 실물 자원이 낭비되거나 새어나가지 않도록 개선할 수 있을 것이다. 국제보건 및 건강문제에 대해 잘 교육받고 훈련된 간호사는 세계의 어느 곳에서든 건강시스템 개혁과 역량개발에 기여할 수 있다.

5) 글로벌 건강과 간호전문직의 상호발전

세계화는 국가 간 높은 경제적 상호의존성으로 나타나는 현상을 설명하지만, 동시에 보건의료적 입장에서는 '전 세계시민사회의 질을 향상시키기 위한 국제기구와 사람들의 사회적, 정치적 협력을 의미'하기도 한다. 지난 세기 동안 간호인은 개인적으로나 전문직 단체로써 보건복지체계에 영향을 줄 수 있는 사회의식과 힘을 성장시켜왔다. 이제 간호는 새로운 시대적 요구에 따라 국제보건문제를 해결하기 위한 더 큰 전략을 계획하고 실현하고자 한다. 이러한 노력의 일환으로 간호계는 2020년까지 건강한 세상을 만들기 위한 선언으로 국제보건을 위한 나이팅게일 이니셔티브를 개발하였다(http://www.nightingaledeclaration.net). 이러한 노력을 통해 간호계는 국제보건에 대한 요구를 달성하기 위한 간호의 중요한 역할을 재확인하고, 간호가 유엔의 건강목표 달성에 기여할 수 있는 잠재력을 강조하기도 했다.

국제간호는 개인과 전문직의 발전을 가져온다. 국제보건 관련 사업(global initiative)에 참여하는 것은 간호사 개인과 전문직에게 모두 도움이 되고, 새로운 비전을 제시할 수 있다. 개인적인 측면에서 간호사는 국내외 현장에서 국제간호의 가치를 실현하는 과정에서 성장하고 봉사할 수 있는 기회를 얻는다. 국제보건사업의 참여 경험을 통해 간호사나 간호학생들이 자신과 세계가 어떻게 상호작용하는지 배울 수 있다. 간호사들은 다양한 직종, 학제, 기관들과 서로 파트너가 되어 혁신하고, 협력하고, 역량을 키울 수 있는 과정을 겪음으로써 성장할 수 있고 과학적, 철학적 환기를 얻을 수 있다. 예를 들면, 해외의료봉사활동에 간호학생들이 참여하는 경험이나, 국제개발협력 사업에 인턴십 등으로 참여하여 국제 파트너로서 협력하는 경험은 개인의 경력을 향상시킬 수 있을 뿐만 아니라, 지적 교류와 전문적인 관계 속에서 새로운 삶의 기회를 얻을 수 있다.

간호전문직은 국제간호 사업을 기획하고 운영하거나 다학제적 협력을 하면서, 간호사들에게 국제간호 경험을 제공하고, 간호사들의 리더십을 개발하고, 국제보건과 관련된 간호계 리더를 양성할 수 있다. 다학제적 협력사업의 참여는 간호전문직에게 자신이 속한 국가 또는 업무 시스템에 대해 객관적으로 바라보는 기회를 제공하고, 더 잘 이해할 수 있게 한다. 또한, 다양한 시스템에 대한 경험은 간호전문직이 새로운 분야와 교류하고, 지속적인 교육 기회를 얻음으로써 학문적 도약과 변화를 만들 수 있게 한다. 간호전문직은 다른 국가 또는 전혀 다른 환경조건에서 대상자를 돌보는 경험을 통해 배우고, 배운 지식과 경험을 다시 자국에 반영한다. 이렇게 새롭게 학습된 지식과 경험적 자극은 끊임없는 상호교류를 통해 기존 방식과 달리 예기치 않은 새로운 방식으로 문제를 해결할 수 있게 된다.

한편, 경제의 세계화는 신자유주의 개혁과 밀접한 관련이 있으며 민영화, 규제 완화 및 분권화를 통해 자유 시장을 확대하려는 움직임과도 연관이 있다. 세계화는 의료인의 일자리를 전 세계 영역으로 확장할 수 있고, 의료서비스를 이용하고자 하는 환자에게 국경을 넘어 병원과 의료진을 선택할 수 있는 기회를 제공한다. 이러한 의료서비스의 세계화는 국가 간 의료서비스의 질적 차이를 극복하여 의료불평등의 문제를 해소하기도 한다. 그런데, 한편으로는 상대적으로 부유한 계층은 이러한 기회를 누릴 수 있는 반면, 빈곤층은 그 기회를 누릴 수도 없고, 의료자원의 부족문제를 악화시켜 어려움을 더욱 극복하기 어렵게 될 수도 있다. 경제의 세계화 결과로 파생되어 변화된 건강요구 측면에서 간호인은 인류보편의 건강복지에 대해 관심을 가지고, 어떻게 대처할지 관심을 가져야 한다. 간호인은 바로 이 세계화된 보건의료현장의 당사자이므로, 정책의 주체가 되어야 한다. 간호인들은 세계화로 인한 긍정적 변화는 고양하고, 부정적인 경향은 역전시키기 위해 어떻게 대응방안을 마련할 것인지 고민하고, 다양한 정황에 맞추어 임상실무와 일차보건의료를 적절하게 수행할 필요가 있다.

이로써 국제간호 분야에서는 세계화에 따른 건강문제들을 인식할 때, 간호전문직은 세계시민정신과 가치관을 이해하고, 좀 더 확장된 안목을 가지고 바라보게 된다. 건강문제를 해결하는 방식도 직접간호 뿐만 아니라, 좀 더 거시적이고 종합적으로 지속가능한 변화를 이끌어내는 방향으로 조직화된다. 그리고 간호전문직의 역할은 기존의 임상전문성을 뛰어넘어 인권옹호자, 정치활동가, 정책연구자, 범세계적인 이슈에 참여한 시민활동가 및 비평가, 간호전문성을 기반으로 하는 외교활동 등의 전혀 새로운 역할을 기대받게 되었다. 국제간호분야는 이러한 새로운 비전과 역할 확장을 통해 궁극적으로 세계시민의 건강권을 달성하는데 기여할 수 있을 것이다.

03 보건분야의 국제개발협력과 간호사의 역할 : 글로벌 건강 거버넌스의 역할

국제사회의 개발협력문제는 인류의 건강문제와 밀접한 연관성을 지니고 있다. 반세기가 넘는 기간 동안 공여국이 수원국에 다양한 형태의 지원을 제공하였음에도 불구하고, 건강문제는 아직 해결되지 않은 채로 남아 있다. 이러한 현실은 국제사회에서 큰 과제로 인식되어 왔고, 개발협력 방식의 혁신적인 변화가 있어야 한다는 문제의식을 공유하게 되었다. 과거에는 공여국이 수원국을 일방적으로 지원하는 방식이 주를 이루었지만, 이제는 수원국의 입장에서 필요한 지원사항을 스스로 선정하고, 자립할 수 있는 방향으로 지원방식을 변경하게 되었다. 또한, 정부에 의한 개발협력 뿐만 아니라 민간이 함께 참여하는 파트너십을 강화하여 협력 주최를 다각화 하였으며, 투입자원의 효과를 평가하기 위해 측정가능한 분석을 도입하는 등 개발협력 분야에 많은 변화가 이루어졌다. 글로벌 건강 거버넌스(Global Health Governance)는 인류의 건강 관련 이슈를 다루고 조정하는 국제적인 프로세스와 구조를 의미한다. 이는 전 세계적인 국가와 국제기구, 시민사회 단체, 민간 부문 등의 다양한 이해관계자들이 협력하여 글로벌 건강문제를 해결하고 건강증진을 위하여 글로벌 건강 관련 정책과 프로그램의 개발, 실행 및 모니터링하고 자원을 효율적으로 분배하며 정보를 교류하고 협력하는 프로세스를 포함한다. 글로벌 건강 거버넌스는 글로벌 건강과 밀접하게 연관되어 있다. 글로벌 건강을 달성하기 위해서는 국경을 넘어서는 전세계적인 건강문제와 이슈에 대응하기 위한 새로운 접근 방식이 필요하다. 글로벌 건강 거버넌스는 글로벌 건강을 실현하기 위한 핵심적인 역할을 수행하기 위해 국가 간 협력과 다양한 이해관계자들의 참여를 조율하고, 정책과 자원을 효율적으로 운영해야 한다. 또한, 새롭게 출현하는 SARS, 코로나 19와 같은 팬데믹 질환으로 인해 발생하는 보건위기를 공동으로 관리하고 해법을 찾아가기 위해 다양한 국가, 단체와 민간에서 협상과정에 적극적으로 참여하고 있다.

글로벌 건강 거버넌스의 중요성과 관련된 다양한 쟁점을 이해하여 글로벌 건강 목표를 달성하는 전략을 수립하는 것은 매우 중요하다. 국제개발협력과 보건 사이의 복잡한 상호연결성, 보건분야 개발협력의 보편성과 특수성, 보건과 다른 분야와의 관계, 그리고 보건 관련 국제기구들에 대해 탐구함으로써 우리는 국제사회의 개발협력이 건강분야에서 어떻게 진화해 왔는지를 이해하고, 미래에 어떻게 발전해 나갈 수 있는지에 대한 이해를 더욱 증진시킬 수 있을 것이다.

1) 국제개발협력과 보건

개발협력에서 보건의료는 의료인 및 보건의료인에 의해 제공된 서비스를 통해 이루어지는 질병의 예방, 치료 및 관리, 그리고 정신적이고 신체적인 안녕의 유지를 통틀어서 말한다. 모든 사람은 삶의 과정에서 최상의 안녕과 건강성취를 위해 서비스를 받을 수 있는 권리가 있다. 일차보건이란 국가보건의료체계 내에서 지역개발정책의 일환으로 주민참여에 의해 추진되는 주요 건강문제 예방 및 관리에 관한 보건교육, 영양공급, 안전한 식수 · 위생제공, 모자보건 및 가족계획, 주요 전염병 예방접종, 풍토병 예방 · 관리, 보편적 질병치료, 필수 의약품 공급 등의 필수 보건의료 활동을 뜻한다.

개발협력에서 일차보건의 중요한 이유는 개인, 가족, 지역사회가 접촉하는 첫 단계로 주민과 가까운 위치에서 계속적으로 건강관리가 이루어지는 보편적으로 접근할 수 있는 필수 보건의료서비스이기 때문이다. 개도국에서 일차보건이 가지는 의미는 필요한 서비스를 좋은 질로 제공하고, 의료 때문에 재정적으로 빈곤으로 내몰리거나 악순환을 막을 수 있으며, 누구에게나 필요한 서비스가 공평하게 제공되어야 하기 때문이다.

보건분야는 개발협력에서 중요성이 강조되고 있다. 질병은 사회적 재화를 소비하게 만드는 주요원이고 질병은 건강을 위협하므로 보건의료 향상을 위해 공여국과 개도국의 보건분야 개발협력은 필수적이다.

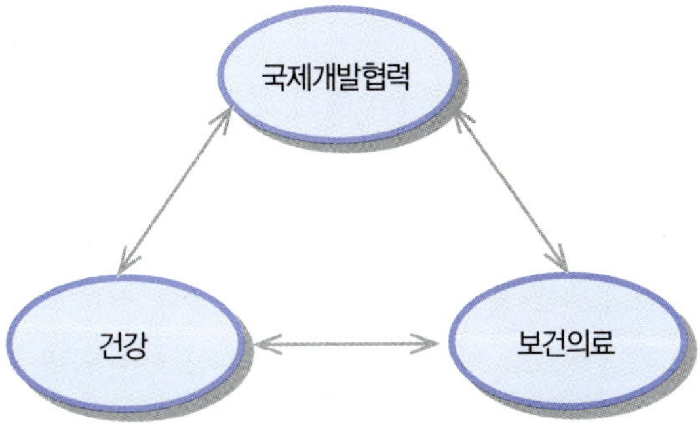

그림 1-4 보건과 개발협력과의 관계

MDGs 중 4,5,6인 아동사망률 감소, 모성보건 증진, HIV/ AIDS, 말라리아 등 질병퇴치는 보건문제와 직접적인 관련이 있다. 이 3가지 목표 중에 MDGs 4,5 분야의 달성이 상대적으로 더 저조하였다. 이에 유엔은 이러한 보건분야의 목표를 달성하기 위해서 '여성과 아동의 건강을 위한 국제전략(Global Strategy for Women's and Children's Health)'을 마련하기도 하였다.

2) 보건분야 개발협력의 보편성과 특수성

개발협력에서 보건이 중요한 이유는 MDG 달성에 가장 큰 장애물이기 때문이다. 절대빈곤, 기아퇴치, 보편적 초등교육, 양성평등, 여성능력 고양은 국가의 건강수준이 향상되어야 달성 가능하다. 사회경제적 불평등은 국가간 건강수준 차이로 나타나게 된다.

보건의료는 누구에게나 필요한 서비스로서 공평하게 제공되어야 한다. 건강은 인간 삶의 가장 중요한 조건 중 하나이자 가치 있는 일을 할 수 있는 기본 요소이기 때문이다. 세계인권선언에서도 '모든 사람이 건강과 안녕을 위해 적절한 생활수준을 향유할 권리가 있다(세계인권선언 25조, 1948년)'고 건강권을 규정하고 있다. 아무리 경제적으로 어려운 개도국 국민이라도 인간은 누구나 건강관리를 최적의 시기에 받을 권리, 병원이용으로 가계가 파탄되지 않을 권리, 저소득층, 취약계층이라도 보건서비스를 받을 권리가 있다.

개발협력에서 보건사업은 불평등을 없애고 건강형평을 추구해야 한다. 건강형평성은 윤리적 가치로 국가 간 혹은 선진국과 개도국 사이에 체계적으로 존재하는 건강격차를 줄이려고 애쓰는 것으로 정의될 수 있다. 건강격차는 불공정이나 부당함에서 비롯된 불평등으로 '사회적, 경제적, 인구학적, 지리적으로 구분된 사람들 사이에 존재하는 건강차이로 교정 가능한 차이'다.

건강차이를 나타내는 이유는 국가의 구조적인 문제로 교육, 세금, 노동, 주택, 정부정책, 건강관리 및 보험제도가 있다. 이러한 차이는 개인이 변화시킬 수 없고, 사회 경제적 정책과 정치로 변화시킬 수 있다. WHO에서 제시한 국가 간 건강차이를 좁힐 수 있는 접근법은 예방, 치료, 건강증진 및 재활을 포함한 필요한 서비스가 좋은 질로 제공되어야 하고, 의료 때문에 재정적으로 가난으로 내 몰려서도 안 되며, 누구에게나 공평하게 제공되어야 하는 것을 원칙으로 한다.

보건분야 개발협력은 보편성과 특수성을 동시에 가진다. 보건의료는 국가로부터 받는 기초적 서비스로서 수원국 국민들도 누릴 보편성을 가진다. 동시에 국가나 지역사회의 특성, 경제적 능력, 보건 인력 등의 여러 사회, 경제적 여건에 따라 그 수준과 방법을 달리하여야 하는 특수성을 가진다. 즉 기초보건서비스 뿐만 아니라, HIV/AIDS, 말라리아, 결핵 등 국가별 질병분포에 따라서 개별 프로그램이 지원되거나 취약한 계층을 대상으로 여성과 아동, 산부와 태아 등 세분화된 대상에 따라 지원방법이 달라져야 하는 특수성을 가진다. 보건분야 개발협력의 보편성과 특수성 향상을 위해서는 보건의료서비스 접근성을 강화하고 모자보건 및 가족계획 향상, 감염병 예방 및 관리 강화, 국가별 보건의료제도 체계 구축이 필요하다.

그러므로 보건분야는 개발협력의 핵심적 요소로써 개별 국가의 경제, 사회 발전에 있어서 인간의 기본 수요를 충족시키는데 매우 중요한 위치를 점하고 있을 뿐 아니라, 그 나라의 빈곤상황, 교육 등 전반적인 발전 수준과 깊은 상관관계를 가지고 있다.

3) 보건과 타 분야와의 관계

(1) 보건과 빈곤과의 관계

건강하지 못한 것은 빈곤의 원인이자 결과이다. 빈곤은 아동이 예방접종을 못 받고, 안전한 식수를 제공 받을 수 없게 하며, 산모가 적절한 처치를 받지 못하게 하는 등 삶의 전반에 걸쳐 건강을 위협한다. 질병은 지출을 심화시켜 가계를 더욱 빈곤에 처하거나 빈곤에서 벗어나기 어렵게 한다. 이로 인해 보건은 점점 더 그 중요성이 증대되어 지속가능한 개발의 중요한 기여요소일 뿐만 아니라 지속가능한 개발의 정도를 측정할 수 있는 주요지표가 되었다.

개발협력 분야 중 보건 분야 투자는 효과적인 것으로 평가된다. 건강한 사람이 더 생산적이고 더 많은 일을 할 수 있어 지속가능한 발전을 위한 노동력 제공이 가능하다. 반대로 건강하지 못해 발생되는 아동사망과 모성사망, 예방 가능한 질병으로 사망은 개발에 걸림돌이다. 예로, 산모와 신생아의 사망은 매년 전 세계적으로 150억 달러 이상의 생산성 손실을 초래한다. 일반적으로 질병이 발생 전 예방에 투자하는 자원은 질병과 사망으로 인한 경제적 손실에 비하면 적은 비용이다.

(2) 보건과 교육과의 관계

건강한 삶을 유지하기 위해 교육은 필수적인 요소이다. 여성의 교육은 아동, 가정, 지역사회의 건강향상에 중요한 상관관계를 가진다. 특히 아동사망률을 감소시키는데 있어 가장 강력한 수단 중의 하나는 여성의 문해율 증가이다. 여성의 문맹률 감소와 문해율 증진은 지역사회와 가정의 모든 보건의료적인 처치에 상승효과를 발휘할 수 있다. 여성의 교육수준이 높아질수록 출산율이 감소하고 아동의 생존율이 증가하고, 아동과 모성의 건강수준이 향상되어지며 여성의 권리가 향상되고 빈곤이 감소하는 효과가 있다. 지역사회에서 기초보건 시설 운영에 필요한 보건요원을 선발 교육하는 것은 보건시스템을 운영하기 위한 필수적인 요소이다. 보건의료 인력을 대상으로 하는 교육은 국가의 보건체계구축과 관련된다.

학교를 중심으로 하는 보건교육은 효과가 크다. 예방접종, 소아 영양증진, 건강검진, 기초 위생교육은 질병을 예방할 수 있는 가장 비용 효과적인 사업으로 개도국에서 보건과 교육분야 프로그램이 통합적으로 작동할 수 있는 예이다. 우리나라 1970-80년대 실시되었던 학교 기생충 관리사업은 학교 보건사업의 중요성을 보여주었다.

교육과 보건은 밀접한 관계가 있고 보건인력에 대한 교육은 국가 성장에 필수적이다. 하지만, 개도국에서는 배출되는 인력이 적은 데다가, 배출된 인력도 보수와 근무여건이 좋은 선진국으로의 두뇌유출이 되는 현상이 나타나고 있다.

(3) 보건과 인적 역량과의 관계

보건분야 개발협력을 위해서는 인적 역량강화가 가장 시급한 요소이고, 인력 부족은 가장 큰 장애요인이다. 인력 부족의 심각성은 캄팔라 선언(Kampala Declaration)에서 잘 나타나 있다. '견고한 보건의료체계 내에서 모든 사람들이 어느 곳에서나 숙련되고 의욕적이며 여건이 갖추어진(skilled, motivated and facilitated) 보건인력에 대한 접근성이 갖추어져야 한다' 고 정의하여 숙련된 인적자원 양성 필요성을 제시하였다. 현재 개도국에서 가장 필요한 인력은 지역사회보건요원, 조산요원이며 이들의 교육을 담당할 현지 교육기관의 역할이 중요하다.

전문의료인력 양성을 위한 제도와 시스템을 구축하고 교육기회를 제공해야 한다. 왜냐하면, 의료의 질 향상을 위해서는 의료인력이 전문적인 역할을 할 수 있는 능력이 필요하기 때문이다. 그러므로 개도국의 의과대학, 간호대학, 보건대학의 지원을 통하여 현지 의사, 간호사, 조산사 등 의료인력의 전문적 역량 향상이 요구된다. 특히 건강차이가 심각한 농촌, 산간지역의 의료부족을 해결할 수 있는 인력이 필요하다. 이를 위해 공여국은 개도국의 기초보건의료인력을 교육할 수 있는 훈련 시스템 개발이 요구된다.

(4) 보건과 체계구축과의 관계

국제기구와 공적원조 기구는 보건 분야를 중요하게 다루고 있으며, 그 중에서도 세계보건기구(WHO)와 세계은행(World Bank)은 주요한 지원 기관이다. 이 기구들은 주로 개도국의 보건의료체계 구축을 지원하며, 이를 위해 일차보건의료체계를 강화하고 포괄적 접근 방식을 강조하고 있다. 국제기구는 가입국들이 국가가 의료보험의 주체가 되는 의료보험제도를 도입하도록 지원하고 있다. 이를 위한 의료보험의 재정적 역량강화, 정책역량강화, 정보체계강화, 서비스 접근성 강화, 감염병 예방 및 관리강화에 노력을 기울이고 있다.

의료보험 및 재정적 역량강화는 개도국의 상황에 따라 지역사회가 수용할 수 있는 의료보험을 도입할 수 있도록 지원한다. 일부 지역에서 의료보험을 시행하고 성공적으로 판단되면 국가 단위의 의료보험 도입을 지원한다. 이러한 지원은 공여국이 정책수립, 기술자문, 인력교육, 인프라 구축 등을 통해 의료보험이 정착될 수 있도록 돕고 있다. 정책역량강화는 국가의 보건의료 정책 기획과 관리를 위해 정책 수립을 위한 기술적 지원, 국가 연구소 및 싱크탱크 운영을 개발 지원하는데 중점을 둔다. 세계보건기구(WHO)는 대표적인 보건 관련 국제기구로서 이러한 분야를 추진하는데 중요한 역할을 담당하고 있다. 한국은 보건의료사업의 양적 확대와 질적 강화를 목표로 MDGs와 SDGs 목표와 연계하여 추진하고 있다. 우리나라는 보건소, 보건지소, 보건진료소를 거점으로 농촌부터 전국에 이르는 일차보건의료서비스 제공체계를 구축하고 있으며, 지역보건요원을 활용한 가족계획, 출산관리, 예방접종, 영양관리, 신생아 관리에 강점을 갖고 있다. 이러한 보건 분야에서의 우리나라의 경험은 성공적인 모델로서 개도국에서도 적용되고 있다. 특히 가족계획사업과 모자보건사업은 에티오피아 아르시 지역에서 성공적으로 진행되었다. 에티오피아 아르시존 헤토사 지역에선 가족계획훈련센터를 건립하여 주민들에게 가족계획 서비스 제공과 교육, 상담을 통한 정보 제공과 의식 개선을 돕고 있다.

한국을 비롯한 다양한 국가들과 국제기구는 보건과 체계구축을 위해 다양한 분야에서 협력하고 있으며, 이를 통해 개도국의 보건의료체계가 강화되고 있다. 지속적인 협력과 지원은 개도국들의 보건 상태를 향상시키는데 큰 역할을 한다. 보건의료체계 강화는 개개의 국가뿐만 아니라 세계적으로 보건 수준을 향상시키는 데에도 중요한 역할을 한다. 따라서 국제기구들과 국가들은 지속적인 협력과 지원을 통해 보건의료체계를 지속적으로 발전시키고, 보건의 중요성을 국제사회에 인식시키는 데 기여해야 한다.

4) 보건관련 국제기구

세계보건기구(World Health Organization, WHO)는 가장 대표적인 보건 관련 국제기구이다. WHO는 일차보건의료 강화를 주요 추진전략으로 채택하여 전 세계적으로 건강과 복지를 증진시키기 위한 노력을 기울이고 있다. 이를 위해 WHO는 다양한 분야에서 정책 개발, 연구, 기술 지원, 국제 협력을 수행하며, 각국의 보건체계 개선과 질병 예방, 응급 대응, 의료서비스 제공 등을 촉진하고 있다. 국제기구 중에서도 보건과 관련된 분야에서 활동하는 전문화된 단체들이 있다. 국제연합아동기금(United Nations Children's Fund, UNICEF)은 주로 아동을 중심으로 한 사업을 추진하며, 긴급 구호, 영양, 예방접종, 식수 문제, 환경 개선, 기초 교육 등을 포함한 다양한 분야에서 활동한다. 국제연합인구기금(United Nations Population Fund, UNFPA)은 주로 개발도상국의 인구 문제와 성 평등을 위한 활동을 수행한다. HIV 및 에이즈 관련 사업을 진행하는 UNAIDS(Joint United Nations Programme on HIV and AIDS)와 백신과 면역에 관한 글로벌 공동 노력인 세계백신면역연합(Global Alliance for Vaccines and Immunization, GAVI)이 있다. 또한, 에이즈, 결핵, 말라리아와의 전쟁을 위한 글로벌펀드(Global Fund to Fight AIDS, Tuberculosis and Malaria, GFATM/Global Fund)가 있으며, 이들은 각각 해당 질병에 대한 예방, 치료, 지원을 위해 국제적인 역할을 수행한다.

국제기구들은 다양한 자금 조달 방식을 활용하여 자원을 확보한다. 주요한 자금원은 공여국 정부의 자발적인 기여금으로, 이러한 기부금은 국가 간 협력의 핵심 요소로서, 보건 관련 프로젝트와 프로그램의 실행 및 지속 가능성을 보장하는 데 사용된다. 뿐만 아니라, 국제기구들은 다른 파트너와 협력하여 자금을 조달한다. 이들은 자발적으로 자금을 기부하거나 파트너십을 통해 국제기구들과 함께 프로젝트를 추진하며 지속적인 자금 조달에 기여한다. 이러한 사회적 참여는 국제기구들의 활동을 확대하고 보완하는 데 중요한 역할을 한다. 이러한 자원 조달을 통해 국제기구들은 보건 관련 프로젝트와 프로그램을 실행한다. 자금은 예방접종, 의료서비스 제공, 보건 시스템 강화, 감염병 대응, 식수 및 위생 개선 등 다양한 분야에 사용된다. 국제기구들은 또한 자금 조달의 지속 가능성을 고려하여 재정 정책을 수립한다. 자원 다양화, 자체 수입 창출, 장기적인 파트너와의 협력 등을 통해 지속적인 자금 조달을 실현하고 있다. 이렇게 국제기구들은 다양한 자금 조달 방식과 파트너십을 통해 국제 사회의 참여와 협력을 유도하며, 보건 관련 프로젝트를 효과적으로 추진한다. 이를 통해 세계적인 건강과 복지 증진에 기여하고 있다. 보건관련 국제기구의 세부 내용은 국제개발협력과 국제기구를 포함하는 제2장 “국제개발협력의 이해” 부분에서 자세히 다룰 것이다.

5) 국제개발협력에서 간호사의 역할

개발협력에서 간호사는 포괄적 건강관리를 할 수 있는 능력이 요구된다. 지속적이고 포괄적인 보건 관리(continuum of care)자로 가정, 지역사회 그리고 보건소와 지역병원을 포함한 의료시설로 이어지는 연장선상에서의 돌봄을 제공할 수 있어야 한다. 가정과 지역사회, 의료시설의 장소적 연속선상에서의 돌봄으로 지역사회 보건요원 등을 활용한 지역사회에서의 돌봄, 일차보건 의료시설과 전원이 될 수 있는 이차 지역병원에서의 돌봄 제공이다.

국제개발협력 현장에서 간호사는 인구집단에 공정하고 포괄적이고 지속적인 건강서비스를 제공하는 자로 통합건강관리 시스템 내에서 근무하는 의료인이다. 개발협력에서는 일차보건의료가 중요하므로 포괄적이고 통합적이고 적절한 간호 제공, 건강증진, 질병예방, 가족과 지역사회 중심으로 보건사업 계획과 수행 역할이 필요하다. 돌봄 모델에 기초한 통합건강관리 서비스 내용은 다음과 같다.

표 1-4 돌봄 모델과 세부영역

기본 영역	세부영역
돌봄 모델 (model of care)	1) 제공하는 건강서비스를 정의하고 인구집단이 원하는 서비스나 선호하는 서비스에 대한 정확한 지식이 있어야 하고 서비스가 제공하는 범위의 인구와 지역에 대한 정의가 있어야 함
	2) 건강증진, 질병예방, 진단, 처치, 질병관리, 재활 및 보완대체요법 등을 제공할 수 있는 의료시설에 대한 네트워크가 있어야 함. 민간과 공공 서비스 뿐만이 아니라 특정질병, 위험, 집단에 대한 통합된 프로그램을 제공할 수 있는 의료시설 네트워크가 있어야 함
	3) 전 국민에게 제공되는 다학문적 접근을 통한 일차적 치료, 국민의 건강요구를 충족시켜 줄 수 있는 건강관리를 조정하고 통합할 수 있는 시스템이 있어야 함
	4) 병원이 아닌 환경이라도 가장 적합한 장소에서 특화된 서비스가 제공되어야 함
	5) 건강서비스 연속선상에서 건강서비스가 조정되는 메카니즘이 작동되어야 함
	6) 문화와 성적인 특성과 다양성이 고려되는 개인 가족 지역사회 중심의 케어가 제공되어야 함

생각해보기

- 세계화와 건강불평등 간의 관련성에 대하여 설명해 보자.
- 세계화가 국제건강에 미치는 영향을 긍정적인 측면과 부정적인 측면에서 생각해 보자.
- 간호는 세계화와 어떤 관련이 있으며, 간호전문직이 글로벌 건강에 어떤 역할을 수행할 수 있는지 설명해 보자.
- 국경을 넘는 질병으로 인한 위기 사례를 찾아보고 설명해 보자.
- 건강불평등이란 무엇이며, 어떤 요인들이 이를 초래하고 완화시키기 위해 어떤 정책이 필요한가요?
- 건강에 대한 사회적 결정요인이란 무엇이며, 이것이 건강과 질병에 어떤 영향을 미치는지 예를 들어 설명해 보자.
- 메들레인 레닌저의 횡문화이론은 무엇이며, 어떤 목적을 가지고 개발되었나요?
- 국제간호 역량을 갖출 수 있는 핵심 영역과 그 중요성에 대해 설명하시오.
- 세계보건기구의 "30억 인구(triple billion)"란 무엇이며 어떤 지표를 사용하고 있는지 설명하시오.
- 세계화로 인해 발생하는 의료불평등 문제를 해결하기 위해 간호사는 어떤 역할을 해야 할까요?
- 국제간호 분야에서 간호전문직의 역할은 어떻게 변화하고 확장되고 있는가요?
- 국제간호가 세계시민의 건강권 달성에 어떻게 기여할 수 있는지 설명하시오.
- 국제보건 거버넌스가 글로벌 건강문제 해결을 위해 어떤 역할을 수행하는지에 대해 생각해 보자.

참고문헌

권순만 외 (2010). 보건의료분야 국제개발사업 수행체계 및 프로그램 개발. 보건복지부.

권율 (2014). ODA 시행기관의 자체평가에 대한 메타평가. 대외경제정책연구원.

김종섭 외 (2014). 중남미 4개국 모자보건분야 사업 사후평가 결과보고서. KOICA.

대한민국ODA통합누리집 http://www.odakorea.go.kr/main

민병원, & 진경인. (2014). 글로벌 보건 거버넌스와 국제협력 메커니즘의 변화: 국제보건규칙 개정 사례를 중심으로. 국제. 지역연구, 23(4), 103-138.

서경 외 (2013). 보건의료분야 ODA 사업 성과관리 가이드라인 연구결과 보고서. KOICA.

이현경, 김희순, 조은희, 김상희, & 김정희(2015). 간호교육자가 인지한 국내 간호학생들을 위한국제보건 핵심역량. 한국간호교육학회지, 21(4), 561.

조미숙 (2010). MDGs에 기반한 나눔학습 활동이 학생의 지·정서 효과에 미치는 영향. 홀리스틱 교육연구, 14(3), 51-70.

지속가능발전포털 http://ncsd.go.kr/app/index.do

한국교육개발원 (2010). 글로벌 시민문화 형성을 위한 시민교육의 방향과 과제. 한국교육개발원, 현안보고. KEDI Position Paper, 7(2).

한국국제협력단 (2013). 국제개발협력의 이해. 한울.

한국국제협력단 http://www.oda.go.kr/opo/masc/mainPage.do

한국보건사회연구원 (2011). 모자보건 ODA 사업 모형 개발. KOFIH.

Beaglehole, R., & Bonita, R. (2010). What is global health?. Global Health Action, 3.

Bradbury-Jones, C. (2009). Globalisation and its implications for health care and nursing practice. Nursing standard, 23, 43-47.

Crisp, N., & Chen, L. (2014). Global supply of health professionals. New England Journal of Medicine, 370(10), 950-957.

Donkin, A., Goldblatt, P., Allen, J., Nathanson, V., & Marmot, M. (2018). Global action on the social determinants of health. BMJ global health, 3(Suppl 1), e000603.

European Observatory on Health Systems and Policies rertrived at 2023. 06.14 from https://eurohealthobservatory.who.int/themes/health-system-functions/public-health

Institute of Medicine (US). Committee on the Robert Wood Johnson Foundation Initiative on the Future of Nursing. (2011). The future of nursing: Leading change, advancing health. Washington, DC: National Academies Press.

Jamison, D. T., Summers, L. H., Alleyne, G., Arrow, K. J., Berkley, S., Binagwaho,

A., ... & Yamey, G. (2013). Global health 2035: a world converging within a generation. The lancet, 382(9908), 1898–1955.

Kelly, B., Debra W., Ryan E. et al. (2010). A Global Profession. http://magazine.nursing.jhu.edu/2010/08/a-global-profession/

Klopper, H. C., & Hill, M. (2015). Global advisory panel on the future of nursing (GAPFON) and global health. Journal of nursing scholarship, 47(1), 3.

KOICA ODA 교육원 http://www.odakorea.go.kr/hz.blltn.FaqSlPL.do?blltn_div=oda2

KOICA ODA교육원 (2013). 국제개발협력 첫걸음. KOICA.

Koplan JP, Bond TC, Merson MH, Reddy KS, Rodriguez MH, Sewankambo NK, et al. Towards a common definition of global health. Lancet 2009; 373: 1993–5.

Kraft, M., Kästel, A., Eriksson, H., & Hedman, A. M. R. (2017). Global Nursing–a literature review in the field of education and practice. Nursing open, 4(3), 122– 133.

Leininger, M. M. (1991). Culture Care Diversity & Universality. New York: National League for Nursing, p.43.

Merson, M. H., Black, R. E., & Mills, A. J. (2006). Global health: diseases, programs, systems, and policies. Jones & Bartlett Publishers.

Salami, B., & Nelson, S. (2014). The downward occupational mobility of internationally educated nurses to domestic workers. Nursing inquiry, 21(2), 153–161.

Salvage, J., & White, J. (2020). Our future is global: nursing leadership and global health. Revista latino-americana de enfermagem, 28.

Shaffer, F. A., Davis, C. R., To Dutka, J., & Richardson, D. R. (2014). The future of nursing: Domestic agenda, global implications. Journal of Transcultural Nursing, 25(4), 388–394.

Varcoe, C., Browne, A., & Cender, L. (2014). Promoting social justice and equity by practicing nursing to address structural inequities and structural violence. Philosophies and practices of emancipatory nursing: Social justice as praxis, 11, 266–284.

Wayne, G. (2014). Madeleine Leininger's Transcultural Nursing theory. https://nurseslabs.com/madeleine-leininger-transcultural-nursing-theory/

WHO (2004). A guide to rapid assessment of human resources for health. Zeneva.

WHO (2010). Monitoring the building blocks of health systems: A handbook of indicators and their measurement strategies. Zeneva.

Wilson, L., Harper, D. C., Tami-Maury, I., Zarate, R., Salas, S., Farley, J.,... & Ventura, C. (2012). Global health competencies for nurses in the Americas.

Journal of professional nursing: official journal of the American Association of Colleges of Nursing, 28(4), 213.

Winslow, C. E. (1920). The untilled fields of public health. Science, 51(1306), 23–33.

World Bank Group. (2015). Mind, society, and behavior. Washington. D.C.

World Health Organization (WHO). (2020). Health in the 2030 Agenda for Sustainable Development: SDGs and Health. Retrieved from https://www.who.int/health-topics/sustainabledevelopment-goals#tab=tab_1

Wros, P. L., Doutrich, D., & Izumi, S. (2004). Ethical concerns: Comparison of values from two cultures. Nursing and Health Sciences, 6, 131.

제2장

국제개발협력의 이해

1. 국제협력의 이해
2. 공적개발원조
3. 개발협력의 역사
4. 한국의 국제개발협력
5. 새천년개발목표(MDGs), 지속가능발전목표(SDGs)

제2장

국제개발협력의 이해

학습목표

1. 국제협력의 개념과 목적을 설명할 수 있다.
2. 공적개발원조의 개념을 이해하고 필요성을 설명할 수 있다.
3. 개발협력의 역사를 이해한다.
4. 한국의 국제개발협력을 이해하고 적용할 수 있다.
5. MDGs, SDGs를 이해하고 필요성을 설명할 수 있다.

01 국제협력의 이해

1) 국제개발협력

국제개발협력(International Development Cooperation)이란 개발도상국의 빈곤퇴치와 경제 · 사회 개발을 지원하는 공공 · 민간 부문의 모든 활동을 포괄하는 개발을 실현하기 위한 국제사회의 광범위한 협력이며, 대다수 선진공여국이 일반적으로 사용하는 개념이다. 선진국-개발도상국, 개발도상국-개발도상국, 또는 개발도상국 내에 존재하는 개발 및 빈부의 격차를 줄이고, 개발도상국의 빈곤문제 해결을 통해 인간의 기본권을 지키려는 국제사회의 노력과 행동을 의미한다. 이전까지는 개발원조(development assistance), 국제원조(foreign aid), 해외원조(overseas aid) 등의 용어가 유사한 의미로 사용되어 왔으나, 최근에는 협력이 강조되면서 국제개발협력이라는 용어가 주로 사용된다. 국제개발협력이 필요한 이유는 첫째, 개발도상국(개도국)의 경제발전을 지원함으로써 전 세계 빈곤문제 해결에 기여할 수 있다. 둘째, 원조를 받는 국가와 주는 국가와의 관계 증진에 도움을 줄 수 있다. 마지막으로 국제개발협력을 통한 개도국의 경제발전은 국제사회의 평화와 안정을 가져올 수 있기 때문이다.

개발이란 더 바람직하고 나은 상태로의 변화를 의미하며 영어는 'development'로 잠재되어 있던 능력 또는 동력이 들어나며 변화를 가져오는 것을 의미한다. 개발의 의미는 산업혁명 이전까지는 개인, 개별적 대상에 한정되어 사용되었다. 인간의 신체기관의 성장, 인간의 지식과 신체의 성장을 의미하였으나, 산업혁명 이후 경제, 사회 분야에서 폭넓게 사용된다. 현재는 인간의 복지, 자유의 증가라는 사회적 단위에서 긍정적 의미를 가진 개념으로 정착되었다.

개발이란 인간이 향유할 수 있는 진정한 자유를 확대해 나가는 과정이고, 개발의 목적은 인간이 향유할 수 있는 자유를 증진시키는 것이다. 개발의 방향은 사람들에게 기회를 확대해 주는 것이어야 한다. 도로, 통신시설, 학교, 보건의료시설, 도로, 전기, 수도와 같은 인프라의 연결 및 확충이 기회 확대를 위해 필요한 것이다. 경제성장을 통한 일자리 창출, 빈곤층 자녀에 대한 장학금 제공, 저소득층에 대한 무상 또는 저렴한 의료혜택을 통한 기회증진을 지향한다. 더욱이 사회적 약자로 구분될 수 있는 여성, 사회적 소수자, 가난한 사람의 능력을 향상시킬 수 있는 기회보장이 필요하다. 모든 사람이 안전한 환경에서 살 수 있도록 안전을 보장해 주는 방향으로 이루어져야 한다. 질병, 전쟁, 폭력, 경제적 위기, 자연재해 등으로부터 모든 사람은 보호받아야 한다.

2) 국제협력과 국제개발협력의 차이

국제협력과 국제개발협력과는 차이가 있다. 국제협력은 국가 간 다양한 분야에 걸친 재원 및 인적 교류에 의한 상호이익을 도모하는 것이다. 국제협력은 국가, 조직, 이해관계자 간의 협력을 통해 공동의 관심사를 해결하고, 공동의 목표를 달성하며, 글로벌 도전과제에 대처하는 것을 말한다. 여기에는 무역, 안보, 환경, 인권, 문화 교류 등 다양한 이슈가 포함된다. 반면에 국제개발협력은 지속 가능한 개발을 촉진하고 개발도상국에 존재하는 개발 및 빈부격차를 줄이는 데 초점을 맞춘 특정 유형의 국제협력으로, 개발도상국과의 포괄적 파트너십을 통한 협력을 말한다. 여기에는 선진국에서 개발도상국으로 재정 자원, 지식 및 기술 전문 지식을 이전하는 것이 포함된다. 국제개발협력은 단순히 도와주는 시혜적 관점보다는 상호파트너십을 강조한 관점이 중요하다. 즉 일방적으로 도와주는 것이 아니라 서로 협력하는 과정에서 개도국이 발전할 수 있도록 하는 과정을 중요시한다. 국제개발협력은 생활 조건을 개선하고 경제 성장을 위한 기회를 창출하며 저개발 지역 사람들의 복지를 향상시키는 것을 목표로 하므로, 국제개발협력은 선진국과 개도국과의 개발과 관련된 협력을 의미한다고 볼 수 있다. 국제개발협력이 상호 동반자적 시각을 가지는 이유는 개발도상국이 가지고 있는 문제가 해당 국가만의 문제라기

보다는 국제사회 전반의 정치, 경제, 사회, 문화, 역사적 요인 등에 기인하므로, 국제사회 전체가 참여하는 장기간에 걸친 노력이 필요하고 이는 인간의 기본권을 지키려는 국제사회의 노력과 행동을 의미한다.

국제개발협력은 2차 세계대전 후 1950년부터 지속적으로 이루어져 왔다. 식민지로부터 독립한 많은 신생국가는 정치, 사회, 경제, 사회적으로 어려웠고 국민은 빈곤상태에 있었다. 이러한 국가를 잘 살게 하고 국민들을 빈곤으로부터 보호하기 위해 국제개발협력이 시작되었다. 선진국이 경제적으로 도움을 주면 개도국은 빈곤으로부터 탈피할 수 있을 것으로 생각하였다. 그러나 개도국은 더 빈곤하게 되고 정치적, 경제적, 사회적으로 후진 상태를 벗어나지 못하였다. 여기에 개도국에서는 선진국의 원조로 부를 누리는 계층과 누리지 못하는 계층으로 나누어지는 불평등이 생겼고 시간이 지날수록 불평등이 더 심화되어 갔다. 빈곤, 실업, 불평등과 부패가 심화되어 빈곤의 악순환이 거듭되었다. 경제성장을 이루어 잘 살기 위한 정책이 개도국을 더 혼란하게 만들게 되므로 국가 소득이 올라간다고 국민의 삶의 질이 향상되는 것은 아니었다. 즉 개발은 단순히 경제성장, 소득향상, 산업발전과 같은 경제적 지표 향상으로 이루어지는 것이 아니라 개도국 상황에 맞는 인프라 개발, 인적 역량강화, 거버넌스 향상 등 사람을 중심으로 하는 발전이 이루어져야 함을 알게 되었다. 인간 역량 향상이 중요하고 인간을 인간답게 살게 하는 삶의 질 향상이 우선순위가 되어야 하며 복지를 증진시키는 방향으로 개발이 이루어져야 하고 이를 방해하는 요소인 빈곤, 독재, 경제적 기회박탈, 공공시설 부족, 보건의료혜택으로부터 소외, 다양성 인정 등이 중요한 요소가 되었다.

3) 국제협력과 국제개발협력의 최근 동향

최근 국제협력은 다극화와 신흥국이 부상하고 있다. 세계는 중국, 인도, 브라질 등 신흥국의 등장으로 다극체제로 변화하고 있다. 이는 BRICS(브라질, 러시아, 인도, 중국, 남아공) 그룹과 같은 새로운 형태의 협력으로 이어지고 있다. 경제, 정치, 안보 협력을 촉진하기 위해 지역 통합 및 협력이 증가하고 있다. 유럽연합(EU), 아프리카연합(AU), 동남아시아국가연합(ASEAN) 등 지역 기구의 증가에서 알 수 있듯이 지역 통합 및 협력이 증가하는 추세이다. 초국가적 문제 해결을 위해 국제기구 역할이 강화되고 있다.

세계는 기후변화, 테러, 코로나 위기와 같은 다양한 초국가적 문제에 직면해 있으며 효과적인 해결을 위해 국제협력이 필요하다. 이는 유엔기후변화협약(UNFCCC), 세계보건기구(WHO) 국제보건규정과 같은 국제기구의 역할강화로 이어졌다. 디지털화 및 사이버 협력이 가속화 되고 있다. 급속한 기술 발전과 디지털화로 인해 사이버 보안, 데이터 보호, 디지털 무역과 같은 새로운 국제 협력 분야가 생겨났다. 이로 인해 사이버 공간의 안정성에 관한 새로운 국제 협약 및 제도가 형성되고 있다.

국제개발협력 변화는 원조효과성을 높이는데 중점을 두고 있다. 2005년 원조효과성에 관한 파리선언 이후 주인의식과 원조의 일치가 활발히 논의되고 있다. 지속 가능한 개발목표(SDGs)에 집중된다. 2015년 유엔의 지속 가능한 개발을 위한 2030 의제가 채택되면서 국제 개발 협력의 초점이 개발의 경제, 사회 및 환경적 측면을 다루는 포괄적이고 통합된 접근 방식으로 전환되었다.

남남 협력 및 신흥 공여국이 부상하고 있다. 최근 몇 년 동안 글로벌 개발 환경에서 남남 협력 및 중국, 인도, 브라질과 같은 신흥 공여국의 역할이 증가하고 있다. 이들 국가는 다른 개발도상국에 재정 지원, 전문 기술 및 역량 구축 지원을 제공하고 있다. 국제개발협력에 점점 더 민간 부문이 참여하고 있다. 이러한 접근 방식은 개발 프로젝트를 지원하고 SDGs 달성에 기여하기 위해 민간 부문 투자를 활용하는 것을 목표로 한다. 디지털 기술이 접목되고 있다. 모바일 뱅킹, e-헬스, 재생 에너지 솔루션과 같은 디지털 기술 및 혁신은 개발 과제를 보다 효율적이고 효과적으로 해결하기 위해 점점 더 개발 협력에 통합되고 있다.

4) 협력대상국과 개발도상국

협력대상국(partner country)은 선진국, 국제기구 또는 기타 공여국으로부터 재정 지원, 기술 지원 또는 기타 형태의 개발 협력을 받는 개발도상국을 의미한다. 파트너 국가는 경제 개발 촉진, 빈곤 감소 및 국민의 전반적인 복지 향상이 선진국보다 뒤떨어져 있는 국가가 대부분으로 선진국이나 국제기구의 지원을 받는 국가이다. 지원은 종종 보조금, 양허성 대출 또는 부채 탕감과 같이 다양한 형태로 지원된다.

협력대상국이라는 용어는 선진국과 개발도상국간의 위계적 관계가 아니라 국제개발협력의 협력적이고 상호적인 성격을 강조하기 위해 사용된다. 모든 협력대상국이 개발도상국이지만 모든 개발도상국이 반드시 개발 지원을 받거나 협력대상국으로 간주되는 것은 아니다.

개발도상국은 경제 발전 수준이 낮은 국가를 의미한다. 개발도상국은 빈곤, 부족한 인프라, 낮은 교육 수준, 제한된 의료 접근성과 관련된 문제에 직면해 있다. 선진국이나 고소득 국가에 비해 소득이 낮으며 생활수준이 낮은 국가로 경제적, 사회적, 정치적 측면에서 특징이 있다.

경제적 특징은 국가 생산성이 적으므로 일반적으로 1인당 평균 경제 생산량을 나타내는 1인당 GDP가 낮다. 산업기반이 부족하여 제한된 산업화로 농업 및 1차 산업활동 비율이 높으며, 산업과 무역 인프라가 제한적이므로 높은 실업률 및 불완전 고용을 자주 경험하고 비공식 부문에서 일하는 인구 비율이 높다.

사회적 특징으로 건강 및 교육 수준이 낮다. 교육 및 의료에 대한 접근성이 제한되어 문해율과 영유아사망률이 높고 기대수명이 낮다. 개도국에서는 소득과 부의 격차가 심하고 이는 사회적, 경제적 불평등으로 나타난다.

정치적 특징으로 개발도상국은 부패, 제한된 법치, 공공 부문의 투명성 및 책임성 결여로 특징지어지는 취약한 행정과 제도에 직면해 있다. 경제 성장과 발전을 저해할 수 있는 정치적 불안정, 갈등 또는 무력 충돌이 자주 발생한다. 제한된 정책 실행 역량으로 효과적인 공공 정책을 설계하고 구현하기 위한 인적 · 물적 자원과 역량이 부족하다.

국제사회에서 개발도상국이라는 용어는 선진국이나 고소득 국가에 비해 경제 발전, 소득, 인간 개발 수준이 낮은 국가를 지칭하는 말로 사용된다. 개발도상국은 종종 빈곤, 부적절한 인프라, 낮은 교육 수준, 제한된 의료서비스, 취약한 거버넌스와 관련된 문제에 직면하므로, 지속 가능한 개발을 촉진하고 빈곤을 줄이는 것이 국제사회의 주요 초점이다.

개발도상국은 공통적으로 경제발전과 인간의 복지수준이 낮은 국가이지만 개발도상국은 다양성이 있으므로 개별 국가가 가지고 있는 고유한 관점과 요구는 국제사회의 정책과 개발 협력 노력을 형성하는 데 중요하다. 국제사회는 특정국가가 가지고 있는 특정취약성과 문제에 대해 효과적으로 지원하는데 목표를 두고 있다.

5) 국제개발협력의 동기

공여국에서 수원국에 원조를 하는 동기는 정치외교, 개발, 인도주의, 상업적 목적, 인권보호로 구분된다.

(1) 정치 외교적 목적

원조에서의 정치 외교적 동기는 공여국과 수원국간의 역사적인 외교관계가 중요하다.

프랑스는 과거 식민지 국가가 원조의 주 대상국이다. 미국은 과거 냉전시대 사상에 따라 자본주의를 표방한 국가에 원조를 하였고 대표적인 국가가 한국이다. 냉전시대의 산물인 한국 전쟁 이후 미국은 분단된 남한에 대규모 원조를 진행하였다. 미국은 1950년대 공산 진영으로부터 위협을 방지하고 안전을 확보하기 위해 원조를 적극적으로 활용하였다. 현재는 평화구축, 안전보장, 대테러리즘을 위해 연대와 영향력 확대를 목적으로 한다.

(2) 개발적 목적

개발적 목적은 빈곤퇴치이며 개발협력의 목적이자 수단이다. 가난하기 때문에 사회 경제적 발전이 저조한 국가에 발전을 위해 원조를 실시하는 것으로 자금, 현물, 인적 지원을 통해 개도국의 경제를 발전시키고 기술협력으로 기술 수준을 향상시켜 스스로 발전할 수 있는 기본토양을 조성해 주는 것을 목적으로 한다. 대표적으로 보건, 교육지원으로 사회 인프라를 확충하는 것이다. 인간의 기본요구충족을 위해 자금지원, 구조조정, 부채탕감으로 개도국의 경제 안정, 기술협력으로 개도국의 기술수준을 향상하고자 한다. 사회경제적 인프라 건설, 교육 및 보건분야의 공공서비스 범위와 수준 향상으로 삶의 질 향상을 이루고자 지원한다.

(3) 인도주의적 목적

도덕적 의무수행으로 인간의 보편적 가치 실현을 위한 긴급구호 등이 해당된다. 노블리스 오블리제(noblesse oblige) 실천을 위해 수원국의 기아와 빈곤, 재해 등으로 고통받는 이들을 간과해서는 안 되는 의무를 우리 모두가 지니고 있으므로 이를 실천하는 것이 목적이다. 인류는 하나의 세계에 살고 있다는 공동체 의식에서 출발하여 인류애를 실현하고자 하는 도덕적 의무에서 출발한다.

인도적 원조(humanitarian aid) 개념은 정책적인 이해관계를 떠나 인도적 견지에서 하는 원조를 뜻한다. 특히 세계각지의 지역분쟁, 내전, 국내 정치상황 불안에 의해 발생되는 난민, 피난민 및 분쟁희생자를 대상으로 하는 원조가 대표적이다. 인도적 원조는 동시에 관련지역의 평화와 안정에도 밑거름이 된다.

(4) 경제적 목적

장기적으로 개발도상국의 경제발전 기반이 구축되고, 이에 따라 개발도상국 수출시장이 확대되면 공여국 기업들의 해외 진출에도 기여할 수 있다는 관점에서 비롯된다. 자원

확보와 민간자본투자 확대에 유리한 환경을 조성하고 수출시장을 수원국으로 확대하거나 자원개발에 참여하고자 하는 목적이다. 공여국의 경제적 이익만을 추구하기 위한 지원은 지양되므로, 공적개발원조를 통해 공여국과 개발도상국이 상생 발전할 수 있는 공동의 노력이 필요하다. 공여국은 개발도상국을 잠재적 경제협력의 파트너로 간주하고 원조를 통해 사회 경제 발전을 이루고 수출 및 투자 확대가 공여국에도 도움이 된다는 국익적 관점에서 출발한다.

(5) 인권

개발협력의 동기는 수원국 국민의 인간다운 삶을 위한 지원으로, 지구공동체 의식으로 모든 사람이 연대감을 가지고 공동의 문제를 해결하는 것을 목적으로 한다.

(6) 상호의존적 목적

국가 · 지역 간 연계성이 높아지고 한 지역이나 국가에서 발생한 사건이 다른 지역 및 국가에 미치는 영향이 점점 커지고 있다. 환경파괴 및 기후변화와 질병 확산 등 초국가적 과제뿐만 아니라 빈곤과 정치적 불안정 등도 테러와 난민사태와 같이 지구 전체의 안보 문제로 이어질 수 있다는 인식이 확산되고 있다. 이러한 변화된 환경 속에서 공여국들은 협력대상국을 단순히 원조를 받는 대상이 아니라, 자국의 생존과 번영을 유지하기 위한 국제정치적 역학관계와 경제적 필요성에 의한 상호 의존적 관계로 인식하고 있다. 국가마다 역사 · 정치 · 사회 · 경제적 환경을 바탕으로 다양한 국제개발협력 목표와 추진체계를 갖추어 개발협력을 추진하는 것이 공여국과 개도국 모두에 이익이 된다는 관점이다.

6) 한국의 국제개발협력 관련 기관

(1) 코이카(KOICA)

코이카는 국제개발협력을 수행하는 국내 대표기관으로, 무상원조와 기술협력을 중점적으로 수행하고 있다. 1991년 '한국국제협력단법'이 제정되며 대한민국과 개발도상국가와의 우호협력관계 및 상호교류를 증진시키고 개발도상국가의 경제 · 사회발전을 지원하기 위하여 한국국제협력단을 설립하여 각종 협력 사업을 하게 함으로써 국제협력 증진에 이바지함을 목적으로 설립되었다.

표 2-1 코이카 국제개발협력의 추진방법 및 내용	
추진방법	내용
방향 1	지속가능발전목표(SDGs) 달성 촉진
방향 2	융합과 협업의 파트너십 선도
방향 3	역량있는 개발협력 국내 인재양성 및 일자리 저변 확대
방향 4	역량있는 해외 인재양성 및 개발협력 지식정보 개방 강화

사업 분야는 중점적으로 교육, 보건의료, 공공행정, 농림수산, 기술환경에너지를 중점 분야로 지정하고 환경, 성평등, 인권 · 평화를 범분야로 분류하여 지원하고 있다.

보건의료분야는 인간의 건강권 보장이라는 비전 아래 생애주기접근을 통한 건강증진, 보건위기 대응 역량강화를 통한 보건안보 향상, 포괄적 보건의료서비스 · 단계적 접근을 통한 디지털 보건 역량강화 3대 전략목표를 설정하여 프로그램별 중점사업을 실시하고 있다(그림 2-1 KOICA 보건 중기전략 체계도).

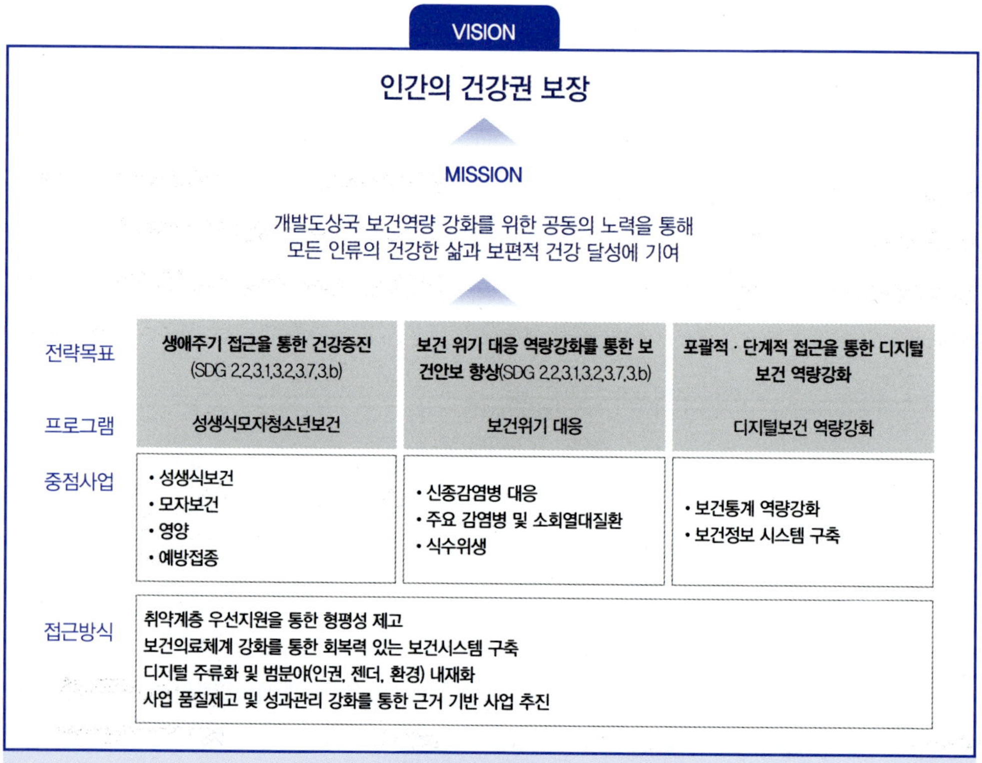

그림 2-1 KOICA 보건 중기전략 체계도

표 2-2 KOICA 사업 분야

	중점분야					범분야		
KOICA 사업분야	교육	보건의료	공공행정	농림수산	기술환경 에너지	환경	성평등	인권 · 평화
분야별 중기전략	교육	보건	거버넌스 · 평화	농촌개발	물, 에너지, 교통 도시, 과학기술혁신	기후평등	성평등	인권

(2) 한국국제보건의료재단(KOFIH)

개발도상국가를 비롯한 외국, 군사분계선 이북지역(북한), 재외동포 및 외국인근로자 등에 대한 보건의료지원사업을 수행하게 함으로써 국제협력 증진과 인도주의의 실현에 기여함을 목적으로 한국국제보건의료재단법에 의해 운영되는 기관이다. 사업영역으로 개발도상국 보건의료개발협력사업, 북한보건의료협력사업, 국내거주 외국인 근로자 의료지원사업, 이종욱 기념사업, 이종욱 펠로우십 프로그램, 재외동포 보건의료지원사업, 해외재난 긴급구조지원사업, 의료기기 및 약품지원사업을 수행한다.

국제보건의료재단은 우리나라에서 최초로 WHO 사무총장을 역임한 이종욱 기념사업을 진행한다. '이종욱 펠로우십' 명칭으로 개발도상국 보건의료 인력의 역량 강화를 위하여 개도국 보건의료종사자를 한국으로 초청하는 연수 프로그램을 진행한다. 2007년부터 시작하여 2022년까지 총 30개국 1,339명의 보건의료인력이 참여하였다. 초청연수대상은 의사, 간호사, 보건행정가, 의기공기사가 연수대상으로 보건의료인력 역량강화가 목적이다.

02 공적개발원조

1) 공적개발원조

원조의 사전적 의미는 '물품이나 돈으로 도와주는 것'이다. 공적개발원조(Official Development Assistance, ODA)란 정부를 비롯한 공공기관이 개발도상국의 경제발전과 사회복지 증진을 목표로 제공하는 원조를 의미하며, 개발도상국 정부 및 지역, 또는 국제기구에 제공되는 자금이나 기술협력을 포함하는 개념으로 정의한다. ODA의 정의는 경제협력개발기구 개발원조위원회(OECD DAC: Organization for Economic Cooperation and Development, Development Assistance Committee)가 1961년 출범한 이후 통일되어 사용되고 있다.

공적개발원조에서 중요한 것은 국가가 국가를 도와주는 것으로, 국가 간 주고받는 도움이다. 개도국의 경제개발과 복지증진을 위하여 선진국이 자체의 재정자금을 이용하여 공여하는 순수한 원조를 의미한다. 공적개발원조는 개도국의 경제개발과 복지향상을 위해 개도국이나 국제기구에 제공되는 자금의 흐름 또는 기술을 의미한다. 군사적 지원, 평화 유지를 위한 자금 및 인력 투입, 사회/문화적 교류 프로그램 등 개도국이 아닌 선진국을 위한 활동은 포함되지 않는다.

경제협력개발기구 개발원조위원회에서는 ODA가 되기 위해서는 다음 4가지 조건이 충족되어야 함을 제시한다.

1. 공여의 주체: ODA는 공적 기관에 의해 제공되어야 한다.
2. 공여의 목적: ODA는 개발도상국의 경제개발 및 복지 증진을 목적으로 제공되어야 한다.
3. 공여의 대상: ODA는 OECD DAC의 협력대상국 목록에 포함된 개발도상국이거나, DAC가 정하는 국제기구에 제공되어야 한다.
4. 공여의 조건: 증여율(GE: Grant Equivalent) 기준이 충족되어야 한다.

$$\text{증여율(\%)} = \frac{\text{차관액} - \text{차관원리금현재가치(할인율 10\%)}}{\text{차관액}} \times 100$$

(증여율: 최빈/저소득국: 45% 이상 · 하위중소득국: 15% 이상 · 상위중소득국: 10% 이상)

2) 주요참여자

(1) OECD/DAC 회원국

공적개발원조에서 원조를 주는 국가를 공여국이라 칭하며 OECD/DAC에 소속된 30개국이 대표적인 공여국이다. ODA 지원규모 상위 5개국은 미국(335억불), 영국(180억불), 독일(246억불), 일본(103억불), 프랑스(95억불) 순이다. 한국은 지난 2010년에 가입하였다. 현재 회원국은 30개국으로, 오스트리아, 오스트레일리아, 벨기에, 캐나다, 체코공화국, 덴마크, 핀란드, 프랑스, 독일, 그리스, 헝거리, 아이슬란드, 아일랜드, 이탈리아, 일본, 한국, 룩셈부르크, 네덜란드, 노르웨이, 폴란드, 포르투갈, 슬로바키아공화국, 슬로베니아, 스페인, 스웨덴, 스위스, 영국, 미국, 뉴질랜드, 유럽연합[European Union (as an institution)]이다. OECD에 속해 있는 개발원조위원회는 공적개발원조 공여국들의 대표적인 협의체이다. 개발원조위원회는 국제 개발 협력을 조정하고 개선하는 경제협력개발기구(OECD)의 포럼이다. 개발원조위원회 회원국은 개발도상국의 지속 가능한 개발과 빈곤 감소를 지원하기 위해 공적개발원조(ODA)를 제공할 책임이 있다.

표 2-3 DAC 회원국들의 가입년도

연도	가입국	국가 수
1961년(창립연도)	벨기에, 캐나다, 프랑스, 독일, 이탈리아, 일본, 네덜란드, 포르투갈, 연국, 미국, EU	11개국
1960년대	노르웨이(1962), 덴마크(1963), 스웨덴(1965), 오스트리아(1965), 호주(1966), 스위스(1968)	6개국
1970년대	뉴질랜드(1973), 핀란드(1975)	2개국
1980년대	아일랜드(1985)	1개국
1990년대	포르투갈(1991), 스페인(1991), 룩셈부르크(1992), 그리스(1999)	4개국
2000년대 이후	한국(2010), 체코공화국(2013), 아이슬란드(2013), 폴란드(2013), 슬로바키아(2013), 슬로베니아	7개국

※포르투갈은 1960년 DAC 가입 후 1974년에 탈퇴, 1991년 재가입

출처 : 대한민국ODA 통합누리집

(2) 신흥공여국

신흥공여국이란 경제협력개발기구의 개발원조위원회(DAC) 회원국이 아니지만, 개발도상국에 대한 공적개발원조(ODA) 또는 개발 금융 제공에 적극적인 국가를 말한다. 중국, 인도, 브라질, 남아프리카 공화국, 러시아, 튀르키예, 아랍 에미리트, 사우디아라비아, 카타르, 쿠웨이트가 대표적인 국가이다.

이러한 신흥공여국들은 개발도상국 간의 연대, 상호 학습, 기술 지원을 강조하는 전통적인 DAC 공여국과 다른 개발 협력 접근 방식을 채택하는 경우가 많다. 신흥공여국의 부상은 개발 협력 환경을 다변화하는 데 기여했으며 새로운 형태의 협력 모델을 이끌어 냈다. 최근 몇 년 동안 개발 효과성을 높이고, 개발 우선순위를 조정하며, 지식과 경험을 공유하기 위해 전통적인 DAC 공여국과 신흥공여국 간의 대화와 협력이 증가하고 있다.

(3) 국제기구

대표적인 국제기구는 UN과 산하 전문기구이다. 제2차 세계대전 이후 1945년 발족된 UN은 세계평화의 유지, 국가 간 우호관계의 발전, 상호협력을 통해 빈곤퇴치, 질병, 문맹 퇴치, 상호 간의 권리와 자유 존중 등을 목표를 달성할 수 있도록 국가 간 활동이 조화를 이루게 하는 중심센터로서 역할을 수행하고 있다.

공적개발원조에서 국제기구는 개발도상국에 지원을 제공하는 주요 참여자 중 하나로 국가 간 또는 다자간 협력을 통해 개발도상국의 사회, 경제, 환경 발전을 지원하는 기관이다. 국제기구들은 정부 간, 지역, 다자간 개발기구 등 다양한 형태로 존재하며, 다양한 프로그램과 프로젝트를 진행한다. 국제기구는 국가 간 협력을 촉진하며, 전문지식과 자원을 공유하고, 국제 정책 및 목표에 대한 합의를 도출하는 기능을 한다.

공적개발원조에서 국제기구들이 수행하는 역할을 다음과 같다.

① **기술 및 재정 지원** : 국제기구들은 개발도상국에 기술 전문 지식, 경험, 기술 및 재정 지원을 제공하여 국가 개발 목표와 지속 가능한 발전 목표(SDGs) 달성에 기여한다.

② **정책 및 연구 개발** : 국제기구들은 연구, 정책 분석, 모범 사례 및 지침 개발을 통해 국제개발협력의 효과성을 높이는 데 기여한다.

③ **역량 강화** : 국제기구들은 개발도상국의 공공 및 민간 부문에서 역량 강화 프로그램을 제공하여 해당 국가의 거버넌스, 시스템 구축 및 자체 개발 능력이 향상되도록 한다.

④ **협력 및 조정** : 국제기구들은 다양한 이해관계자들과 협력하고 조정하여 개발 프로젝트와 프로그램의 효과를 극대화하고 중복성을 줄인다.

공적개발원조에서 보건을 담당하는 국제기구는 세계보건기구(WHO, World Health Organization)이다.

세계보건기구(WHO)는 1948년에 설립되어 국가, 파트너, 사람들을 연결하여 건강을 증진하고, 세계를 안전하게 지키며, 취약계층을 지원함으로써 모든 사람이 어디서나 최고 수준의 건강을 달성할 수 있도록 돕는 유엔 산하기구이다. 세계보건기구는 보편적 의료보장을 확대하기 위한 글로벌 노력을 기울이며, 임신부터 노년기까지 더 건강한 삶을 증진하고 일차보건의료에 집중한다. WHO는 보건 비상사태에 대한 전 세계의 대응을 지휘하고 조정한다.

공적개발원조와 관련되어 세계보건기구는 개발도상국의 보건 분야에 기술적, 재정적, 정책적 지원을 제공하는 역할을 한다. 세계보건기구는 개발도상국에서 공중 보건상태를 개선하고 보건 관련 지속가능발전목표(SDGs)를 달성하기 위해 정부, 기부 기관 및 기타 국제 조직을 포함한 다양한 이해관계자와 협력과 조정을 한다. 보건사업 재원 마련은 세계보건기구의 중요한 역할 중 하나이다. 세계보건기구는 공여국 및 국제기구로부터 재정적인 기부금을 받아 개발도상국의 보건 프로그램 및 프로젝트를 지원하고, 세계은행 및 글로벌 펀드와 같은 다른 국제기구와 협력하여 보건 관련 ODA에 대한 조율되고 효율적인 접근 방식을 공여국과 수원국에 권장한다.

공적개발원조와 관련된 세계보건기구의 구체적인 역할은 다음과 같다.

① **기술 지원** : 세계보건기구는 개발도상국의 보건 시스템 강화, 의료 제공 개선, 공중 보건 문제 해결을 위해 지식, 기술, 태도, 보건의료시스템 구축, 보건의료인력 역량 강화를 지원한다.

② **정책 및 연구** : 세계보건기구는 근거 기반 정책 및 전략을 개발하고 적용하는데 실질적인 정책 제언을 한다.

③ **보건 비상 대응** : 세계보건기구는 개발도상국에 보건의료에 필요한 필수적인 기술 지원과 자원을 제공함으로써 질병 발생, 자연 재해 및 인도적 위기와 같은 보건 비상 사태를 조정하고 대응하는 데 중요한 역할을 한다.

④ **질병 예방 및 통제** : 세계보건기구는 전염성 및 비전염성 질병의 예방 및 통제는 물론 예방접종 및 기타 예방 조치를 촉진하기 위한 글로벌 전략 및 행동 계획을 개발한다.

⑤ **모니터링 및 평가** : 세계보건기구는 데이터를 수집, 분석 및 결과를 제공하여, 개입의 효과를 평가하고, 건강 서비스 제공의 격차를 줄이는데 중요한 역할을 한다.

세계보건기구를 제외한 공적개발원조를 실시하는 대표적인 국제기구는 다음과 같다.

① **유엔개발계획(UNDP)** : 지속 가능한 개발 목표를 달성하고 개발도상국의 경제적, 사회적, 환경적 발전 지원

② **세계은행(World Bank)** : 개발도상국의 경제 성장 및 인프라 건설을 지원하고, 빈곤을 줄이는 데 초점을 맞춤

③ **국제통화기금(IMF)** : 국제통화 협력을 촉진하고, 거시경제 안정성을 유지하며, 국제통화 및 금융 시스템의 효율적 운영 지원

④ **유엔식량농업기구(FAO)** : 농업, 축산, 어업 및 식량 안보를 개선하고, 국가의 식량 생산 능력 향상

⑤ **유엔교육과학문화기구(UNESCO)** : 교육, 과학, 문화 및 커뮤니케이션을 통해 세계 평화와 지속 가능한 발전 촉진

⑥ **유엔아동기금(UNICEF)** : 어린이의 권리를 보호하고, 생존, 발달 및 보호를 지원하는 프로그램 제공

(4) 민간분야

최근에는 개발 NGOs, 시민사회, 민간기업, 국제민간재단 등도 국제개발협력의 주요 주체로 부상하고 있다. 이들은 공여국 정부 또는 국제기구가 발주하는 국제개발협력 사업의 계약자로서 ODA 사업을 수행하기도 하고, 공여국 정부나 국제기구로부터 ODA 자금을 지원받아 국제개발협력 사업을 추진하기도 한다.

개발 NGOs란 개발도상국의 개발과 빈곤 문제에 관여하는 비정부 비영리기관을 의미한다. 대표적인 개발 NGOs로는 옥스팜(Oxfam), 케어인터네셔널(Care International), 월드비전(World Vision)처럼 세계적인 조직망을 갖추고 국제개발 이슈와 정책에 큰 영향력을 미치는 대규모 NGOs부터 규모가 영세한 NGO에 이르기까지 매우 다양하다. 우리나라에서는 굿네이버스, 메디피스 등이 대표적인 개발NGO이다.

민간기업이 책임있는 행동을 취할 것을 요구받으면서 기업의 사회적 책임을 수행하기 위해 개발도상국의 교육, 빈곤, 보건, 환경에 대한 기여활동이 증가하고 있다. 민간기업이 개발도상국에서 시행하는 개발협력활동은 기업이 독자적으로 추진하는 경우도 있고, 공공부문과 협력을 통한 민관협력 파트너십으로 추진되기도 한다.

(5) 수원국

공적개발원조에서 원조를 받는 국가는 수원국이다. 수원국은 원조가 필요한 나라로, 경제 및 사회발전 수준이 저조한 상태에 있는 국가이다. 개발원조위원회는 3년마다 수원국 리스트(DAC List of ODA Recipients)를 발표한다. 기준은 세계은행에서 발표한 1인당 국민총소득(GNI)을 기준으로 한 모든 저소득 및 중간 소득 국가이다, 소득수준에 따라 최저개발국(Least Developed Countries, LDGs), 저소득국(Low-Income Countries, LICs), 하위중소득국(Lower Middle-Income Countries, LMICs), 상위중소득국(Upper Middle-Income Countries, UMICs)으로 분류된다.

수원국 선정의 첫 번째 기준은 필요성이다. 원조가 얼마큼 필요한가? 이다. 일인당 가구소득, 새천년개발목표(MDGs) 달성도, 빈곤인구, 국가 채무, 국민1인당 원조 액수 등이 기준이다. 두 번째 기준은 '성과'이다. 원조를 얼마나 효율적으로 개발목표 달성을 위해 사용하여 성과를 낼 수 있느냐 이다. 수원국의 제도, 정치행정, 체제, 그 동안의 원조 수행성과 등이 기준이다. 그 외에 다양한 기준이 적용될 수 있다. 수원국과의 경제/정치 협력 가능성, 지리적 접근성, 언어/문화적 유사성, 과거 식민지 경험 등 역사적 관계, 민간 네트워크 등이 기준으로 작용할 수 있다.

수원국 가운데 가장 가난한 나라를 최저개발국(LDC)으로 부른다. 최저개발국은 전 세계 빈곤층의 약 40%가 거주하고 있다. 대부분 분쟁을 겪고 있거나 분쟁에서 벗어나고 있는 나라로, 전 세계 인구의 13%를 차지하지만, 전 세계 GDP의 약 1.3%, 전 세계 무역 및 외국인직접투자(FDI)의 1% 미만이다. 증가 추세에 있기는 하지만 여전히 최저개발국 인구의 5분의 1만이 인터넷에 접속할 수 있다. 최저개발국의 낮은 사회경제적 발전 수준은 역사적으로 취약한 개발 역량, 낮고 불균등하게 분배된 소득, 국내 금융 자원의 부족으로 특징지어진다. 특히 부유한 국가들이 더 생산적인 농업 기술을 개발하고 활용함에 따라 최저개발국은 낮은 생산성과 낮은 투자라는 악순환의 영향을 받을 수 있는 농업 경제에 의존하는 것이 일반적이다. 일반적으로 최저개발국은 수출과 재정 수입의 주요 원천으로 소수의 주요 원자재에 의존하기 때문에 외부 무역 조건의 충격에 취약하다. 일부 최저개발국은 제조업 분야로 다각화할 수 있었지만 섬유 및 의류와 같은 노동 집약적 산업의 제품에 국한되어 있는 경우가 많다. 이러한 개발 제약은 국내 자원 동원 부족, 낮은 경제 관리 역량, 프로그램 설계 및 실행의 취약성, 만성적인 대외 적자, 높은 부채 부담, 외부 자금 조달에 대한 높은 의존도 등의 원인이 되고 있다. 2023년 현재 46개 국가가 최저개발국으로 등록되어 있다.

2001년 유엔 최저개발국 전담 부서가 설립되어, 전담 부서를 통해 국가, 지역 및 글로벌 수준에서 유엔 체계 내에서 최저개발국 행동계획이 실행되고 있다. 2022-2031년 10년간 최저개발국을 위한 도하 행동계획(DPoA)이 수립되었다. 도하행동계획은 6가지 주요 중점 분야를 포함한다.

① 최저개발국 주민에 대한 투자로 빈곤을 퇴치하고 누구도 뒤처지지 않도록 역량 구축

② 과학, 기술, 혁신의 힘을 활용하여 다차원적 취약성에 맞서 싸우고 SDG를 달성

하기 위한 노력

③ 번영의 원동력으로서 구조적 전환을 지원

④ 최빈국의 국제 무역과 지역 통합을 강화

⑤ 기후 변화와 환경 파괴에 대응하고, 코로나19 팬데믹으로부터 회복하며, 위험에 기반한 지속 가능한 개발을 위해 미래의 충격에 대비한 복원력 구축

⑥ 국제적 연대, 글로벌 파트너십 활성화, 혁신적인 도구 및 수단을 동원하여 최저개발국에서 벗어나기 위한 지속 가능한 행진

경제협력개발기구 개발원조위원회는 개발협력이 공여국과 수원국간의 동반관계(partnership)에 기초한 상호적인 행위임을 강조하기 위하여 수원국 대신에 협력국(partner country)이라는 용어 사용을 권장하고 있다.

한국은 소득수준에 따른 발전단계를 고려하여 수요맞춤형으로 지원을 차별화하기 위해 소득그룹별 협력방향을 설정하고 있다. 최저개발국에는 기본적인 삶의 질을 향상시킬 수 있는 보건 · 교육 · 위생 등 기초인프라 및 산업 발전의 기초가 되는 교통 · 에너지 분야를 중점 지원한다. 하위중소득국에는 대형 인프라 사업에 대한 개발수요를 지원하고, 민자사업 연계 지원 및 복합금융 패키지를 통한 대규모 유상사업 지원을 확대한다. 상위중소득국에는 구속성 원조가 제한됨에 따라 비구속성 차관 시범사업 국가 선정 및 실시와 더불어 협조융자 및 경제협력증진자금과의 연계를 활성화하고 있다. 우리나라는 2022년 기준 27.9억불 공적개발원조를 한 것으로 나타났고, 이는 OECD/DAC 회원국 중 16위에 해당되는 실적이다.

표 2-4 개발원조위원회 회원국 분류

No	최저개발국 (Least Developed Countries) (GNI <$1005)	기타 저소득국(Low Income Countries) (GNI < $1,045)	중저소득국(Lower Middle Income Countries) (GNI $1,046-$4,095)	고중소득국(Upper Middle Income Countries) (GNI $4,975-$12,695)
1	아프가니스탄	시리아	알제리	알바니아
2	앙골라	북한	벨리즈	알제리
3	방글라데시		볼리비아	앙골라
4	베닝		카메룬	안티구아&바부다
5	부탄		카보베르데	아르헨티나
6	부르키나파소		콩고	아제르바이잔

7	부룬디		코트디부아르	벨라루스
8	캄보디아		이집트	보스니아헤르체코비나
9	중앙아프리카공화국		엘살바도르	보츠와나
10	차드		에스와티니	브라질
11	코모로스		가나	칠레
12	콩고민주공화국		온두라스	중국
13	지부티		인도	콜롬비아
14	에리트레아		인도네시아	쿡아일랜드
15	에티오피아		이란	코스타리카
16	감비아		케냐	쿠바
17	기니아		키르키스탄	도미니카
18	기니비사우		미크로네시아	도미니카 공화국
19	아이티		몰도바	에콰도르
20	키리바시		몽골	마케도니아
21	라오스		모로코	가봉
22	레소토		니카라과	그레나다
23	라이베리아		나이지리아	이란
24	마다가스카르		파키스탄	자메이카
25	말라위		파푸아뉴기니	요르단
26	말리		필리핀	카자흐스탄
27	모리타니		사모아	레바논
28	모잠비크		스리랑카	리비아
29	미얀마		타지키스탄	말레이시아
30	네팔		토켈라우 제도	몰디브
31	니제르		통가	모리셔스
32	르완다		투르크메니스탄	멕시코
33	사모아		우크라이나	몬테네그로
34	세네갈		우즈베키스탄	몬트세라트
35	시에라리온		베나우	나미비아
36	솔로몬 군도		베트남	나우루
37	소말리아		팔레스타인	니우에
38	남수단		짐바위	팔라우
39	수단			파나마
40	동티모르			페루
41	토고			세르비아

42	투발루			세이셸
43	우간다			남아프리카공화국
44	탄자니아			세인트헬레나
45	예멘			세린트키츠네비스
46	잠비아			세인트루시아
47				세인트빈센트&그레나딘
48				수리남
49				태국
50				튀니지
51				튀르키예
52				우루과이
53				베네수엘라
54				왈리스&푸트나

3) 공적개발원조 형태

공적개발원조는 재원에 따라 무상원조, 유상원조로 구분된다. 지원형태에 따라서는 양자협력, 다자협력으로 구분된다.

무상원조(grant, 증여)는 협력대상국에 경제 사회개발을 위해 법적 채무를 부과하지 않고 무상으로 주는 원조이다. 협력대상국에 대하여 현금 · 현물 · 인력 · 기술협력 등의 형태로 제공하는 것으로서 긴급재난구호를 포함하며 상환의무가 없다.

유상원조(concessional loan, 양허성차관)는 개발도상국의 민간자금에 비해 유리한 조건으로 공여되는 양허성 공공차관, 법적 채무를 동반하는 현금 또는 현물 이전을 의미하며, 협력대상국은 공여국으로부터 공여받은 ODA 지원을 상환할 의무를 지닌다. 차관은 이자율, 상환기간, 거치기간을 고려하여 개도국에 유리한 조건으로 제공해야 하며 증여율이 25% 이상되어야 한다. 공여국에 돌려주어야 하지만 일반적인 차관이 아니라 유리한 조건의 차관이다.

양자협력은 국가 대 국가로 진행되는 원조이다. 다자협력은 협력대상국의 경제, 사회개발 및 환경, 빈곤, 여성개발 등 범분야적 과제 해결에 동참하기 위해 UN 등의 국제기구 활동에 대해 재정적으로 기여하거나, 아시아개발은행(Asia Development Bank, ADB) 등의 다자개발은행에 자본금을 출자함으로써 협력대상국을 간접적으로 지원하는 형태의 협력방식으로 구성된다.

다자협력을 담당하는 국제기구는 세계은행 그룹과 아시아개발은행(ADB), 유럽부흥개발은행(EBRD)과 같이 특정한 지역과 분야를 대상으로 하는 지역개발은행이 있으며 유엔의 개발원조기구로는 유엔개발계획(UNDP), 유엔인구기금(UNFPA), 유엔난민고등판무관(UNHCR), 세계보건기구(WHO) 등이 있다.

표 2-5 공적개발원조의 성격

구분	상환의무유무	원조유형
양자원조	무상원조(증여): 상환의무 없음	• 예산지원 • 공동 프로그램 및 기금 지원 • 프로젝트 원조 • 전문가 파견 및 기타 기술협력 • 개발도상국 유학생 및 연수생 지원 • 채무구제 • 행정비용 • 기타 공여국 내 지출
	유상원조(비증여): 상환의무 있음	
다자원조	국제기구출연(분담금) 및 출자국제기구에 대한 양허성차관	

출처 : 대한민국 ODA 통합누리집

4) 공적개발원조와 관련된 이론

일반적으로 통용되는 개발이론(development theory)은 2차 세계대전 이후 식민지로부터 벗어난 많은 신생 개도국들이 어떻게 경제발전을 이룩할 것인가를 테마로 대두된 저개발국 경제개발 이론이다. 1950, 60년대는 정부 주도의 수출입대체 공업화가 중시되어 유치산업 보호론, 균형성장론 등이 강조되었다. 반대 주장은 불균형성장론, 빈곤의 악순환론, 위장실업론 등도 있다. 원조와 관련되어 학문적인 이론 접근 필요성이 대두된 이유는 개발을 통해 빈곤, 실업, 불평등의 문제가 해결되지 않았다. 오히려 확대되고 개발로 인해 도시 내의 슬럼화도 새로운 문제로 대두되었기 때문이다.

1970년대에 개발이론은 강대국에 의한 개도국은 착취라는 종속이론이 경제의 분석 틀로서 선호되었다. 종속이론(dependency theory)은 개도국의 후진성이나 그 원인을 설명한 이론으로 남아메리카 학자들이 주장하였다. 2차 세계대전 후 남아메리카에서는 국제적 · 국내적 소득격차의 확대, 다국적 기업의 세력팽창, 관료적 권위주의가 대두하게 되었다. 그때 남아메리카의 사회과학자들은 “저발전이란 무엇인가?”, “왜 저발전이 지속되고 있는가?"에 관한 질문을 제기하기에 이르렀고, 저발전에 대한 문제의식이 종속이론의 기초가 되었다. 남아메리카에 적합한 경제적 이론적인 틀을 구축하려고 하였다.

1980년대 개발이론은 시장기능의 강화, 수출지향형 공업화정책, 제도 개혁, 정부의 효율성을 중시하는 세계은행과 IMF의 구조조정에 관한 개발이론이 주류가 되었다. 배경은 국내산업을 보호하기 위한 수출대체 공업화정책으로 정부의 비효율과 부패가 증가하고, 국내산업의 국제경쟁력 약화, 소득의 불평등, 누적채무 등의 문제가 주요과제로 대두되었기 때문이다.

1990년대에는 상기의 구조조정이 효과를 보기 위해서는 개도국의 인적자원과 천연자원의 효율적 활용이 중요하다는 입장에서 지속가능한 개발(Sustainable Development)이 주요 주제다. 환경, 여성개발을 중시하는 개발이론도 나타났다.

개발이론에서 나타나듯이 공여국의 국익 확보를 위한 외교정책의 일환으로 정치, 경제, 전략적 이해관계를 우선적으로 고려하여 원조를 지원해야 된다는 현실에 기초하기도 한다. 현대와 같이 글로벌한 사회에서 상호의존성이 높아지고 세계화된 체제에서 개발원조는 개도국에 대한 당연한 지원이라는 개념과 전염병 예방과 환경보호와 같은 국제사회의 공공재 확보를 위하여 개발협력이 필요하다는 견해와 선진국이 개도국을 이용하기 위한 방법으로 개발협력을 실시한다는 급진주의적 의견이 있다.

국제개발협력은 가진 자가 덜 가진 자를 도와야 한다는 도덕과 규범에 기초하여 인자하고 정의로운 국제 질서가 세계 평화와 번영을 가져올 수 있으므로 필요하다. 국제개발협력이 나아가야 하는 방향은 도로, 통신시설, 학교, 보건 · 의료시설, 도로, 전기, 수도 등과 같은 인프라의 연결 및 확충, 경제성장을 통한 일자리 창출, 빈곤층 자녀에 대한 장학금 제공, 저소득층에 대한 무상 또는 저렴한 의료혜택 등 사람들에게 기회를 확대해 주는 것이어야 한다. 여성, 사회적 소수, 가난한 사람 등 사회적 약자에 대한 역량 강화 등 인간의 역량을 강화(empowerment)시켜 주어야 한다. 질병, 전쟁, 폭력, 경제적 위기, 자연재해 등으로부터 보호하는 사람들의 안전을 보장해 주는 방향으로 이루어져야 한다.

5) 공적개발원조 원칙

공적개발원조 성공은 공여국 또는 국제기구가 지원하는 재원으로 수원국이 효율적으로 사용하여 빈곤에서 벗어나고 국민의 삶의 질을 향상시키는 것이다. 원조효과성 향상을 위해 '파리선언(원조효과성에 관한 파리선언)' 5대 원칙을 적용할 수 있다.

(1) **수원국의 주인의식**(ownership) : 개도국이 실질적으로 적용 가능한 전략을 마련하는 것이다. 개도국은 자국의 빈곤 감소에 대한 자체 개발전략을 수립하고, 관련된 제도를 개선하며, 부패를 척결하기 위해 노력해야 하고, 공여국은 개도국 주도의 원조프로그램의 실시를 위해 노력해야 한다.

(2) **수원국의 개발전략에 공여국 원조의 일치**(alignment) : 공여국은 개도국의 개발 목표에 부합하도록 원조를 제공하며, 국제개발협력을 시행함에 있어서 개도국 현지의 시스템을 활용토록 하는 것으로 개도국 우선순위에 맞는 원조를 실시한다. 단순히 재원을 지원하는 것에서 나아가 기술협력을 통해 개도국의 인적 역량을 강화한다.

(3) **공여국 간 원조조화**(harmonization) : 공여국은 상호 조정을 통해 원조절차를 단순화하며, 중복 지원을 피하기 위해 상호 정보를 교환한다. 공여국 간의 유사사업을 조정하여 중복시행으로 낭비되는 예산 및 인력을 효율적으로 사용하는 것이 중요하다. 공여국은 개도국 상황 분석과 진단 내용을 공유하여 중복을 최소화 한다.

(4) **결과 중심적이고 효율적인 자원 활용 및 의사결정**(managing for results) : 개도국과 원조 공여국은 성과에 중점을 둔 원조를 시행하며, 성과는 측정되어야 한다.

(5) **공여국과 수원국 간 상호 책임성 강화**(mutual accountability) : 공여국과 개도국은 개발결과에 대해 상호 책임감을 가져야 한다.

최근 국제개발협력은 사회 및 정치적 결정에 여성의 평등한 참여가 보장되도록 하는 성주류화(gender mainstreaming)가 주요 안건으로 개발협력 사업에서 젠더(gender) 관점이 중요하다.

사업 실시 후 평가는 적절성, 효율성, 효과성, 영향력, 지속가능성, 일관성의 6대 원칙을 적용할 수 있으며 구체적으로 다음과 같다.

(1) **적절성**(relevance) : 목적과 의도하는 결과를 포함하는 '개입 또는 지원(intervention)'의 설계가 수혜자와 상황 등을 포함한 주요 이해관계자들의 필요와 일치하는 정도를 평가한다.

(2) **효율성**(efficiency) : 자원 대비 개입이 성취하는 가치의 정도를 평가한다. 투입된 자원이 적절하게 활용되었는지를 파악한다.

(3) **효과성(effectiveness)** : 계획된 목적들에 대해 개입이 성취하거나 기대되는 성취 결과들의 정도를 평가한다.

(4) **영향(impact)** : 수혜자들을 포함한 주요 이해관계자들에게 개입이 장기적으로 기여하는 긍정적 또는 부정적 변화를 파악한다.

(5) **지속가능성(sustainability)** : 외부적 지원이 종료된 후 개입에 의한 긍정적 영향이 지속되는 정도를 파악한다.

(6) **일관성(coherence)**: 타 국가, 분야, 기관의 사업과의 양립가능성을 파악한다. 2019년 개정된 평가기준에 추가된 항목으로 국제개발협력사업의 일관성 부족으로 사업의 중복에 따른 자원 낭비가 있어 왔다. 일관성은 내부적 일관성, 외부적 일관성을 모두 포함한다.

6) 공적개발원조의 목적

개도국 국민이 인간다운 삶을 살기 위해서는 경제사회발전, 복지증진이 필요하고 가장 큰 걸림돌은 빈곤이다. 국가가 가난하기 때문에 스스로 살아갈 수 있는 힘이 없으므로 국가 간 지원으로 빈곤퇴치를 하고자 한다. 빈곤은 단순히 물질적으로 가난한 상태를 의미하지 않고 다차원적으로 OECD/DAC에서는 빈곤을 5가지 능력이 결여된 상태로 정의한다.

(1) **경제적 능력(economic capabilities)** : 필요한 소비를 할 수 있고 자본을 보유할 수 있는 정도의 수입이 보장됨

(2) **인간적 능력(human capabilities)** : 보건의료서비스, 영양, 안전한 식수, 교육, 위생적인 환경이 보장됨

(3) **정치적 능력(political capabilities)** : 개인의 인권이 인정되는 가운데 정치 · 정책과정에 참가하고 의사결정에 영향을 줄 수 있는 여건이 보장됨

(4) **보호능력(protective capabilities)** : 식품부족, 질병, 재해, 범죄, 전쟁, 분쟁 등에 의한 취약성으로부터 스스로를 보호할 수 있는 여건이 보장됨

(5) **사회적 능력(socio-cultural capabilities)** : 인간으로서 존엄을 유지하고 사회의 일원으로서 사회적 지위가 인정되는 여건이 보장됨

개도국 국민은 빈곤으로 위의 5가지 능력을 가지지 못한 것으로 파악하고 선진국은 개

발협력을 통해 경제적, 보호적, 정치적, 사회/문화적, 인적 역량을 다차원적으로 강화하는 것을 의미하며, 이때 환경과 양성평등의 요소가 고려되어야 한다.

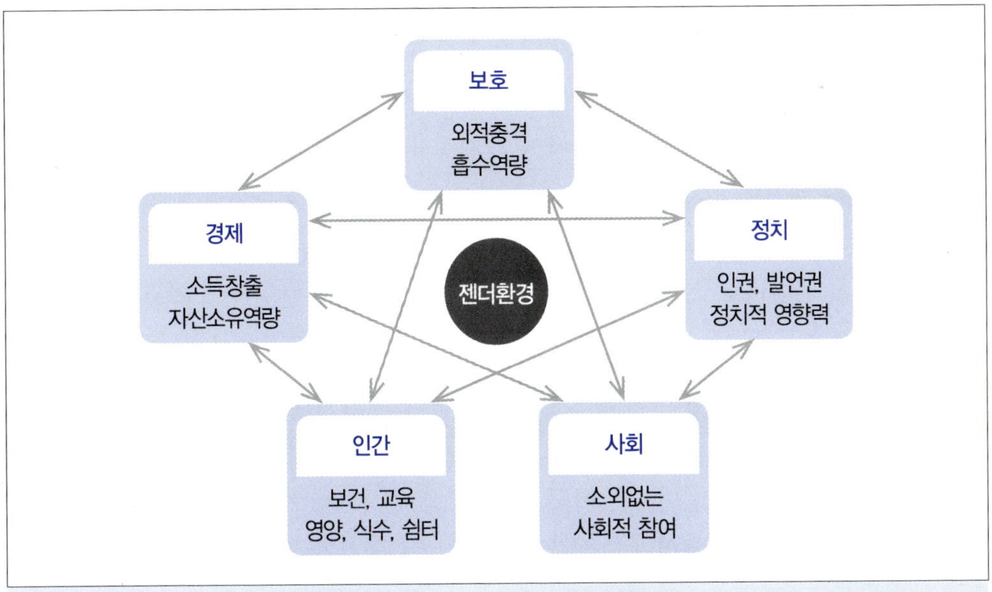

그림 2-2 5가지 능력 결여와 빈곤

출처 : OECD (2001). The DAC Guideline on Poverty Reduction

03 개발협력의 역사

개발협력은 2차 세계대전 후 미국에서 주장하였다. 전쟁으로 인프라 구축이 시급하고 긴급구호 기술협력이 필요하기 때문이다. 미국은 전쟁 직후 1950년대까지 UN과 국제개발협력을 선도하였고, 전쟁으로 황폐화된 유럽 국가들을 재건하는데 앞장섰다. 2차 세계대전 후 과거 식민지 국가들이 신생독립국으로 독립을 많이 하였다. 이 당시 미국의 시각은 신생독립국의 빈곤, 기아는 자유세계에 속하는 모든 나라에 위협이 되므로, 신생독립국에 대한 원조는 이해를 같이 하는 모든 국가의 이익과 관련되어 있다고 파악하였다. 지구공동체 의식으로 시작하여 전지구적 관점의 원조관으로 발전하였다. 즉 지구촌의 안녕과 번영을 위해 기아와 빈곤 등의 저발전 상태를 개선하는 것이 필요하다.

1) 글로벌 개발협력 역사

(1) 1950년대

1950년대 원조는 지구촌의 안녕과 번영을 위하여 전쟁 피해국 및 신생독립국의 재건을 지원해야 한다는 인식에서 출발하였다. 빈곤해결을 위해서는 서구를 모방한 근대화 전략으로 대규모 자본과 기술을 투입하여 경제성장 방식을 채택하였다. 시급한 전쟁복구 및 세계경제 재건을 위해 전쟁을 겪은 국가에 대한 원조로 시작되었다. 일본, 아시아, 남유럽, 독일 등의 국가에 대한 원조가 활발하였다.

1950년대 원조의 다른 축은 냉전과 개발원조이다. 미국과 구소련을 중심으로 사상이 첨예하게 대립되던 시기로 자본주의와 사회주의간의 원조경쟁이 이루어졌다. 미국은 구서독을 중심으로 대규모 원조를 실시하였다. 사상에 의한 원조경쟁은 한국전쟁을 계기로 첨예하게 대립하였다. 구소련은 아프가니스탄, 인도, 인도네시아, 이집트, 이란을 중심으로 원조를 실시하였고, 미국은 한국, 일본 등을 중심으로 자본주의국가에 대해 원조를 실시하였다. 아시아 아프리카의 신생독립국이 독립국가가 되면서 기존의 지배국가인 영국, 프랑스, 스페인 등의 국가는 공여국으로 전환되어 신생독립국(수원국)과 기본의 지배국(공여국)과의 개발협력사업이 전개되었다.

(2) 1960년대

1960년대는 개발원조의 황금기이다. 개발낙관주의가 팽배하였다. 유엔개발10년(UN Development Decade)이 채택되고 대부분의 개발경제학자들은 선진국에 의한 방대한 양의 개발원조 제공이 개도국의 번영을 가져 온다고 생각하였다. 이 당시 원조관은 '경제성장'으로 현대적 기술전수로 빈곤해소가 목표이었다. 정부와 협력하여 물리적 인프라 구축, 재정지원, 전문가 파견이 주로 이루어졌다.

이 당시 남북문제(North-South problem)가 대두되었다. 지구의 북반부에 집중되어 있는 선진국과 적도부근에서 남반부에 걸쳐 있는 개도국간의 경제격차 및 이와 관련된 제 문제를 뜻한다. 남북문제는 처음 언급한 사람은 1959년 말에 미국을 방문한 영국의 로이드은행회장 프랭크스(S. O. Franks)이다. "남북문제는 동서대립과 함께 현대의 2대 문제이다"라고 지적한 것이 계기가 되었다. 개도국은 산업구조가 생산성이 낮은 제1차 산업에 편중되어 있으며, 제2차 산업에서도 자본의 규모가 작고 기술의 낙후로 인하여 발전 속도가 느린 불리한 조건을 갖고 있다. 더욱이 높은 인구증가율로 경제성장이 저해되기 때문에 선진국과의 경제적 격차는 확대될 수밖에 없다. 이데올로기적 대립보다는 경제적 격차가 더 중요한 원조의 정책적 과제로 대두되었다. 남북문제 해결을 위하여 개도국 제품에 대한 특혜 제공이 논의되었다. 개도국은 자국의 빈곤 원인이 선진국과 개도국 간의 무역 불공정, 불균형에 있다고 판단하였다.

이 시기에 국제기구가 중심이 된 다자간 협력이 생겨났다. 원조의 규모, 수단, 부담 등 원조공여 정책을 공여국 사이에서 조정의 필요성이 대두됨에 따라 국제기구가 중심이 되는 다자간 협력이 중요하다는 인식이 생겨남에 따라 유엔의 개발원조기구로는 유엔개발계획(UNDP), 유엔인구기금(UNFPA), 유엔난민고등판무관(UNHCR), 세계보건기구(WHO) 등이 원조의 중심이 되었다. 이 시기는 남북문제 해결을 위한 공여국간의 다자간 협력이 활발해진 시기이다.

(3) 1970년대

1970년대에는 1973년 석유파동으로 세계경제가 침체되고 개발원조가 후퇴한 시기이다. 선진국과 개도국의 경제격차가 심화되었다. 개도국은 누적채무의 증가와 심각한 외화부족상태가 지속되어 개도국의 불안정성은 증가하였다. 절대빈곤과 소득격차가 증가하였다. 인간기본욕구와 농촌가뭄으로 인한 식량위기로 농촌과 도시와의 격차가 심해지고 농촌주민들의 삶이 더 피폐해짐에 따라 농촌을 중심으로 하는 농촌개발 프로젝트가 생겨났다. 국제기구를 중심으로 인간기본욕구(basic human needs) 전략이 대두되었다. 농촌지역 가뭄에 따른 식량위기에 대응하기 위한 전략이다. 인간기본욕구란 과거 원조는 생산력의 증대를 목표로 하는 것이 많았으나 소득분배의 불균형으로 빈곤층의 생활개선에 도움이 되고 있지 못하다는 인식 하에 개도국의 빈곤층에 직접적인 이익을 주는 식량, 물, 주택, 의복, 보건, 의료, 교육 등 분야의 원조에 중점을 두어야 한다는 전략이다. 개발의 목적이 인간 자체에 있다는 인간중심 개발 패러다임으로 기초생활수준 향상을 위한 질적개발전략을 강조한다.

(4) 1980년대

1980년대 주요 관심은 성장의 주요 걸림돌을 제거하는 것이었다. 선진국에서는 신자유주의적 시각에서 공공부문의 축소가 이루어졌고 개도국에도 공공부분 개혁을 요구하였다. 멕시코와 브라질의 국가지불유예 선언이 계기가 되어 민간부문 확장, 무역자유화, 정부지출 감소를 목표로 한 구조조정프로그램이 실시되었다. 이러한 프로그램은 교육,

보건과 같은 핵심적 공공서비스 제공의 축소로 이어졌다. 사하라이남 아프리카에 대한 주요 보고서들이 출판되었고, 대규모 재난 사건이 급증하면서 NGO를 통한 긴급 구호가 크게 확대되면서 비정부기구인 NGO의 역할이 강조되었다. 국가적 대응은 수원국 정부의 비효율로 효과가 없다고 판단하였다. 정치적 능력과 정책 결정의 투명성이 강조되는 거버넌스가 강조되었다.

이 시기에는 주인의식(ownership)과 파트너십(partnership)의 개념이 강조되었다. 주인의식이란 개발의 주체는 개도국이며, 일차적으로 개발의 책임은 개도국이 가져야 한다는 개념이다. 파트너십은 개발원조시 수원국을 일방적 원조대상이 아닌 동반자로 인식하고, 수원국의 능력배양(capacity building)에 주력하자는 원조정책의 기본방향과 철학을 제시한 것이다.

남남협력(South-South Cooperation)이 생겨났다. 개도국간 경제적 지식과 기술적 방법 등을 공유하면서 개발을 촉진하는 것을 뜻한다. 지리적으로 서구 공여국들이 북반구에, 개도국들이 남반구에 주로 위치하고 있어 공여국들을 북측(The North), 수원국들을 남측(The South)이라고 지칭하는 데서 생겨났다. 이는 선진국으로부터 받는다는 수동적 입장에서 능동적 입장으로의 변화를 의미한다.

(5) 1990년대

1990년대는 구소련의 붕괴와 함께 미국과 소련을 중심으로 하는 냉전이 종식되었다. 개발원조도 이념적 경쟁 수단에서 벗어나게 되었다. 이 시기는 민주화 지원이 원조에서 주류를 이루었다. 냉전종식과 함께 세계화(globalization)가 진행되었다. 세계화는 인권, 인구, 아동, 여성, 식량과 관련되고 추후 국제개발협력의 방향성을 제시하였다.

이시기 특징은 건전한 국가행정(good governance)을 갖춘 개도국에 원조가 집중되었고, 역량개발에 대한 관심이 증가하였다. 건전한 국가행정은 올바른 통치라고도 부른다. 1990년대 초 공여국들은 개도국의 개발을 효과적으로 지속하기 위해서는 국민의 정치, 사회, 경제 등 각 분야에의 참여와 이를 보장하는 각종 제도정비가 전제되어야 함을 공통으로 인식하였다. 건전한 국가행정은 개도국 국민을 개발의 주체로 참여시키는 제도, 체제를 모두 일컫는 용어이다. 구체적으로는 민주주의, 법의 지배, 투명한 회계제도와 공무원제도 등 행정부문의 효율화, 부패방지, 과다한 군비지출의 억제, 인권보호 등의 좋은 통치가 주요항목이다. 올바른 통치의 개념은 개도국 정부가 책임 있는 중앙 및 지방정부의 수립, 인권존중 및 언론의 자유, 공평하고 접근하기 쉬운 사법제도를 포함한 법치주의의 확립, 부패방지를 포괄한다. 올바른 통치개념은 정치 · 경제 · 사회적 관계를 주도해 나가는 일련의 과정 및 구조를 의미한다.

이 시기는 수원국과의 개발협력은 파트너십에서 나아가 참여적 개발이 주류가 되었다. 참여적 개발이란 수원국 현지주민이 자신들의 개발과정에 자발적이고 광범위한 참여를 통하여 개발이 이루어지도록 하는 것이다. 절대빈곤층을 포함하여 재산, 교육, 인종, 성 등의 차원에서 불이익에 처한 광범위한 주민 및 지역사회가 자신들에게 직접 영향을 미칠 수 있는 개발 프로젝트의 설계, 집행, 평가 등의 제반과정에 적극적으로 관여하도록 하는 것이다.

개발협력에서 의미하는 참여는 의사결정에의 참여, 집행에의 참여, 개발이익에의 참여, 평가에의 참여 등 경제 · 사회 · 정치적 관점에서 개인의 이니셔티브를 충분히 활용한 권한강화(empowerment)를 의미한다. 즉 형평성을 추구하는 것으로 사회정의 실현 전략이다. 또한 전통적인 상의하달(top–down) 개발전략에서 하의상달 개념으로 개발의 수혜자가 개발협력사업에 직접 참여하고 혜택을 누릴 수 있도록 하는 개념으로 수원국 주도의 개발협력 방법을 의미한다.

1990년대 공여국은 원조피로(aid fatigue) 현상이 나타났다. 선진공여국에서 재정악화와 경기후퇴 등으로 원조공여량이 정체되는 현상을 의미한다. 원조량이 증가하지 못하거나 감소하는 배경으로는 정부재정의 악화 및 선진공여국의 주요 원조대상 지역인 아프리카의 정체와 퇴보 등 개발원조의 실효성에 대한 회의론을 들 수 있다. 원조를 해도 개도국 상황이 나아지지 않으므로 공여국 가운데는 개발원조에 대한 의문이 생겨났다.

원조효과에 대한 회의감과는 반대로 인도적 원조(humanitarian aid)는 늘었다. 정책적인 이해관계를 떠나 인도적 견지에서 실시하는 원조가 이루어졌다. 특히 세계각지의 지역분쟁, 내전, 국내 정정불안에 의해 발생되는 난민, 피난민 및 분쟁희생자를 대상으로 하는 원조가 대표적이다. 인도적 원조는 동시에 관련지역의 평화와 안정에도 밑거름이 된다.

1990년대에 개발협력에 대한 다양한 이슈가 생겨난 것은 빈곤은 다양하게 나타난다는 빈곤의 다면성을 인식하면서이다. 현재까지의 개발협력의 모든 정책이 실패한 것은 경제성장과 소득증대에만 집중한 것이라는 관점에서 시작되었다. UNDP에서 발행한 인간개발보고서가 중요한 역할을 하였다. 국가의 부가 중요한 것이 아니고 개인의 잠재력을 발휘하고 각각의 필요에 따라 생산적이고 창조적인 삶을 영위할 수 있는 환경을 만드는 것이 중요하다는 시각이다. 인간이 향유할 수 있는 자유를 확장시키는 것이 중요하다는 개념으로, 빈곤은 원하는 삶을 살 수 있는 인간 능력이 박탈당한 것으로 보았다. 비경제적 요인이 중시되었고, 아동, 환경, 인구, 사회개발, 여성의 지위향상 등이 새로운 이슈로 중요시되었다.

(6) 2000년대

2000년대 들어서는 새천년개발목표(MDGs)가 수립되면서 공적개발원조의 핵심목표가 절대빈곤퇴치이고 최빈국에 대한 관심이 증가하였다. 최빈국은 너무 가난하여 저축을 통한 자본축적을 못하고, 자립적으로 성장할 수 없음을 뜻하는 '빈곤의 덫' 개념이 생겨났다.

세계화의 진전에 따른 빈곤문제의 양극화 현상의 심화와 함께 9.11 미국에 대한 테러사건을 계기로, 국가간 빈부격차 해소, 대량 난민발생과 같은 문제가 대두되는 분쟁/취약국가에 대한 안보지원이 크게 증가했으며, 재난구호에 대한 관심도 확대되었다. 또한 2000년 9월, 189개 유엔 회원국 정부 대표들이 참가한 가운데 밀레니엄 정상회의(Millennium Summit)가 뉴욕에서 개최되어 2015년까지 인류사회가 풀어야 할 당면과제로 8개의 주요 목표를 설정하고 이를 새천년개발목표(MDGs)라고 규정하였다. 2005년 원조 효과성을 강조한 파리선언이 생겨났다. 파리선언이 가지는 의미는 기존의 원조체계 개선에 확실한 계기를 제공하였다. 제한적 의미의 원조에서 넓은 의미의 개발로 개념의 전환이 이루어졌다.

UN은 지표별로 MDGs의 성과를 평가하고 앞으로의 방향을 제시하고 있다. 주요 성과는 다음과 같다.

표 2-6 MDGs 지표별 주요성과

지표	주요성과
극심한 빈곤과 기아 탈출	개발도상국 내에서의 절대 빈곤율은 1990년대 47%에서 2015년 14%로 감소 전 세계적으로, 하루 1.25 달러 이하의 절대 빈곤으로 살아가는 인구는 1990년 19 억 명에서 2015년에는 8억 명으로 감소 기아로 고통받는 개발도상국 인구는 23.3%에서 12.9%로 감소
보편적 초등교육의 제공	개발도상국에서 초등학교 진학률은 2000년 83%에서 2015년 91%로 증가 초등학교 학령기 미취학 아동수는 2000년 1억 명에서 5천 7백만 명으로 감소 15-24세 문맹률에 있어 남녀 차이 개선
성 평등 촉진과 여권 신장	개발도상국에서의 초등, 중등, 고등교육진학에 있어서 남녀 격차 개선 농업 분야 이외에서 종사하는 여성의 비율이 1990년 35%에서 2015년 41%로 증가 의회 내 여성 의원의 비중 증가

아동사망 감소	5세 미만 아동 사망률이 신생아 1000 명당 90 명에서 43명으로 감소 홍역 예방접종 적용 범위가 넓어졌으며, 홍역 발생 건수 2000년 대비 67% 감소
산모건강증진	출산으로 인한 모성사망비가 1990년에 비해 2013년에는 평균 45% 감소 71% 이상의 출산이 전문 보건인력에 의해 이루어졌으며, 1990년의 59% 대비 12% 상승 15-49세까지의 가임기 여성의 피임 보급률은 1990년 55%에서 2015년 64%로 증가
HIV/AIDS, 말라리아와 다른 질병 퇴치	HIV/AIDS 신규 감염자 수는 2000년 3.5백만명에서 2013년 2.1백만명으로 약 40% 감소 에이즈치료(항레트로바이러스 치료) 수혜자수가 1995년 80만명에서 13.6백만명 까지 확대 말라리아 발생률은 약 37% 감소 결핵의 예방, 진단 및 치료 환경의 개선으로 인해 결핵으로 인한 사망률을 약 45% 감소, 발병률은 41% 감소
지속가능한 환경 보장	개선된 식수 이용자 수가 1990년 76%에서 2015년에는 91%로 증가 전 세계적으로 22억명의 인구가 개선된 공중 위생 시설 접근 가능 1990년에 비해 야외 배변을 하는 인구의 비율이 50% 감소
개발을 위한 국제적 협력관계 구축	2014년 선진국의 ODA 금액은 2004년에 비해 66 퍼센트가 증가한 1,352억 달러로 증가 전 세계의 95%에 달하는 인구가 모바일 활용 가능 인터넷을 사용하는 인구수 43%로 증가

출처: The Millennium Development Goals Report. United Nation

2) 한국의 개발협력 역사

한국은 개발협력에서 독특한 역사를 가지고 있는 나라이다. 수원국에서 공여국으로 바뀐 유일한 나라이다. 해방 이후 90년대 후반까지 약 120억 달러의 공적개발원조를 받았으며, 특히 1946-1980년까지 미국의 가장 많은 원조를 받은 수원국 중 하나였다. 우리나라에 제공된 원조는 경제개발계획에 따라 국가 재건 및 개발에 도움을 주었다. 경제개발을 이루며 한국은 공여국으로 전환되었다. 선진국 모임인 OECD에 1996년에 가입하였고 2009년 OECD공여국의 모임인 DAC(Development Assistance Committee)에 가입하면서 공여국으로서 역할을 감당하고 있다.

우리나라는 원조를 효과적으로 사용한 국가이다. 기술정책과 수원국으로서의 주인의식이 확고하였고 공여국과의 정책협의를 통해 투자의 우선순위를 결정하였다. 보건분야도 사업이 진행되었다. 대표적으로 설립된 병원으로는 국립의료원(Korea Medical Center)이다. 기술협력으로는 미네소타 프로젝트로 불리는 서울대학교 의과대학과 미국 미네소타 대학교와의 기술협력이다.

수원국으로서의 역사는 1950년대부터 시작된다. 1950년대 한국전쟁 직후에 이루어진

원조는 재난에 대처하기 위한 긴급구호에 집중되었다. 전쟁 복구가 중점적으로 군사적 방어, 안정 및 재건에 초점을 맞추었으며, 의식주를 해결할 수 있는 물자 및 식량원조 중심의 소비재 지원이 무상원조로 이루었다. 이 시기는 냉전이 최고조에 이른 시기이고 한반도는 냉전의 각축장이었으므로, 한국의 주요 공여국은 미국이었다.

일제강점기로부터 해방과 한국전쟁 이후 긴급구호를 중심으로 전후복구와 무상원조가 주를 이루었다. 이시기는 미국과 UN이 주도적으로 긴급구호를 실시하였고, UN에는 한국의 재건과 부흥을 돕기 위해 국제연합총회 결의에 따라 국제연합한국재건단(United Nations Korean Reconstruction Agency, UNKRA)이 설치되어 한국전쟁으로 인해 붕괴된 산업, 교통, 통신시설 복구와 주택, 의료, 교육시설 개선을 위한 원조를 하였다. 국립의료원은 국제연합한국재건단의 대표적인 사업 이다. 1951년 스칸디나비아 의료진이 병원설립을 위해 방한하였고 1956년 국제연합한국재건단의 일원인 스웨덴, 덴마크, 노르웨이 및 한국정부간의 국립의료원 설립 및 운영에 관한 협정을 체결하였고 1958년 개원식, 1959년 간호학교를 국립의료원산하에 설립하였다. 1962년부터는 개발차관을 중심으로 유상원조로 경부고속도로 건설, 포항제철 설립, 한국과학기술연구원, 직업훈련원을 설립하여 경제성장의 발판을 마련하였다.

공여국으로서는 1980년대말 이후 대외경제협력기금(EDCF), 한국국제협력단(KOICA)을 설립하였다. 2010년에는 OECD 개발원조위원회(DAC)에 가입하여 공여국으로 자리매김하였다. 한국은 국제사회에서 수원국에서 공여국으로 지위가 변경된 유일한 국가로 우리나라는 성공적인 개발경험을 토대로 개발경험에 대한 정책자문과 KSP(Knowledge Sharing Program), DEEP(Development Experience Exchange Partnership) 등 수원국에서 공여국으로 전환한 개발경험을 토대로 수원국 컨설팅프로그램을 진행한다. 국제사회에서 선진국과 개발도상국을 중재하는 중재자 역할을 통해 공여국 논의에 참여하고 있다. 시대별 개발협력 역사는 다음과 같다.

(1) 1960년대

1960년대에는 경제구조 전환기로서 경제개발을 목적으로 하는 성장 및 투자 시기이다. 경제계발 5개년 계획이 수립되어 대기업을 중심으로 사회간접시설 구축, 전략적 수출 및 수입대체 산업 육성을 위한 프로젝트 원조가 이루어져 경제성장이 이루어졌다. 미국 이외의 일본, 독일 등 다양한 국가가 공여국으로 참여하였고, 무상원조가 대부분이었다.

보건분야에서는 대중의 건강상태를 포함한 생활수준을 향상시킨 것이 가장 중요하였다. 인구폭발로 인구성장률을 감소시키는 것을 목표로 정하여 1961년 가족계획이 국가정책으로 입안되었다. 1962년 정부의 강력한 지원으로 가족계획정책이 추진되었다. 마을 단위로 모자보건사업을 진행하였고, 1962년 시 · 군 단위에 보건소가 설치되어 가족계획요원 면단위 배치, 모자보건요원이 배치되었다. 가족계획사업은 보건사업 중 가장 성공적인 사업으로 국제사회에서도 모범사업으로 평가받고 있다. 대한가족계획협회(현 대한가족보건복지협회)가 창립되어 합계출산율이 6명에서 3명으로 감소되었다. 전국가족계획대회가 열렸고, 정관수술, 자궁 내 장치(IUD) 시술을 무료로 실시하였다. 이 시기는 보건사업 기본전략은 급성장하는 경제에 불리한 요소들을 제거하거나 감소시키는 것으로 가족계획과 모자보건사업이 주류를 이루었다.

(2) 1970년대

1970년대는 국제적으로 농촌개발이 주류를 이루어 한국에서도 새마을운동을 기반으로 자립적 농촌개발사업이 이루어졌다. 유엔기구 등의 자금을 지원받아 개발원조를 실시하였으며 차관을 도입하여 고속도로 건설과 같은 대규모 사회 인프라 건설사업도 추진되었다. 이 시기는 케네디대통령에 의해 설립된 미국평화봉사단(Peace Corps) 단원이 한국에 파견되어 활발히 활동하였다.

보건분야는 가족계획사업이 확대되었다. 둘 낳기 운동으로 '딸 아들 구별 말고 둘만 낳아 잘 기르자'의 유명한 표어가 생겨났다. 예비군과 현역 군인 대상으로 가족계획교육 및 정관수술을 실시하였고 보건소를 중심으로 복강경 난관 수술을 실시하였다. 보건사업의 종류로 확대되어 가족계획사업, 모자보건사업, 급성전염병관리, 결핵 및 나병관리, 보건체계 구축, 농어촌 일차보건의료사업이 이 시기에 이루어졌다. 보건인력의 부족과 의료인력의 지역적 불균형이 심화되었고, 경제발전으로 사회적 불균형이 나타났다. 건강에 대한 관심이 증가하여 의료수요가 증가한 시기이다. 지속적 경제발전을 이루기 위해서는 사회적, 경제적 불균형 시정이 중요하다는 인식이 생겨났다.

(3) 1980-1990년대

1980년대는 대규모 개발사업과 중화학공업 발전을 추진하였다. 미국, 일본, 독일 등의 선진국과 IBRD, ADB 등 국제기구의 원조가 이루어졌다.

보건분야로 가족계획이 더 강화되어 '둘도 많다', '축복 속에 자녀하나 사랑으로 튼튼하게' 표어가 생겨났다. 1986년에는 한 자녀 가정 비율이 17%로 되었다. 인구증가 억제대책으로 불임시술을 받은 취약계층에게 생업자금 지원, 소자녀 가정 지원 사업이 진행되었다. 인구증가율 둔화로 가족계획은 인구의 자질을 향상시키는 방향으로 전환되었고, 1986년 산아제한 정책이 폐기되었다.

중점보건정책으로 접근성, 질향상, 시설 및 인력 활용의 효율성, 의료인력 수급의 적정성 확보가 중요시 되었다. 도시와 농촌과의 불균형을 시정하기 위해 1980년 '농어촌보건의료를 위한 특별 조치법' 실시되어 지역간 불균형 개선을 위한 공공보건의료기관 확대 설치 및 공공의료인력을 배치하였다. 보건진료소가 설치되어 의료취약지역에서 간호사가 대통령령이 정하는 제한적 의료행위를 할 수 있는 법적 기반이 마련되었다.

1990년대는 원조 수원국에서 원조 공여국으로 원조지위가 바뀌었다. 기술원조가 이루어졌고 공적개발원조를 실시하는 국가 기관인 코이카가 설립되어 본격적인 원조가 시작되었다.

(4) 2000년대

2000년 공여국으로서 공적개발원조 정책 및 집행 조정 및 효과성 확대를 위해 국제개발협력위원회가 정부에 설치되었다. 한국은 이라크 전쟁, 아프칸 전쟁 등 전쟁으로 인한 국가 재건 및 복구, 인도적 지원과 봉사단 파견, 기술협력사업 등을 진행하고 있다. 2010년 OECD/DAC인 선진국 공여국 모임에 가입하였다. 2010년 국제개발협력기본법을 제정하여 개발원조에 대한 기본을 정립하였다. 2011년 국제개발협력 1차 기본계획을 수립하여 추진방향과 규모에 관한 정책을 결정하였고, 2014년 부산글로벌파트너십포럼을 개최하였다. 2016년 국제개발협력 2차 기본계획을 수립하여 취약국 지원전략을 마련하였고 정부와 시민사회가 공동목표를 설정하고 상호협력하며 개발협력을 이행하는데 합의하였다. 한국은 국제사회에서 중견공여국으로 원조규모를 확대하고 글로벌개발협력에 참여하고 있다.

04 한국의 국제개발협력

1) 한국 국제개발협력 정책 방향

한국은 국제개발협력을 통하여 글로벌 가치 및 상생의 국익실현을 하고자 한다. 국제개발협력의 기본은 2010년 제정한 「국제개발협력기본법」이다. 이 법은 대내외 환경변화에 맞추어 2020년에 전면 개정되었다. 법개정과 함께 무상원조 분야 정책 및 전략 수립, 무상원조 사업 이행점검 등을 통한 체계적 · 통합적 · 효율적인 무상원조 이행을 추진하고 있다.

한국은 중점협력대상국을 선정하고 해당국에 대한 국별협력전략(Country Partnership Strategy)을 수립하고 있다. 무상원조사업의 중복 방지 및 연계 강화 등을 도모함으로써 우리 무상원조 사업이 보다 효과적으로 시행될 수 있도록 협의체를 구성하고 현장중심의 ODA가 시행될 수 있도록 하고 있다.

한국은 다자개발협력도 적극 확대하여 국제기구의 전문성과 네트워크를 활용하여 시너지 효과를 창출하고자 한다. 다자기구를 통한 개발협력을 보다 효과적으로 이행하기 위하여 2016년 2월 「다자협력 추진전략」을 수립하였으며, 유엔개발계획(UNDP), 세계식량계획(WFP), 유엔아동기금(UNICEF), 유엔 인도지원 조정실(UN OCHA), 유엔난민기구(UNHCR) 등 주요 개발 및 인도적 지원 분야 유엔 기구들과의 정책협의회 등을 통해 전략적 협력을 강화하고 있다.

한편, 우리 정부는 효과적인 개발협력을 위한 부산원칙(① 주인의식, ② 성과 중심 개발, ③ 포용적 파트너십, ④ 투명성 및 상호책무성)의 이행을 촉진하고, 지속가능발전목표(SDGs) 달성에 기여하기 위해 공여국, 개발도상국, 국제기구, 시민사회, 기업 등 다양한 개발협력 주체가 참여하도록 하고 있다.

2) 한국형 공적개발원조

공적개발원조는 재원에 따라 유상원조와 무상원조로 구분된다. 원조형태에 따라서는 양자간원조와 다자간원조로 구분되고 집행 기관과 법적 체계가 다르다.

한국형 공적개발원조는 헌법의 기본이념인 공동체주의, 민주주의, 복지주의, 국제평화주의를 기본으로 한다. 개도국의 빈곤감소 및 삶의 질 향상, 이를 위한 제반 제도 · 조건의 개선, 국가간 우호협력관계 및 상호교류 증진을 목표로 한다.

한국은 수원국에서 공여국으로 되기까지 경제개발을 효과적으로 이룬 것으로 국제사회에서 평가된다. 한국은 식민지 경험, 전쟁 경험 등 현재 개도국이 지닌 문제를 공유하고 있어 수원국에서 이러한 문제를 극복하고 경제성장을 이룬 한국 모델을 전수받고 싶어 한다. 한국은 공적개발원조를 받아 사회 인프라를 구축하고 주인의식을 가지고 기술

집약적인 산업을 중심으로 수출중심적 경제구조를 이루었다. 새마을 운동과 같은 농촌 개발로 지역사회 중심 삶의 질 향상을 이루었다. 대기업 중심의 경제개발을 주도하여 부의 쏠림현상이 있었으나, 국민의 인적자원을 개발하고 과학기술 향상으로 기술 발전과 직업 훈련을 통하여 불평등을 해소하려 하였다.

이러한 개발경험을 수원국에 전해주기 위해 '한국형 공적개발원조'에서 '한국형 콘텐츠 지원'으로 구체화 되어가고 있다. 원조를 받은 경험과 한강의 기적으로 불리는 경제성장 성과 등을 토대로 선진국과 차별화된 콘텐츠를 개발 · 지원하는 것이다. 한국형 콘텐츠가 개도국에서 성공하기 위해 발전경험을 활용한 정책자문 · 컨설팅 사업으로 수원국과 공여국을 연계하는 역할 수행을 하고 있다.

한국형 공적원조의 핵심은 주인의식, 수원국의 경제 · 사회 현황 및 정책 수요 반영, 수원국 의사 존중이다. 주인의식의 함양을 통한 자립의식 제고와 수원국의 자체역량 강화 및 제도 구축과 인적 역량 개발이다.

한국의 공적개발원조의 장점은 수원국에서 공여국으로 변화한 발전경험을 공유하여 발전 역량을 전략적으로 활용하는 것이다. 수원국의 수요를 우선 고려하여 사업의 실질적 효과성을 강화하는 것이다.

3) 보건분야 공적개발원조

한국의 보건분야 공적개발원조는 우수한 것으로 평가된다. 원조의 효율적인 활용과 정부의 강력한 의지로 1차보건의료체계를 성공적으로 구축한 경험이 있기 때문이다. 보건소, 보건지소, 보건진료소로 이어지는 1차 보건의료체계는 개발시대 우리나라 보건상황 특히 농어촌 보건의료를 향상시켰다. 보건소 설치를 통하여 기초지역단위의 1차보건의료 업무를 성공적으로 이행한 경험은 한국만의 장점으로 보건의료에서 민간부문의 역할이 취약한 수원국에 좋은 참고가 될 수 있다. 우리나라의 선진화된 보건의료시설 및 인력의 직접적인 지원을 통해 수원국의 상황에 부합하는 프로그램을 제공하고 있다. 특히 가족계획사업은 성공한 대표적인 사례이다.

우리나라가 개발시대에 성공적으로 시행하고 이 경험을 살려 수원국에 전수할 수 있는 대표적 프로그램은 다음과 같다.

- 보건의료체계강화를 통한 모자보건사업
- 교육 중심 보건의료분야 인력 교육사업

- 보건소 중심 1차 보건의료체계 강화사업
- 지역거점 공공병원 현대화 사업
- 기생충 퇴치 사업
- 전 국민 건강보험을 통한 보건의료서비스 보장성 강화
- 폐결핵 관리 사업
- 필수예방접종체계 구축
- 응급의료체계

우리나라가 가지고 있는 보건 프로그램의 특징은 개도국으로서 경험이다. 정책 수립과 시행경험에 기반해 수원국의 수요에 부합하는 프로그램으로 선정할 수 있고, 중앙 정부 주도의 신속한 보건 프로그램과 제도확충을 통한 의료서비스를 제공할 수 있는 역량을 갖추고 있다.

4) 공적개발원조의 법적 근거

공적개발원조의 법적 근거는 국제개발협력기본법(약칭: 국제개발협력법)이다. 2010년 개발협력 정책의 법적 안정성과 정책 일관성 및 원조효과성을 위한 국제개발협력 기본법이 제정되었다. 국제개발협력의 기본 정신은 개발도상국의 빈곤감소, 여성 · 아동 · 장애인 · 청소년의 인권향상, 성평등 실현, 지속가능한 발전 및 인도주의를 실현하고 협력대상국과의 경제협력관계를 증진하며 국제사회의 평화와 번영을 추구하는 것이다. 목표는 '개발도상국의 빈곤감소 및 삶의 질 향상', '개발도상국의 발전 및 이를 위한 제반 제도 · 조건의 개선', '개발도상국과의 우호협력관계 및 상호교류 증진', '국제개발협력과 관련된 범지구적 문제해결에 대한 기여'이다. 법에서는 국가, 지방자치단체, 시행기관이 국제개발협력 기본계획을 수립하고 중점협력국 선정, 사업에 대한 평가, 국민 홍보, 전문인력 양성, 국제교류 및 협력 강화, 통계자료 생성 등의 업무를 수행하도록 규정하고 있다.

5) 한국 국제개발협력 계획

우리나라는 5년마다 국제개발협력종합계획을 관계부처 합동으로 수립한다. 종합기본계획은 국제개발협력기본법에 따라 5년마다 수립된다. 종합기본계획은 다음의 내용을

담고 있다.

① 국제개발협력 정책의 기본방향

② 국내외 국제개발협력 환경 분석

③ 국제개발협력의 규모 및 운용계획

④ 국제개발협력의 투명성 증진을 위한 계획

⑤ 지역별 · 주요 분야별 추진방향

⑥ 대외정책 목표 달성을 위한 국제개발협력 추진전략

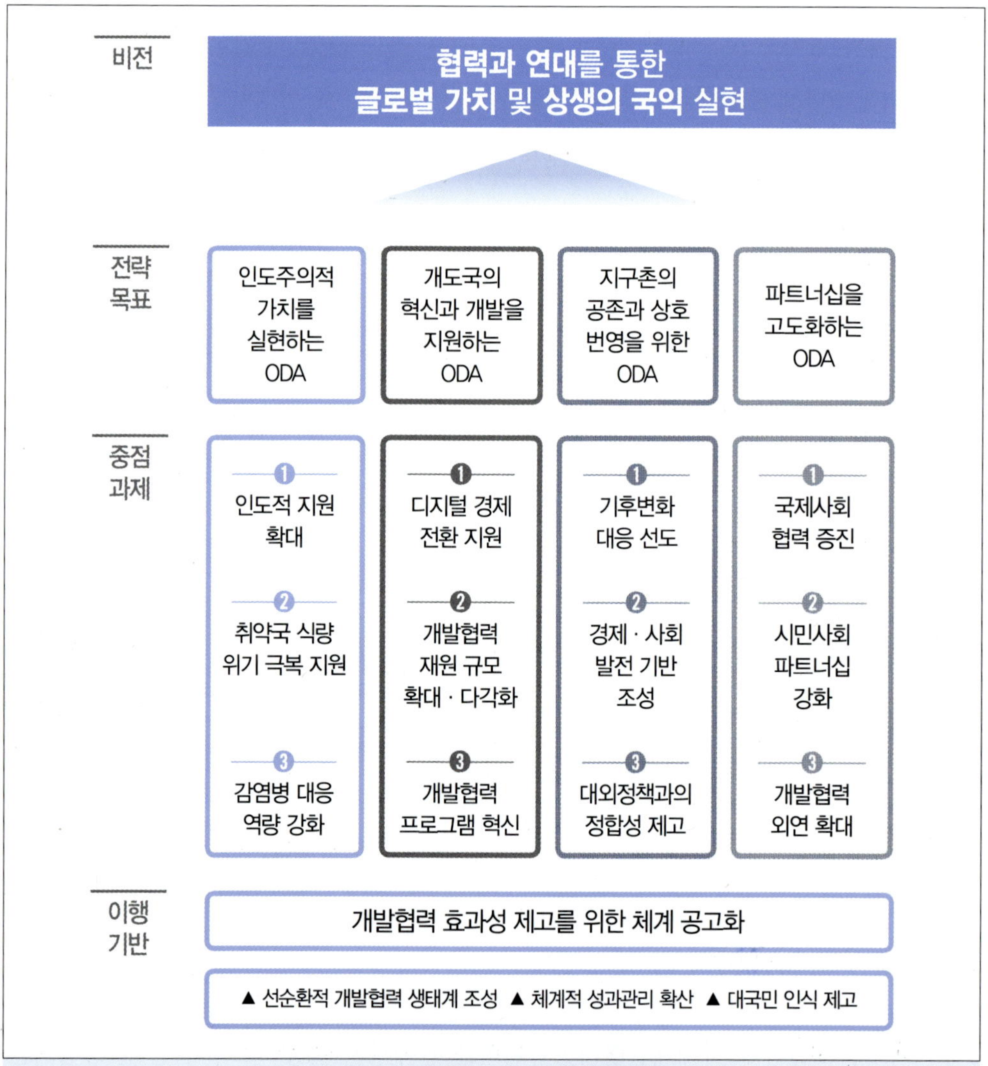

그림 2-3 2023 국제개발협력계획

⑦ 민간국제개발협력단체 등에 대한 지원의 기본방향

⑧ 국제개발협력 관련 기관 · 단체 등의 역량 강화 및 제19조에 따른 전문 인력 양성 기본방향

현재는 제3차 국제개발협력종합계획이 수립되어 있다.

한국의 국제개발협력의 가치는 '글로벌 가치실현 및 상생의 가치실현'이며 세부사항은 [그림 2-3]과 같다.

제3차 국제개발협력종합계획에서 두드러진 부분은 보건분야 중점지원이다. 개도국의 코로나19 위기 대응 및 회복력 강화를 위해 보건 의료 분야 지원을 확대하는 것이다. 개도국의 감염병 확산 상황을 고려, 방역 · 백신 · 접종 인프라 지원을 지속하고 치료제 및 진단기기 접근성 강화 사업을 추진하는 것으로 백신(의약품) 지원뿐만 아니라, 접종 도구, 운송 · 보관 체계, 접종을 위한 의료보건종사자 교육 · 훈련, 관리와 모니터링 체계구축 등을 결합하여 지원할 계획이다. 보건의료체계 강화를 위한 개도국 보건 · 의료 정책 수립 지원 및 종합적인 의료 인프라 구축 사업을 포함하고 있다.

6) 중점협력국제도

중점협력국제도는 일부 공여국이 일부 수원국에 개발원조 노력을 집중하는 제도이다. 적은 수의 국가에 자원과 노력을 집중함으로써 공여국은 원조 효과를 극대화하고 원조 효과를 높이며 협력국의 우선 순위 및 필요에 따라 개발 협력을 조정하기 위함이다.

중점협력국제도에는 다음 요소가 포함된다.

(1) **선정 기준** : 공여국은 소득 수준, 빈곤율, 인간 개발 지수, 거버넌스, 해당국의 의지를 파악한다.

(2) **전략적 초점** : 협력국의 개발 상황, 요구 사항 및 우선 순위뿐만 아니라 공여국의 비교 우위 및 전문 분야에 대한 철저한 분석을 기반으로, 공여국은 협력국과 관련된 개발우선순위, 목표 및 접근 방식을 설명하는 국가 전략 또는 파트너십 프레임워크를 개발한다.

(3) **조정 및 조율** : 공여국은 개발원조를 협력국의 국가 개발 전략, 정책 및 우선 순위에 맞추고 다른 공여국, 국제기구 및 비영리단체를 포함한 다른 개발 주체와 노력을 조정한다.

(4) **모니터링 및 평가** : 공여국은 전략적 목표와 파트너 국가의 개발 목표 달성을 반영하는 결과 기반 관리 접근 방식 및 지표를 사용하여 협력국에서 개발 원조의 효과와 영향을 정기적으로 모니터링하고 평가한다.

한국은 ODA 중점협력국을 지정 · 운영하고 있다. 중점협력국은 선택과 집중을 통해 효과성을 극대화하고자 ODA 사업에 대한 중점협력국을 지정하고 ODA 예산의 70% 이상을 중점협력국에 지원한다. 또한 중점협력국별 국가협력전략(CPS Country Partnership Strategy)을 수립한다. 국가협력전략은 개별 중점협력국에 대한 지원 목표, 중점협력분야 및 지원 계획 등을 담은 중장기 ODA 지원 전략이다. 국가협력전략은 양국간 중장기 개발협력의 방향을 제시하고 ODA의 효과성 제고를 도모하고자 하는 것으로, 수원국 국가발전전략과 한국의 국가협력전략의 적용 주기를 일치시킴으로써 지원의 일관성 및 효과성을 향상시키고 있다. 현재 ODA 중점협력국은 27개국으로 아시아 12개국, 아프리카 7개국, 중남미 4개국, 중앙아시아 4개국으로 구성되어 있다.

표 2-8 우리나라 중점협력국 현황

지역	국가
아시아 12개국	방글라데시, 캄보디아, 인도네시아, 라오스, 몽골, 미얀마, 네팔, 파키스탄, 필리핀, 스리랑카, 베트남, 인도
아프리카 7개국	에티오피아, 가나, 이집트, 르완다, 세네갈, 탄자니아, 우간다
중동CIS 4개국	키르기스스탄, 우즈베키스탄, 우크라이나, 타지키스탄
중남미 4개국	볼리비아, 콜롬비아, 파라과이, 페루

출처 : ODA 통합누리집

05 새천년개발목표(MDGs), 지속가능발전목표(SDGs)

1) 새천년개발목표(MDGs)

2000년 유엔 새천년정상회의(Millennium Summit)에서 채택된 "새천년 정상선언(Millenium Declaration)" 중 빈곤퇴치와 개발 분야의 목표 달성을 위해 2001년 제시된 개발협력 목표로 2015년까지 국제사회가 공동으로 달성해야 할 목표로서 8개 주요목표(Goals), 18개 세부목표(Targets) 및 48개 달성지표(Indicators)를 제시하였다.

MDGs가 가지는 의의는 2000년 이후 국제사회 개발협력의 방향을 제시한 것으로, MDGs는 국제사회가 공동으로 추구해야 할 개발협력의 구체적 목표(빈곤퇴치, 보건 · 교육 등)를 제시함으로써 이후 공여국, 수원국, 국제기구 등 각 개발주체들이 MDGs를 중심으로 자연스럽게 활동이 집중되고 조화될 수 있는 기반을 제공하였다.

8개의 주요목표와 세부목표는 다음과 같다(표 2-9).

표 2-9 MDGs의 주요목표 및 세부목표

	주요목표	세부목표
1	극심한 빈곤과 기아 탈출 (To eradicate extreme poverty and hunger)	2015년까지 하루에 1.25달러 이하로 사는 사람들과 굶주림으로 고생하는 사람들의 비율을 절반으로 낮춘다. 여성, 남성과 젊은이들에게 괜찮은 일자리를 제공한다. 2015년까지 기아에 허덕이는 인구를 반으로 줄인다.
2	보편적 초등교육의 제공 (To achieve universal primary education)	2015년까지 모든 어린이의 초등학교 졸업을 보장한다.
3	성 평등 촉진과 여권 신장 (To promote gender equality and empower women)	2005년까지 초등학교와 중학교의 성 불균형을 최대한 없애고, 2015년까지 완전하게 없앤다.
4	아동사망 감소 (To reduce child mortality)	2015년까지 5세 이하 아동의 사망률을 현재의 3분의 2 수준으로 줄인다.
5	산모건강증진 (To improve maternal health)	2015년까지 여성의 출산 도중 사망률을 현재의 4분의 3 수준으로 줄인다. 2015년까지 출산과 관련된 건강 지키기가 전 세계적으로 확산되도록 한다.
6	HIV/AIDS, 말라리아와 다른 질병 퇴치 (To combat HIV/AIDS, malaria, and other diseases)	2010년까지 모든 에이즈환자는 치료를 받을 수 있게 한다. 2015년까지 말라리아 등 주된 질병의 발병을 예방한다.
7	지속가능한 환경 보장 (To ensure environmental sustainability)	각국의 정책에 지속가능 개발의 원칙을 도입하도록 하고, 환경자원의 손실을 줄이도록 권장한다. 개발도상국들의 부채 문제를 포괄적으로 다루며, 선진국들이 개발도상국들에 대한 공적개발원조(Official Development Assistance, ODA)를 확대해 나간다. 의약 업체들과 협력하여 개발도상국들 내에서 필수 약품들을 적정한 값에 구입할 수 있도록 한다. 민간 부문과 협력하여 새로운 기술, 특히 정보통신기술의 혜택을 제공한다.
8	개발을 위한 국제적 협력관계 구축 (A Global Partnership for Development)	2020년까지 최소한 1억 명의 빈민가 거주자의 생활에 유의미한 향상을 달성한다. 기아로 고통받는 사람의 비율을 1990년에서 2015년 사이에 절반으로 줄인다.

출처 : 지속가능발전포털(http://ncsd.go.kr/app/sub02/19_tab2.do

MDGs는 2015년까지 목표 달성으로 시간을 정하였고, 2015년이 지난 시점에서 달성 여부를 분석하는 평가가 이루어졌다. 대부분 분야에서 성과가 미흡하여 국제사회의 보다 더 적극적인 지원과 노력이 필요한 것으로 평가된다. 특히 사하라이남 아프리카와 남아시아에 대한 지원이 필요하다. 양성평등은 노력하면 달성할 수 있을 것으로 전망된다. 절대빈곤 인구는 달성 가능한 전망이 보이나 아프리카 상황은 더 악화된 경향이 있다. 초등교육 보편화는 양호한 편이나, 지역적 편차가 큰 것으로 나타났다. 아동의 영양 개선은 호전되고 있으나 지역적 편차가 크다. 아동사망률 감소, 모자보건, 식수 및 위생분야는 현재 보다 더 많은 노력이 필요한 것으로 나타났다.

구체적으로 '절대빈곤과 기아퇴치'를 위해서는 최저개발국, 사회취약층에 대한 지원이 필요하다. 최빈국이 몰려 있는 아프리카에 대한 지원 확대가 요구된다. 주요국가의 국가빈곤감소 전략이 필요하고 공공분야 올바른 통치를 위한 거버넌스 확립이 필요하다. 개발에 따라 도시와 농촌간의 부의 불평등이 나타나므로 농촌지역 개발이 요구된다.

'보편적 초등교육 제공'은 기초 교육을 위한 시설확충과 교원 및 교재의 질적 개선이 필요하다. 교육 정책 및 제도 수립이 필요하다.

'성 평등 촉진과 여권 신장'은 여성의 경제적 능력과 교육기회, 사회참여 확대가 필요하다. 여성의 능력 고양을 위해서는 양성 평등 제도 확립 및 강화가 필요하다.

'아동사망률감소', '모자보건증진', 'HIV/AIDS 등 각종 질병 퇴치'를 위해서는 영유아 예방접종을 더욱 확대해야 하고, 가족계획, 임산부관리 및 교육지원이 요구된다. 질병퇴치를 위해서는 전염병백신, 치료제보급 및 예방 관리체계 구축 지원이 필요한 것으로 나타났다.

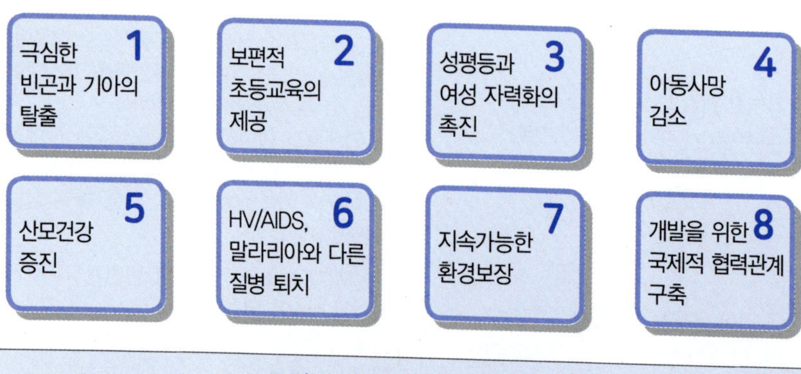

그림 2-4 MDGs 8개 목표

'지속가능한 환경 확보'를 위해서는 환경오염 관리 능력과 삼림, 해양보호 능력이 강화되어야 한다. 수자원에 대한 접근성을 향상하고 생물 다양성을 보전할 수 있는 전문적 역량 강화가 요구된다.

'개발을 위한 범지구적 파트너십 구축'은 공적개발원조의 꾸준한 양적 확대와 원조 효과성을 따져보고 원조의 점진적 확대가 필요하다. 부채경감을 위한 국제적 노력이 필요하고 개도국의 무역 역량 강화를 위한 지원이 요구된다.

2) 지속가능발전목표(SDGs)

(1) UN-SDGs

지속가능한 발전이란 '현재 세대의 필요를 충족시키기 위하여 미래 세대가 사용할 경제 · 사회 · 환경 등의 자원을 낭비하거나 여건을 저하시키지 않고 서로 조화와 균형을 이루는 것을 뜻하는 지속가능성 개념에 기초하여 경제의 성장, 사회의 안정과 통합 및 환경의 보전이 균형을 이루는 발전'으로 지속가능발전법에서 정의된다.

지속가능발전목표(Sustainable Development Goals, SDGs)는 2015년 제70차 UN총회에서 2030년까지 달성하기로 결의한 의제로 지속가능발전의 이념을 실현하기 위한 인류 공동의 17개 목표이다. '지속가능발전목표는 단 한 사람도 소외되지 않는 것(leave no one behind)'이라는 슬로건과 함께 인간, 지구, 번영, 평화, 파트너십이라는 5개 영역에서 인류가 나아가야 할 방향성을 17개 목표와 169개 세부 목표로 제시하고 있다. 2016~2030년 모든 나라가 공동으로 추진해 나갈 목표로 새천년개발목표의 후속사업이라고도 할 수 있다. 2015년 MDGs 이행 목표 기한이 만료됨에 따라 각국 정부들은 목표 달성을 위한 노력을 계속하고 새로운 문제들을 해결할 필요에 따라, 2012년 6월에 열린 리우+20 회의에서 2015년 이후 글로벌 개발체제에 대해 합의하고, 17개의 새로운 목표 또는 글로벌 우선순위인 지속가능발전목표(SDGs)를 도출하였다. MDGs는 원칙적으로 모든 국가에게 적용되었지만, 실제로 그 목표는 개발도상국에 초점이 맞춰져 있었다. SDGs는 그보다 훨씬 더 포괄적으로, SDGs는 선진국과 개발도상국, 최저개발국을 포함한 모든 국가들이 인류의 번영을 위해 힘씀과 동시에 환경 보호가 차별화이다.

SDGs 특징은 개발환경이 변화하였으므로, 공여국 뿐만 아니라 수원국, 시민단체, 민간 등 다양한 주체의 참여와 개발재원을 확대해야 하고, 지속가능한 발전을 추구하는 것이다. 경제 · 사회 · 환경의 균형 발전과 기후변화에 대응하기 위한 재원을 마련하는 것으로, 녹색경제의 개념이 도입되었다.

2015년까지 달성하기로 약속되었던 MDGs 평가는 상당부분 달성되었으나 국가별로 차이가 심하므로 지속적으로 빈곤퇴치는 중요하다. 더불어 불평등을 완화할 수 있도록 '포용'의 개념이 추가되어 '포용적 사회개발', '포용적 경제개발'로 전환적 변화가 일어났다.

SDGs의 핵심사항은 5가지로 정리된다.

표 2-10 SDGs의 핵심사항과 내용

핵심사항	내용
절대빈곤 퇴치	양질의 의료 및 교육 서비스에 대한 보편적 접근성을 보장하여 빈곤과 불평등을 해소하는데 필수적인 인적 역량의 격차 문제를 해결하고, 기아 해결 · 식량 안보 · 필수 영양 섭취를 위해 지속적으로 노력
지속가능한 개발의 중점화	기후변화, 토지황폐화, 생물다양성 악화 등의 문제를 해결하기 위해 노력하고, 특히 취약계층의 회복력(resilience)을 강화
일자리 창출과 포용적 성장을 위한 경제구조 변화	지속가능한 생산 및 소비 패턴으로의 전환, 안정적이고 평등한 경제성장을 위한 거시 및 무역 정책 수립
평화구축 및 효과적이고 투명하며 책임있는 국가제도 구축	수원국(특히 취약국) 정부의 역량 구축, 취약 계층의 권한 강화, 제도 및 법 등 지속가능발전을 위한 효과적인 거버넌스 구축
새로운 글로벌 파트너십 구축	공여국과 수원국간의 SDGs 달성을 위한 파트너십 구축

SDGs를 달성하기 위하여 필요한 분야는 다음과 같다.

표 2-11 SDGs 달성을 위해 필요한 분야와 내용

분야	내용
경제	공정한 무역 시스템, 안정된 금융 시스템, 적정규모의 개발재원 확보, 기술과 지식에 대한 접근성 향상, 지속가능한 에너지 공급, 개발정책의 일관성 강화
사회	지속가능한 식량 및 영양 공급, 양질의 의료 및 교육 서비스 제공, 사회적 약자 보호 시스템 구축, 인구 고령화 고려, 이주정책 개선
환경	자연자원의 지속가능한 사용, 폐기물 관리, 재해 방지 및 예방 시스템 개선
평화와 안보	민주적이고 일관된 글로벌 거버넌스 메커니즘, 법과 규제에 기초한 거버넌스 확립, 분쟁 예방, 인권 보호, 여권 신장 확대

SDGs는 새천년개발목표(MDGs)가 추구하던 빈곤퇴치의 완료를 최우선 목표로 하되 나아가 글로벌하게 전개되고 있는 경제 · 사회의 양극화, 각종 사회적 불평등의 심화, 지구환경의 파괴 등 각국 공통의 지속가능발전 위협요인들을 동시적으로 완화해 나가기 위한 국가별 종합적 행동 및 글로벌 협력 아젠다로 구성되어 있다. SDGs는 MDGs 보다 발전된 의제로 포괄적이며 모든 국가가 인류의 번영을 위해 노력하고 환경보호가 강조된다.

표 2-12 MDGs와 SDGs 비교

구분	MDGs	SDGs
구성	8개목표+21개 세부목표	17개 목표+169개 세부목표
대상	개도국	개발도상국 선진국 등 모든 국가 포함
분야	빈곤, 보건 등 사회 분야	(변혁성) 경제성장, 기후변화 등 경제 · 사회 · 환경 통합 고려
참여	정부중심	(포용성) 정부, 시민사회, 민간기업 등 모든 이해관계자 참여

SDGs의 17개 목표는 다음과 같다.

표 2-13 SDGs 주요 목표

구분	주요 목표
Goal 1	모든 국가에서 모든 형태의 빈곤 종식
Goal 2	기아의 종식, 식량안보와 개선된 영양상태의 달성, 지속가능한 농업 강화
Goal 3	모든 연령층을 위한 건강한 삶 보장과 복지 증진
Goal 4	모두를 위한 포용적이고 공평한 양질의 교육 보장 및 평생학습 기회 증진
Goal 5	성평등 달성과 모든 여성 및 여아의 권익신장
Goal 6	모두를 위한 식수와 위생시설 접근성 및 지속가능한 관리 보장
Goal 7	적정한 가격에 신뢰할 수 있고 지속가능한 현대적인 에너지에 대한 접근 보장
Goal 8	포용적이고 지속가능한 경제성장, 완전하고 생산적인 고용과 모두를 위한 양질의 일자리 증진
Goal 9	회복력 있는 사회기반시설 구축, 포용적이고 지속가능한 산업화 증진과 혁신 도모
Goal 10	국내 및 국가 간 불평등 감소
Goal 11	포용적인 · 안전한 · 회복력 있는 · 지속가능한 도시와 주거지 조성
Goal 12	지속가능한 소비 및 생산 양식의 보장

Goal 13	기후변화와 그로 인한 영향에 맞서기 위한 긴급 대응
Goal 14	지속가능발전을 위한 대양, 바다, 해양자원의 보전과 지속가능한 이용
Goal 15	육상생태계의 지속가능한 보호 · 복원 · 증진, 숲의 지속가능한 관리, 사막화 방지, 토지황폐화의 중지와 회복, 생물다양성 손실 중단
Goal 16	지속가능발전을 위한 평화롭고 포용적인 사회 증진, 모두에게 정의를 보장, 모든 수준에서 효과적이며 책임감 있고 포용적인 제도 구축
Goal 17	이행수단 강화와 지속가능발전을 위한 글로벌 파트너십의 활성화

출처 : 지속가능발전포털(www.ncsd.go.kr)

3) 국가지속가능발전목표(K-SDGs)

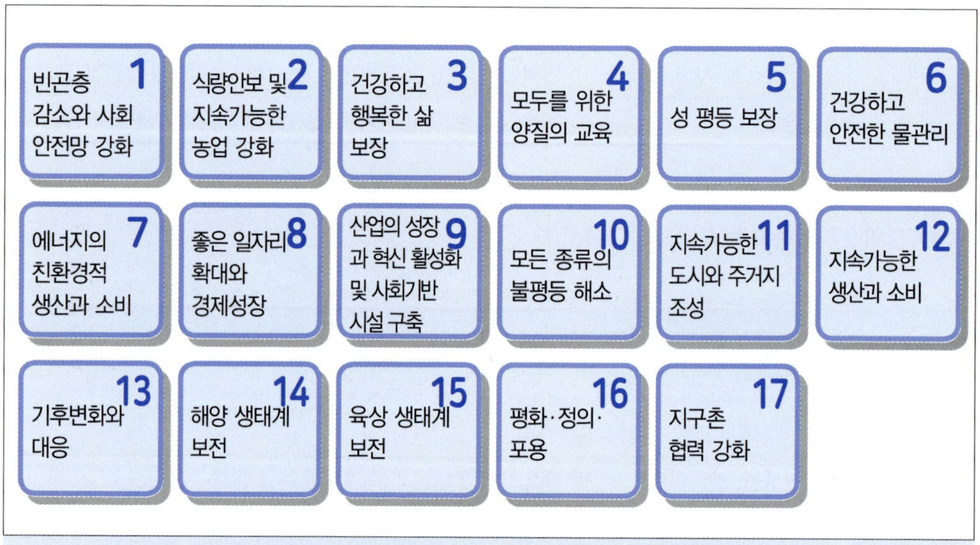

그림 2-5 국가지속가능발전목표(K-SDGs)

한국은 UN-SDGs를 적용하기 위해 "국가지속가능발전목표(K-SDGs: Korean Sustainable Development Goals)"로 정하였다. 한국의 지속가능발전목표의 핵심가치는 사람, 번영, 환경, 평화, 협력이다. 비전은 '모두를 포용하는 지속가능국가'이다. 전략은 모두가 사람답게 살 수 있는 포용사회 구현, 모든 세대가 누리는 깨끗한 환경 보전, 삶의 질을 향상시키는 경제성장, 인권보호와 남북평화구축, 지구촌협력으로 5대 전략을 세웠다. 17개 목표와 119개 세부목표, 236개의 지표를 설정하였다. UN-SDGs 와의 차이는 환경에 중점을 두던 기존의 지표에서 벗어나 사회, 경제, 환경이 어우러지게 구성되어 있는 것이다. 지표별 담당부서와 관련법을 표시하여 지표 달성진행을 확인할 수 있게 되어 있다.

한국은 지속가능발전법을 제정하여 지속가능발전 기본전략 및 추진계획을 수립하도록 되어 있다. 현재 2021년부터 2040년까지 제4차 지속가능발전기본계획이 수립되어 있다.

비전	포용과 혁신을 통한 지속가능 국가 실현			
전략	사람 사람이 사람답게 살 수 있는 포용 사회	번영 혁신적 성장을 통한 국민의 삶의 질 향상	환경 미래 세대가 함께 누리는 깨끗한 환경	평화 · 협력 지구촌 평화와 협력 강화
K-SDGs 17개 목표	목표1 빈곤층 감소와 사회안전망 강화 목표2 식량안보 및 지속가능한 농업 강화 목표3 건강하고 행복한 삶 보장 목표4 모두를 위한 양질의 교육 목표5 성평등 보장 목표11 지속가능한 도시와 주거지	목표8 좋은 일자리 확대와 경제성장 목표9 산업의 성장과 혁신 활성화 및 사회기반 시설 구축 목표10 모든 종류의 불평등 해소 목표12 지속가능한 생산과 소비	목표6 건강하고 안전한 물 관리 목표7 에너지의 친환경적 생산과 소비 목표13 기후변화와 대응 목표14 해양생태계 보전 목표15 육상생태계 보전	목표16 평화 · 정의 · 포용 목표17 지구촌 협력 강화

그림 2-6 K-SDGs 비전 및 전략

출처 : 제4차 지속가능발전 기본계획.

생각해보기

- 개발도상국에서 빈곤과 불평등이 지속되는 이유는 국가 소득 증가만으로 설명하기보다, 개발 과정에서 인간의 요구와 삶의 질을 어떻게 고려해야 하는지 생각해 보자.
- 공적개발원조의 주요 목적은 무엇이며, 어떤 방식으로 국가 간 협력과 지원이 이루어지는지에 대한 예시를 제시해 보자.
- 우리나라가 수원국에서 공여국으로 변화되는 과정을 생각해 보자.
- 공적개발원조와 보건과는 어떠한관계가 있는지 생각해 보자.
- MDGs, SDGs의 공통점과 차이점을 토론해 보자.
- SDGs에서 보건분야가 가지는 중요성을 생각해 보자.

참고문헌

관계부처 합동 (2022). 23년 국제개발협력종합시행계획.

관계부처합동 (2021). 제3차 국제개발협력 종합기본계획(2021-2025).

국무조정실 국제개발협력본부 (2023). ODA KOREA.

권순만, 박건희 (2010). 보건의료분야 국제개발사업 수행체계 빛 프로그램 개발. 보건복지부.

권율 (2014). ODA 시행기관의 자체평가에 대한 메타평가. 대외경제정책연구원.

김종섭 (2014). 중남미 4개국 모자보건분야 사업 사후평가 결과보고서. KOICA.

대한민국 ODA 통합누리집 (2023). https://www.odakorea.go.kr/main

서경 (2013). 보건의료분야 ODA 사업 성과관리 가이드라인 연구결과 보고서. KOICA.

송지선 (2023). 국제사회의 최저개발국 지원방안 논의 동향: 제5차 유엔최저개발국 총회 결과를 중심으로. IFANSFocus.

이은석, 유애라 (2023). 제5차 UN 최저개발국 회의(LDC5)의 주요 의제와 정책 시사점. world Economic Today, 23(5), 1-32.

주유선 (2019). OECD DAC의 ODA 현대화 현황 및 한국에 대한 시사점. 국제사회보장리뷰, 10, 5-22.

지속가능발전포털 (2023). http://ncsd.go.kr/app/index.do

한국교육개발원 (2010). 글로벌 시민문화 형성을 위한 시민교육의 방향과 과제. 한국교육개발원, 현안보고. KEDI Position Paper, 7(2).

한국국제보건의료재단 (2011). 모자보건 ODA 사업 모형 개발.

한국국제보건의료재단 (2023). https://www.kofih.org/

한국국제협력단 (2013). 국제개발협력의 이해. 한울.

한국국제협력단 (2023). OECD/DAC 및 국제기구 원조동향. 개발협력동향.

Borzel TA., Risse T. (2012). From Europeanisation to Diffusion: Introduction. West European Politics, 35(1), 1-19.

Hurrell A. (2006). Hegemony, Liberalism and Global Order: What Space for Would-be Great Powers? International Affairs, 82(1), 1-19.

KOICA (2023). https://www.koica.go.kr/sites/koica_kr/index.do

KOICA ODA 교육원 (2013). 국제개발협력 첫걸음. KOICA.

KOICA ODA 교육원 (2023). http://www.odakorea.go.kr/hz.blltn.FaqSlPL.do?blltn_div=oda2

Koplan JP., Bond C., Merson MH., Reddy S., Rodriguez MH., Sewankambo NK., Wasserheit JN. (2009). Towards a common defi nition of global health. Lancet 373: 1993-1995.

OECD (2001). The DAC Guideline on Poverty Reduction.

OECD (2005). 원조 효과에 관한 파리 선언. 파리: 경제협력개발기구.

OECD (2008). 행동을 위한 아크라 의제. 파리: 경제협력개발기구.

OECD (2018). Making Blended Finance Work for the Sustainable Development Goals. Paris: Organisation for Economic Co-operation and Development.

Riddell RC. (2007). Does Foreign Aid Really Work? Oxford: Oxford University Press.

UN LDCs Least Developed Countries. https://www.un.org/ohrlls/content/least-developed-countries

UNDP (2011). 효과적인 개발 협력을 위한 부산 파트너십. 부산: 원조 효과에 관한 제4차 고위급 포럼.

United Nations (2022). The Sustainable Development Goals Report.

United Nations (2023). LDCs https://www.un.org/ohrlls/

United Nations. (2015). Transforming Our World: The 2030 Agenda for Sustainable Development. New York: United Nations.

Weiss, T. G., & Wilkinson, R. (Eds.). (2014). International Organization and Global Governance. London: Routledge.

WHO (2004). A guide to rapid assessment of human resources for health. Zeneva.

WHO (2010). Monitoring the Building Blocks of Health Systems: A Handbook of Indicators and Their Measurement Strategies. Zeneva.

World Bank (2019). World Development Report 2019: The Changing Nature of Work. Washington, D.C.: World Bank.

World Bank Group (2015). MIND, SOCIETY, AND BEHAVIOR. Washington, D.C.

3

글로벌 건강 이슈

GLOBAL HEALTH AND NURSING

제3장

글로벌 건강 이슈

1. 감염성 질환
2. 비감염성 질환
3. 성 · 재생산 건강과 아동 · 청소년 건강
4. 환경 및 기후변화
5. 빈곤

제3장

글로벌 건강 이슈

학습목표

1. 국제 감염성 질환에 대해 이해한다.
2. 국제 비감염성 질환에 대해 이해한다.
3. 성 · 재생산 건강과 아동 · 청소년 건강에 대해 이해한다.
4. 세계화에 따른 환경 및 기후변화에 대해 이해한다.
5. 빈곤과 건강불평등에 대해 이해한다.

글로벌 건강문제는 사회적 결정요인과 같이 개인이 선택할 수 없는 구조적 요인에 의해 발생하는 경우가 많고, 해결하기 위해 전 인류의 공동 노력이 중요하다. 본 장에서는 국제보건 입장에서 인류가 겪고 있는 감염성 질환, 비감염성 질환, 성 · 재생산 건강, 아동 · 청소년, 환경 및 기후변화, 빈곤과 관련된 건강문제를 살펴보고, 이러한 건강문제를 해결하기 위한 간호의 역할을 생각해 보고자 한다.

01 감염성 질환

의학의 발전과 공중보건의 개선으로 감염병이 인류의 건강과 수명에 미치는 영향은 감소하였다. 그럼에도 불구하고 감염병은 특히 저소득 및 중간 소득 국가의 인구에는 여전히 위협적이다. 그러나 선진국이라 할지라도 아동, 빈곤층, 기타 취약 집단에는 여전히 감염성 질환의 유병률과 사망률이 상대적으로 높게 나타난다. 또한 세계적 이동이 활발해지면서 신종 감염병이 국경을 넘어 쉽고 빠르게 확산하게 되어 감염성 질환에 대한 전지구적인 대응 노력이 매우 중요해졌다.

1) 감염병의 개념

(1) 감염병의 정의

감염병(infectious disease)은 전염병의 개념을 포괄하는 용어로 진균, 세균, 바이러스 등의 병원체가 인간 또는 동물로부터 직접 혹은 간접적인 경로로 사람에 침입하여 증식함으로써 증상이 발생하는 병리적 상태이며, 전염병의 개념은 감염병 중에서 전염력이 높아 다수의 국민에게 쉽게 전파되거나 치명률이 높아 국가적으로 보건학적 대응이 필요한 질병으로 볼 수 있다.

(2) 감염병의 원인

감염원은 유전 물질, 형태 및 전파 방식과 같은 다양한 특성에 따라 분류할 수 있지만, 감염원의 주요 범주는 다음과 같이 분류할 수 있다.

① **박테리아(Bacteria)** : 미세한 단세포 생물로 극한, 심해, 온천까지 거의 모든 곳에 존재한다. 예로는 백일해, 폐렴, 결핵, 세균성 수막염, 식중독 등을 유발한다. 일부 세균성 질병은 예방접종이 가능하고, 대부분의 세균성 감염은 항생제로 치료가 가능하다. 그러나, 항생제로 인해 병원균이 내성이 생기면 질병통제가 어려워 질 수 있다.

② **바이러스(Viruses)** : 숙주 외부에서는 단독으로 살 수 없고, 살아있는 숙주세포를 침범하여 세포의 핵을 점령하고, 복제, 번식하는 매우 작은 감염성 병원체이다. 예로는 감기, 인플루엔자, 간염 및 HIV와 같은 질병을 유발한다. 간염 및 HIV과 같은 일부 바이러스는 만성질병으로 이어진다. 소아마비, A형 또는 B형 간염, 로타바이러스, HPV, 홍역과 수두는 예방접종이 가능하고, 일상생활에서 손씻기, 기침이나 재채기 시 입 가리기, 마스크 착용 등의 위생활동으로 예방가능하다.

③ **진균(Fungi)** : 곰팡이나 효모 등을 포함한 다세포 또는 단세포 유기체이다. 진균성 질환은 주로 몸 안에 살던 세균이 항생제나 면역억제제로 인해 자극을 받을 때 발생한다. 예로는 백선, 무좀 및 칸디다증이 있다. 건조하고 햇빛 드는 환경과 항진균제의 적용을 통해 치료한다.

④ **기생충(Parasites)** : 숙주 유기체 내부 또는 내부에 서식하는 유기체이다. 기생충은 숙주에 의지해 생존하며, 막에 둘러싸인 핵을 가지고 있는 세포로 구성된 진핵생물이다. 진핵생물은 원생생물과 체내 기생충(유충)으로 분류할 수 있다. 물에 사는 단세포 원생생물의 예로는 편모충, 섬모충 등이 있고, 말라리아, 톡소플가즈마증을

유발한다. 숙주의 몸에 사는 체내 기생충의 예로는 선충, 촌충, 흡충 등이 있다. 체내 기생충은 구충약을 통해 치료가능하지만, 약에 대한 내성을 주의해야 한다.

⑤ **프리온(Prions)** : '단백질성 감염 입자'로 변형된 프리온 단백질은 주변에 있는 정상 단백질이 풀리게 하여 질병을 일으킨다. 예로는 크로이츠펠트-야콥병이 있다. 치료방법이 없기 때문에 예방이 필수적이다.

(3) 감염병의 전파 방식과 예방

전파 방식에 따라 감염병을 분류하면 질병을 예방, 통제 및 치료하기 위한 표적 전략을 세우는데 도움을 주고, 질병의 확산을 조기에 신속하게 통제할 수 있다. 세계보건기구는 다음과 같이 질병의 전파 방식을 네 가지 범주로 나누고, 권장 예방지침을 제공하고 있다.

① **접촉 전파** : 감염된 사람이나 물체와의 직간접적 접촉을 통해 감염된다. 예, 피부 접촉, 성적 접촉, 오염된 표면이나 물건과의 접촉. 손 위생, 의료 종사자의 개인보호장비 착용, 환경 청소 및 소독과 같은 기본적인 감염예방 및 통제조치를 권장한다. 감염된 개인에 대한 격리, 유사한 감염 환자의 코호트, 장벽을 통한 분리 등 같은 질병에 따라 특정 조치를 하도록 권고한다.

② **비말 전파** : 감염된 사람이 기침이나 재채기를 할 때, 병원체가 포함된 비말이 가까운 다른 사람에게 감염된다. 예, 인플루엔자 및 수막염. 접촉 전파와 유사한 감염예방 및 통제를 권장하고, 의료인이나 밀접 접촉하는 개인은 호흡을 보호할 수 있는 마스크나 도구를 착용하도록 권고한다.

③ **공기 전파** : 병원균이 공기를 통해 퍼지고 근접한 사람이 흡입할 때 감염된다. 예, 결핵과 홍역. 공기 병원균의 확산을 방지하도록 설계된 공기감염격리실(Airborne Infection Isolation Room, AIIR) 사용을 권장한다. 기본적인 감염예방 또는 통제와 함께 의료인이나 밀접 접촉하는 개인은 N95 마스크와 같은 호흡기 보호장구를 착용하도록 권고한다.

④ **매개체 전파(vector-borne)** : 병원체가 모기, 진드기 또는 기타 곤충과 같은 매개체에 의해 전파된다. 예, 말라리아와 뎅기열. 살충 처리된 모기장, 실내 잔류 살포, 매개체 번식지 감소를 위한 환경 관리 등 매개체 방제 조치를 권고하고, 일본뇌염, 말라리아와 같은 특정 감염병의 경우는 백신사용도 권장한다.

2) 주요 감염병의 발생 현황

(1) 글로벌 주요 사망원인

전 세계 주요 사망원인으로써 감염성 질환은 상당히 감소하였다. 그렇지만, 하부 호흡기 감염은 여전히 가장 치명적인 감염병으로 남아있고, COVID-19는 감염병의 위력이 얼마나 강력한지 각인시켜주었다. 감염병의 대유행(Pandemic)에 대한 자세한 내용은 '제4장 집단건강위기와 국제협력' 단원에서 자세히 다룰 예정이므로 이 단원에서는 일반적인 글로벌 건강에서 주목하는 주요 감염병의 발생현황을 주로 알아보고자 한다.

① 글로벌 10대 사망원인의 변화

'2000 & 2019년 전 세계 사망원인'에 대한 WHO 자료에서 전체 사망원인 중 감염성 질환에 의한 사망은 지난 10년간 감소하였고, 상대적으로 비감염성 질환은 증가한 것으로 나타났다. '감염성 & 기생충 질환'은 2000년 '16.8%'에서 '9.2%'로 감소하였고, '호흡기 감염' 질환군은 2000년 '6.0%'에서 '4.7%'로 감소하였다. 감염병 중에는 2019년 기준 '하부호흡기감염(4.7%)'으로 가장 많이 사망하였고, 다음으로 '설사병(2.7%)', '결핵(2.2%)', 'HIV/AIDS(1.2%)', '기생충 & 벡터매개질환(1.0%)' 순이었다. '신생아 상태' 주요 감염에 의한 사망은 감염성 질환군에 포함되어 있으나, 구체적인 내용은 3장 3절에서 다루도록 하겠다.

표 3-1 WHO의 2000년 & 2019년 전 세계 사망 원인

질병분류			2000		2019	
			사망자 수 (천명)	백분율 (%)	사망자 수 (천명)	백분율 (%)
I. 감염성 질환, 모성, 주산기 및 영양상태			15,714	30.7%	10,201	18.4%
A	감염병 & 기생충 질환		8,614	16.8%	5,101	9.2%
	1.	Tuberculosis	1,738	3.4%	1,208	2.2%
	2.	STDs excluding HIV	50	0.1%	49	0.1%
	3.	HIV/AIDS	1,379	2.7%	675	1.2%
	4.	Diarrhoeal diseases	2,648	5.2%	1,519	2.7%
	5.	Childhood-cluster diseases	906	1.8%	329	0.6%

	6.	Meningitis	456	0.9%	233	0.4%
	7.	Encephalitis	111	0.2%	78	0.1%
	8.	Hepatitis	152	0.3%	100	0.2%
	9.	Parasitic and vector diseases	934	1.8%	537	1.0%
	10.	Intestinal nematode infections	4	0.0%	2	0.0%
	11.	Leprosy	0	0.0%	0	0.0%
	12.	Other infectious diseases	234	0.5%	370	0.7%
B	호흡기 감염		3,075	6.0%	2,604	4.7%
	1.	Lower respiratory infections	3,051	6.0%	2,593	4.7%
	2.	Upper respiratory infections	22	0.0%	10	0.0%
	3.	Otitis media	2	0.0%	1	0.0%
C	신생아 상태		3,198	6.2%	2,038	3.7%
D	영양 결핍		447	0.9%	263	0.5%
E	모성 상태		380	0.7%	196	0.4%
II. 비감염성 질환			31,170	60.8%	40,805	73.6%
III. 상해			4,382	8.6%	4,410	8.0%
사망원인 합계			**51,267**	**100.0%**	**55,416**	**100.0%**
전 세계 인구 (천명)			**6,139,240**		**7,708,261**	

출처 : https://www.who.int/docs/default-source/gho-documents/global-health-estimates/GlobalCOD_method_2000_2019.pdf

② 소득수준별 국가 간 주요 사망원인

세계은행은 국가의 소득수준에 따라 저소득, 중저소득, 중고소득, 고소득의 4개 소득 그룹으로 구분한다. 감염성 질환은 저소득 국가와 중하위 소득국가에 더 크게 영향을 미친다. 저소득 국가의 경우, 비감염성 질환보다 감염성 질환으로 사망할 확률이 더 높다. 감염성 질환이 세계적인 감소추세에 있지만, 2019년 저소득 국가는 상위 10개 사망원인 중 6개가 감염성 질환이었다. 이는 신생아기 사망, 하부호흡기감염, 설사병, 말라리아, 결핵, HIV/AIDS이었다. 저소득 국가에서 HIV/AIDS로 인한 사망이 약 10년간 59% 줄어 가장 크게 감소하였고, 다음으로 설사병이 크게 감소하였다(그림 3-1).

중저소득 국가는 상위 10개 사망원인 중 4개가 감염성 질환이었다. 신생아기 사망,

하부호흡기감염, 설사병, 결핵이 포함되었다(그림 3-1). 중저소득 국가에서도 설사병은 사망자 수가 가장 많이 감소한 질환이지만, 여전히 중요한 건강문제로 다루어지고 있다. HIV/AIDS는 2000년에 8위였으나, 2019년 15위로 가장 크게 순위가 하락하였다.

중고소득 국가와 고소득 국가는 2019년 상위 10대 사망원인에 포함된 감염성 질환으로 유일하게 하부호흡기감염을 포함하였다. 하부호흡기감염은 지난 10년간 감소되는 추세에서도 세계에서 가장 치명적인 감염병으로 남아 있으며 전 세계 모든 사망원인의 4위를 차지했다. 2019부터 현재에 이르기까지 전 세계 대유행으로 수 천명을 사망하게 한 COVID-19 또한 하부호흡기질환이다.

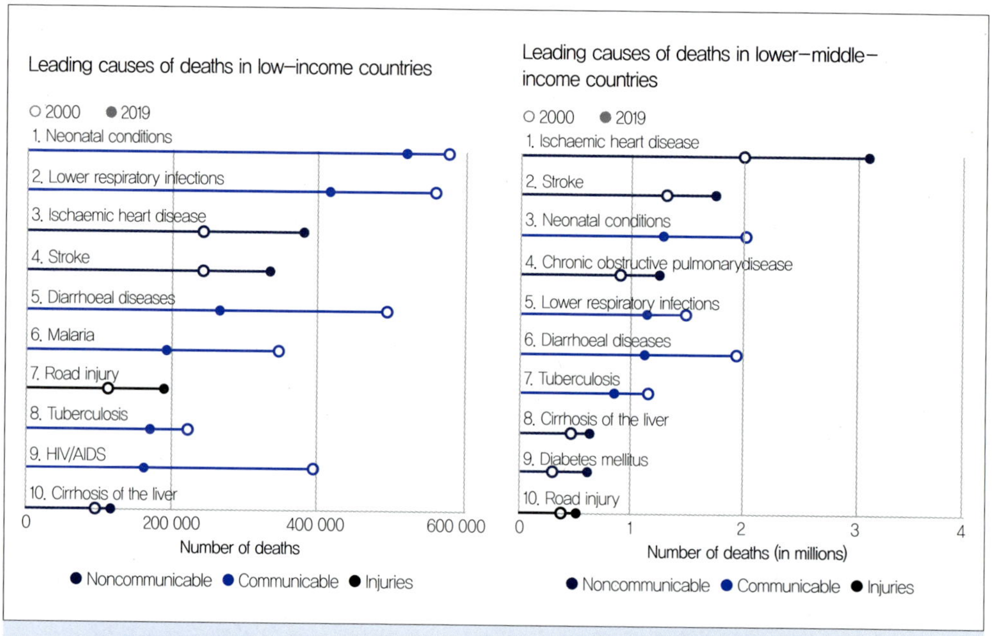

그림 3-1 WHO의 2000년과 2019년 저소득과 중저소득 국가의 상위 10개 사망원인

출처 : https://www.who.int/news-room/fact-sheets/detail/the-top-10-causes-of-death

(2) 주요 감염성 질환의 글로벌 사망률과 이환율

감염병으로 인한 사망률은 인구의 연령 구조와 빈곤, 영양부족, 전반적인 건강상태, 의료서비스 접근성, 치료의 유효성 및 효과를 비롯한 다양한 요인에 따라 크게 달라질 수 있다. 일부 주요 감염병은 개발도상국의 사망률에 큰 영향을 미친다. 인플루엔자, 폐렴, 패혈증은 노인과 면역이 약한 사람들의 주요 사망원인이 되고 있다. 세계보건기구에

서 주목하고 있는 대표적인 감염성 질환의 이환율과 사망률에 대한 대략적인 규모는 다음과 같다.

① 호흡기 감염(예: 폐렴, 인플루엔자 등)

호흡기 감염으로 인한 사망률은 지속적 감소 추세였음에도 2019년 기준 전 세계 사망원인 4위를 차지하였고, 감염병 범주에서 가장 많은 사망자 수를 보였다. 폐렴의 경우, 한 해 1억 5,500만 건 발생하고, 250만 명이 사망하며, 인플루엔자는 무증상 사례를 포함하여 약 10억 건이 발생하고, 29만 명~65만 명이 사망하는 것으로 추정된다.

② 설사병

2000년 사망 원인 상위 10개 중 설사병(신생아 질환 포함)으로 인한 사망은 2000년 이후 각각 100만 명 이상 감소하면서 전 세계적으로 가장 큰 감소를 보였다. 저개발국가나 취약계층에서 설사병으로 사망하는 빈도가 높다. 2019년 설사병 관련 질환은 약 17억 건이 발생하고, 그 중 약 140만 명이 사망하는 것으로 추정된다.

③ 결핵

2019년 전 세계 약 1천만 건의 결핵이 발생하고, 이 중 약 140만 명이 결핵으로 사망하는 것으로 추정된다. 결핵으로 인한 사망률은 2000년 7위에서 2019년 13위로 떨어졌고 전 세계적으로 사망자가 30% 감소했다. 그렇지만, 치료받은 결핵의 사망률은 50%에 달한다. 결핵은 아프리카와 동남아시아 지역에서 상위 10대 사망 원인에 속하며, 아프리카는 2000년 이후 사망이 약간 증가한 후 최근 몇 년 동안에야 감소하기 시작했다.

④ B형 및 C형 간염

2019년 전 세계 만성 B형 간염자는 약 2억 5,700만 명이고, 새로운 B형 간염자는 약 230만 건 발생하며, B형 간염으로 인한 사망자는 약 82만 명으로 추정되었다.

2019년 전 세계 만성 C형 간염자는 약 7,100만 명, 새로운 C형 간염자는 약 150만 건 발생하며, C형 간염으로 인한 사망자는 약 29만 명으로 추정되었다. B형 및 C형 간염을 치료하지 않은 경우 사망률은 15~25%에 이른다.

⑤ HIV/AIDS

2019년 HIV 유병자는 약 3,800만 명(범위: 3,270만~4,400만 명), 신규 발병자는 170만 명(범위: 120만 ~ 220만 명)이며, AIDS 관련 질병으로 약 69만 명이 사망한 것으로 나타났다. 치료하지 않은 경우 HIV/AIDS의 사망률은 80-90%에 달하지만, 적절한 진단, 치료 및 통제의 성공으로 인해 전 세계 주요 사망 원인 순위가 2000년 8번째에서 2019년 19번째로 낮아졌다.

⑥ 말라리아

2019년 전 세계적으로 말라리아 사례 수는 2억 2,900만 건이었고, 약 409,000명이 말라리아로 사망한 것으로 추정되었다. 지난 10여 년간 말라리아 발병률은 27%, 사망률은 40% 감소하였다. 그렇지만, 여전히 치료되지 않은 말라리아의 사망률은 20-30%에 달하고, 전 세계 말라리아 사망 인구의 약 94%는 아프리카에서 발생하였고, 전체 사망자의 약 67%가 5세 미만의 영아이다.

⑦ 홍역

2020년 전 세계적으로 약 2,030만 건의 홍역 사례가 발생하고, 52,600명이 사망했다고 보고 되었다. 이는 2019년 보고된 사례 수와 비교하여 거의 50% 증가한 수치이다. 홍역의 발생과 사망 건수는 최근 다시 증가하는 추세이며, 특히 2019년에는 COVID-19 대유행으로 예방접종 서비스 중단과 공중보건 방역의 불안정이 확산을 촉진한 것으로 추정된다(WHO, 2019-20). 홍역은 전염성이 매우 높은 질환이나, 예방접종으로 효과적으로 통제할 수 있다. 집단 면역을 달성하는데, 요구되는 접종률은 95%이나 전 세계 홍역 백신 접종률은 약 85% 전후로 추정된다.

⑧ 소외열대질환

소외열대질환(NTDs)은 주로 열대 지역에서 널리 퍼져 있는 20가지의 다양한 기생충 및 세균감염 질병군으로 세계 인구의 6분의 1에 달하는 10억 명이 영향을 받고 있다. 지난 10년 동안, 국제보건협력 활동으로 도움이 필요한 인구가 지난 10년간 21억 9천만 명에서 16억 5천만 명으로 25% 감소하였다. 그러나 여전히 주로 저소득 국가, 분쟁지역, 농촌 , 빈곤지역, 의료접근성이 낮은 지역의 아동과 여성 등 약자에게 영향을 미친다.

(3) 국내의 감염성 질환 현황

국내 감염병은 위생상태와 국민 영양상태가 개선되고, 예방과 치료법이 발전하면서 1960년대 이후 지속적으로 감소하였다. 콜레라, 장티푸스 등의 수인성 감염병은 국가의 적극적인 퇴치 노력으로 발생빈도가 눈에 띄게 줄었다. 콜레라는 2000년대 이후 연간 10명 이내로 신고되고 있으며, 장티푸스는 1970년 이전 연간 3,000~5,000명으로 신고되다가 2015년 이후 120명 내외로 신고되었다. 해외유입 감염병은 지속적으로 증가하고 있다. 인플루엔자A(H1N1) 발생 이후, 매년 400~700명 내외로 신고되고 있었으나, COVID-19의 신규발생 및 대유행으로 인하여 국내 감염성 질환 환자가 급증하였다. 2021년 기준으로 감염병이 유입되는 주요 지역은 아시아가 전체의 약 47.7%를 차지하였고, 다음으로는 아메리카 지역, 유럽 지역이 각각 21.1%, 18.4%로 나타났다.

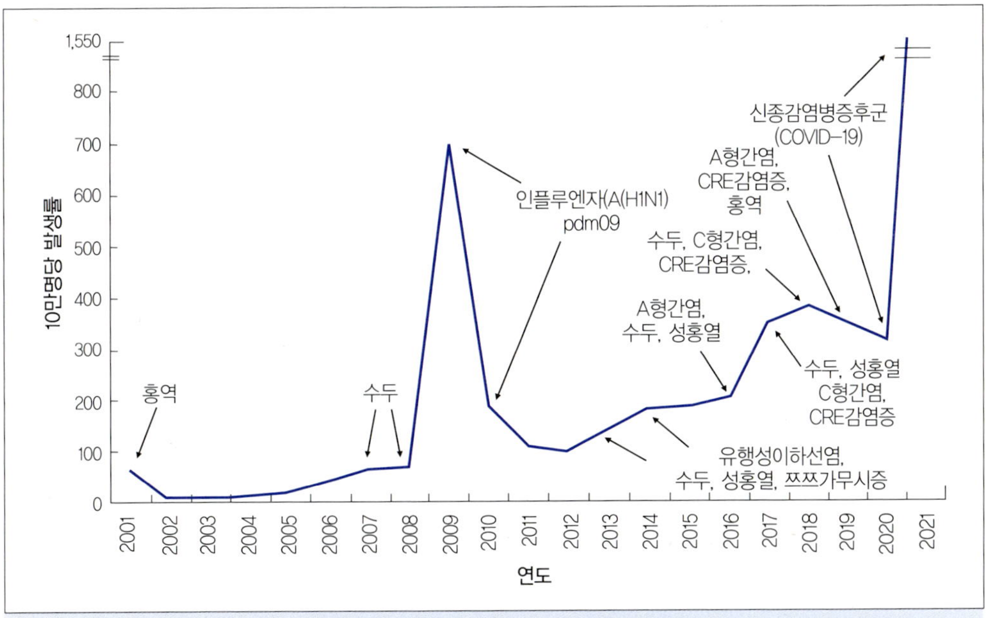

그림 3-2 연도별 법정감염병 발생 추이

표 3-2 10만명당 법정감염병 발생 추이

연도	1970	1980	1990	2000	2005	2010	2015	2020	2021
10만명당 발생률	94.9	21.5	14.6	93.9	27.7	192.4	185.7	321.6	1294.1

*결핵, 후천성면역결핍증은 별도 통계 작성 및 공표하여 제외, 표본감시 감염병 제외

출처 : 질병관리청 (2022). 2021 감염병 감시연보.

3) 주요 감염병의 관리

(1) 인플루엔자 바이러스

급성 호흡기 감염 중 대표적인 것은 계절성 인플루엔자이다. 계절성 인플루엔자 바이러스는 A형, B형, C형, D형 등 총 4가지 유형이 있다. 학교나 요양원 등 많은 사람이 밀집된 지역에서 빠르게 퍼진다. 감염자나 보균자가 기침이나 재채기를 할 때 바이러스가 공기 중으로 분산되어 퍼진다.

① **증상** : 열, 기침, 콧물, 두통, 근육통과 관절통, 인후통이 나타나고, 증상은 경증에서 중증까지 다양하다. 대부분의 사람들은 일주일 안에 의학적인 치료없이 회복되나, 고위험 군에서는 심각한 합병증을 일으키거나 사망에 이를 수 있다.

② **예방** : 인플루엔자 바이러스는 예방접종이 가능하고, 아동, 노인, 만성질환자, 의료기관 종사자를 중심으로 접종을 권장한다.

③ **진단 및 검사** : 채취된 호흡기 샘플을 검사하여 진단한다.

④ **치료 및 관리** : 대개 감염자는 열과 독감 증상을 완화하는 대증치료를 하고, 감염예방을 위해 집에 머무를 것을 권고한다. 심각한 증상을 나타내거나 고위험군의 경우는 항바이러스 약을 투약한다.

(2) 설사병

비위생적인 환경에서 오염된 물과 음식을 섭취하는데 노출된 저개발국가의 취약계층이나 어린이들이 설사병으로 사망하는 빈도가 높다. 설사병은 박테리아, 바이러스 및 기생충을 포함한 다양한 병원균에 의해 발생할 수 있다. 주로 설사를 일으키는 병원균으로는 살모넬라, 시겔라 및 대장균을 포함한 박테리아, 로타바이러스, 노로바이러스, 아데노바이러스를 포함한 바이러스, Giardia 및 Cryptosporidium과 같은 기생충이 있다.

① **증상** : 병원균은 장의 내벽을 손상시켜 염증을 일으키고, 탈수, 영양실조, 면역체계 교란으로 이어진다. 심한 탈수는 세포 내 심각한 수분과 전해질 손실로 쇼크와 장기부전을 유발할 수 있다. 만성적인 설사는 신체의 영양부족과 면역체계 교란을 일으키고, 다른 감염이 발생하였을 때, 쉽게 사망에 이르게 된다. 또한 살모넬라와 같은 병원균이 유발한 독성으로 인해 사망에 이를 수 있다.

② **예방** : 깨끗한 물과 음식, 위생적인 환경, 손씻기, 예방접종, 적절한 영양 섭취 등 종합적인 해결이 필요하다.

③ **진단 및 검사** : 원인균을 밝히기 위한 객담도말검사, 혈액검사, 분변검사, 진단검사와 식수, 음식, 위생 등 환경위생 및 역학검사 등이 수행가능하다.

④ **치료 및 관리** : 치료는 탈수 예방, 증상 조절, 근본 원인 해결로 접근한다. 설사병 치료의 가장 중요한 부분은 수분공급(rehydration)이다. 설사로 인해 손실된 체액과 전해질을 보충한다. 세균 감염으로 인한 설사는 항생제 적용하고, 경우에 따라 지사제를 투약할 수 있다. 심한 영양실조나 탈수인 경우는 영양지원과 입원치료가 필요하다.

(3) 결핵

결핵은 Mycobacterium tuberculosis에 의해 유발되며, 여러 장기에 침범 가능하나 주로 폐에 질병을 일으킨다. 결핵은 주로 공기로 전파되고 호흡을 통해 감염된다. 전 세계 인구의 1/4이 결핵균은 보균하고 있다. HIV, 영양실조, 만성질환자, 흡연자들에게 발병률이 높다.

① **증상** : 활동성 폐결핵은 혈액이 섞인 가래, 기침, 흉통, 허약감, 체중감량, 열, 식은땀이 나타난다.

② **예방** : 결핵의 약독화된 생백신으로 BCG(Bacille Calmette-Guerin)가 있으며, 주로 결핵 발병률이 높은 국가의 영유아에게 투여된다.

③ **진단 및 검사** : 결핵의 조기진단법은 베르쿨린 피부 검사(TST)와 인터페론-감마 방출 분석(IGRA)이 있다. TST는 소량의 정제 단백질 유도체(PPD)를 피부 아래에 주입하고 48-72시간 후 피부 반응의 크기를 측정한다. IGRA는 결핵 특이 항원에 대한 면역 반응을 측정하는 혈액 검사이다. 그 외 흉부 X-레이, 객담 도말 현미경 검사 및 배양, Xpert MTB 신속검사를 통해 진단한다.

④ **치료 및 관리** : 6개월 간의 4가지 항균 약물을 투약하여 치료한다. 결핵(TB)의 표준화된 치료에 일반적으로 사용되는 네 가지 약물은 isoniazid(INH), rifampicin(RIF), pyrazinamide(PZA) 및 ethambutol(EMB)이다. 치료를 위해서는 처방 약물에 대한 충실한 이행이 중요하다. 부적절한 처방, 조기중단, 저품질의 약물사용은 항결핵 약물에 대한 다제내성을 일으킬 수 있다.

(4) B형 및 C형 간염

B형 간염은 Hepatitis B virus (HBV), C형 간염은 Hepatitis C virus (HCV)에 의해

발생한다. 간염 바이러스는 감염자의 혈액, 타액, 성기 분비물, 눈물, 땀 등을 통해 전파된다. 또한 감염된 어머니의 태반을 통해 태아가 수직감염이 될 수 있다.

① **증상** : 간염 바이러스는 간세포를 침입하여 간염을 일으키며, 간세포의 염증과 손상을 유발한다. 간염은 급성 간염과 만성 간염으로 나뉘며, 급성 간염 증상은 복부불편감, 복통, 오심, 구토, 체중감소, 짙은 소변, 연한 대변색, 검은 변 또는 혈변, 황달, 피부 발진과 소양감 등이 나타날 수 있다. 만성 간염은 간경화, 간암 등의 합병증으로 이어진다.

② **예방** : B형 간염 백신은 존재하며, B형 간염을 예방하는데 효과적이다. 그러나 현재까지는 C형 간염에 대한 백신이 없으므로 감염되지 않도록 예방해야 한다. B형 및 C형 간염의 전파를 방지하기 위해 주사 및 기타 의료 절차에 멸균 장비를 사용하고, 모든 헌혈에 대해 B형 및 C형 간염 검사를 실시할 것을 권장한다.

③ **진단 및 검사** : B형 간염의 경우 HBsAg, Anti-HBc, HBV DNA 등의 혈액검사를 하고, C형 간염의 경우 HCV 항체와 HCV RNA 등의 혈액검사를 함으로써 바이러스 활동성, 노출여부, 감염정도를 파악한다. 또, 간 손상 여부와 정도는 간기능 검사(LFT)를 통해 측정한다.

④ **치료 및 관리** : 급성 B형 및 C형 간염에 적합한 항바이러스 약물을 투약하면, 바이러스 복제를 늦추거나 중지하고, 간 손상 및 질병 진행의 위험을 줄이는 데 도움이 될 수 있다. 심한 경우에는 정맥 수액이나 약물 요법으로 증상관리를 할 수 있다. 또한 진행성 간경화 및 간암으로 발전한 경우는 간 이식이 필요할 수 있다.

(5) HIV/AIDS

HIV/AIDS는 인체 면역결핍 바이러스(Human Immunodeficiency Virus, HIV)에 의해 발생한다. HIV는 백혈구의 일종인 CD4 세포를 공격하여, 점차 신체의 면역체계를 약화시키고 감염이나 암이 발생하였을 때, 대처하지 못해 생명이 위태로워진다. HIV는 혈액, 정액, 질 분비물 및 모유를 포함한 특정 체액의 교환을 통해 전파된다.

① **증상** : HIV 감염의 초기 단계에는 무증상에서부터 발열, 두통, 근육통, 임파선염, 독감 등 다양한 범위의 증상이 나타날 수 있다. 바이러스가 면역체계를 공격하면서 피로, 체중감소, 발열, 발한, 설사, 피부발진, 염증, 구강, 생식기, 항문궤양, 임파선 팽대, 빈호흡, 신경학적 문제 등이 나타난다. 이후 AIDS로 진행하면 면역체계의 파괴로 진균, 박테리아, 바이러스에 대해 중증 감염과 합병증으로 진행하여 사망에

이르게 된다.

② **예방** : 안전한 성행위, 깨끗한 바늘과 주사기 사용, 조기 진단 및 치료

③ **진단 및 검사** : 혈액, 타액 또는 소변에서 바이러스 또는 항체를 검사한다. 자가진단 키트를 이용하여 혈액 또는 타액 채취하여 20~40분 안에 간이검사를 할 수도 있다.

④ **치료 및 관리** : 현재 HIV/AIDS에 대한 치료법은 없지만, 항레트로바이러스 요법(Antiretroviral Therapy, ART)은 질병의 진행을 늦추고 삶의 질을 향상시키는데 도움이 된다. ART는 HIV 수명주기의 여러 단계를 목표로 하는 약물 조합을 복용하여 신체의 바이러스 양을 줄이고 감염과 싸우는 면역 체계의 능력을 향상시킨다.

(6) 말라리아

말라리아는 Plasmodium이라는 기생충이 암컷 Anopheles 모기에 의해 전파됨으로 인해 발생한다. 감염된 모기가 사람을 물면 기생충은 혈류로 들어가 간으로 이동하여 증식하고, 성숙한 기생충은 혈류 내 적혈구에 침입하고 증식하여 적혈구를 파열시킨다. 그 외 말라리아는 수혈, 장기 이식, 오염된 주사바늘을 통해 감염될 수 있다.

① **증상** : 감염 후 10일에서 4주 이내에 고열, 오한, 두통, 근육통, 오심, 구토, 설사, 빈혈 등이 나타나고, 심한 경우 발작, 혼수상태, 사망에 이를 수 있다.

② **예방** : 방충망, 방충제, 보호복 착용, 주변 환경 위생 개선이 포함된다. 대표적인 말라리아 백신으로는 Mosquirix(RTS,S/AS01)이 있다. 말라리아 백신은 개발은 되었으나, 널리 사용되지는 않는다.

③ **진단 및 검사** : 혈액 내 말라리아 기생충을 확인하기 위한 테스트는 신속진단검사(Rapid Diagnostic Tests, RDTs), 현미경 검사, 중합효소연쇄반응(Polymerase Chain Reaction, PCR) 검사 등이 있다. 신속진단검사(RDTs)는 소량의 혈액에서 특정 말라리아 항원을 검출하고 15-20분 이내에 결과를 제공하여 쉽고 간단하게 현장에서 수행할 수 있어 말라리아 진단키트로 널리 사용한다. 현미경 검사는 혈액 표본에서 기생충의 종과 밀도를 확인할 수 있으나, 훈련된 인력과 시설이 필요하다. 중합효소연쇄반응(PCR)도 소량의 혈액에서 말라리아 기생충을 감지하는 매우 민감한 진단 검사이나 다소 비싸고, 시간이 많이 걸린다.

④ **치료 및 관리** : 항말라리아제의 투약은 감염예방, 증상완화와 치료에 도움이 된다. WHO는 말라리아에 대한 1차 치료로 아르테미시닌과 다른 약물을 결합한 병용 요법(ACT)을 권장한다. 아르테미시닌 병용요법 외 클로로퀸 또는 메플로퀸과 같은

다른 항 말라리아 약물을 복합하여 사용할 수 있다. 약물 외에 증상을 완화하고 합병증을 예방하기 위해 휴식, 수분 섭취, 열, 통증관리가 포함된다. 말라리아는 조기 진단과 치료가 중요하다. 적기에 치료하지 않으면 심각한 합병증이나 사망을 초래할 수 있다.

(7) 홍역

홍역은 파라믹소(Paramyxo) 바이러스과에 속하는 홍역(Measles) 바이러스에 의해 발생하는 전염성이 높은 감염질환이다. 바이러스는 기침이나 재채기와 같은 호흡기 분비물과의 접촉을 통해 전염된다. 홍역 바이러스는 호흡기를 통해 몸에 침투하여 복제되고, 면역 반응을 일으키는 림프절과 혈액을 통해 체내 확산된다.

① **증상** : 열, 기침, 콧물이 나고, 일반적으로 얼굴에서 시작하여 몸 전체로 퍼지는 발진이 나타난다. 홍역의 합병증은 폐렴과 뇌염을 일으키고, 사망에 이를 수 있다.

② **예방** : 예방접종은 개인을 병원체로부터 보호할 뿐만 아니라 지역사회 내 감염의 확산을 방지한다. 홍역, 볼거리, 풍진(MMR) 백신이 널리 사용된다. 이 백신은 안전하고 효과적이며 지속적인 보호 기능을 유지한다.

③ **진단 및 검사** : 홍역의 특징인 전신발진은 전형적인 임상증상으로 구별된다. 진단검사로는 홍역 특이 면역글로불린(Measles-specific Immunoglobulin M, IgM) 항체 검사나 PCR을 통해 감염여부를 확인할 수 있다.

④ **치료 및 관리** : 홍역은 예방접종, 증상 완화와 합병증 예방에 중점을 둔다. 홍역이 발생하였을 때는 휴식, 해열치료, 수분공급, 비타민 A 보충, 격리를 통한 확산 예방을 한다. 항생제는 홍역 바이러스에 효과적이지 않지만, 폐렴과 같은 세균성 합병증을 치료하는데 사용될 수 있다.

(8) 소외열대질환

소외열대질환(Neglected Tropical Diseases, NTDs)은 전 세계적으로 149개국에서 흔하며, 주로 저소득 및 개발도상국을 중심으로 14억 명 이상의 사람들(5억 명 이상의 어린이 포함)에게 영향을 미치는 질병군을 말한다. 소외열대질환을 발생시키는 병원체는 바이러스, 박테리아, 원생동물, 기생충 등 다양하다. 일부 소외열대질환은 깨끗한 물과 위생환경의 개선만으로도 예방가능하고, 일부 치료법은 매우 저렴하게 치료가 가능하다. 그렇지만, 조기예방과 치료가 되지 않으면 국가적으로 많은 질병부담이 발생하기도 한다. 이러한 소외열대질환에 대해 의료접근성이 좋은 국가는 쉽게 해결하지만, 개발도상국이나 빈곤지역은 그렇지 않다. 이러한 이유로 취약계층이나 어린이들의 건강형평성에 악영향을 미치는 질병군이라고 할 수 있다. 소외열대질환은 근본적으로 해결하려면 깨끗한 물과 위생 시설에 대한 인프라를 개선하고, 발생률이 높은 지역 주민들에게 예방접종 및 매개체 제어 프로그램을 교육, 홍보를 하는 등 종합적인 접근이 필요하다.

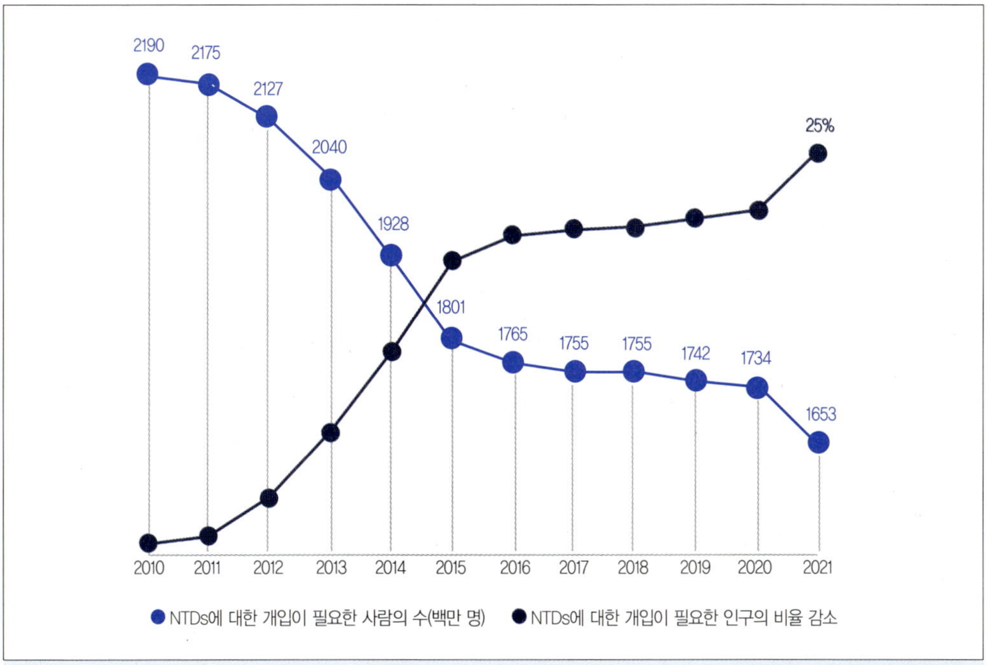

그림 3-3 2010–2021년 동안 전 세계적으로 NTDs에 대한 개입이 필요한 사람들의 수와 비율 감소

출처 : https://www.who.int/teams/control-of-neglected-tropical-diseases/global-report-on-neglected-tropical-diseases-2023

소외열대질환 감소를 위한 국제사회의 노력은 가시적인 성과를 보여 지난 2010년부터 2021년 약 10여 년 간 전 세계 소외열대질환의 개입이 필요한 사람들의 수가 25% 감소하였고, 2022년 12월 기준 47개 국가, 영토 및 지역에서 최소 하나의 소외열대질환을 제거하였다. 2023년 기준 세계보건기구(WHO)는 20개의 소외열대질환을 지정하였고, 질병명, 원인균, 증상, 치료에 대한 간략한 내용은 다음 [표 3-3]과 같다.

표 3-3 WHO 선정 20개 소외열대질환과 관리

질병명	원인균, 증상, 치료
부룰리 궤양 (Buruli ulcer)	마이코박테리움 울세란스(Mycobacterium Ulcerans)라는 세균에 의해 발생. Mycobacterium Ulcerans는 조직을 파괴하는 독소인 mycolactone을 생성. 2차 감염이 치명적일 수 있지만 사망 위험은 낮음. 증상은 기형, 장애, 피부병변의 형태를 띠며 조기치료를 통해 예방할 수 있고 항생제와 수술로 치료함
샤가스병 (Chagas disease)	트리파노소마 크루지(Trypanosoma cruzi)에 감염된 트리아토민이라는 기생충에 의해 전염됨. 기생충에 감염된 음식을 먹거나, 벌레 물림, 오염된 체액과의 접촉을 통해 전파됨. 급성기 초기에는 일반적으로 무증상이나, 피부하감, 편측 안와부종, 국소 림프절병증, 발열이 나타남. 만성적으로 진행하면 무증상 보균이거나, 심장과 소화기 병변을 일으킴
뎅기열 및 치쿤구니야 (Dengue & Chikungunya)	뎅기열은 플라비바이러스에 의해 발생하며 주로 Aedes aegypti 모기로 전파됨. 치쿤구니야는 아르보바이러스에 의해 발생하며, 주로 A. albopictus 및 A. aegypti 모기에 의해 전파됨. 두 질병 모두 고열, 관절통, 출혈열과 독감 같은 증상이고, 치료법은 완화 치료 외에 존재하지 않음
드라쿤쿨리아증 (Dracunculiasis, 기니벌레병)	기니벌레 유충에 감염된 물벼룩에 오염된 물로 전파. 감염 후 약 1년이 지나면 통증을 동반하는 수포가 형성되고, 수포내 벌레가 발생함. 벌레의 길이는 최대 1미터에 이름. 일반적으로 벌레를 제거하고, 상처를 소독하고 드레싱함
낭포충증 (Echinococcosis)	동물의 분변에 있는 기생충을 섭취하여 발생. 감염 후 수년의 무증상 잠복기를 거친 후 간과 폐에 낭종을 일으킴. 간 낭종은 복통, 메스꺼움 및 구토, 간부전 징후를 보임. 폐 낭종은 만성 기침, 흉통 및 숨가쁨을 유발함. 농촌 지역에 발생빈도가 높음. 영상과 혈청학적 검사를 통해 진단함
요오스 (Yaws)	스피로헤타 박테리아 일종인 Treponema pallidum pertenue에 의해 발생하고, 피부 접촉에 의해 전파됨. 사망 위험은 매우 낮지만, 치료하지 않으면 질병으로 인해 조직이 손상되고 장애가 발생함. 주 증상은 피부병변임. 항생제로 치료하며 환경 위생 개선을 통해 예방가능함. 주로 어린이에게 영향을 미침
간질증 (Fascioliasis)	식인성 흡혈충이라고 불리는 Clonorchis, Opisthorchis, Fasciola 및 Paragonimus 기생충을 포함하는 질병군. 기생충의 유충 단계에서 오염된 날 생선과 같은 음식을 먹음으로써 전파됨. 인수공통 감염으로 주로 가축이나 야생동물에 영향을 미치지만 사람에게도 전염될 수 있음. 감염이 되면, 간흡충증, 후수염증, 근막증, 폐흡충증을 일으킴
아프리카 수면병 (African trypanosomiasis)	트리파노소마 속 원생동물에 오염된 체체파리에 물려 전파됨. 기생충이 주로 신경계에 문제를 일으킴. 발열, 두통, 림프절 종대, 야행성 수면 패턴, 성격변화, 인지저하 및 혼수상태의 증상을 보이고, 중추신경계를 침범할 경우 치명적임. 혈청검사를 통해 진단하고, 수라민 또는 멜라소프놀 등 치료제가 있으나, 효과적인 치료법이 개발되지 않음
리슈만편모충증 (Leishmaniasis)	리슈만편모충에 오염된 모래파리에 물려 전파됨. 기생충이 피부와 내부 장기 및 점막에 침범함. 치료하지 않으면 장기손상으로 사망에 이를 수 있음. 임상징후, 혈청검사 또는 기생충 검사를 통해 진단함. 백신이 개발 중이나, 유일한 예방법은 모래파리 물리지 않도록 하는 것임

한센병 (Leprosy)	나병균(Mycobacterium leprae)이라는 박테리아에 의해 발생하며 비말을 통해 전염됨. 5~20년의 잠복기를 가지며, 주로 피부와 신경에 침범함. 치료하지 않으면 외모 손상과 신체적 장애를 유발함. 치료는 여러 항생제를 조합한 다제요법이 적용되고, 초기에 치료하면 완치가 가능함. BCG 백신이 예방 효과가 있음
상피병 (Lymphatic filariasis, 림프 사상충증)	선충에 오염된 모기에 의해 전파됨. 림프계에 영향을 미치는 기생충 감염으로 심각한 부기와 장애를 유발. 림프 사상충증은 무증상이 많고, 치명적이지 않으나, 일부에게는 사지의 림프부종, 생식기 질환, 신장손상 등을 일으킬 수 있음. 혈액검사로 진단함. 구충제로 치료가능하고, 피부를 씻으면 진행을 늦추고, 회복가능함
사상충증 (Onchocerciasis, 강변실명증)	사상충(Onchocerca volvulus)에 오염된 흑파리에 의해 전파됨. 실명, 피부발진, 심한 가려움 및 피부 탈색을 유발함. 이버멕틴으로 치료가능하고, 예방적으로 투여할 수 있음. 살충제를 살포하고 환경위생을 통해 예방함. 대부분 사하라 사막 이남 농촌 지역에서 유병률이 높음
광견병 (Rabies)	광견병 바이러스(Lyssavirus)에 감염된 동물에 의해 물렸을 때 전파됨. 이 바이러스는 신경계에 영향을 미침. 초기에는 발열과 감염 부위의 통증이 나타나고, 치료하지 않으면, 분노와 마비증상을 보이고, 수일 내에 혼수상태나 사망에 이를 수 있음. 광견병은 증상을 보이기 전에 진단이 어렵고, 증상발현 후 조직검사를 통해 확인함. 반려동물 예방접종과 물린 즉시 세척과 소독을 함으로써 예방함
주혈흡충증 (Schistosomiasis, 달팽이열)	주혈흡충에 오염된 달팽이가 많은 담수에 피부접촉으로 발생함. 증상은 체외로 배출되지 않은 알은 장이나 방광에 박혀 염증이나 흉터를 유발함. 혈뇨, 방광폐쇄, 신부전, 방광암, 문맥주위 섬유증, 방광 섬유증, 간 섬유증, 문맥 고혈압, 자궁경부 병변, 복수 및 식도 정맥류 등을 일으킴. 저렴한 프라지콴텔 구충제로 치료하고, 안전한 물, 위생의 개선, 보건교육을 통해 예방함
토양 전염성 연충증 (Soil-transmitted helminthiasis, STH)	회충, 편충 및 십이지장충에 의해 발생하고, 감염된 사람의 배설물과 토양에 대한 노출을 통해 전파됨. 빈혈, 발육부진, 소화장애, 쇠약, 신체 및 인지 발달 저하 증상이 흔하게 나타나고, 사망위험은 낮음. 구충제를 통해 치료하고, 깨끗한 식수, 음식, 환경 위생개선, 보건교육으로 예방가능함. WHO는 사전 진단없는 주기적 구충제 복용을 권장함
낭미충증/태충증 (Cysticercosis)	기생충에 오염된 음식, 물 또는 토양을 섭취할 때 발생. 신경계에 감염될 때 치명적이며, 개발도상국에서 예방가능한 간질의 가장 흔한 원인임. 낭종과 병변은 두통, 실명, 발작, 뇌수종, 수막염, 치매를 유발함. 구충제로 치료하며, 엄격한 육류 검사, 위생의 개선, 보건교육을 통해 예방함
트라코마 (Trachoma)	클라미디아 트라코마티스(Chlamydia trachomatis) 박테리아가 분비물 접촉, 옷, 수건, 또는 파리 등을 통해 전파됨. 증상은 눈꺼풀 내부에 흉터가 생긴 후 눈꺼풀이 안쪽으로 휘어지며, 심한 경우 실명이나 시각장애를 일으킴. 유일하게 예방법은 대인 위생이고, 항생제로 치료함
옴과 진드기 (Scabies & other ectoparasites)	진드기(Sarcoptes scabiei)에 의해 전파되는 전염성 피부질환. 심한 가려움증과 뾰루지 같은 발진이 손목, 손가락 사이, 허리, 머리에 나타남. 긁는 것은 피부 손상과 피부에 추가적인 세균 감염을 일으킬 수 있음. 옴 치료제가 포함된 국소 크림을 몸 전체에 바르고, 이버멕틴 등 경구용 약물을 투약함. 가려움과 염증을 완화하기 위해 항히스타민제 또는 국소 스테로이드를 투약. 재감염과 확산을 예방하기 위해 밀접접촉자도 함께 치료하고, 의복, 침구 및 개인 물품은 뜨거운 물로 세탁하고 고온에서 건조함

뱀물림 (Snakebite envenoming)	뱀의 송곳니에서 찔린 두 개의 상처가 생기고, 독 주입이 발생할 수 있음. 물린 부위에 발적, 부기 및 심한 통증, 구토, 시야흐림, 사지저림, 발한, 빈맥, 현기증의 증상이 흔히 나타남. 뱀의 독성으로 인해 출혈, 신부전, 아낙필락시스, 물린 부위 주변의 조직괴사 또는 호흡곤란, 사망을 초래할 수 있음
진균증 & 심부진균증 (Mycetoma & deep mycoses)	진균증(Mycetoma)은 Madurella, Exophiala 및 Pseudallescheria 속의 곰팡이가 원인이고, 주로 발의 피부와 피하 조직에 영향을 미침. 심부진균증(deep mycoses)은 Histoplasma, Blastomyces, Cryptococcus, Aspergillus 및 Candida와 같은 다양한 종류의 진균이 원인이고, 폐, 뇌, 뼈, 피부 등 전신 진균 감염을 일으킴. 모두 항진균제를 적용하고, 경우에 따라 외과적 치료가 필요함

4) 감염병의 변화

(1) 감염병의 최근 특성

근래 발생하는 감염병의 주요 특성은 다음과 같다.

① **신종 감염병(Emerging Infectious Disease, EID)** : 신종 감염병은 인류에게 처음 발생했거나 과거에 등장했지만, 발병률이나 지리적 범위가 급격히 증가하고 있는 전염병을 말한다. 국제적 감염병 이슈는 몇 년을 주기로 반복되고 있는데, 특히, 신종 호흡기 질환의 대유행이 최근에 자주 발생하고 있다. 2003년 SARS, 2009년 신종플루, 2012년 MERS, 2019년 COVID-19의 형태로 국제 건강안보의 위기를 초래하였다.

② **인수공통감염** : 감염된 동물을 취급하거나 소비할 때, 접촉이나 공기를 통한 직 · 간접적인 전염이 될 수 있다. 최근 전 지구적으로 산업 개발, 환경 개발을 이루면서 생태계가 파괴되고 접촉이 없던 동물과의 접촉면이 확대되었다. 이는 병원체를 지닌 동물과의 접촉을 넓혔는데, 20세기 이후 발생한 대부분의 감염병은 야생동물로부터 유래한 것으로 에볼라바이러스, 크리미안콩고열, 서아프리카 라싸열 등이 해당된다. 즉 생태계의 변화로 인해 사람-동물의 상호작용이 증가하여 인수공통감염으로 인한 신종 감염병의 유입이 증가하게 되었다.

③ **항생제 내성** : 과거 박테리아를 박멸함으로써 생명을 구했던 항생제의 남용 및 오용은 내성 박테리아 균주의 발달로 이어질 수 있다. 항생제 내성균(슈퍼 박테리아)은 치료가 어렵고, 새로운 전염병의 출현으로 이어질 수 있다.

(2) 감염병 변화의 원인

신종감염병, 인수공통감염, 항생제 내성 등 감염병의 최근 특성이 인간의 삶에 미치는 영향력이 높아지게 된 것은 다음과 같은 현상에 기인한다.

① **기후변화** : 온도, 강수량 등 환경의 변화는 모기, 진드기 및 설치류와 같은 감염 매개체의 분포와 행동에 영향을 미칠 수 있다. 기후변화는 변종 바이러스를 발생시키거나, 냉온대 지역에 아열대 지역 감염병을 확산시키고, 거의 종식되었다고 여기어지는 감염병의 재확산과 만연을 일으킬 수도 있다. 신호성(2008)의 연구에서 국내 기온이 1℃ 상승하면 말라리아, 쯔쯔가무시, 세균성이질, 장염비브리오, 렙토스피라의 5가지 전염병 발생률이 평균 4.27% 증가하는 것으로 보고하고 있다.

② **인구증가 및 도시화** : 세계 인구가 증가하고 도시화 됨에 따라 과밀화된 도시에서 사람들은 같은 물과 공기, 대량으로 유통되는 음식을 공유한다. 도시에서는 외곽에 비해 더 쉽고 빠르게 전염병은 확산된다.

③ **교통, 정보, 무역의 발전** : 국제 교류의 증가와 교통수단의 발달은 사람과 상품이 더 쉽고, 빠르고, 많이 이동하게 한다. 이러한 발전은 국경과 대륙을 넘어 감염의 확산을 촉진한다. 그리고, 감염병의 발생 보고가 체계화되면서 과거에 비해 더 많은 질병이 발견, 보고되고, 자료로 축적, 공유된다.

표 3-4 2000년 이후 발병한 감염병

감염병 종류	발생연도	피해 결과		
		주요 발생국	감염자	사망자
중증호흡기증후군(SARS)	2002~2003	29개국	8,098명	774명
신종인플루엔자(H1N1)	2009	전 세계	13만명	18,239명
조류인플루엔자(H7N9)	2013	중국	571명	212명
에볼라바이러스	2014	아프리카	24,509명	10,096명
중동호흡기증후군(MERS)	2012~2013	중동, 북아프리카 12개국	1,040명	383명
COVID-19	2019~2023	220개국/지역	약 7억6279만명	약 689.7만명 (23.4.12기준)

* 에볼라 감염, 사망자 통계는 WHO의 2015년 3월 기준으로 기니, 라이베리아, 시에라리온에 기초한 것이며 그밖에 미국, 영국, 스페인 등에서도 35건의 감염, 15명의 사망자가 발생함. COVID-19 감염 및 사망자 통계는 WHO의 2023년 4월 기준.

출처 : 강선주 (2015). 바이오안보의 부상과 글로벌 보건안보 구상, 국립외교원 & 외교안보연구
WHO (2023.4.13). WHO Coronavirus (COVID-19) Dashboard. https://covid19.who.int/

(3) 감염병 대응을 위한 One Health 시스템 개념

감염병의 전 세계적인 유행과 영향력의 증가로 인해 감염병 대응관리 체계로서 '인간-동물-환경'을 분리하여 접근하지 않는 'One Health' 시스템의 개념이 등장하였다. One Health는 2000년대 초반에 도입된 개념으로 생태계에 속한 인간과 동물을 상호 의존적인 존재로 보고, 인간의 생명과 안보를 증진하기 위해서는 인간의 건강 뿐만 아니라 환경의 황폐화를 방지하고 동물의 건강도 획득해야 한다는 것이다. 그리고 건강 획득을 위해 지역, 국가, 그리고 글로벌 수준에서 인간, 동물 및 환경보건 분야 등의 다학제적 분야의 공동 노력을 강조하는 접근방식이다.

One Health 시스템은 특히 COVID-19, 에볼라, 조류 인플루엔자와 같은 인수공통전염병을 다루어, 인간과 동물 건강과 질병의 상호연결됨을 검증하는데 이론적 기틀이 되었다. 이 모델은 감염병을 대응하는데, 포괄적이고 협력적인 접근방식을 채택함으로써 질병예방, 조기발견, 백신개발, 예방시스템 구축을 위한 제도를 만드는데 도움을 준다.

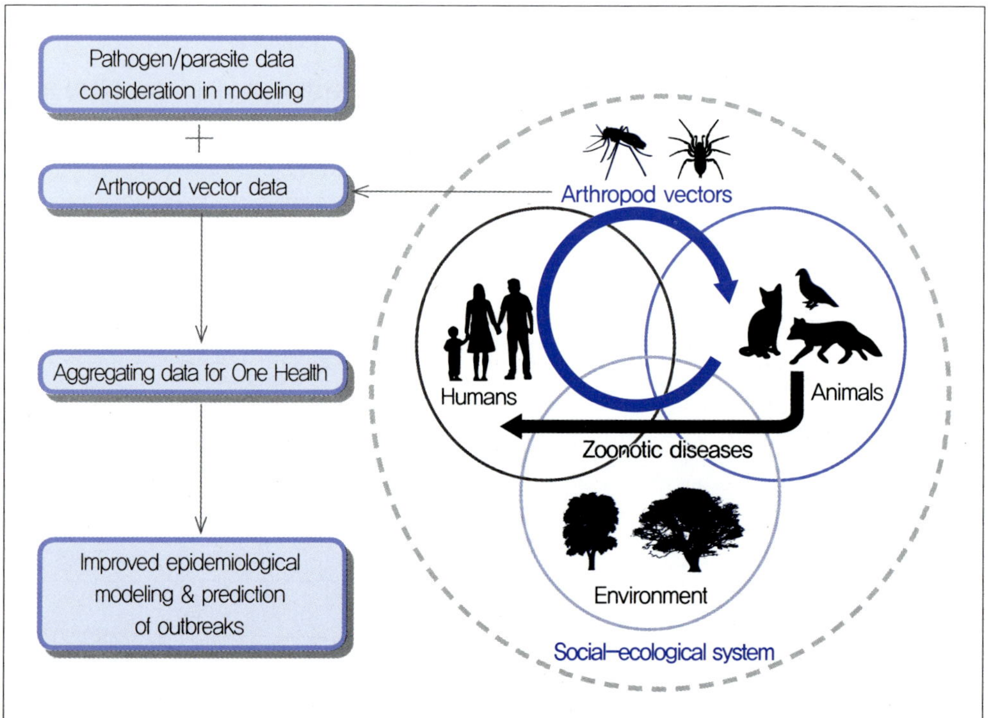

그림 3-4 One Health 시스템 개념으로 접근한 인수공통감염병

출처 : Benelli, G., Duggan, M. F. Management of arthropod vector data - Social and ecological dynamics facing the One Health perspective, 2018, Acta Tropica, p80-91

5) 감염병 대응을 위한 국제협력

최근에 경험한 신종 감염병의 위협으로 우리는 국가 중심의 전통적 공중보건의 개념에서 벗어나, 국경을 초월한 방역 전략의 중요성을 강화할 필요성을 알게 되었다. 한 국가 내에서의 감염병 확산 방지 노력만으로는 국민의 건강을 보호할 수 없고, 국제적 관점에서 공조 체계를 갖추어 대응해야 하는 이슈가 되었다. 국제기구, 다자간 기구 및 정부 당국 간의 협력은 전 세계적으로 방역정책과 검역에 대한 일관적이고, 조정된 관리를 하는데 효과적이다.

(1) 국제기구의 역할과 규정

① 세계보건기구(WHO)

감염병에 있어서 국제기구는 국가 간 감염병 확산을 막는데 매우 중요한 역할을 할 뿐 아니라, 회원국에 글로벌 보건문제를 해결하기 위한 조정, 지침 및 지원을 제공한다. WHO는 감염병과 관련된 보건위기에 대응하기 위해 회원국과 함께 감염병과 관련된 전략을 수립하고, 다음과 같은 주요 활동을 하고 있다.

㉠ 감염병의 발생과 확산을 감시하고, 보고함으로써 신속한 경보와 질병 통제를 통해 회원국과 지역에서의 대응 능력을 강화하고, 추가 전파를 예방한다.

㉡ 예방접종을 포함한 감염병 예방전략을 개발하고, 모니터링, 진단, 예방 및 통제, 치료 및 백신개발을 포함한 다양한 측면에 대한 증거기반 가이드라인과 권고사항을 제공한다.

㉢ 긴급한 감염병 발생상황에서 회원국과 협력하여 전문가 파견, 긴급구호물자 제공, 직접 치료, 방역활동을 한다.

㉣ 감염병 관련 연구를 촉진하고, 진단 · 치료 · 백신개발 등의 기술혁신을 지원한다.

㉤ 회원국들의 감염병 대응 능력을 강화하기 위해 국가 수준에서 보건의료인 훈련, 교육프로그램 개발, 인프라 구축, 정책 개발을 지원한다.

② 국제보건규정(International Health Regulations, IHR)

국제보건규정은 WHO 회원국이 채택한 구속력이 있는 글로벌 법률적 기틀이다. 이 규정은 국제적으로 공중보건 비상사태를 감지, 평가 및 대응하기 위해 국가들이 핵심

역량을 개발하고 유지하도록 관리하는 내용을 담고 있다. 또한, 국제 교통 및 무역에 대한 불필요한 간섭을 피하면서 질병의 국제적 확산에 대응하기 위해 글로벌 방역과 검역조치를 포함하는 일련의 규칙과 절차를 제공한다.

(2) 국제검역체계

국제검역체계(International Quarantine System)는 감염병 확산을 통제하기 위한 중요한 수단이다. 검역(quarantine)은 많은 사람들이 밀집되는 곳에서 전염병의 확산을 통제하는 방법으로 전 세계 공항, 항만, 육로 국경에서 감염병 유입을 방지한다.

국제검역체계의 발전과정은 다음과 같다. 국가 간 검역체계에 대한 첫 기록은 라구사 공화국(지금의 크로아티아 두브로브니크)이 흑사병의 확산을 막기 위해 14세기경 확립한 것으로 알려져 있다. 당시 감염된 지역에서 도착하는 선박은 승객과 화물이 하선할 수 있기 전에 40일 동안 연안에 정박해야 했다. 19세기 이후부터는 철도를 비롯해 이동 형태가 다양해 지면서 검역의 개념이 국경을 중심으로 육상 운송까지도 포함되게 되었다. 최초의 국제보건회의는 1851년 파리에서 열렸고, 이후 수십 년 동안 검역 및 질병 통제에 대한 글로벌 표준을 수립하기 위해 일련의 국제위생회의가 열렸다. 1948년 세계보건기구가 설립되고, 국제보건규정이 마련되면서 최근 국제검역체계는 감염병의 확산을 방지하는데 중요한 역할을 하고 있다. 국제검역체계 관련 다자기구로는 세계관세기구(World Customs

자국민 보호를 위한 해외감염병 예방활동

세계 이동이 빈도가 증가함에 따라 해외감염병의 국가 간 확산을 막고, 자국민의 건강을 보호하기 위해 각국 정부는 감염병 발생상황을 미리 점검하고, 자국의 국민들이 해당 국가를 방문하기 전·중·후에 따른 감염병을 예방하고 관리하기 위한 정보제공, 모니터링 및 관리를 하고 있다. 우리나라는 국가별 질병정보를 질병관리청 홈페이지 또는 콜센터 ☎1339에서 국가별 감염병 발생정보를 확인할 수 있다. 감염병 예방수칙은 다음과 같다.

① 다른 국가를 이동하게 될 때, 방문 국가의 감염병 발생여부를 확인한다.

② 방문 국가에서도 야생동물과의 접촉을 피하고, 모기에 물리지 않도록 주의함으로써 감염병에 걸리지 않도록 한다.

③ 해당 국가나 지역에서 빈번하게 발생하는 감염병에 대해 백신이 있는 경우 사전에 예방접종을 한다. 방문 국가에 따라 사전에 어떤 예방접종이 필요한지 확인하고, 예방접종이 필요한 경우에는 출국 2주 전에 백신 예방접종을 한다. 말라리아 백신은 전문 의약품이므로 의료기관에 방문하여 담당의와 상의한 후 접종가능하며, 그 외 황열, 콜레라 예방 백신은 국제공인 예방접종 지정기관에서 접종이 가능하다.

Organization, WCO), 국제민간항공기구(International Civil Aviation Organization, ICAO), 국제해사기구(International Maritime Organization, IMO) 등이 있다.

6) 감염병 감시 및 대응체계

(1) 감염병 관리방법

감염성 질환은 병원체, 병원소, 병원체의 탈출, 전파, 침입, 숙주의 감수성 6가지의 요소가 연결되어 발생한다(그림 3-5). 따라서 감염병을 예방하기 위해서는 이 연결고리를 끊어내어 병원체가 건강한 새로운 숙주에게 도달하는 전파과정을 차단하여 통제할 수 있다. 감염병의 중재는 첫째, 환경관리를 통해 병원체가 숙주에게 접촉할 수 없게 하거나, 둘째, 전파되어 숙주에 도달하였더라도 숙주의 저항력을 강화하여 발현과 확산을 제어한다. 병원과 일차의료의 임상현장, 공중보건기관, 정부와 지역사회는 다음과 같은 3차 예방 단계를 고려하여 감염병에 대해 임상과 정책이 협력적 대처를 한다(표 3-5).

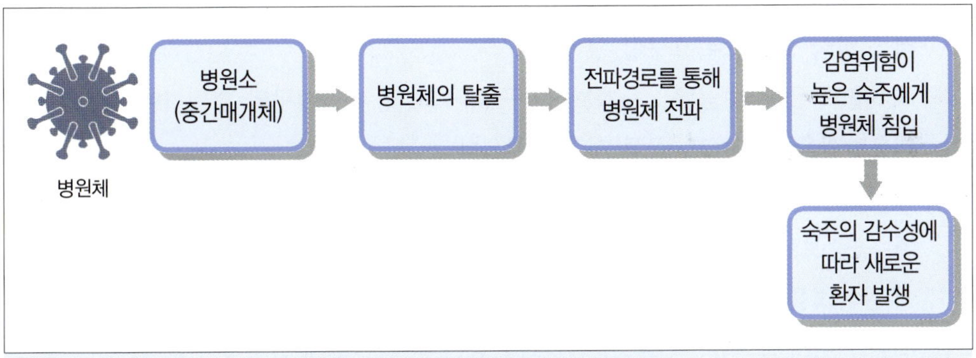

그림 3-5 감염병 발생의 6가지 요소

표 3-5 감염병 관리방법

구분	원리	방법
1차 예방	건강인을 대상으로 병원체와 숙주가 접촉하는 것을 막거나 숙주의 저항력을 높이는 것	보건교육, 환경관리 예방접종, 개인위생
2차 예방	감염병을 조기 발견하고 신속한 치료를 하는 것 검진 및 건강진단	조기 진단과 치료
3차 예방	감염병 환자의 회복과 감염병의 새로운 전파를 막는 것	사람과 병원소 간 격리 감염성 폐기물의 안전한 처리와 관리

출처 : 지역사회 간호학 (2021). 감염병 관리방법.

(2) 감염병 확산 방지를 위한 국가의 역할

감염병 중재와 마찬가지로 국가 단위에서 감염병 대응 노력은 첫째, 감염병의 국내 유입을 막고, 둘째, 내부에서 발생한 감염병에 대한 효과적인 대응으로 볼 수 있다. 오늘날 각국 정부는 국가 간 감염병 확산을 방지하기 위해 다양한 조치를 취하고 있는데, 일반적으로 다음과 같은 감염병 예방활동을 포함한다.

① **여행제한** : 감염병의 국내 유입을 막기 위해 입국 금지 또는 제한을 할 수 있다. 예, 공항, 항구 및 육로 국경 검문소에서 감염이 의심되거나 고위험 지역에서 여행한 개인의 입국을 거부 등

② **검역 및 격리** : 감염병에 노출되었거나 감염된 개인을 분리하는 검역 및 격리 조치를 시행한다. 예, 지정된 시설로의 의무적 격리 또는 집에서의 자가 격리 등

③ **건강검진 및 감시** : 잠재적인 증상이나 위험 요인이 있는 개인을 식별하기 위해 입국 지점에서 건강검진 및 감시를 실시한다. 예, 체온검사, 건강설문지, 건강상태 및 병력 문진 및 인터뷰

④ **사전 예방접종 요건** : 특정 감염병의 국내 유입과 확산 방지를 위해 예방접종 증명서를 입국 조건으로 요구할 수 있다.

⑤ **국제협력 및 정보공유** : 세계보건기구(WHO) 및 다자기구와 협력하여 질병정보와 대응방법을 공유하고, 공동 전략을 세운다.

⑥ **보건교육 및 홍보** : 자국민에게 감염병, 전파 및 예방법에 대해 교육하고 홍보한다. 예, 공중보건 캠페인, 공식 웹사이트, 미디어 및 SNS 등을 통해 정확한 정보를 알려 감염병을 예방하고, 치료한다.

⑦ **의료 인프라 및 역량 구축** : 장단기적으로 또는 긴급하게 감염병을 감지, 대응 및 억제하기 위한 준비를 한다. 예, 감염병 진단 및 검사, 의료시설, 의약품 및 의료인 역량 확보, 질병과 의약품에 대한 R&D 투자, 중앙 및 지역단위의 공중보건체계, 공공보건의료 정책 및 제도 마련 등이 포함

(3) 우리나라의 감염병 감시 및 대응체계

감시(surveillance)는 "watch out"의 뜻을 가진 프랑스어에서 유래한 것으로 감염병 감시(infectious disease surveillance)는 감염병을 잘 지켜본다는 의미이다. 따라서 감염병 감시체계는 감염원, 감염경로, 매개체 등에 대한 감염병 발생과 관련 자료를 체계적 · 지속적으로 수집하고 분석하여 그 결과를 해석하고, 필요한 자료를 적시에 제공하

는 것이며, 광의적 개념으로는 필요한 자료를 국민에게 홍보 · 배포하여 감염병을 예방하고 대응하는 일련의 과정으로 볼 수 있다(그림 3-6).

즉, 감염병 감시체계는 효과적으로 감염병을 감시하기 위한 관리 시스템이며, 감염병의 자료수집, 자료분석, 분석 결과 배포, 대응의 관리 과정으로 볼 수 있다. 감염병의 발생 장소, 발생 경로 등 그 추이를 신속하고 정확하게 파악하고 보고해야 하므로 국가가 중심이 되어 국가 차원에서 감염병 감시체계를 두고 있으며, 이와 관련된 제반 사항 등을 법으로 규정하고 있다. 이러한 감염병 감시체계는 앞으로 발생할 감염병의 발견이나 새 감염병에 대한 대응 매뉴얼의 개발 등 감염병의 예방 및 관리에 활용됨으로써 감염병 연구에 기여하고 있다.

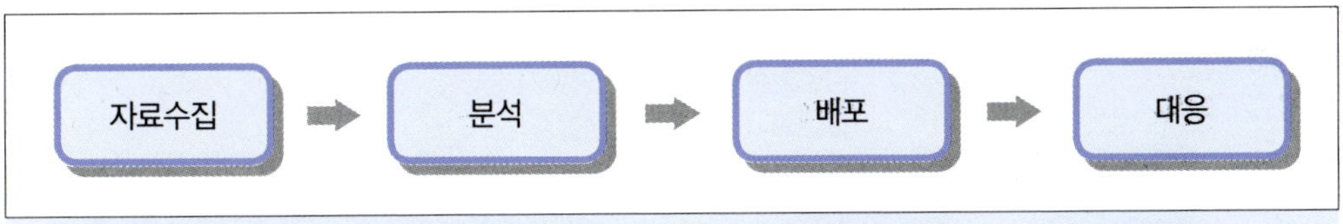

그림 3-6 감염병 감시 과정

① 자료의 수집

감염병 감시의 첫 단계인 자료수집은 대기, 수질 등 환경의 모니터링, 서베이를 통한 표본인구로부터의 정보수집, 그리고 법과 규정에 의해 의무적으로 신고하는 감염병 신고정보를 통해서 수집하게 된다(그림 3-7).

이때 의무신고자의 범위에 따라 전수감시와 표본감시로 구분한다. 전수감시체계(mandatory surveillance system)는 감염병 발생시 감염병환자 등을 진단한 의사, 치과의사, 한의사, 의료기관 등이 관할보건소에 신고하는 시스템이며, 제1급감염병은 즉시, 제2급 및 제3급감염병은 24시간 이내 신고하도록 되어 있다. 법정감염병의 대부분은 현재 전수감시를 하고 있다. 표본감시체계(sentinel surveillance system)는 일정한 기준에 의해 참여하는 의료기관을 표본감시기관으로 지정하여 7일 이내에 관할보건소에 신고하도록 한다. 법정감염병 4개급 89종 중 전수감시대상 65종, 표본감시대상 23종으로 되어 있다(표 3-6).

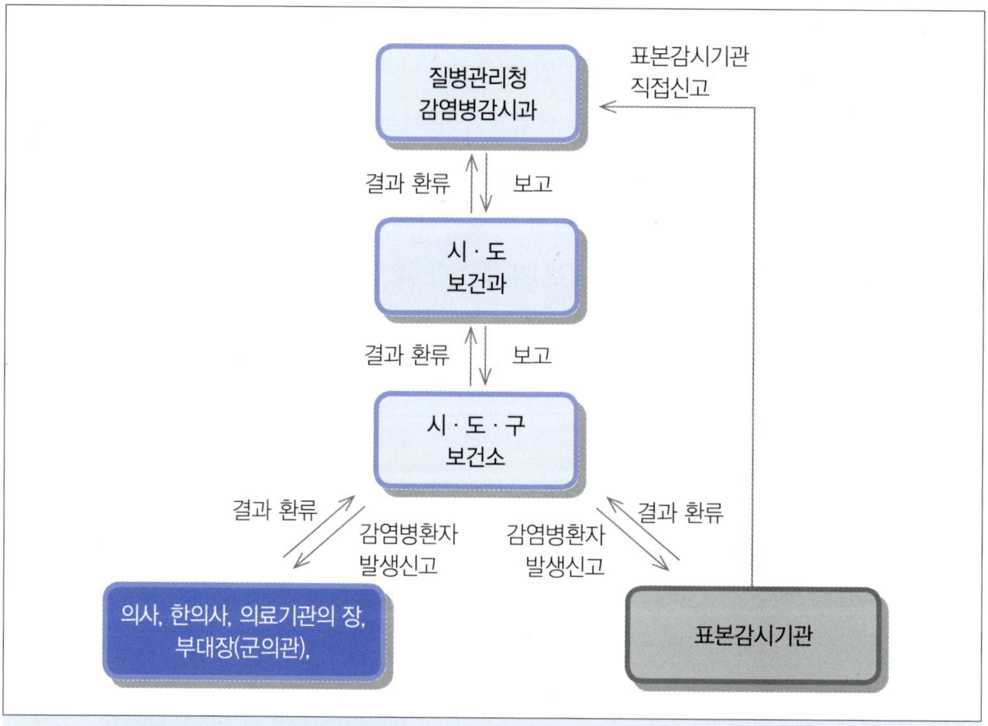

그림 3-7 감염병신고 보고체계

표 3-6 법정감염병의 분류 및 종류(2023년 4월 적용 중)

구분	특성	종류
1급 (17종)	생물테러감염병 또는 치명률이 높거나 집단 발생 우려가 커서 발생 또는 유행 즉시 신고, 음압격리와 같은 높은 수준의 격리가 필요한 감염병	에볼라바이러스병, 마버그열, 라싸열 크리미안콩고출혈열, 남아메리카출혈열 리프트밸리열, 두창, 페스트, 탄저 보툴리눔독소증, 야토병, 신종감염병증후군 중증급성호흡기증후군(SARS) 중동호흡기증후군(MERS) 동물인플루엔자 인체감염증 신종인플루엔자, 디프테리아
2급 (23종)	전파가능성을 고려하여 발생 또는 유행시 24시간 이내에 신고하고 격리가 필요한 감염병	결핵, 수두, 홍역, 콜레라, 장티푸스, 파라티푸스 세균성이질, 장출혈성대장균, A형간염, 백일해 유행성이하선염, 풍진, 폴리오 수막구균 감염증, b형헤모필루스인플루엔자 폐렴구균 감염증, 한센병, 성홍열 VRSA 감염증, CRE 감염증, E형간염 코로나바이러스감염증-19, 엠폭스

3급 (26종)	발생을 계속 감시할 필요가 있어 발생 또는 유행 시 24시간 이내에 신고하여야 하는 감염병	파상풍, B형간염, 일본뇌염, C형간염, 말라리아 레지오넬라증, 비브리오패혈증, 발진티푸스 발진열, 쯔쯔가무시증, 렙토스피라증, 브루셀라증 공수병, 신증후군출혈열, AIDS, 크로이츠펠트-야콥병(CJD) 및 변종크로이츠펠트-야콥병(vCJD) 황열, 뎅기열, 큐열(Q열), 웨스트나일열, 라임병 진드기매개뇌염, 유비저, 치쿤구니야열 중증열성혈소판감소증후군(SFTS), 지카바이러스
4급 (23종)	제1급~제3급 감염병 외에 유행 여부를 조사하기 위하여 표본감시 활동이 필요한 감염병	인플루엔자, 매독, 기생충감염병(6종) 수족구병, 성매개감염병(5종), VRE 감염증, MRSA 감염증, MRPA 감염증, MRAB 감염증 장관감염증, 급성호흡기감염증, 해외유입기생충감염증 엔테로바이러스감염증, HPV 감염증

기생충감염병: 기생충에 감염되어 발생하는 감염병 중 보건복지부장관이 고시하는 감염병(회충증, 편충증, 요충증, 간흡충증, 폐흡충증, 장흡충증)
세계보건기구 감시대상 감염병: 세계보건기구가 국제공중보건의 비상사태에 대비하기 위하여 감시대상으로 정한 질환
생물테러감염병: 고의 또는 테러 등을 목적으로 이용된 병원체에 의하여 발생된 감염병
성매개감염병: 성 접촉을 통하여 전파되는 감염병(임질, 클라미디아감염증, 연성하감, 성기단순포진, 첨규콘딜롬)
인수공통감염병: 동물과 사람 간에 서로 전파되는 병원체에 의하여 발생되는 감염병
의료관련감염병: 환자나 임산부 등이 의료행위를 적용받는 과정에서 발생한 감염병

② 자료의 분석 및 배포

전수감시체계에 따라 의사, 한의사, 치과의사, 의료기관장 등 신고의무자가 시·군·구의 관할 보건소에 신고하고, 신고받은 보건소장은 시장·군수·구청장 또는 특별자치도지사에게 신고하거나 또는 질병관리청에 직접 신고하기도 한다. 신고는 질병보건통합관리시스템(http://is.cdc.go.kr)을 통해 이루어진다. 신고를 받은 시장·군수·구청장 또는 특별자치도지사는 보건복지부장관 및 시·도지사에게 각각 보고하는 체계를 갖추고 있다.

표본감시체계는 표본감시기관이 법정감염병으로 인하여 환자를 진단하거나 사체를 검안한 경우 등이 발생하면 보건복지부장관 또는 관할 보건소장에게 매주 질병보건통합관리시스템 또는 팩스로 신고하여야 한다. 이렇게 수집된 감시 자료는 보건소 및 질병관리청 등을 통해 분석되어 그 결과를 배포하고 있다.

대표적인 사례가 '감염병 감시연보'로 질병관리청은 국가감염병감시시스템(National Infectious Disease Surveillance System, NIDSS)은 감염병웹신고시스템(http://is.cdc.go.kr)을 통해 신고된 현황을 통계 분석하여 「감염병 감시연보」를 매년 발간하고 있다. 감염병 감시연보 발간의 목적은 감염병 발생추이와 각종 통계자료를 제시하면서 국민들에게 정보를 제공하고 이용자들로부터 정보에 대한 환류를 받아 국가 감염병 감시 및 대응에 효과적으로 활용하기 위함이다.

③ 대응

국가의 보건안보를 지키고, 감염병 감시체계를 효율적으로 갖추기 위해 우리나라는 감염병 5년마다 감염병 예방관리 기본계획을 수립하고 있다. 최근 보건복지부와 질병관리청은 '제3차 감염병 예방관리 기본계획(2023~2027)'을 수립하고 국가가 수행할 4개 추진전략, 16개 핵심과제, 55개 세부과제를 발표하였다(그림 3-8). 본 계획은 '감염병의 예방 및 관리에 관한 법률' 에 따라 5년마다 수립되는 것으로 보건복지부와 질병관리청이 세운 계획을 바탕으로 시 · 도지사 및 시장 · 군수 · 구청장이 해당 지방자치단체의 시행계획을 수립하고 시행하는 체계이다.

본 계획의 비전은 '감염병으로부터 모두가 안전한 사회'를 향해 향후 5년간 '코로나19를 넘어 미지의 감염병(Disease X)까지 대비'하고 '민 · 관 및 국제협업으로 감염병 예방관리 고도화'한다는 목표를 제시하였다. 목표달성 과정은 '근거기반, 형평성, 혁신, 국내 · 외 협력, 소통 · 참여'의 5개의 기본원칙에 따른다. 4가지의 추진전략은 다음과 같은 내용을 포함한다.

㉠ 감염병 위기 대비 및 대응 고도화

코로나19 대응경험을 기반으로 감염병 공중보건위기 대비 체계 및 대응 역량을 높이고, 고위험병원체 관리 등 생물안보를 강화한다.

㉡ 선제적 · 포괄적 감염병 예방 및 관리

결핵관리종합계획, 인수공통감염병 관리계획, 바이러스 간염(B형 · C형) 관리 기본계획 등 상시감염병 예방관리를 위한 선제적 접근, 원헬스 정책 활성화(인간-동물-환경간 다분야 · 다학제 접근) 및 감염병 고위험군에 대한 건강 형평성 제고를 한다.

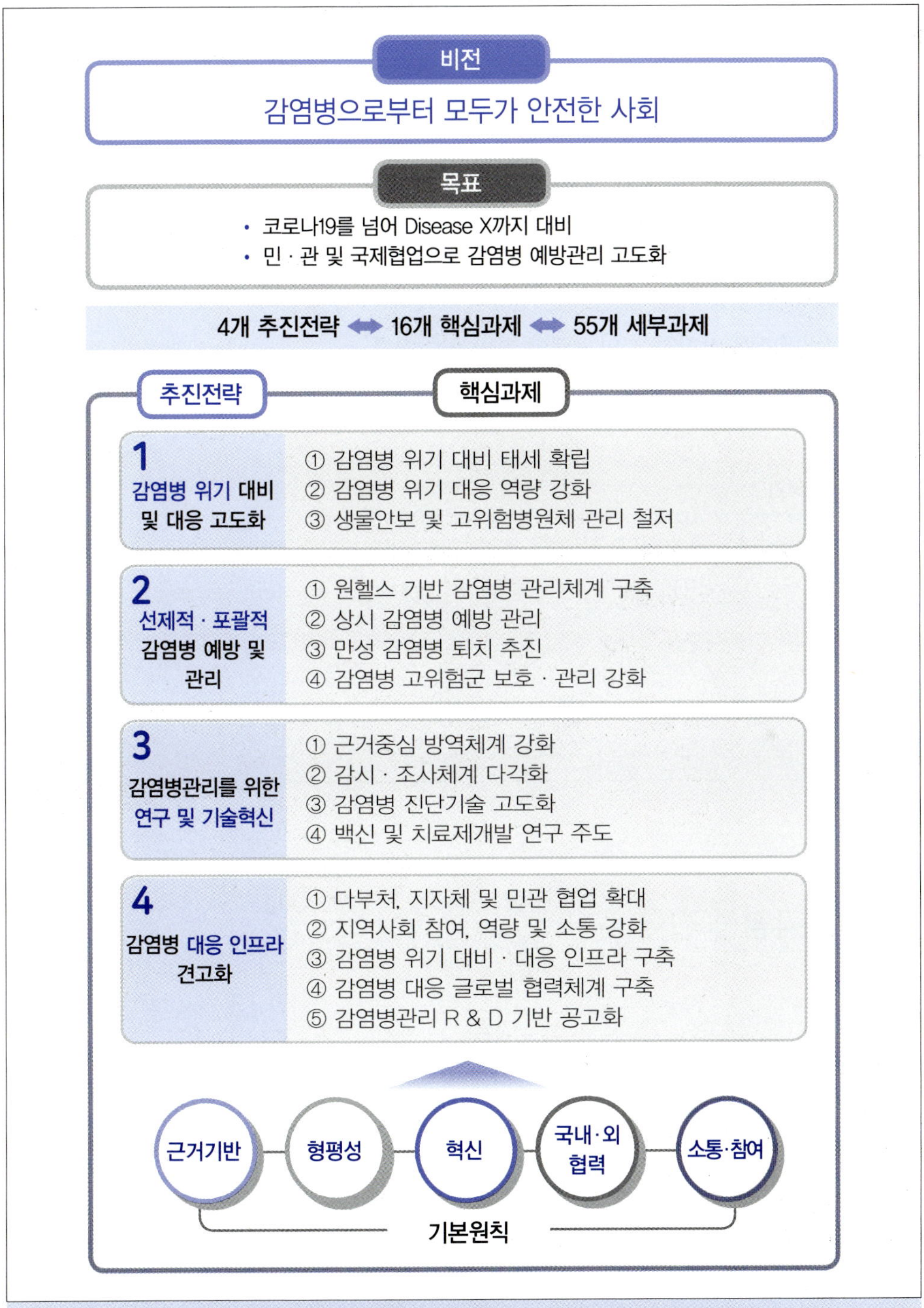

그림 3-8 제3차 감염병 기본계획 추진전략 및 핵심과제

출처 : 질병관리청 (2023). 제3차 감염병 예방 및 관리에 관한 기본계획('23~'27) 발표 보도자료.

㉢ **감염병 관리를 위한 연구 및 기술혁신**

감염병 관련 데이터 통합 · 연계하고, 다양한 감시 · 조사 결과를 정책 수립의 근거로 활용하며, 질병관리청이 감염병 진단기술 및 백신 · 치료제 연구를 주도한다.

㉣ **감염병 대응 인프라 견고화**

감염병 예방관리 현장의견을 반영하여 법 · 제도를 정비하고 의료시설 · 방역물자 등 감염병 대응에 필요한 인프라를 견고히 구축한다. 글로벌, 다부처 · 민관 협력체계를 강화하고 연구개발 기반을 다진다.

생각해보기

- 저소득 또는 중저소득 국가의 주요 감염병을 효과적으로 해결하기 위한 국제협력 방법을 알아보자.
- 소외열대질환의 특성을 알아보고, 선진국이 소외열대질환에 관심이 부족한 이유를 알아보자.
- 전 세계인에게 크게 영향을 미치는 호흡기질환이나 신종감염병을 효과적으로 예방할 수 있는 방법을 사례를 통해 정리해 보자.
- 우리나라의 '제3차 감염병 예방 및 관리에 관한 기본계획'의 구체적인 내용을 살펴보고, 글로벌 감염성질환의 변화와 어떻게 연결되는지 토론해 보자.

02 비감염성 질환

비감염성 질환은 전 세계적인 사망의 주요 원인이며 불건강을 넘어 빈곤, 삶의 질 저하, 나아가 노동력 및 생산성에 영향을 주어 경제성장을 위협하는 질환이다. 비감염성 질환은 경제 수준에 따라 기회불균형을 유발하기 때문에 개발도상국 등 빈곤하고 취약한 계층이 많은 나라에서는 건강과 삶을 위협하는 심각한 국제보건 이슈로 대두되고 있다. 이에 세계 지도자들은 비감염성 질환과 관련된 아젠다에 대한 책임을 더 이상 보건 영역에 국한하지 않고 금융, 무역, 농업, 교육 및 환경 전반에 영향을 주는 문제로 인식하고 정부와 지역사회가 효과적으로 대처하기 위하여 노력하고 있다.

1) 비감염성 질환의 정의

비감염성 질환(Non-Communicable Diseases, NCDs)은 뇌졸중이나 심장마비와 같은 순환기계 질환, 암, 만성폐쇄성폐질환이나 천식과 같은 만성 호흡기계 질환, 당뇨, 알츠하이머병, 치매와 같은 만성 신경질환, 관절염과 같은 근골격계 질환, 교통사고와 같은 예상되지 않은 사고, 자살 등을 포함한다. 만성질환으로 알려져 있는 비감염성 질환은 유전적 소인, 생리학적 요인, 환경적 요인, 행태적 요인의 복합적인 문제로 장시간에 걸쳐 질병이 지속되며 완전한 치료가 어려운 특징을 나타낸다. 비감염성 질환은 급성 감염병의 결과로 나타나는 것이 아니라 다양하고 복합적이며, 질병이 만성적으로 지속되면서 대상자의 신체적 혹은 정신적 기능장애를 일으켜 삶의 질에 영향을 미친다.

비감염성 질환을 일으키는 다양한 원인 중 4가지 주된 위험요소로는 흡연, 과도한 음주, 불건강한 식습관, 신체활동의 부족이다. 즉, 인간의 생활습관에서 기인하므로 비감염성 질환을 생활습관병(life style disease)이라고 부르기도 한다. 최근 WHO 보고서에 따르면 현대사회의 비감염성 질환을 일으키는 유발요인에 공기오염을 추가하여 5가지 비감염성 질환의 위험요소를 명시하였다(그림 3-9). 이러한 비감염성 질환을 일으키는 위험요소를 예방하는 것이 비감염성 질환의 증가와 이에 따른 조기사망을 줄일 수 있는 가장 명확하고 전략적인 방법이다.

비감염성 질환으로 인한 보건 위협을 감소시키기 위한 국제사회의 노력은 계속되고 있다. 2011년 유엔총회에서는 고위급 정치선언을 비롯하여 지속가능발전목표(SDGs)의 세부목표에 비감염성 질환을 포함시켰다. 2013년 세계보건총회에서는 "비감염성 질환으로 인한 회피가능한 질병부담으로 자유로운 세계"라는 비전을 제시하고, 비감염성 질환 예방 및 통제를 위한 글로벌 행동 계획을 승인하였다(Global NCD Action Plan 2013-2030). WHO는 SDGs 세부목표 3.4.1 관련 질병군을 지속적으로 모니터링하고, 글로벌 행동 계획의 구체적인 로드맵과 권장사항을 개발하고 있다.

그림 3-9 비감염성 질환의 5대 위험 요인

2) 비감염성 질환의 현황

(1) 비감염성 질환의 글로벌 사망률

WHO의 2019년 통계에 따르면 비감염성 질환으로 매년 약 4,100만 명이 사망하는데, 비감염성 질환은 전체 사망률의 74%에 해당할 만큼 세계적인 주요 사망원인이다. 이 중 1,700만 명에 해당하는 사람들이 평균수명까지 도달하지 못하고 30세에서 69세 사이에 조기사망한 것으로 보고되고 있다. 이는 비감염성 질환으로 인한 조기사망의 80%를 차지한다.

비감염성 질환 사망원인의 대부분은 순환기계 질환, 암, 만성 호흡기계 질환, 당뇨병이 4가지의 질병군이다. 질병군별 사망자 규모는 2019년 기준 심혈관계 질환이 연간 1,790만 명(32%), 암이 930만 명(17%), 만성 호흡기계 질환이 410만 명 (7.5%), 당뇨병이 150만 명 (2.8%)으로 나타난다. 이 4가지 주요 비감염성 질환 중 하나로 인해 사망할 확률은 남성이 43%로 37%인 여성보다 조금 높다.

서구화된 식습관, 식품의 선호도와 소비방식의 변화, 관세 및 무역협정 등의 식품 이용가능성 및 식품가격에 영향, 자동차 발달 및 도시화로 신체활동 부족, 담배회사의 공격적 마케팅 및 정치적 로비로 인한 흡연 노출 등의 다양한 요인으로 인해 비감염성 질환의 발생은 심화되고 있다.

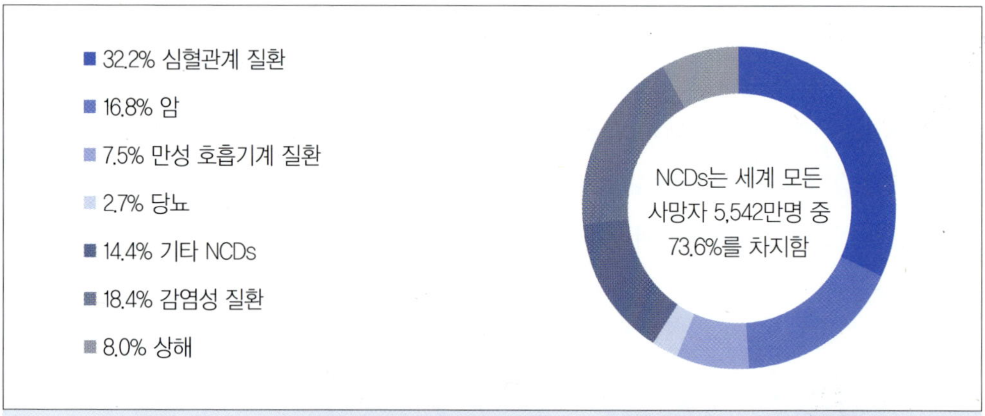

그림 3-10 2019년 기준 세계의 전체 사망에 대한 주요 질환의 사망률

출처 : WHO (2019). mortality and global health estimates https://www.who.int/data/gho/data/themes/mortality-and-global-health-estimates/ghe-leading-causes-of-death

일반적으로 비감염성 질환은 고소득 선진국의 질병이고 개발도상국의 주요한 질병은 감염성 질환으로 인식하고 있으나 문명화 · 세계화된 현대사회에서는 중 · 저소득 국가에서도 비감염성 질환이 차지하는 비중은 점점 높아지고 있다. 더욱이 중 · 저소득 국가에서는 감염성 질환과 함께 만성질환이 공존함에 따라 질병의 이중부담(double-burden)을 안고 있는 실정이다. 비감염성 질환으로 인한 조기사망률과 국가의 소득수준 간에는 명확한 관계가 나타난다.

2019년 기준 30~69세 소득국가별 사망률에 따르면 전체 사망자 중 비감염성 질환의 사망자의 78%와 비감염성 질환으로 조기사망한 성인의 85%가 저소득 및 중소득 국가(Low and Middle-Income Country: LMIC)에서 발생하였다. 전체 사망자 중 비감염성 질환 사망률은 소득수준이 높을수록 높아진다(그림 3-11). 즉, 국가의 소득수준이 낮으면, 비감염성 질환 외에 감염성 질환이나 사고로 인해 사망할 확률이 높다는 것이다.

반대로 전체 비감염성 질환으로 인한 사망자 중 조기사망자 비율은 소득수준이 낮아질수록 높아지고, 저소득 국가는 46.1%, 중소득 국가 40.6%로 24.5%인 고소득 국가의 성인에 비해 거의 두 배에 이른다(그림 3-12). 이는 소득수준이 낮을수록 회피가능한 사망이 더 많이 발생한다는 것을 의미한다.

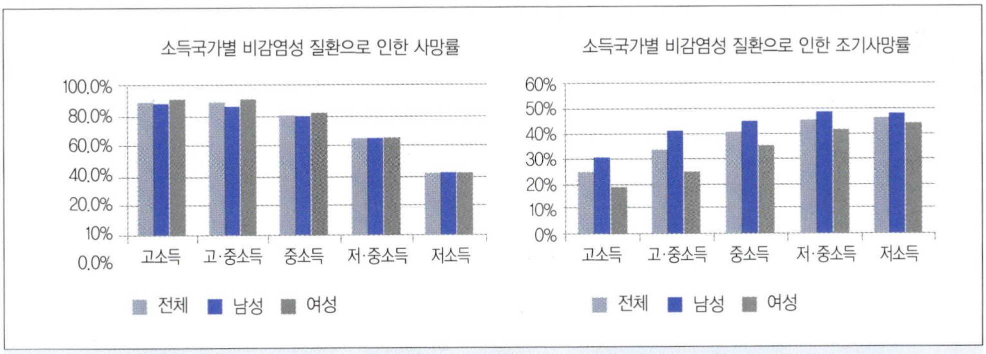

그림 3-11 2016년 기준 30~69세의 소득국가별 비감염성 질환으로 인한 사망률

출처 : https://vizhub.healthdata.org/gbd-results/

비감염성 질환으로 인한 성인의 조기 사망률을 지역별로 살펴보면(그림 3-13) 지중해 동부(48.1%), 동남아시아(46.8%) 및 아프리카(44.1%) 지역에서 더 큰 확률로 나타났다. 이에 반해 유럽(28.7%), 서태평양(33.2%) 및 아메리카(34.2%) 지역은 비감염성 질환으로 인한 성인의 조기사망률이 낮게 나타나 지역별로 큰 편차가 있음을 알 수 있다.

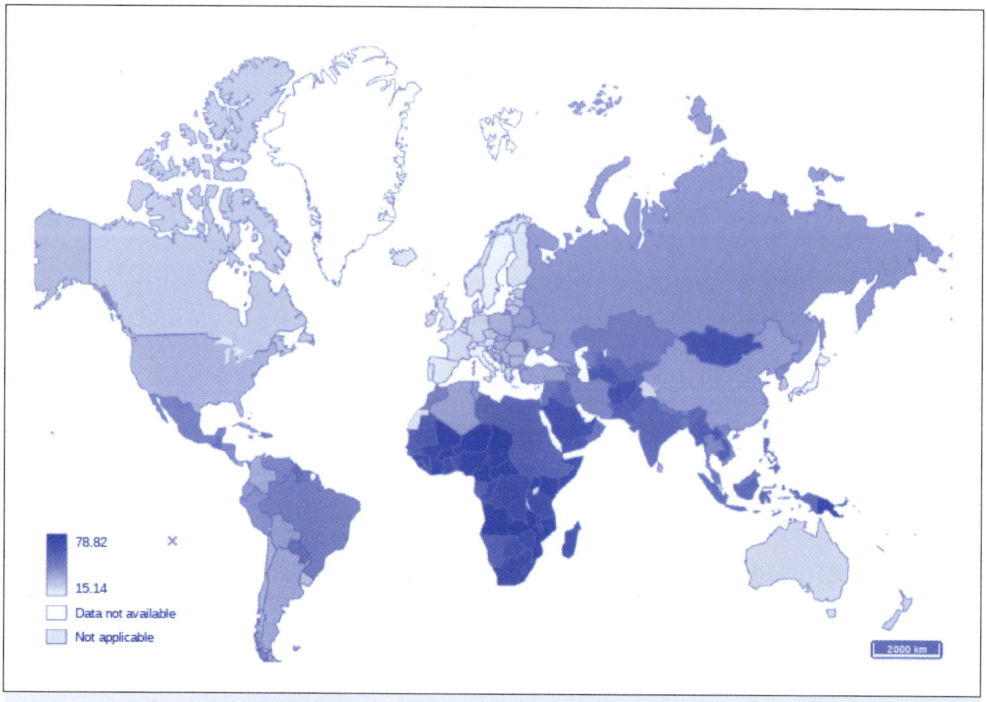

그림 3-12 전체 비감염성 질환으로 인한 사망자 중 조기사망자의 비율

출처 : WHO (2023). Premature deaths due to noncommunicable diseases (NCD) as a proportion of all NCD deaths

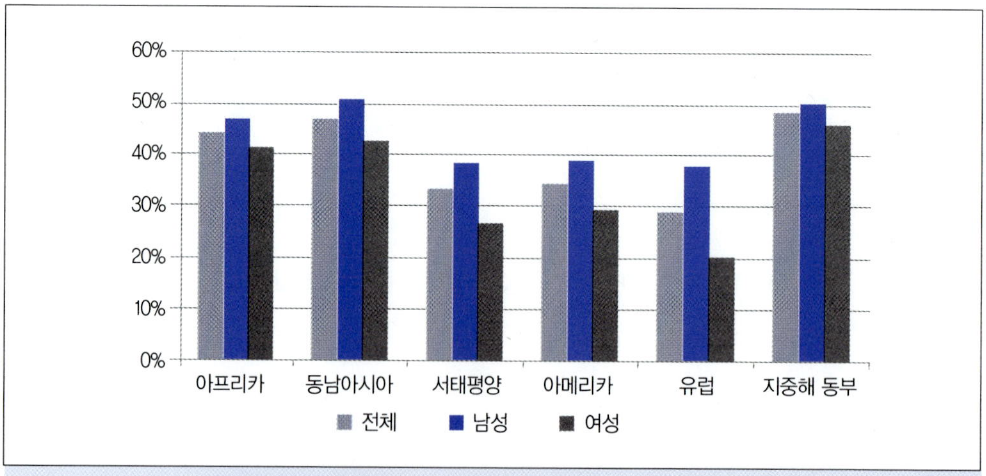

그림 3-13 지역별 비감염성 질환으로 인한 조기사망률

출처 : WHO (2023). 2019년 WHO 기준 지역별 비감염성 질환으로 인한 조기사망률

한편, 전 지역에서 남성이 여성보다 비감염성 질환에 의한 조기사망률이 더 높게 나타났다(그림 3-13). 이는 흡연과 음주 등 비감염성 질환을 일으키는 다양한 위험요인이 남성에게 더 많이 노출되어 있는 것에 기인한다.

(2) 대한민국의 비감염성 질환 사망률

대한민국의 경우 2021년 전체 사망자 중 79.6%가 비감염성 질환으로 인하여 사망하였고, 감염성 질환은 12.1%, 손상 및 기타요인이 8.2%를 차지하였다. 그 중 암으로 인한 사망이 32.7%로 가장 큰 원인이었고, 순환기계 질환은 24.7%, 만성 호흡기계 질환 5.5%, 당뇨는 3.5%로 4대 만성질환으로 인한 사망률은 총 66.4%였다. 비감염성 질환으로 인한 조기사망은 WHO의 비감염성 질환의 관리와 예방을 위한 전략인 "Best Buy"(표 3-9 참조)를 적용할 경우 2025년까지 14,600명의 사망을 줄일 수 있는 것으로 예측되었다(그림 3-14).

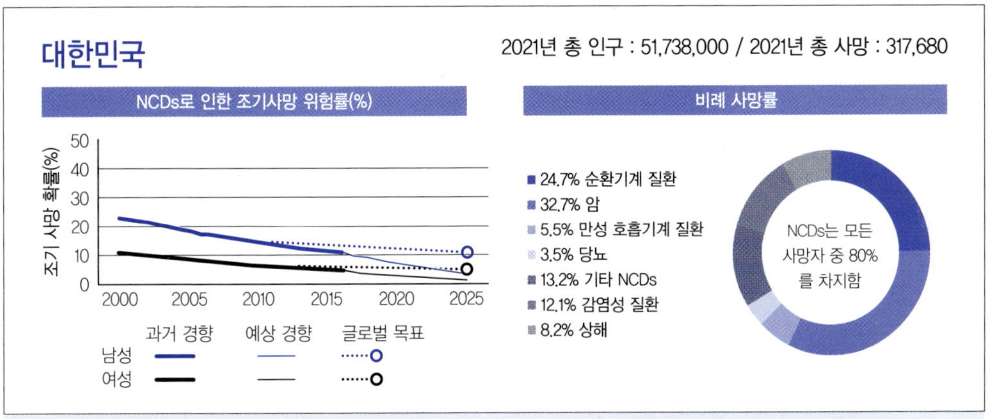

그림 3-14 2021년 기준 대한민국의 전체 사망에 대한 주요 질환의 사망률

출처 : 통계청(2021). 사망원인통계
질병관리청 (2022). 2022년 만성질환 현황과 이슈

(3) 비감염성 질환과 질병부담

비감염성 질환을 비롯한 만성질환이 경제 · 사회적으로 미치는 부담에 대한 인식과 관심은 점점 증가하고 있다. 유엔 고위급 회의에서는 네 가지 대표적인 비감염성 질환인 순환기계 질환, 당뇨병, 암 그리고 만성 호흡기계 질환이 장기적인 장애 유발, 생산성 감소 그리고 건강 시스템에 대한 요구도를 막대하게 증가시키는 등 사회적 부담이 크기 때

문에 대책 마련이 시급하다고 이야기하고 있다. 질병, 장애, 그리고 감염으로 인한 죽음, 영양부족, 만성질환, 정신질환, 그리고 부상이 주는 경제 · 사회적 부담은 국가 혹은 지역별로 다양하다. 따라서 개인 혹은 인구집단의 보건문제나 보건적 수요를 양적으로 측정하고, 이를 토대로 지역사회, 국가 그리고 국제적 정책과 재정 정책의 기초를 마련해야 한다. 양적으로 수치화된 보건적 수요정도는 흔히 발생하는 만성질환에 대한 질병의 위험요소 분류, 공중보건 정책수립, 정책에 대한 효과 평가 등 정책을 만들고 재정을 측정하는 것에 대한 근거를 제공한다. 이러한 필요에서 나온 개념이 질병부담(burden of disease)이다.

질병부담은 1990년 하바드 공중보건대학, 세계은행 및 세계보건기구가 전 세계 모든 지역의 질병, 부상 및 위험 요인으로 인한 사망 및 건강상실을 설명하기 위해 개발한 개념이다. 질병부담은 특정인구 집단을 대상으로 할 때 상병이나 위험요인의 영향, 해당 인구집단의 이상적 건강수준과 실제 건강수준 사이의 격차로 정의할 수 있다.

다음은 질병부담을 측정하는 지표의 예시로, 상병과 사망을 하나로 포함한 단일 건강수준 측정지표이다.

- 장애 보정 생존 연수(Disability Adjusted Life Year, DALY)
- 활동장애가 없는 기대 수명(Disability Free Life Expectancy, DFLE)
- 질 보정 생존 연수(Quality Adjusted Life Year, QALY)
- 건강여명(Impairment Free Life Expectancy, IFLE)
- 건강 생활 연수(Healthy Life Year, HeaLY)

위의 지표 중 가장 많이 사용하는 장애 보정 생존 연수(DALYs)는 특정 질병이나 부상으로 잃어버린 건강의 양을 측정하기 위한 단위로 특정 연도에 조기사망 또는 장애로 인해 손실된 수명과 질병을 가지고 살아가는 미래의 기간을 현재 삶의 가치로 산출한다. 일반적으로 질병부담 측정에 있어 조기사망으로 손실되는 연수(Year Of Life Lost, YLLs)와 장애를 갖고 살아가는 기간(Years Lived With A Disability, YLDs)을 합친 시간적 개념의 장애 보정 생존 연수(DALYs)의 지표를 많이 사용한다. DALYs를 산출하는 방법은 [그림 3-15]와 같다. 질 보정 생존 연수(QALYs)는 기대수명과 남은 삶의 여명의 질을 곱한 값으로 어떤 의료행위를 통해 해당 환자에서 삶의 질을 보정한 기대여명의 증가를 어느 정도 기대할 수 있는지를 측정한다. 즉, 완벽한 건강상태로 1년을 살아가는 것이 1QALY가 된다.

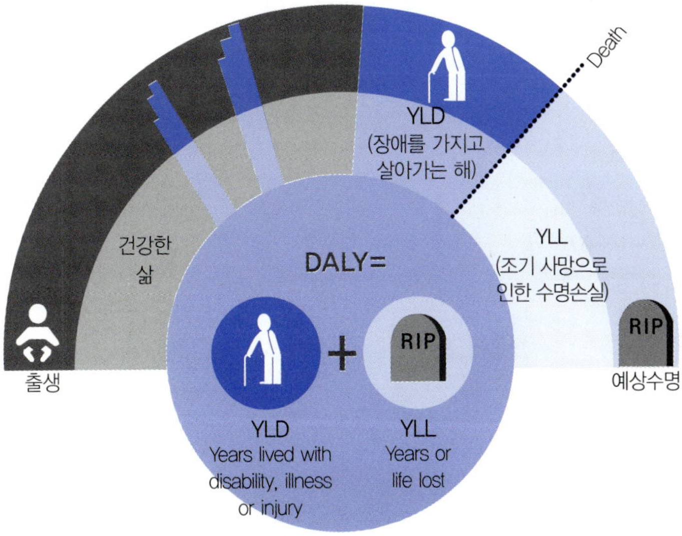

DALY = YLL+YLD = N x L + I x DW x L
YLL = 조기사망으로 인한 수명의 손실
YLD = 장애로 인한 건강년수의 상실
N = 조기사망자 수, L = 사망시 표준기대여명, I = 발생자 수, DW = 장애 가중치,
L = 회복까지 걸리는 시간

그림 3-15 장애보정생존연수(Disability Adjusted Life Years, DALYs)

만성질환에 따른 질병부담이 경제에 미치는 영향을 Bloom 외(2017)는 다음의 세 가지로 요약하고 있다(그림 3-16).

첫째, 만성질환은 사망률 상승, 조기 퇴직 유발, 노동생산성 하락 등을 통해 노동공급을 감소시킬 수 있고, 둘째, 비감염성 질환의 치료와 예방에 소요되는 막대한 사회적 비용은 정부의 재정 부담을 가중시킬 수 있으며, 셋째, 만성질환으로 인한 생산성 하락과 노동공급 축소는 총 소득(aggregate income)의 하락을 야기하여 저축과 투자 감소의 악순환을 초래할 수 있다.

주요 네 가지 비감염성 질환(순환기계 질환, 당뇨, 암 그리고 만성 호흡기계 질환)이 경제에 미치는 영향을 비용으로 손실예상치를 추정하면, 중 · 저소득 국가에 대한 누적 경제적 손실은 연간 평균 약 5천억 달러로 2011~2025년 기간 동안 7조 달러를 넘어설 것으로 전망하고 있다(그림 3-17). 이 연간 손실은 해당 국가의 현재 연간 생산량의 약 4%에 해당하며 인당 기준으로 환산하면 연간 손실은 저소득 국가에서는 평균 미화 25달

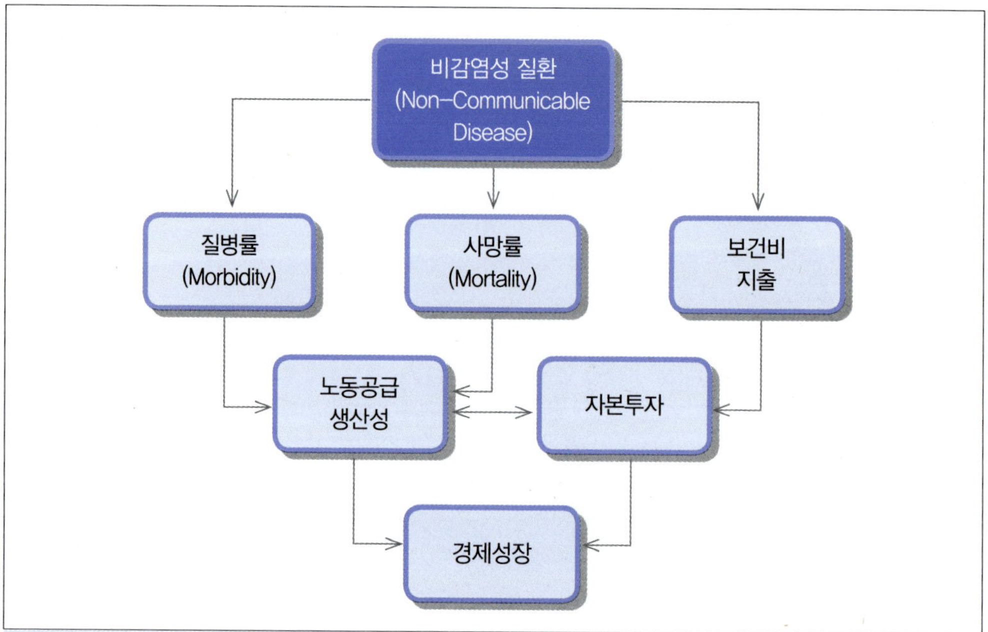

그림 3-16 비감염성 질환이 경제에 미치는 영향

출처 : Blooms et al. (2017), "figure 1: Summary of Pathways from NCDs to Economic Growth"

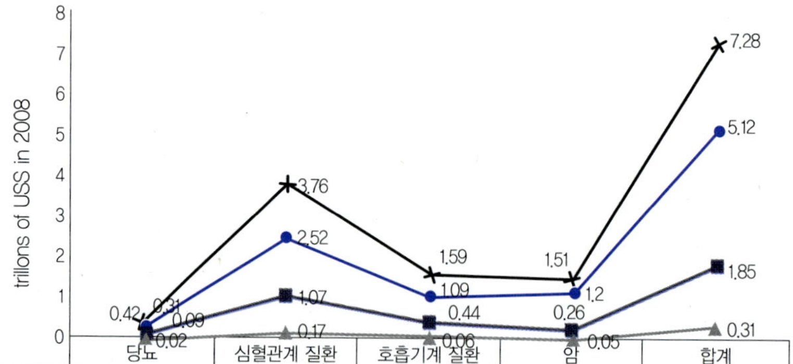

	당뇨	심혈관계 질환	호흡기계 질환	암	합계
중상위 소득국가	0.31	2.52	1.09	1.2	5.12
중저 소득국가	0.09	1.07	0.44	0.26	1.85
저소득 국가	0.02	0.17	0.06	0.05	0.31
중 · 저소득 국가의 총합	0.42	3.76	1.59	1.51	7.28

그림 3-17 국가 소득별 NCDs의 경제적 부담 예측(2011~2025)

출처 : WHO(2011), From burden to "best buys": Reducing the economic impact of NCDs in low- and middle-income countries Executive summary 2011, p.5

러, 중 · 저소득 국가에서는 미화 50달러, 중 · 상위 국가에서는 미화 139달러로 나라의 소득별 차이를 보인다.

아시아 국가의 2010~2030년 만성질환의 경제적 손실 비용을 추정하면 한국 1.5조, 중국 16.2조, 일본 5.2조 달러에 달할 것으로 예상된다(표 3-7). 만성질환의 경제적 비용은 우리나라와 일본의 경우 당뇨, 뇌혈관 질환, 허혈성 심장질환, 만성폐쇄성질환 순이었고, 중국의 경우 뇌혈관질환, 만성폐쇄성질환, 당뇨, 허혈성 심장질환 순으로 나라, 지역마다 처한 상황이나 의료복지 수준에 따라 만성질환이 경제에 미치는 영향이 다르게 나타남을 알 수 있다.

표 3-7 한국, 중국, 일본의 만성질환의 경제적 비용(2010~2030) (단위 : 10억 $, 2010년 화폐기준)

질병	한국	중국	일본
허혈성 심장질환	119	1,140	534
뇌혈관 질환	145	1,728	555
당뇨	280	1,333	667
만성 폐쇄성 질환	77	1,681	177
유방암	12	213	77
전체(정신질환 포함)	1,511	16,190	5,707

출처 : Bloom et al.(2017), "Table 2: Estimates of Total Disease Burden 2010-2030(100% of Prevalence Averted) in 2010 USD(Billions)", p. 19

3) 주요 비감염성 질환

(1) 순환기계 질환

순환기계 질환은 전 세계의 사망원인 1위이다. 2019년에는 약 1,790만 명이 순환기계 질환으로 사망하였으며 이는 전 세계 사망의 32%에 해당된다. 이 사망자 중 85%는 심장마비와 뇌졸중에 기인한 것으로 보고되었다. OECD 국가 중 순환기계 질환에 의한 연령표준화 사망률은 2019년 기준 인구 10만명당 286.5명으로 2014년 316.1명보다 29.6명 감소하였다. 대부분의 OECD 국가에서 순환기계 질환으로 인한 사망률은 감소하는 추세에 있지만, 인구 고령화, 비만 및 당뇨병 비율 증가는 방해요인이 될 수 있다. 순환기계 질환은 심혈관질환과 뇌혈관질환으로 구분하여 볼 수 있다.

심혈관질환은 관상동맥 내벽을 감싸고 있는 지방 침착물의 축적으로 심장으로의 혈류가

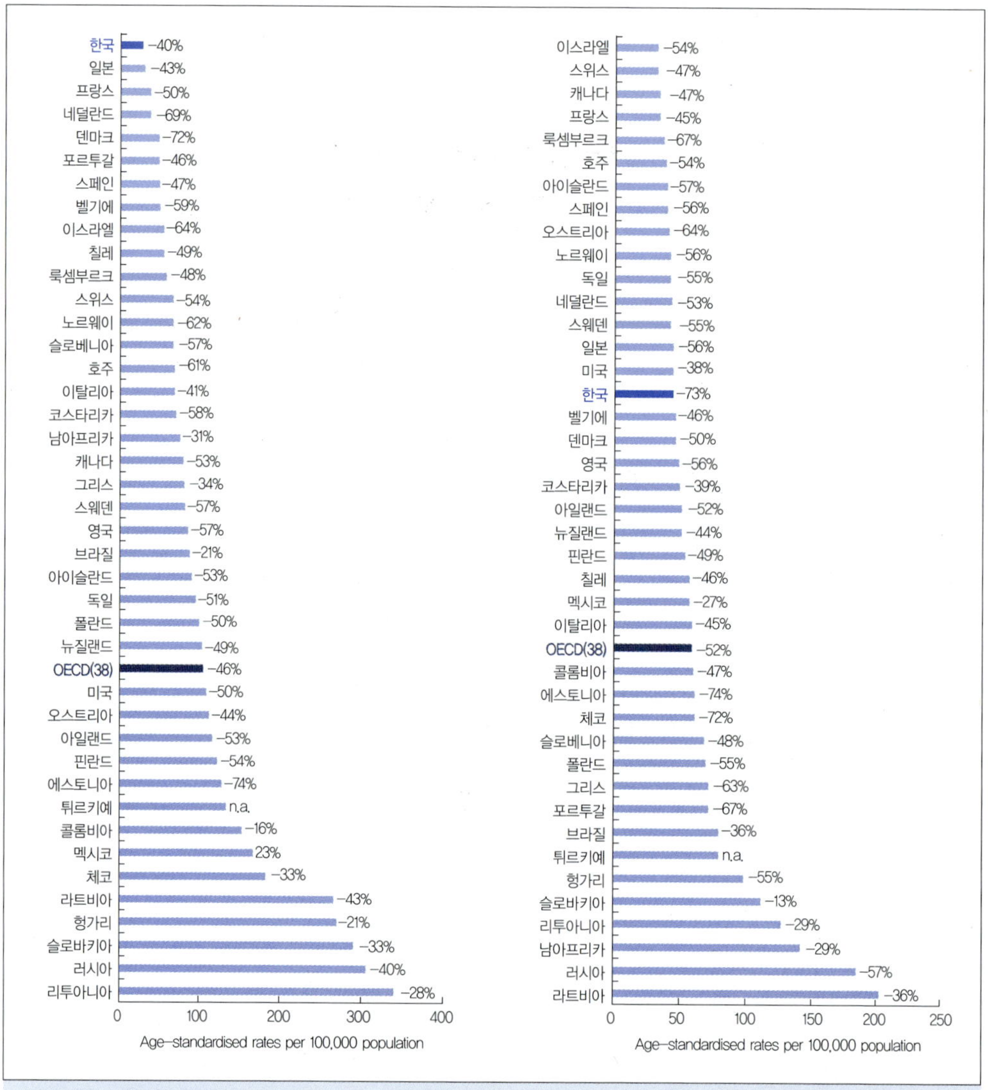

그림 3-18 2019년 기준 OECD 국가의 뇌혈관질환과 허혈성심장질환에 의한 연령표준화 사망률

출처 : OECD (2021). OECD Health Statistics at a glance, p.91

제한되면서 발생한다. 심장마비 및 기타 허혈성 심장질환은 전체 사망의 11%를 차지한다.

OECD 국가 전체에서 여성보다 남성이 심혈관질환으로 사망률이 80% 더 높으며, 그 주된 이유는 흡연, 고혈압, 고콜레스테롤과 같은 위험 요인이 남성에서 더 높기 때문으로 추정된다. OECD 국가 중 중앙 및 동부 유럽 국가에서 허혈성 심질환 연령표준화 사망률이 높았으며 특히 리투아니아와 러시아에서 매우 높게 나타난다.

한국, 일본, 프랑스, 네덜란드는 OECD 평균의 약 1/3, 리투아니아 및 러시아의 약 1/10로 OECD 국가 중 가장 낮다. 2000년에서 2019년 사이에 거의 모든 OECD 국가에서 허혈성 심질환 사망률이 평균 47% 감소하였고, 프랑스, 에스토니아, 네덜란드, 이스라엘, 노르웨이, 호주에서 60% 이상으로 눈에 띄는 감소율을 보였다. 멕시코는 허혈성 심질환이 증가한 유일한 국가이고, 심장마비 후 생존율도 다른 모든 OECD 국가보다 훨씬 낮았다.

뇌혈관질환은 뇌로의 혈액 공급 중단으로 발생하고, 심각한 장애나 사망으로 이어진다. 뇌혈관 질환은 2019년 OECD 국가에서 7% 사망의 원인이었다. 라트비아의 사망률은 OECD 평균의 3배 이상으로 높았고, 남아프리카와 러시아의 발생비율이 높은 편이다.

순환기계 질환의 주된 위험인자는 건강하지 않은 식습관, 신체활동 부족, 흡연 및 알코올 섭취이다. 이러한 행동적인 유해요인의 영향은 개개인에게 혈압 상승, 혈당 상승, 혈중 지질 상승, 과체중 및 비만의 신체적 증상으로 나타날 수 있다. 특히 심근경색의 경우 이상지질혈증, 흡연, 고혈압, 당뇨, 비만, 심리사회적 요소, 과일과 채소의 부족한 섭취, 알코올 섭취, 규칙적인 신체활동의 부족과 같은 9개의 위험 인자가 심근경색의 기여위험의 90%를 차지한다고 보고되고 있어 행동적인 유해요인의 관리가 중요하다.

순환기계 질환의 기본 결정 요인을 결정하는 "원인의 원인(causes of causes)"도 있다. 이것은 세계화, 도시화 및 인구 노령화와 같은 사회, 경제 및 문화적 변화를 주도하는 주요 요인이다. 순환기계 질환을 유발하는 다른 중요한 결정 요인에는 빈곤, 스트레스 및 유전적 요인이 포함된다.

(2) 암

전 세계 성인의 약 6명 중 1명은 암으로 인해 사망하고 있으며 2020년에는 약 989만 명의 사망자가 발생하였다. 암으로 인한 사망이 많은 암은 폐암(179만 6천건), 대장암(93만 5천 건), 간암(83만 건), 위암(76만 9천건), 유방암(68만 5천건) 순으로 보고되었다(WHO, 2020). 2020년 기준 지난 5년간 전 세계 인구가 가장 많이 겪은 암(유병률, prevalent cases)의 종류는 유방암, 대장암, 전립선암, 폐암, 갑상선암 순이었고, 한 해 동안 새로 발견된 암의 종류는 유방암, 폐암, 대장암, 전립선암, 위암 순이었다(WHO, 2020). 유방암과 전립선암의 급증은 평균 수명의 증가, 영양과 생활습관 변화로 인한 영향이 반영된 것으로 보인다.

OECD 국가에서 암은 두 번째로 높은 사망원인이었다. 사망의 주요 원인에는 폐암(21%), 대장암(11%), 유방암(여성 중 15%) 및 전립선암(남성 중 10%)이었다. OECD 국가의 암에 의한 연령표준화 사망률은 인구 10만 명당 204.2명으로 2014년 218.8명에서 14.6명 줄어들었다(그림 3-19). 우리나라의 경우 2019년 164.8명으로 2014년 189.8명에 비해 25명 줄어들어 OECD 국가 평균 암에 의한 사망률보다 큰 폭으로 감소하였다. OECD 모든 회원국에서 남성의 암 사망률은 여성의 암 사망률에 비해 높은 수준으로 나타났는데 우리나라 암 사망률의 남 · 녀 차이는 2.3배로 튀르키예와 함께 가장 높게 나타났다.

암은 일반적으로 신체조직의 정상세포가 비정상적이거나 통제할 수 없이 번식하여 기존의 구조를 변형시키거나 손상시키는 것을 의미하는데 이러한 과정은 개인의 유전적 요인 혹은 다음과 같은 세 가지 범주의 외부 작용제의 영향으로 발생할 수 있다.

① 자외선 및 전리 방사선과 같은 물리적 발암 물질

② 석면, 담배 연기 성분, 아플라톡신(식품 오염 물질) 및 비소(식수 오염 물질)와 같은 화학적 발암 물질

③ 특정 바이러스, 박테리아 또는 기생충의 감염과 같은 생물학적 발암 물질

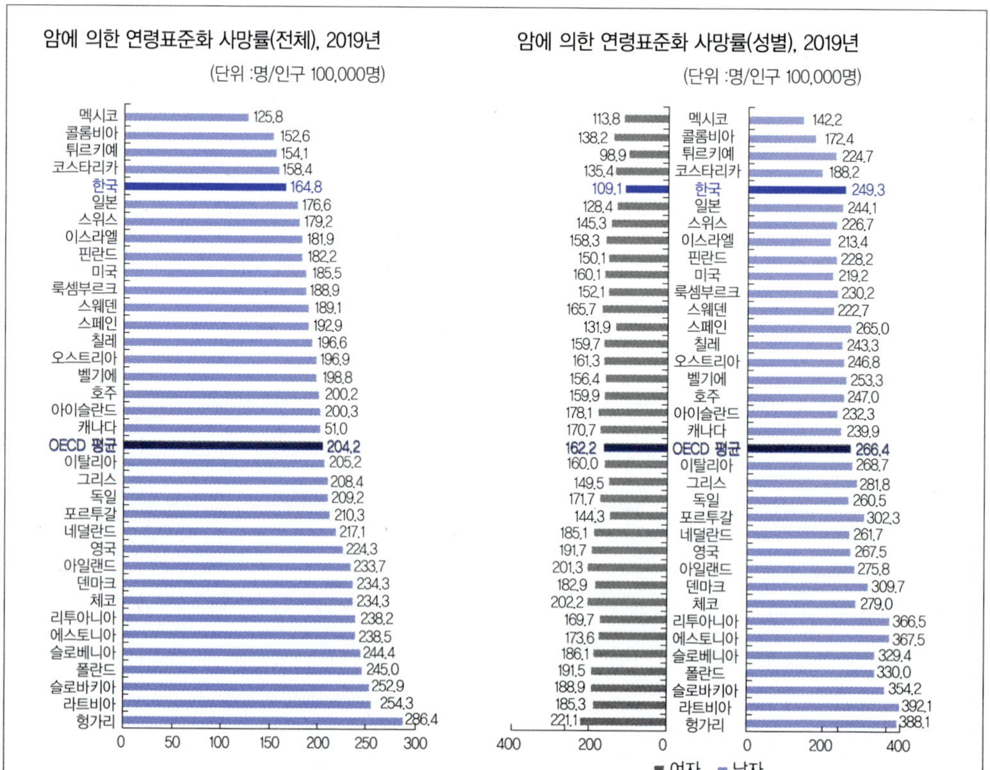

그림 3-19 2019년 기준 OECD 국가의 암에 의한 연령표준화 사망률

출처 : OECD (2022). OECD Health Statistics, p25, p26.

암의 주된 위험 인자로는 흡연, 알코올, 건강에 해로운 음식 및 신체활동이며 이는 다른 비감염성 질환에 대한 4가지 공통적인 위험 요소이기도 하다. 일부 만성 감염 역시 암의 위험 요소인데 이는 중 · 저소득 국가와 관련성이 높다. 일부 암은 예방접종, 감염의 통제, 조기발견을 통해 예방가능하기 때문에 국제보건협력의 주요 타겟이 된다. 예를 들면, 헬리코박터 파일로리(Helicobacter pylori)에 기인한 위암, B형 간염 바이러스와 C형 간염 바이러스에 기인하여 진행된 간암, 인간 유두종 바이러스(HPV)에 의한 자궁경부암, 엡스타인-바 바이러스(Epstein-Barr virus)에 기인하는 임파선종, 비인두암, 위암 등이 있다. 이러한 암은 위험 요소를 피하고, 증거 기반 예방 전략을 구현함으로써 현재 암의 30-50%가 예방가능하며 암으로 인한 질병부담도 감소될 수 있다.

최근 세계보건기구는 비용 효과적인 예방전략과 '베스트 바이'로서 자궁경부암 예방접종과 조기진단에 집중하고 있다. 이는 주로 저소득 및 중간 소득 국가의 여성들의 건강 격차를 해소하고, 회피가능한 높은 유병률과 사망률을 낮출 수 있기 때문이다.

(3) 당뇨

전 세계적으로 약 4억 2,200만 명이 당뇨병을 앓고 있고, 당뇨에 직접 기인한 사망은 2019년에 150만 명(2.8%)이고, 당뇨로 인한 혈당상승은 심혈관 및 기타 질병의 위험을 증가시켜 220만 명이 당뇨와 연관되어 사망하고 있다. 이 370만 명의 사망자 중 43%가 70세 이전의 사망이었으며 이러한 고혈당 또는 당뇨병으로 인한 70세 이전의 사망률은 고소득 국가보다 저소득 및 중간 소득 국가에서 더 높게 보고되고 있다. 이는 저개발국가에서도 고령화, 식습관, 생활습관의 변화 등으로 과체중 또는 비만과 같은 관련 위험 요소의 증가가 있음을 반영하는 결과이다.

당뇨는 췌장에서 충분한 인슐린이 생성되지 않거나 신체가 효과적으로 혈당을 사용하고 조절하지 못할 때 발생한다. 당뇨병은 심장 마비, 뇌졸중, 신부전, 다리 절단, 시력 상실 및 신경 손상 등 신체의 많은 부분에서 합병증을 유발할 수 있으며 조기사망의 위험을 증가시킨다. 이러하듯 당뇨는 중요한 공중보건 이슈이다.

당뇨는 두 가지로 나뉘어진다. 가장 흔한 것은 제2형 당뇨병으로, 일반적으로 성인에게 발생하며 신체가 인슐린에 저항성이 생기거나 충분한 인슐린을 만들지 못할 때 발생한다. 지난 30년 동안 제2형 당뇨병의 유병률은 모든 소득 수준의 국가에서 빠르게 증가했다. 제1형 당뇨병은 소아 당뇨 또는 인슐린 의존성 당뇨로 알려진 질환으로 췌장에서 인슐린이 거의 또는 전혀 생성되지 않음으로 인해 발생한다.

2019년 기준 OECD 국가의 모든 성인의 3%가 당뇨를 앓고 있는 것으로 나타났다. 당뇨병 유병률이 가장 높은 국가는 멕시코로 연령 표준화한 지표의 13.5%가 당뇨병을 앓고 있는 것으로 보고되었다. 남아프리카 공화국, 튀르키예, 미국 순으로 높은 유병률을 보였고, 아일랜드, 리투아니아, 영국 순으로 낮은 당뇨병 유병률을 보였다(그림 3-20).

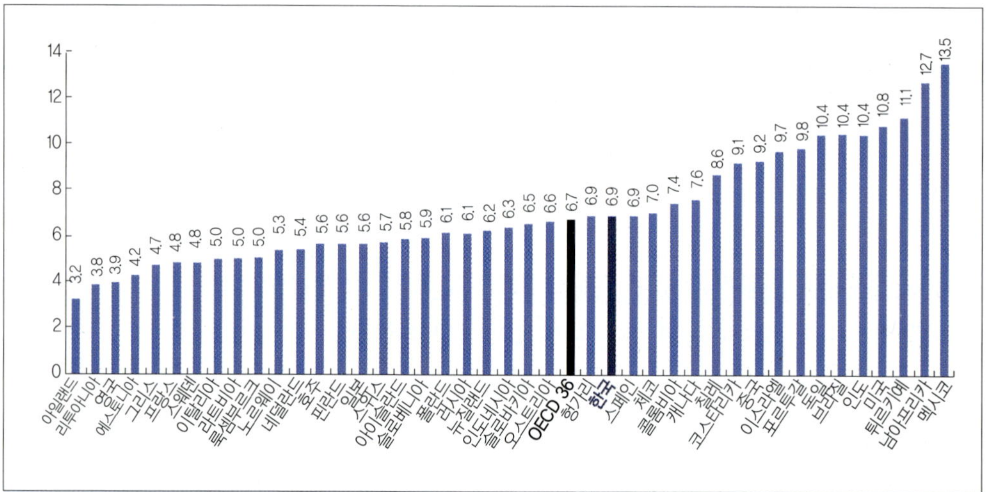

그림 3-20 2019년 제1형과 2형 당뇨를 진단받은 성인의 연령표준화 유병률

출처 : OECD (2022). OECD Health Statistics at a glance, p.95

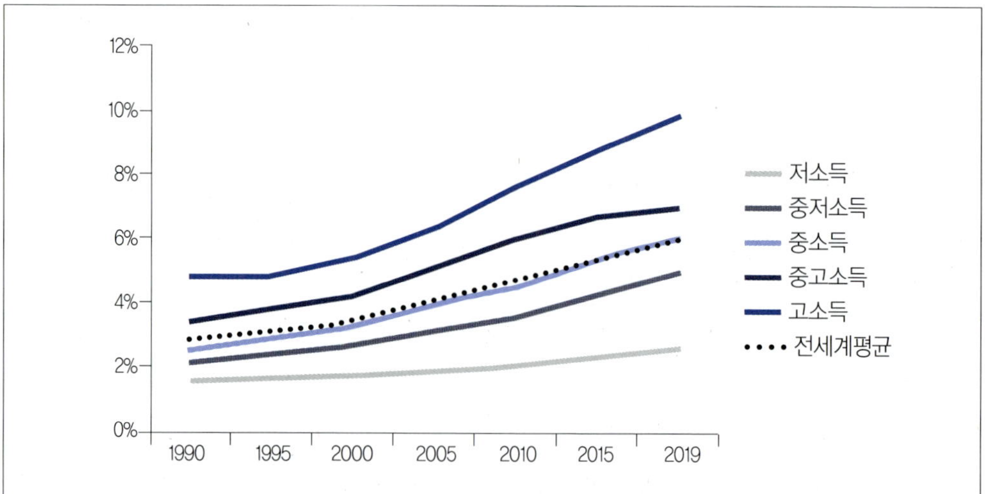

그림 3-21 국가 소득수준별 당뇨유병률의 변화(1990~2019년)

전 세계 당뇨유병률은 꾸준히 증가하고 있다. 소득수준이 높을수록 성인들의 당뇨 유병률이 높다는 것은 분명하다. 다만, 당뇨의 유병률 증가속도가 중·저소득 국가가 고소득 국가보다 빠르다는 것은 주목할 부분이다(그림 3-21). 중저소득 국가는 당뇨를 관리하는 국가의 의료인프라와 대응체계가 미흡하다는 점에서 고소득 국가에 비해 질병부담이 높다는 것은 전 세계가 함께 고민하여야 할 국제보건 이슈이다.

WHO에서는 중·저소득 국가에서 당뇨병의 감시, 예방 및 통제와 그 합병증에 대한 효과적인 조치를 지원하는 것을 목표로 하고 있다. WHO의 "당뇨병에 관한 세계 보고서"는 당뇨병 예방 및 관리에 이용가능한 중재, 정부, 개인, 시민 사회 및 민간 부문에 대한 권장 사항에 대한 개요를 제공하고 있다. 보고서 내용 중 "식이요법, 신체활동 및 건강에 대한 세계 전략"은 건강한 식이요법과 규칙적인 신체활동을 촉진하기 위해 인구 전체의 접근 방식에 중점을 두어 과체중 및 비만에 대한 전 세계적 문제를 줄임으로 당뇨병을 예방하고 조절할 수 있다고 보고하고 있다.

(4) 만성호흡기질환

전 세계적으로 6,500만 명이 만성폐쇄성폐질환(Chronic Obstructive Pulmonary Disease, COPD)으로 고통받고 있으며 매년 410만 명이 만성호흡기계 질환으로 사망하고 있다. 이는 전체 사망의 7.5%이며, 이 중 90% 이상이 중·저소득 국가에서 발생하고 있다.

만성호흡기질환(Chronic Respiratory Diseases, CRD)은 기도, 폐 구조의 염증 및 질환으로 인해 호흡곤란을 유발하는 질환을 의미하는데, 만성폐쇄성폐질환, 천식, 직업성 폐질환 및 폐고혈압 등의 형태로 나타난다. 만성호흡기질환을 유발하는 주된 위험인자는 직접흡연이나 간접흡연의 담배 연기 이외에도 대기오염, 화학물질 및 먼지, 어린 시절의 빈번한 호흡기 감염 등의 다양한 요인이 있다. 만성호흡기질환은 치료할 수 없다. WHO는 만성호흡기질환 중 천식과 만성폐쇄성폐질환의 이환율, 장애 및 조기사망을 줄이기 위해 지원하고 모니터링하고 있다.

천식은 2019년 기준 전 세계의 약 2억 6,200만 명이 천식으로 고통받으며, 45만 5천 명이 사망했다. 천식은 신체의 내·외부 자극에 대해 폐와 소기도의 염증과 협착을 일으켜 기침, 숨가쁨, 흉부압박감을 느끼며, 아동과 성인 모두에게 영향을 미치는 질환이다.

만성폐쇄성폐질환(Chronic Obstructive Pulmonary Disease, COPD)은 만성호흡기 질환군의 대부분을 차지하고, 전 세계의 세 번째로 큰 사망원인으로 2019년 기준 323만 명이 사망했다. COPD는 폐기종와 만성기관지염 등으로 폐내 기류제한과 호흡문제를 일으키고, 심한 경우 폐손상과 분비물로 소기도가 막혀 호흡곤란을 일으킨다. 고소득 국가는 COPD의 주원인 70%로 흡연을 꼽지만, 중저소득 국가에서는 흡연 외에 가정내 난방과 요리과정에서 발생하는 대기오염이 주된 원인으로 다루어진다.

OECD 국가의 호흡기에 의한 연령표준화 사망률은 인구 10만 명당 86.9명이며 OECD 모든 회원국에서 남성 사망률이 여성 사망률에 비해 높게 나타났다(그림 3-22). 우리나라의 호흡기질환에 의한 사망률은 인구 10만 명당 86.9명(2019년)으로 OECD 회원국 평균(73.0명)에 비해 높은 수준이고 2014년 호흡기질환 사망률 77.0명에 비해 9.9명 늘어났다. 남성의 호흡기질환 사망률은 137.3명(2019년), 여성의 호흡기질환 사망률은 59.6명(2019년)으로, 남성의 사망률이 여성에 비하여 2.3배 높은 수준이다. OECD 회원국 중 핀란드(31.9명), 라트비아(33.7명)는 호흡기질환 사망률이 가장 낮으며, 튀르키예(137.2명), 콜롬비아(137.2명)는 만성호흡기질환 사망률이 높게 보고되었다.

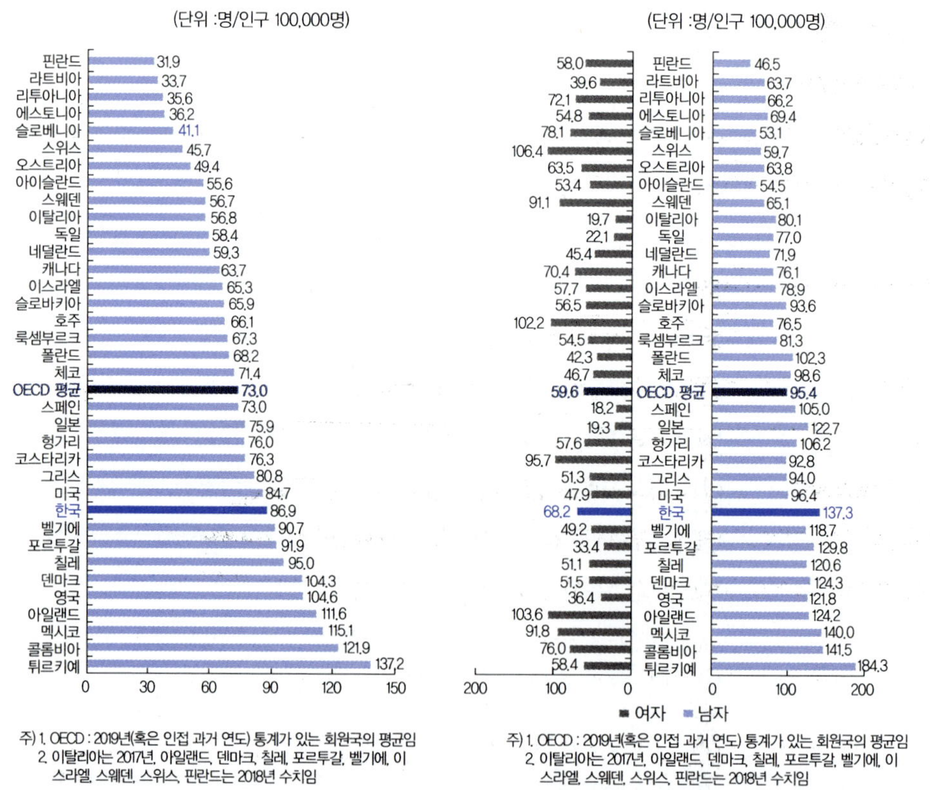

주) 1. OECD : 2019년(혹은 인접 과거 연도) 통계가 있는 회원국의 평균임
2. 이탈리아는 2017년, 아일랜드, 덴마크, 칠레, 포르투갈, 벨기에, 이스라엘, 스웨덴, 스위스, 핀란드는 2018년 수치임

주) 1. OECD : 2019년(혹은 인접 과거 연도) 통계가 있는 회원국의 평균임
2. 이탈리아는 2017년, 아일랜드, 덴마크, 칠레, 포르투갈, 벨기에, 이스라엘, 스웨덴, 스위스, 핀란드는 2018년 수치임

그림 3-22 2019년 기준 OECD 국가의 호흡기질환에 의한 연령표준화 사망률

출처 : OECD (2022). OECD Health Statistics p.33, p.34

만성호흡기질환은 완치가 어렵지만 주요 공기 통로를 확장하고 호흡곤란을 개선하는 다양한 형태의 치료로 증상을 조절하고 질병에 걸린 사람들의 삶의 질을 향상시킬 수 있다. 천식 및 만성폐쇄성폐질환과 관련된 이환율, 장애 및 조기사망률을 줄이기 위해 WHO는 만성호흡기질환의 예방과 관리의 목표를 다음과 같이 세우고 있다.

- 전염성이 없는 질병의 전염병에 대한 인식 제고
- 가난한 사람들과 이들을 위한 좀 더 건강한 환경 조성
- 담배 흡연 및 간접흡연 노출, 실내 및 실외 대기오염, 건강에 해로운 음식 및 신체 활동과 같은 비감염성 질환의 위험 요소 감소
- COPD를 가진 사람들을 위한 효과적인 치료법에 대한 접근성 향상
- 주요 비감염성 질환으로 인한 조기사망과 피할 수 없는 장애를 예방

4) 비감염성 질환의 위험요인

비감염성 질환의 결정요인, 위험요인 그리고 이러한 위험요인에 따른 대사적 생리학적 변화와 주요 비감염성 질환과의 관계를 인과경로 그림으로 나타내면 [그림 3-23]과 같다. 현대화, 세계화, 인구의 노령화 그리고 빈곤이나 인종, 민족과 같은 사회적 결정인자는 비감염성 질환에 영향을 주는 결정요인으로 작용한다. 산업화, 현대화와 교통수단의 발달은 신체활동 부족을 유발하고, 지방과 정제된 탄수화물, 나트륨의 과도한 섭취와 같

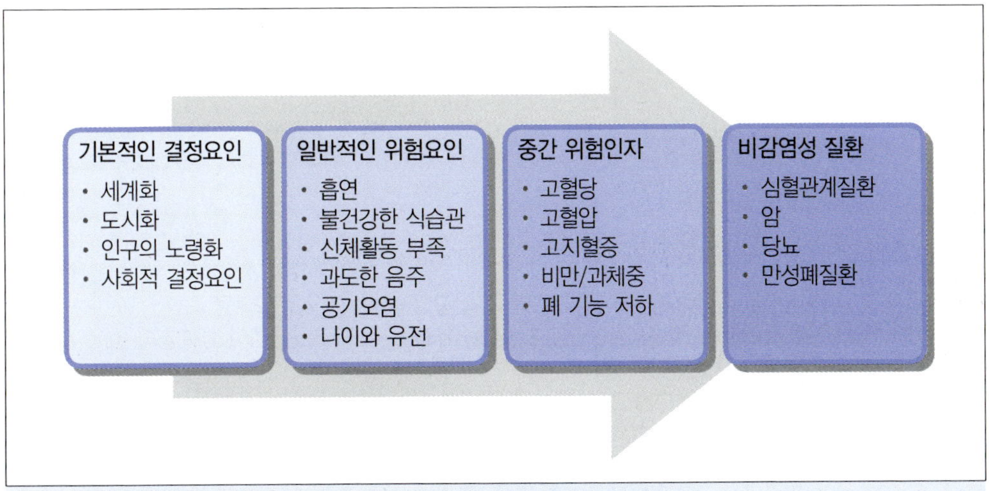

그림 3-23 비감염성 질환의 인과경로

은 불건강한 식습관, 흡연, 과도한 음주 그리고 공기오염은 비감염성 질환의 주된 위험요인이 된다. 이러한 결정요인과 위험요인의 영향으로 혈압 상승, 과체중, 비만, 혈당 및 콜레스테롤 상승과 같은 대사·생리학적 변화를 일으키게 되며 이로 인해 심혈관질환, 암, 당뇨, 만성호흡기질환의 비감염성 질환이 유발되는 인과관계 경로가 생성되게 된다.

비감염성 질환의 4대 위험요인인 흡연, 과도한 음주, 신체활동 부족, 불건강한 식습관과 관련된 국내와 국외의 통계적 자료와 WHO의 관리 목표는 [표 3-8]과 같다

표 3-8 비감염성 질환의 4대 위험요인과 관련된 fact

위험요인	세부사항
흡연	• 전 세계적으로 매년 800만 명이 흡연으로 사망, 직접흡연으로 700만 명 이상, 비흡연자가 간접흡연에 노출되어 120만 명 이상 사망 • 우리나라 19세 이상 성인 남자 중 835만 명이 현재 흡연자이고, 성인 남자 흡연은 여전히 40% 미만으로 감소하고 있으며, 공공장소 실내에서 간접흡연 노출률도 10.5%로 감소 추세임 • WHO는 비감염성 질환에 의한 조기사망률, 흡연, 음주, 신체활동 등에 관한 9개의 목표를 설정하여 국제적으로 모니터링하고 있으며, 15세 이상의 현재흡연율을 현재 수준대비 30% 감소시키는 것을 목표로 하고 있음
음주	• 매년 300만 명이 음주로 사망하며, 전체 사망의 5.3%임 • 우리나라 19세 이상 성인 약 571만 명이 고위험 음주자이고, 성인 남자 2명 중 1명, 여자 5명 중 1명은 월 1회 이상 폭음 경험이 있음 • WHO는 비감염성 질환에 의한 조기사망률, 흡연, 음주, 신체활동 등에 관한 9개의 목표를 설정하여 국제적으로 모니터링하고 있으며, 위험 음주율은 현재 수준대비 10% 감소를 목표로 하고 있음
신체활동 부족	• 전 세계 사망의 6%는 신체활동에서 기인되며 이것은 고혈압(13%), 흡연(9%), 고혈당(6%)을 차지. 또한, 비신체활동은 유방암과 대장암의 약 21~25%, 당뇨병의 27%, 허혈성 심장질환의 30% 정도 부담이 되는 주요한 원인 • 우리나라 19세 이상 성인의 절반이 유산소 신체활동을 실천하고 있고, 청소년은 7명 중 1명이 중등도 이상의 신체활동을 실천하고 있음 • WHO는 비감염성 질환에 의한 조기사망률, 흡연, 음주, 신체활동 등에 관한 9개의 목표를 설정하여 국제적으로 모니터링하고 있으며, 신체활동 부족률은 현재 수준대비 10% 감소를 목표로 하고 있음
불건강한 식습관	• 낮은 과일 섭취율과 높은 나트륨 섭취율은 전 세계 질병부담에 각각 4.2%, 2.5%를 기여하는 가장 중요한 식이요인이며, 이 외에도 채소류, 견과류, 전곡류, 오메가-3 지방산을 함유한 해산물의 낮은 섭취율이 질병부담에 1% 이상 기여하는 것으로 보고됨 • 2019년 기준 우리나라 성인 6명 중 1명은 필요한 에너지를 초과하여 섭취하고, 성인 7명 중 1명은 에너지 섭취량의 필요추정량 75% 미만으로 섭취 • 우리나라 성인의 하루 나트륨 섭취량은 3,358mg으로, 성인 남자 85.2%, 여자 63.6%는 WHO의 나트륨 권고상한치(2,000mg)를 초과 • 식이요인은 암, 심혈관계질환, 당뇨와 같은 비감염성 질환의 주요 기여요인으로, WHO에서는 비감염성 질환 예방과 관리를 위해 건강한 식생활과 신체활동 실천을 우선으로 한 전 세계 전략을 세우고 행동 계획을 마련하고 있음

출처 : 질병관리청 (2022). 만성질환의 현황과 이슈, 만성질환 factbook, p.66, p.71 p.75, p.77

5) 비감염성 질환의 국제전략

비감염성 질환의 예방 및 제어를 위해 다양한 중재가 존재하지만, 대부분의 국가에서 건강을 위한 자원은 한정되어 있고 심지어 부유한 국가에서도 자원은 제한적이기 때문에 이러한 중재 중 어느 것이 우선적으로 시행되는 것이 효율적인지 결정할 필요가 있다. 현 시점에서의 질병부담 및 예측된 질병부담정도, 비용효과성, 개입 및 이행의 공정성, 타당성, 정치적 상황 등 여러 가지 기준을 고려해야 한다. WHO는 비용 대비 효과가 높을 뿐만 아니라 중 · 저소득 국가의 지역 보건 시스템의 제약 조건 내에서 이행하기에

표 3-9 비감염성 질환과 관련된 WHO의 "베스트 바이" 중재사항 (WHO, 2017)

위험요소/ 질병	중재
흡연	• 소비세 인상 및 담배 제품가격 인상 • 모든 담배 포장에 건강 경고 사진 및 그림을 구현 • 담배 광고, 홍보 및 후원 금지 규정을 제정하고 시행 • 모든 실내 작업장, 공공장소, 대중교통에서 간접담배 연기 노출제거 • 직접 및 간접 흡연의 피해를 주제로 한 대중매체 교육 및 캠페인
알코올 남용	• 주류에 대한 소비세 인상 • 주류 광고 금지 및 포괄적인 제한 규정을 제정하고 시행 • 소매용 주류의 물리적 이용에 대한 접근 제한(예; 판매시간 단축 등)
불건강한 식습관	• 식품내 나트륨 함량을 줄이고, 소금 양에 대한 목표수준을 설정하여 식품 및 식사에서 소금 섭취량을 줄임 • 병원, 학교, 직장 및 요양원과 같은 공공기관에서 염분 섭취를 줄이고 저염식이 선택을 제공 • 행동 변화와 식이요법을 주제로 한 대중매체 교육 및 캠페인 • 염분에 대한 포장 전면 표기
신체활동 부족	• 신체활동 수준을 높이는 행동변화를 지원하기 위한 지역사회 전반의 교육과 홍보 – 교육, 동기부여 및 환경변화 내용이 포함된 대중매체 홍보
순환기계 질환과 당뇨	• 심장 마비 및 뇌졸중 발병 위험이 높은 사람들을 위한 상담 및 약물 치료 (당뇨 혈당조절, 고혈압 조절 환자 포함)
암	• 9~13세 여아의 인유두종 바이러스 백신(2회) • 30~49세 여성을 선별하여 자궁 경부암 예방을 위한 전 암성 병변의 검사와 치료 – 전 암성 병변의 적시 치료를 위해 아세트산 육안 검사, 3~5년마다 자궁경부 세포검사, 5년마다 인유두종 바이러스 검사 실시

출처 : World Health Organization. (2017). Best buys' and other recommended interventions for the prevention and control of noncommunicable diseases. Geneva: World Health Organization.

적절하고 근거에 기반한 "베스트 바이(best buy)"를 제안하였다(표 3-9). 비감염성 질환으로 인한 조기사망을 세계적으로 줄이기 위한 정책개입은 총 88가지가 있고, 그 중 가장 비용효율적이고 실행가능한 것으로 16개의 "베스트 바이"를 선정하고 각 국가들을 독려하고 있다. "best buy"는 질병 혹은 질병을 일으키는 위험요소와 질병을 흡연, 알코올 남용, 불건강한 식습관, 신체활동 부족, 심혈관계질환과 당뇨, 암에 대한 주요 중재사항을 다음과 같이 제시하였다.

이러한 "best buy"를 실천하기 위하여 들어가는 총 비용은 1년에 평균 1,140억 달러로 추정된다. 이는 국민 1인당 연간 투자금액으로 환산하면 저소득 국가의 1인당 1달러, 중소득 국가는 1.50달러, 중 · 상위 국가는 3달러의 투자에 해당된다. 전반적인 건강 지출 측면에서 고려할 때, 이 비용은 저소득 국가에서는 4%, 중소득 국가에서는 2%, 중 · 상위 소득 국가에서는 1% 미만으로 총 건강 지출의 일부에 불과하다. 이러한 "best buy"의 실행으로 23개의 대형 중 · 저소득 국가에서는 연간 평균 3백만의 조기사망 예방 또는 2006년에서 2015년 사이에 3천만 명의 조기사망을 예방할 수 있다. 유엔 고위급 회의에서 중요사항으로 제기한 네 가지의 비감염성 질환으로 인해 2004년 중 · 저소득 국가의 총 사망은 2,370만 명에 이르렀는데, 이러한 조기사망의 최소 10~15%가 "best buy"의 핵심요소를 중재한다면 성공적으로 예방할 수 있다고 예측되었다.

2013년 5월, 64차 세계보건총회는 비감염성 질환의 예방 및 통제를 위한 포괄적인 글로벌 모니터링 프레임 워크를 채택하였다. 이 프레임 워크에는 비감염성 질환의 경향을 지속적으로 감시하고 예방 진행 상황을 평가하기 위한 25가지의 지표를 포함하였는데 이 중 비감염성 질환을 제어하기 위해서는 다음의 9가지 지표를 달성하여야 한다. 모든 목표는 2010년 기준으로 2025년까지 달성하는 것을 목표로 하였다. 이러한 목표는 SDGs 목표 3.4와 밀접하게 연결되어 있으며 2030년까지 조기 비감염성 질환 사망률을 1/3로 줄이는 것이다.

비감염성 질환의 예방 및 통제를 위한 9가지 글로벌 모니터링 프레임 워크

1. CVD, 암, 당뇨병 또는 CRD로 인한 조기사망 위험 25 % 상대적 감소
2. 알코올의 남용 10 % 이상 상대적 감소
3. 불충분한 신체활동의 유병률 10 % 감소
4. 소금 / 나트륨의 평균 인구 섭취량 30 % 상대적 감소
5. 현재 담배 사용률의 30 % 상대적 감소

6. 혈압 상승률의 25 % 상대적 감소
7. 당뇨병과 비만의 증가를 멈춤
8. 심장 마비 및 뇌졸중을 예방하기 위해 약물 요법 및 상담(혈당 조절 포함)을 50 % 이상 받음
9. 공공 시설과 민간 시설 모두에서 주요 비감염성 질환을 치료하는 데 필요한 기본 기술과 필수 의약품의 80 % 가용성을 갖춤

출처 : WHO(2013). Global action plan for the prevention and control of noncommunicable diseases 2013-2020, p. 5

생각해보기

- 관심이 있는 중 · 저소득 국가를 선택하고, 비감염성 질환의 유병률과 사망률이 어떻게 변화하고 있는지 알아보자.
- 비감염성 질환의 유병률과 사망률은 국가 소득 수준과 어떤 관계가 있을까?
- 주요 비감염성 질환을 선택하여 고소득 국가 및 저소득 국가에서의 질병 패턴이 어떻게 달라지는지 생각해 보자.

03 성·재생산 건강과 아동·청소년 건강

1) 성·재생산 건강과 아동·청소년 건강의 개념

모자보건(Maternal and Child Health)은 국제보건 분야에서 여성과 아동 · 청소년의 건강을 통합적으로 다루는 개념이다. 초기에는 모성과 영유아 사망률을 낮추는 것이 초점이었으며, 여성의 임신과 출산 기간부터 아동의 건강을 강조했다. 그러나 건강의 사회적 결정요인과 건강권 등의 새로운 이슈들이 부각되면서 국제사회는 건강에 영향을 미치는 다양한 요인과 관점을 보다 포괄적으로 반영하게 되었다. 이에 따라 모자보건의 개념은 여성의 건강을 임신과 출산에 국한하지 않고 성에 기반한 건강 문제들을 고려하여 종합적으로 다루는 성 · 재생산 건강으로 확장되었다. 또한 아동 · 청소년 건강 또한 전 생애주기로 포괄적으로 다루는 것으로 변화하였다. 이들 인구집단의 건강을 살펴볼 때, 어린 시기부터 성인까지의 모든 단계를 고려하여 건강관련 문제들을 총체적으로 접근하는 것이 중요하다는 인식이 높아졌다. 이러한 변화는 국제적인 담론과 정책 수립에 영향

을 미치며, 보다 포괄적이고 효과적인 건강 관리와 개선에 도움이 된다. 따라서 본 절에서는 성별과 연령에 따른 차별 없는 건강 정책 수립과 건강 권리 보장을 위해 여성과 아동 · 청소년의 건강을 계속해서 중요한 이슈로서 살펴보고자 한다.

(1) 모성건강과 성 · 재생산 건강

① 모성건강(maternal health)

세계보건기구(WHO)는 모성건강을 '임신, 출산 및 산후기간(분만 후 6주 포함) 동안 여성의 건강'이라고 정의한다. 이 개념은 주로 임신 중에 발생할 수 있는 건강 문제들을 다루며 임신 중의 영양 및 신체적 건강, 임신 중의 건강상태 모니터링, 출산 과정의 건강 관리, 산후 건강 및 회복을 포함한다. 이를 통해 안전하고 건강한 임신을 보장하고 산모의 이환율과 사망률을 줄이며 산모의 복지를 증진하는 데 초점을 둔다.

② 모자보건(maternal and child health)

모자보건은 임신, 출산, 산후 기간 동안 여성의 복지와 건강요구, 영유아의 건강과 발달에 초점을 맞춘 개념이다. 모자보건에는 임신 전부터 산후기까지의 모성건강 관리, 신생아 건강 및 보호, 저체중 출생아 건강 관리, 예방접종과 건강한 성장을 위한 주기적인 검진, 모성과 자녀를 위한 건강 교육 및 지원 등이 포함된다.

우리나라의 경우 「모자보건법」 제2조에 근거, 모자보건사업은 모성과 영유아에게 전문적인 보건의료서비스 및 그와 관련된 정보를 제공하고, 모성의 생식건강 관리와 임신 · 출산 · 양육 지원을 통하여 이들이 신체적 · 정신적 · 사회적으로 건강을 유지하게 하는 사업으로 정의되었다. 이와 같이 한국사회에서 모성건강은 주로 임신 · 출산의 기능을 중심으로 국가적 목표를 관리하는 수단이나 방법으로 발전해 왔으나 국제적인 추세에 따라 모성건강을 성 · 재생산 건강의 확장된 개념으로 접근하려는 정책적 전환이 일어나고 있다.

③ 성 · 재생산 건강

세계보건기구에서 정의한 바에 따르면, '성적 건강(sexual health)'은 '섹슈얼리티와 관련되는 육체적, 정서적, 정신적, 그리고 사회적 안녕 상태'이다. 재생산 건강(reproductive health)은 재생산할 능력과 충분한 설명이 제공된, 자유롭고, 책임있는 결정을 내릴 자유와 관련된다. 또한 개인들이 자신의 재생산 관련 행동에 대하여 충분한 설명이 제공된, 자유롭고, 책임있는 결정을 내릴 수 있게 하는 다양한 재생산 건강 관련 정보, 재화, 시설, 그리고 서비스에 대한 접근을 포함한다. 따라서 성 · 재생산 건강권(Sexual and Reproductive Health and Right, SRHR)은 이러한 자유와 권리를 포괄하여, 모든 사람이 자신의 몸과 섹슈얼리티에 대한 결정권을 가지고 월경, 피임, 임신, 임신중지, 출산을 비롯한 삶의 전 과정에서 안전 · 존엄 · 건강과 자율성을 보장받을 권리로 정의된다.

또한 성 · 재생산 건강을 넘어서서, 안전하고 음용가능한 물, 충분한 위생, 충분한 식량과 영양으로의 접근, 적절한 주거, 안전하고 건강한 노동조건 및 환경, 건강관련 교육 및 정보로의 접근, 모든 형태의 폭력 · 고문 · 차별 그리고 기타 성 · 재생산 건강권에 부정적인 영향을 끼치는 인권침해로부터의 효과적인 보호 등과 같은 성 · 재생산 건강의 근원적인 결정요인까지 포함한다.

성 · 재생산 건강권은 세계보건기구에서 정의한 "건강의 사회적 결정요인"들로부터 큰 영향을 받는다. 모든 국가에서 성 · 재생산 건강은 사회적 불평등과 젠더, 인종, 연령, 장애 등의 요인들에 의한 불평등한 권력을 반영한다. 빈곤과 임금 불평등, 구조적인 차별, 그리고 위원회에서 확인한 근거에 따른 소외는 모두 성 · 재생산 건강권의 사회적 결정요인이자, 기타 여러 권리들의 향유에 영향을 끼친다.

(2) 아동 · 청소년 건강

① 아동건강

세계보건기구에서는 '아동건강'은 '유아기부터 청소년기에 이르는 아동의 신체적, 정신적, 사회적 안녕'으로 정의한다. 아동건강은 영유아, 아동 및 청소년의 건강과 복지에 초점을 맞추고, 성장 및 발달 모니터링, 예방 관리, 영양, 예방접종, 질병 예방 및 일반적인 아동기 질병 치료를 포함하여 건강의 다양한 차원의 활동을 포함한다. 또한 깨끗한 물, 위생, 교육 및 사회적 지원에 대한 접근성과 같이 아동건강 결과에 영향을 미치는 요인을 함께 고려한다.

1989년 11월 국제연합(UN)이 채택한 아동권리협약(Convention on the Rights of the Child, CRC)은 18세 미만 아동의 생존, 보호, 발달, 참여의 권리 등을 담은 국제적인 약속으로 아동과 청소년이 보호되고 충족되어야 할 기본적 권리가 있음을 선언하고 있다. 아동 · 청소년 건강을 증진하기 위한 전 세계적 노력은 아동 · 청소년의 인권보장과 관련된 것으로 참여, 차별 금지, 아동 · 청소년 최선의 이익, 생존, 발달 및 건강과 복지를 보장할 것을 강조한다.

② 청소년 건강

청소년기를 발달의 뚜렷하고 중요한 단계임을 강조할 때, 청소년기를 고유한 단계로 인식하고, 청소년 건강 이슈에 초점을 맞추어 건강문제를 다룬다. 청소년을 작은 성인으로 간주하기보다는 청소년의 특정 요구, 취약성 및 성장 기회를 인정하고 중요하게 다루는 것이다. 여기에는 성 · 재생산 건강, 정신건강, 위험선호 행동, 약물남용, 또래관계, 정체성 및 자율성 개발과 관련된 문제를 다루는 것이 포함된다.

③ 아동 · 청소년 건강에 대한 접근방식

아동 · 청소년의 고유한 건강요구와 문제에 대한 이해가 깊어짐에 따라 국제보건 차원에서 아동 · 청소년 건강도 발전하고 변화하였다.

첫째, 아동 · 청소년 집단의 건강에 대해 보다 총체적인 접근방식을 채택하게 되었다. 초기에는 전염병이나 영양실조와 같이 어린이와 청소년에게 영향을 미치는 특정 질병 및 상태를 해결하는데, 모든 노력을 집중하였으나, 시간이 지남에 따라 신체적, 정신적, 사회적 및 정서적 복지를 넘어 건강의 사회적 결정요인을 포함하였다.

둘째, 성인기의 건강 결과가 아동기 및 청소년기의 경험과 환경에 의해 영향을 받으므로, 모자보건과 일맥상통하게 생애 과정에 걸친 개입의 필요성을 강조한다.

셋째, 다른 건강 의제와 통합적으로 접근한다. 국제보건 우선순위 건강문제는 상호간의 영향력이 크다고 여기어지기 때문에 아동 · 청소년의 건강을 개선하기 위해서는 모성건강, 성 · 재생산 건강, 영양, 정신건강, 교육 및 아동발달과 관련된 이니셔티브와 통합하여 접근하고 있다. 통합된 접근방식은 다른 건강 영역 간의 상호의존성을 바탕으로 건강문제의 포괄적인 해결과 상승효과를 기대한다.

넷째, 예방과 건강증진에 초점을 둔다. 질병에 앞서 예방을 통해 많은 건강문제를 해결하기 위해 건강행동, 예방접종, 영양개선, 성장발달지원, 정신건강지원 활동에 중점을 둔다.

다섯째, 건강의 형평성 및 사회적 결정요인을 고려하여 아동 · 청소년 건강문제를 다룬다. 아동 · 청소년 건강문제에 관련된 국가 내 및 국가 간 건강 결과의 격차를 인식하고 건강에 영향을 미치는 의료, 교육 및 기타 사회적 요인에 대한 공평한 접근을 보장하기 위해 빈곤, 성 불평등, 차별, 사회적 배제와 관련된 문제를 다룬다.

(3) 지속가능발전목표(SDGs)와의 연계

① 지속가능발전목표(SDGs)3의 성 · 재생산 건강과 아동 · 청소년 건강의 세부 지표

지속가능발전목표(SDGs)3과 성 · 재생산 건강과 아동 · 청소년 건강과 관련된 세부 지표는 다음과 같다.

㉠ SDGs 3.1 : 2030년까지 전 세계 모성 사망률을 100,000명당 70명 미만으로 감소시킨다. 이것은 여성의 건강과 복지와 직결된다.

㉡ SDGs 3.2 : 2030년까지 모든 국가가 신생아 사망률을 최소 1,000명당 12명보다 낮게, 5세 이하 아동 사망률을 최소 1,000명당 25명보다 낮게 하는 것을 목표로 신생아와 5세 이하 아동들의 예방 가능한 사망을 종식시킨다. 출생 결과는 여성의 건강과 행복, 영양상태, 양질의 생식건강 서비스와 응급 산부인과 진료에 대한 접근성에 연동된다. 또한 만약 저소득 국가에서 여성이 출산 중 사망할 경우 아이의 생존 확률은 약 50% 정도에 불과하다.

㉢ SDGs 3.3 : 2030년까지 감염병인 AIDS, 결핵, 말라리아 및 소외열대병(NTD) 유행을 종식시키고 간염, 수인성 질병 및 기타 감염병을 퇴치한다. 감염병은 특히 사하라 이남 아프리카, 남아시아 등 빈곤국 아동에게 치명적이다. B형간염은 동아시아 지역 아동에게 엄청난 영향을 미친다. 이 목표를 효과적으로 해결하는 것은 아동의 건강과 복지에 큰 영향을 미칠 수 있다.

㉣ SDGs 3.7 : 2030년까지 가족계획과 정보 및 교육을 포함한 생식 의료서비스에 대한 보편적 접근과 생식 의료서비스를 국가전략에 통합하는 노력을 강화한다. 가족계획은 생명을 구한다. 가족계획에 대한 선택을 돕고 산모건강관리를 제공할 수 있는 양질의 생식 건강 서비스도 생명을 살린다.

㉤ SDGs 3.8 : 재정적 위험 보호, 양질의 필수 의료서비스에 대한 접근성, 안전하고 효과적이며 저렴한 필수 의약품 및 백신에 대한 접근성을 포함한 보편적인 의료보장을 달성한다. 질이 우수하고, 가난한 사람들의 재정적 부담을 최소한으로 줄이며, 공정하게 우선순위를 정하여 전달되는 보편적인 의료보장은 저소득 및 중간소득 국가 여성들의 건강과 행복 수준을 향상시키기 위해 가장 필요한 보건

서비스에 큰 영향을 미친다.

② 성 · 재생산 건강과 권리와 지속가능발전목표(SDGs)와 연계

호주의 뉴사우스웨일즈주(New South Wales, NSW)는 성 · 재생산 건강과 권리(Sexual and Reproductive Health and Right, SRHR)에 대한 보편적인 접근이 빈곤, 성 불평등 및 기후 변화와 같은 복잡한 글로벌 문제를 해결하는 데 도움이 될 수 있다고 본다. 피임 제공, 성매개 감염의 진단 및 치료, 자궁경부암 퇴치 등을 포함한 성 · 재생산 건강관리 프로그램은 사회적, 경제적, 물리적 환경을 개선하는 데 필수적이다.

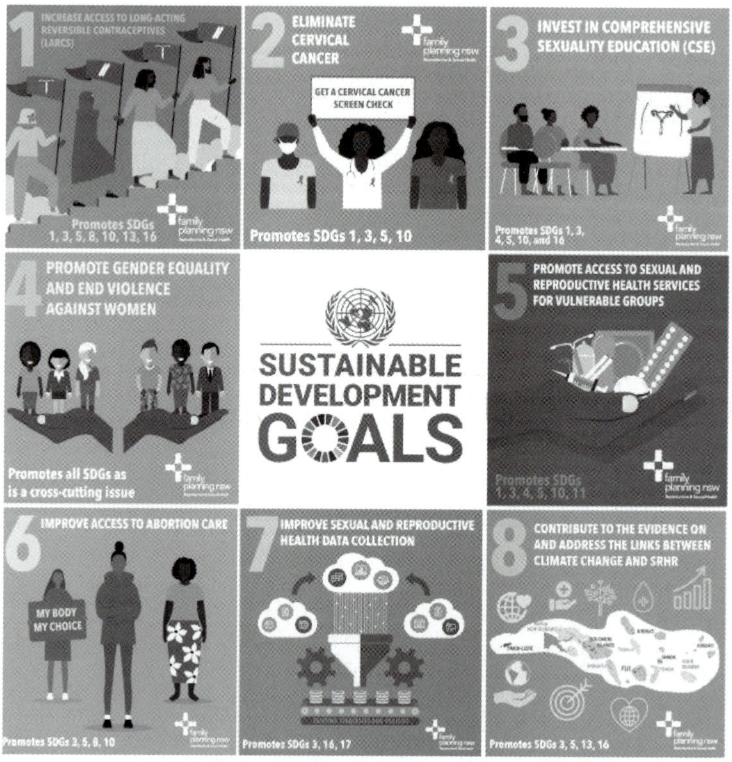
1 INCREASE ACCESS TO LONG-ACTING REVERSIBLE CONTRACEPTIVES (LARCS)
Promotes SDGs 1, 3, 5, 8, 10, 13, 16
2 ELIMINATE CERVICAL CANCER
GET A CERVICAL CANCER SCREEN CHECK
Promotes SDGs 1, 3, 5, 10
3 INVEST IN COMPREHENSIVE SEXUALITY EDUCATION (CSE)
Promotes SDGs 1, 3, 4, 5, 10, and 16
4 PROMOTE GENDER EQUALITY AND END VIOLENCE AGAINST WOMEN
Promotes all SDGs as is a cross-cutting issue
SUSTAINABLE DEVELOPMENT GOALS
5 PROMOTE ACCESS TO SEXUAL AND REPRODUCTIVE HEALTH SERVICES FOR VULNERABLE GROUPS
Promotes SDGs 1, 3, 4, 5, 10, 11
6 IMPROVE ACCESS TO ABORTION CARE
MY BODY MY CHOICE
Promotes SDGs 3, 5, 8, 10
7 IMPROVE SEXUAL AND REPRODUCTIVE HEALTH DATA COLLECTION
Promotes SDGs 3, 16, 17
8 CONTRIBUTE TO THE EVIDENCE ON AND ADDRESS THE LINKS BETWEEN CLIMATE CHANGE AND SRHR
Promotes SDGs 3, 5, 13, 16

그림 3-24 호주의 뉴사우스웨일즈주의 성 · 재생산 건강과 지속가능발전목표 (Sexual and Reproductive Health and Rights and the Sustainable Development Goals)

출처 : Family Planning NSW. Sexual and Reproductive Health and Rights and the Sustainable Development Goals: Ensuring sustainable and resilient commitment for SRHR. Ashfield, Sydney: FPNSW; 2021.

호주의 뉴사우스웨일즈주의 성 · 재생산 건강과 지속가능발전목표 보고서(Sexual and Reproductive Health and Rights and the Sustainable Development Goals)는 모든 사람의 성 · 재생산 건강의 실현 없이는 2030 지속가능발전목표를 달성할 수 없다고 강조했다. 이 보고서는 8가지 성 · 재생산 건강과 권리(SRHR) 전략을 설명하고 보다 지속 가능한 미래를 달성하는 데 도움이 될 호주와 태평양연안 국가들에 대한 22가지 구체적인 권장 사항을 제공하고 있다(그림 3-24).

다음은 뉴사우스웨일즈주의 가족계획에서 권장하는 성 · 재생산 건강 전략과 이들이 기여할 수 있는 지속가능발전목표이다. 기후 변화는 기존의 건강 취약성을 촉진할 수 있지만 가족계획에 대한 미충족 요구와 급속한 인구 증가도 기후 변화의 영향을 가속화할 수 있다(표 3-10).

표 3-10 성 · 재생산 건강 전략과 지속가능발전목표, 2021

주요 성 · 재생산 건강관리 프로그램	지속가능발전목표(SDGs)
1. 오래 지속되는 가역성 피임약에 대한 접근성 제고	SDGs 1, 3, 5, 8, 10, 13, 16
2. 자궁경부암 퇴치	SDGs 1, 3, 5, 10
3. 종합적인 성교육에 투자	SDGs 1, 3, 4, 5, 10, 16
4. 성평등 증진 및 여성에 대한 폭력 근절	모든 SDGs에 해당
5. 취약계층을 위한 성 · 재생산 건강 서비스에 대한 접근 촉진	SDGs 1, 3, 4, 5, 10, 11
6. 낙태 치료에 대한 접근성 향상	SDGs 3, 5, 8, 10
7. 성 · 재생산 건강 데이터 수집 개선	SDGs 3, 16, 17
8. 기후 변화와 성 · 재생산 건강간의 근거에 기여하고, 둘 사이의 연관을 다룸	SDGs 3, 5, 13,

이와 같이 국제사회와 모든 국가는 취약하고 소외된 지역사회의 격차를 좁히기 위해 더 많은 노력을 기울여야 하며, 태평양 지역의 이웃 국가들이 국가 정책과 관행에 성과 재생산 건강 및 권리를 포함하도록 지원해야 한다.

2) 성·재생산 건강

(1) 성 · 재생산 건강문제

① 모성 사망

㉠ 모성사망비

모성사망비(Maternal Mortality Ratio, MMR)는 임신, 출산, 산욕기에 발생한 모성사망자 수를 출산 총 건수로 나눈 비율을 의미한다. 국가별 모성사망비는 인간개발지수(Human Development Index, HDI)와도 밀접한 상관관계가 있다. 모성사망비가 높은 국가는 인간개발지수가 낮으며, 특히 발전도상국에서는 매우 높은 모성사망비가 보고되고 있다.

세계보건기구의 2019년 보고서에 따르면, 세계 모성사망비는 100,000 출산당 211명이었다. 지속가능발전목표 3.1은 2030년까지 전 세계 모성사망률을 100,000명당 70명 미만으로 감소시키는 것을 목표로 한다. 2030년 모성사망비를 70 미만으로 달성하려면 연간 11.6%의 사망비를 감소시켜야 하고, 이는 개별 국가 차원에서 거의 달성할 수 없는 비율이다. 그러나 대부분의 모성 사망을 예방하기 위해 과학 및 의학 지식을 이용할 수 있다. 지속가능발전목표 달성까지 남은 기간 동안 조정된 노력을 강화하고 예방가능한 모성 사망을 종식시키기 위한 글로벌, 지역, 국가 및 지역사회 차원의 자원을 동원하고 노력해야 한다.

모성 사망을 낮추기 위한 노력으로 전 세계적으로 모성사망비가 2000년대 초반에 비해 대폭 감소하였다. 그러나 여전히 개도국이나 빈곤한 지역에서는 모성사망비가 높은 실정이고, 최소 2명부터 최대 1,116명까지 지역별로 큰 차이가 있다. 2020년 사하라 사막 이남의 아프리카 지역의 모성 사망은 전 세계 모성 사망의 약 70%(202,000명)를, 남아시아는 약 16%(47,000명)를 차지했다. 동시에 2000년에서 2020년 사이에 동유럽과 남아시아는 모성사망비가 전반적으로 크게 감소하여 각각 70%(38에서 11로) 및 67%(408에서 134)로 감소했다. 2020년에도 매우 높은 모성사망비에도 불구하고 사하라 사막 이남의 아프리카도 2000년에서 2020년 사이에 33% 크게 감소했다. 지역별로 모성사망비의 감소를 살펴보면 같은 기간 동안 최빈국은 이 기간 동안 50% 감소했고, 나머지 동부 아프리카, 중앙 아시아, 동아시아, 북아프리카와 서유럽 지역은 1/3 정도 감소했다(그림 3-25, 그림 3-26).

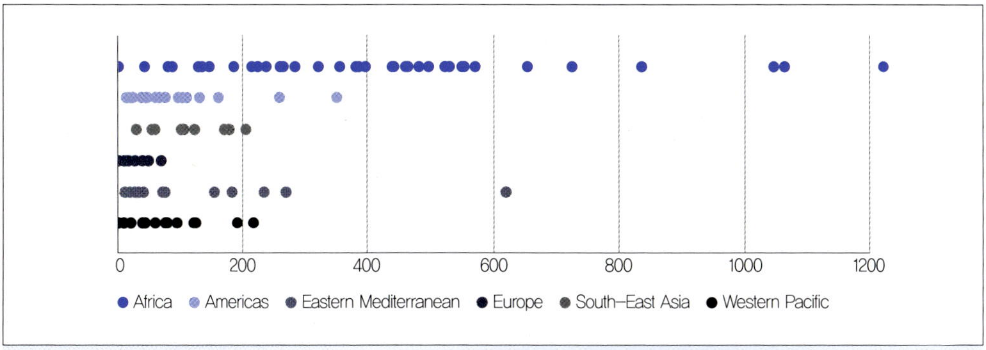

그림 3-25 지역별 모성사망비(출생아 10만명당 임산부 사망수)

출처 : https://www.who.int/data/gho/data/themes/topics/sdg-target-3-1-maternal-mortality

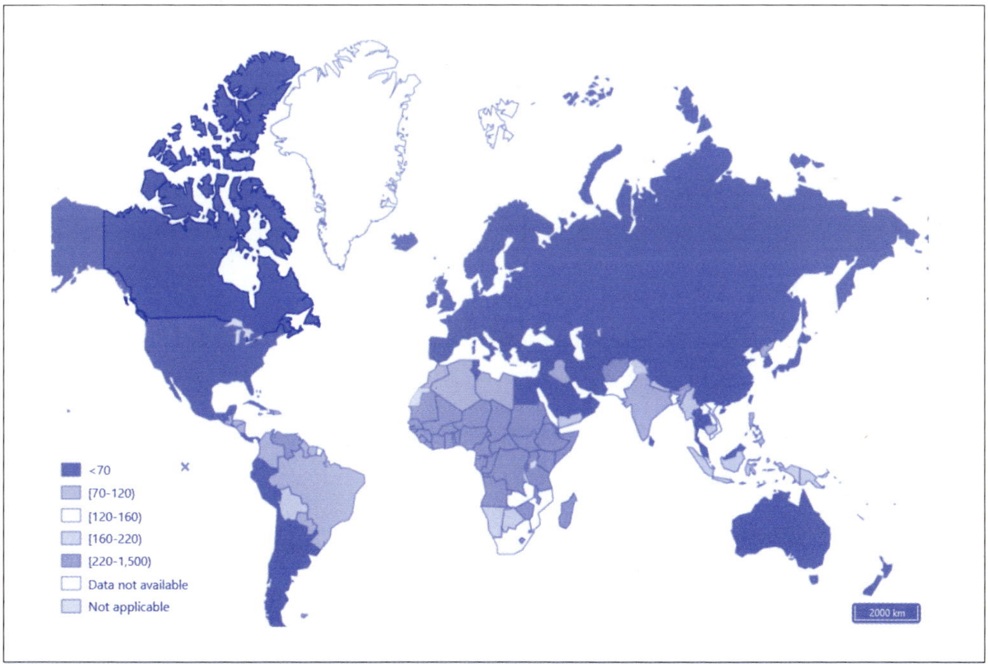

그림 3-26 국가별 모성사망비(출생아 10만명당 임산부 사망수)

출처 : https://www.who.int/data/gho/indicator-metadata-registry/imr-details/1601) UN, Sustainable Development Goals (https://sdgs.un.org/goals/goal3)

㉡ **모성 사망의 위험 요인**

세계적으로 일부 지역의 높은 산모사망비는 양질의 의료서비스에 대한 접근의 불평등을 반영하고 소득계층 간의 격차를 강조한다. 2020년 저소득 국가의 모성사망비는 출생아 10만명당 430명이었고 고소득 국가의 경우 10만명당 12명이었다. 인도주의적 위기, 분쟁 및 분쟁 후 상황은 모성 사망이 개선되는 것을 방해한다. 2020년 취약국가지수 '위험'에서 '매우 높은 위험'에 달하는 9개 위험국가(예멘, 소말리아, 남수단, 시리아, 콩고민주공화국, 중앙아프리카 공화국, 차드, 수단 및 아프가니스탄)의 모성사망비는 시리아(30)에서 남수단(1223)으로 큰 편차를 보였다. 2020년 '고위험 취약' 국가의 평균 모성사망비는 551로 전 세계 평균의 21배를 상회했다. 저소득 국가의 여성은 평생동안 모성사망의 위험이 더 높다. 고소득 국가에서는 5,300명 중 1명이 사망하고 저소득 국가에서는 49명 중 1명이 사망하게 된다.

㉢ **모성 사망의 원인**(causes of maternal death)

모성 사망의 원인은 3/4이 산후 출혈, 감염, 임신 중 고혈압(전자간증과 자간증), 출산 시 합병증, 안전하지 않은 유산으로 인한 것이다. 그 외에도 고혈압, 장애, 심장질환, 신장질환 등 기존 질병의 합병증으로 인해 모성 사망이 발생할 수 있다.

여성은 임신과 출산 중 및 출산 후 합병증으로 사망한다. 이러한 합병증의 대부분은 임신 중에 발생하며 대부분은 예방하거나 치료할 수 있다. 다른 합병증은 임신 전에 존재할 수 있지만 특히 여성의 보살핌의 일부로 관리되지 않는 경우 임신 중에 악화된다. 모든 산모 사망의 거의 75 %를 차지하는 주요 합병증은 다음과 같다.

- 심한 출혈(주로 출산 후 출혈)
- 감염(보통 출산 후)
- 임신 중 고혈압(자간전증 및 자간증)
- 분만으로 인한 합병증
- 안전하지 않은 낙태

㉣ **모성 사망을 예방하는 중재**

원칙적으로 대부분의 모성사망은 적절한 중재를 통해 예방될 수 있고, 이를 위한 구체적인 중재 방법에 대한 지식도 축적되어 있다. 국제사회는 여성들이 적절한 산전 진료를 받고 숙련된 보조자에 의해 의료기관에서 출산을 할 수 있도록 노력을 기울이고 있으나 2030년까지 목표를 달성하기 위해서는 보다 취약한 국가들에서 상황을 개선하는 데에 좀 더 지원을 해야 한다. 모성 사망을 줄이기 위한 개입은 국가의 보건의료체계 강화와 적정한 보건의료서비스 전달 체계 구축, 지역사회 기반 모자보건 사업 기획, 적절한 의료 인력 훈련과 교육 등 다양한 개입을 필요로 한다. 이 과정에서 젠더 편견과 차별을 줄이고 젠더와 다른 사회 요인들 간의 상호작용을 고려하는 것은 필수적이다.

산모 사망을 피하려면 의도하지 않은 임신을 예방하는 것이 중요하다. 청소년을 포함한 모든 여성은 피임, 법의 모든 범위 내에서 안전한 낙태 서비스, 양질의 낙태 후 관리에 대한 접근이 필요하다. 또한 모성의 사망을 초래하는 합병증의 예방과 관리를 위한 중재는 다음과 같다.

- 모든 여성은 임신 중, 출산 중 및 출산 후 고품질의 케어를 받아야 한다. 산모 건강과 신생아 건강은 밀접한 관련이 있다. 시기적절한 관리와 치료가 신생아 뿐만 아니라 여성의 삶과 죽음을 가를 수 있기 때문에 모든 출생에 숙련된 의료 전문가가 참석하는 것이 특히 중요하다.
- 출생 후 심한 출혈은 건강한 여성을 수 시간 내로 사망에 이르게 할 수 있고, 출산 직후 옥시토신을 투여하면 출혈의 위험이 효과적으로 줄어든다.
- 출산 후 감염은 위생적인 환경과 기구를 사용하고 감염 시 초기에 발견되어 적절한 치료를 하면 해결될 수 있다.
- 자간전증은 경련 및 기타 생명을 위협하는 합병증이 발생하기 전에 발견하여 적절하게 관리되어야 한다. 자간전증에 황산마그네슘과 같은 약물을 투여하면 여성의 자간증 발병 위험을 낮출 수 있다.

㉣ 치료를 저해하는 요인

외딴 지역의 가난한 여성들은 적절한 의료서비스를 받을 가능성이 가장 적다. 특히 사하라 사막 이남의 아프리카 및 남아시아와 같이 숙련된 의료 제공자 수가 상대적으로 적은 지역이 이에 해당된다. 대부분의 고소득 및 중상위 소득 국가에서 모든 출생의 약 99%가 훈련된 조산사, 의사 또는 간호사에 의해 이루어지는 반면, 저소득 국가의 68%와 중하위 소득 국가의 78%만이 숙련된 의료인력의 도움을 받는 것으로 나타났다(그림 3-27).

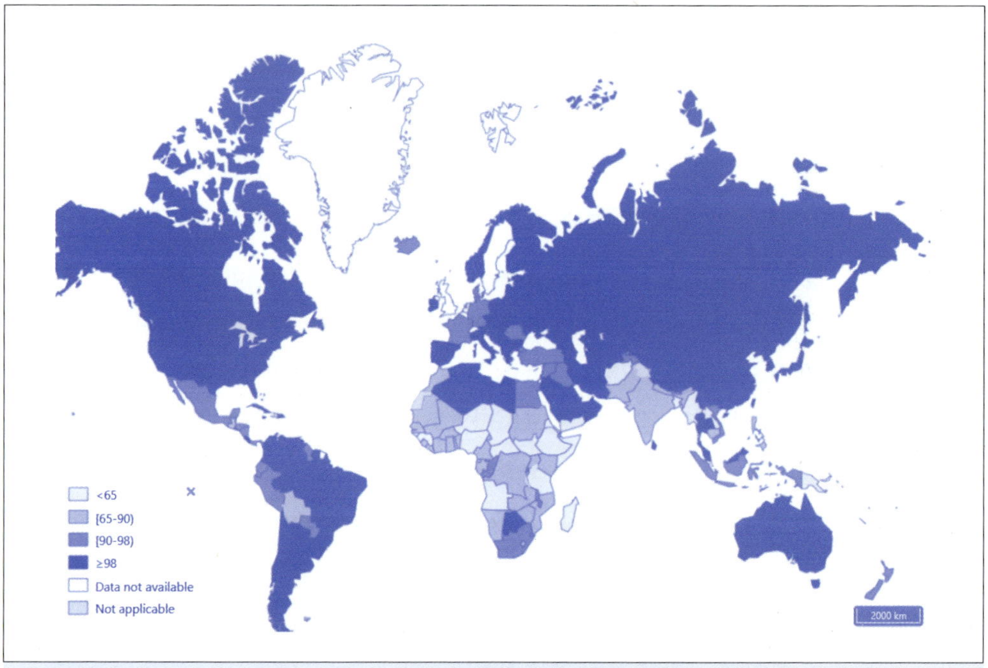

그림 3-27 훈련된 인력에 의한 분만률(단위: %)

출처 : 세계보건기구(2020) https://www.who.int/data/gho/data/themes/topics/sdg-target-3-1-maternal-mortality

여성의 임신과 출산 중에 치료를 받거나 찾는 것을 방해하는 요인은 다음과 같다.

- 무례, 학대 및 열악한 치료 품질
- 불충분하고 부적절하게 훈련된 의료 제공자
- 필수 의료물품 부족
- 의료시스템의 낮은 책임감

이러한 요인들은 여성들이 적절한 의료서비스를 받는 것을 방해하고 임신과 출산과 관련하여 건강 위험을 증가시킬 수 있다. 따라서 보다 적절하고 신뢰할 수 있는 의료서비스를 제공하기 위해서는 의료 제공자들의 적절한 교육과 의료 시설의 개선이 필요하다. 또한 의료시스템이 여성들의 건강과 안전에 대한 책임감을 높이고 성평등을 지향하는 정책과 프로그램들이 필요하다.

② 가족계획

㉠ 피임방법

전 세계적으로 1990년 13억의 가임기 여성(15–49세)이 2021년 19억으로 46% 증가했다. 구체적으로 가족계획을 필요로 하는 여성이 1990년 7억에서 2021년 11억으로 62% 증가했다. 이러한 요구는 현대적인 피임방법의 사용으로 많이 충족되었다. 같은 기간 동안 합계출산율(total fertility rate)은 1990년 3.3명에서 2021년 2.3명으로 감소했다. 현대적인 피임방법을 사용하는 가임기 여성은 1990년 467백만명(35%)에서 2021년 874백만명(45%)으로 증가했다. 같은 기간 가임기 여성의 가족계획에 대한 미충족 요구도 147백만(8%)에서 164백만(11%)으로 증가했다(그림 3–28).

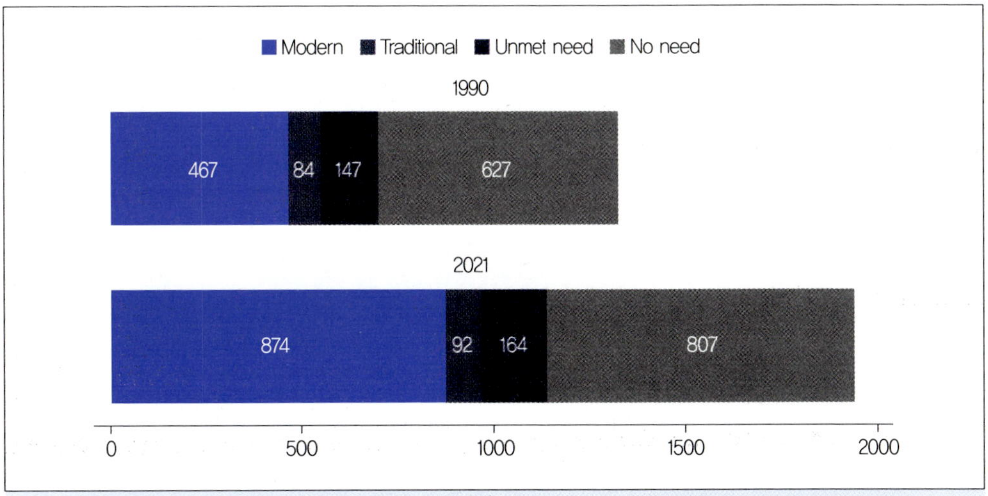

그림 3-28 15–49세 가임기 여성의 피임방법과 가족계획 미충족 요구(단위: 백만명)

출처 : United Nations, Department of Economic and Social Affairs, Population Division (2022). Estimates and Projections of Family Planning Indicators 2022.

피임을 하는 여성들 중 현대적인 방법을 사용하는 비율이 가장 낮은 지역은 사하라 사막 이남 아프리카(56%)와 호주와 뉴질랜드를 제외한 오세아니아(52%)이다. 다른 지역에 비해 북아프리카와 서아시아(37%), 중앙아시아와 남아시아(38%)에서는 임신을 피하고자 하는 여성 중 다른 지역에 비해 전통적인 방법(각각 15% 및 12%)의 사용이 높은 편이다(그림 3–29).

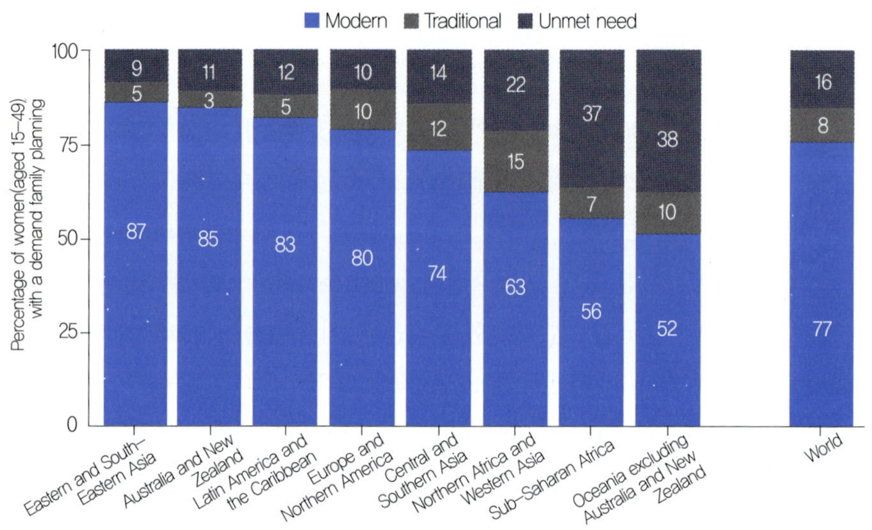

그림 3-29 지역별 가족계획의 방법과 가족계획 미충족 요구율(단위: %)

가족계획이 필요한 여성 중 현대적인 방법으로 충족되는 비율이 50% 미만인 41개국 중, 22개국이 사하라 이남 아프리카에 있다. 나머지 19개국 중 7개국은 북아프리카와 서아시아, 5개국은 유럽과 북아메리카, 4개국은 호주와 뉴질랜드를 제외한 오세아니아, 2개국은 중앙아시아와 남아시아, 1개국은 라틴아메리카와 카리브해 지역이다(그림 3-30).

2000년부터 2020년까지 15세에서 24세 사이의 여성 연령군에서 현대적인 피임방법으로 가족계획에 대한 요구를 충족시키는 진전은 가장 두드러지게 나타났다. 전 세계적으로 15~19세 청소년의 경우 2000년 45%에서 2020년 61%로, 20~24세 여성의 경우 같은 기간 동안 57%에서 66%로 증가했다. 그러나 이러한 진전에도 불구하고 현대적인 피임방법으로 가족계획 요구를 충족시키는 비율은 30세 이상의 여성은 75% 이상 임에 비해서 여전히 낮은 편이다(그림 3-31).

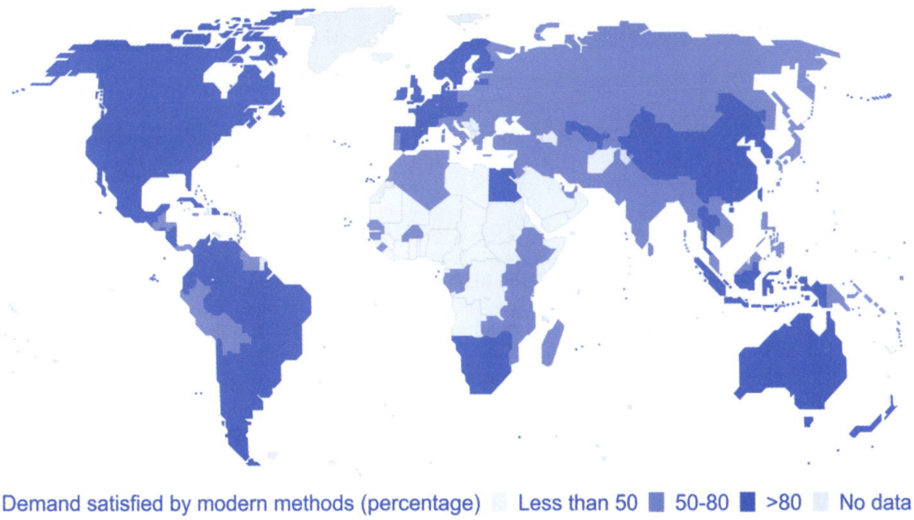

그림 3-30 국가별 현대적 피임방법에 의한 가족계획 요구 충족률(단위: %)

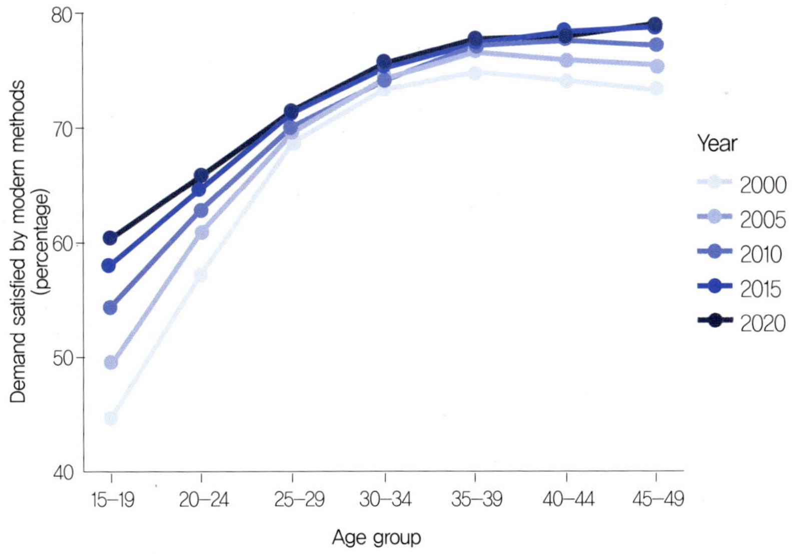

그림 3-31 연도별 연령별 현대적 피임방법에 의한 가족계획 요구 충족률(단위: %)

출처 : https://www.who.int/news-room/fact-sheets/detail/family-planning-contraception

㉡ 가족계획의 필요성

피임의 사용은 자녀의 수와 간격을 결정하는 사람들의 인권을 향상시키고 콘돔의 사용을 통해 임신과 HIV를 포함한 성병의 전염을 예방할 수 있다. 모든 사람들이 선호하는 피임법에 대한 접근을 보장하면 생명과 자유, 의견과 표현의 자유, 일과 교육에 대한 권리를 포함한 여러 인권이 향상되고 상당한 건강 및 기타 혜택을 얻을 수 있다. 출산 간격이 2년 미만인 경우 영아 사망률이 2-3년 간격일 때보다 45%, 4년 이상일 경우보다 60% 이상 높아진다. 또한 여성을 위한 교육 기회 확대 및 권한 부여, 국가의 지속 가능한 인구 성장 및 경제 개발을 포함하는 다양한 잠재적인 비건강 혜택을 제공한다.

가족계획에 대한 요구를 현대적 피임법(SDG 지표 3.7.1)을 통해 충족시킨 가임연령 여성의 비율은 최근 수십 년 동안 점진적으로 증가하여 2000년 73.6%에서 2020년 76.8%로 증가했다. 이와 같이 증가가 느린 이유는 다음과 같다. 일부 지역에서는 이러한 장벽이 해결됨에 따라 현대적인 피임법에 만족하는 수요가 증가했다.

- 제한된 피임방법 선택
- 특히 젊고 가난하고 미혼인 사람들 사이에서 서비스에 대한 제한된 접근
- 이전에 경험한 부작용이나 그에 대한 두려움
- 문화적 또는 종교적인 피임에 대한 반대
- 이용가능한 피임 서비스의 낮은 품질
- 일부 피임 방법에 대한 사용자 및 의료서비스 제공자들의 편견
- 성별에 따른 불평등으로 인한 피임 서비스에 접근 장애

③ 성매개 감염

㉠ 성매개 감염의 증상 및 합병증

성매개 감염(Sexually Transmitted Infection, STI)은 성적 접촉을 통해 전파되는 감염병을 의미한다. 성병이라고도 불리며, 바이러스, 박테리아, 원충 등 다양한 성별 감염원에 의해 발생한다. 전 세계적으로 매일 100만 건 이상이 발생하며, 대부분은 무증상이다.

2020년 세계보건기구는 인구 4명 중 1명이 치료가능한 성매개 감염인에 새롭게 감염되는 것으로 추정했다. 클라미디아(1억 2,900만건), 임질(8,200만건), 매독

(710만건), 트리코모나스증(1억 5,600만건) 등의 3억 7,400만 건의 새로운 감염이 매년 발생한 것으로 추정했다. 15~49세의 5억 명 이상이 단순 포진 바이러스(Herpes Simplex Virus, HSV)로 인한 생식기 감염이 있는 것으로 추정된다. 또한 2억 9천만 명 이상의 여성이 인유두종 바이러스(Human Papillomavirus, HPV)에 감염되었을 것으로 추정된다. 인유두종 바이러스(HPV) 감염은 매년 311,000명 이상의 자궁경부암 사망과 관련이 있다. 2016년에 약 100만 명의 임산부가 매독에 감염된 것으로 추정되어 350,000건 이상의 부정적인 건강결과를 초래했다.

이와 같이 성매개 감염은 낙인, 불임, 암 및 임신 합병증을 통해 성 및 생식건강에 직접적인 영향을 미치며 HIV의 위험을 증가시킬 수 있다. 또한 전 세계적으로 성매개 감염의 약물 내성이 문제가 되고 있다. B형 간염으로 인해 2019년에 약 820,000명이 사망했으며, 대부분은 간경화 및 간세포 암종으로 인한 것이다. 주요한 성매개 감염 질환으로는 다음과 같다.

- 클라미디아 감염증(Chlamydia infection)
- 임질 감염증(Gonorrhea)
- 매독(Syphilis)
- 생식 감염증(Genital herpes)
- 인유두종 바이러스(Human Papillomavirus, HPV)
- 에이즈(Acquired Immunodeficiency Syndrome, AIDS)

헤르페스, 임질 및 매독과 같은 성매개 감염은 HIV 감염 위험을 증가시킨다. 성매개 감염은 엄마에게서 아이에게 전염될 수 있다. 매독의 엄마에게서 아이에게 전염되면 신생아 사망, 저체중 출생 및 조산, 패혈증, 폐렴 및 선천성 기형, 사산이 발생할 수 있다. 일부 성매개 감염은 임신, 출산 및 모유수유 중에 엄마에게서 아이에게 전염될 수도 있다. 성매개 감염의 모자간 전파는 사산, 신생아 사망, 저체중아 및 조산, 패혈증, 신생아 결막염 및 선천성 기형을 초래할 수 있다. HPV 감염은 자궁경부암 및 기타 암을 유발하고, 임질 및 클라미디아와 같은 성매개 감염은 여성의 골반 염증성 질환 및 불임의 주요 원인이다.

㉡ 성매개 감염의 원인

성매개 감염의 원인은 감염병의 종류에 따라 다르다. 대부분의 성매개 감염은 성적 접촉을 통해 전파되며, 성관계, 오랜기간 동안 성관계를 하지 않은 후 성관계를 다시 시작할 때 발생하기도 한다. 성행위, 혹은 그와 유사한 접촉을 통해 전신에 나타난 증상, 점막 분비물, 혈액, 혹은 모유 등을 통해 전파될 수 있다.

30가지 이상의 다양한 박테리아, 바이러스 및 기생충이 질, 항문 및 구강성교를 포함한 성적 접촉을 통해 전염되는 것으로 알려져 있다. 8가지 병원체가 성매개 감염의 가장 큰 발병률과 관련이 있는데, 이 중 매독, 임질, 클라미디아 및 트리코모나스증 4개는 현재 치료가 가능하고 4개는 B형 간염, 단순 포진 바이러스(HSV), HIV 및 인유두종 바이러스(HPV)는 치료가 불가능한 바이러스 감염으로 알려져 있다.

또한 엠폭스(Monkeypox virus), 에볼라 바이러스(Ebola virus) 및 지카 바이러스 감염증(Zika virus)과 같은 성적 접촉에 의해 획득될 수 있는 새로운 감염의 출현과 더불어 성병성림프육아종과 같은 방치된 성매개 감염의 재출현도 있다.

㉢ 성매개 감염의 예방

콘돔은 정확하고 일관되게 사용하면 HIV를 포함한 성매개 감염에 대한 가장 효과적인 보호 방법 중 하나이다. 매우 효과적이지만 콘돔은 생식기 외 궤양(예: 매독 또는 생식기 포진)을 유발하는 성매개 감염을 보호하지 못한다. 가능하면 모든 질 및 항문 성교시 콘돔을 사용해야 한다.

인유두종 바이러스 백신은 자궁경부암을 예방하는 데 매우 효과적이며, 2020년 말까지 주로 고소득 및 중간 소득 국가에서 표준 예방접종 프로그램의 일부로 도입되었다. 인유두종 바이러스 백신의 보급과 접종률 증가는 자궁경부암의 발생률을 크게 감소시키는데 도움이 될 것으로 기대된다.

전 세계적으로 자궁경부암을 제거하기 위해서는 2030년까지 인유두종 바이러스 백신 접종률을 높이고, 전암성 병변의 선별과 조기치료를 강화하는 것이 중요하다. 또한 암 관리와 치료에 대한 높은 보장도 필요하다. 이러한 노력을 통해 수십 년 동안 높은 수준의 예방 및 치료를 유지하여 자궁경부암의 발생을 줄이고, 공중보건 문제를 완화할 수 있을 것으로 기대된다.

B형 간염 또한 백신을 통해 예방이 가능하며, 백신의 보급과 접종을 통해 B형 간염의 감염을 줄이고 간경변 및 간암 등으로 인한 심각한 합병증을 예방할 수 있다. B형 간염 백신은 유전자변이를 통한 바이러스의 변이에도 효과적이므로, 예방접종의 지속적인 보급과 접종률 유지가 중요하다. 이를 통해 B형 간염의 유

행을 막고 간염 관련 질병에 대한 부담을 줄일 수 있다.

㉣ 성매개 감염 진단

성매개 감염은 종종 무증상이다. 혈액, 소변 또는 해부학적 샘플에 대한 실험실 검사에 의해 정확한 진단이 가능하다. 고소득 국가[1]에서는 무증상일 때도 성매개 감염에 대한 정확한 진단테스트(분자기술기반)를 한다. 그러나 저소득 및 중간소득 국가에서는 클라미디아 및 임질과 같은 성매개 감염에 대한 정확한 분자기술기반 검사를 사용하는 것이 대체로 어려울 수 있다. 비용이 많이 들고, 널리 사용되지 않으며, 결과를 받는데 오랜 시간이 걸리는 경우가 많아서 후속 조치나 관리, 치료가 지연될 수 있고, 결과적으로 관리 또는 치료가 불완전할 수 있다.

하지만 매독, B형 간염 및 HIV에 대한 저렴하고 신속한 검사는 가능하다. 특히 자원이 제한된 환경에서도 신속 매독 검사 및 신속 이중 HIV/매독 검사가 가능하며, 이러한 검사들은 감염 여부를 빠르게 확인할 수 있어서 적시에 조치를 취할 수 있도록 도와준다.

따라서 성매개 감염에 대한 검사와 진단에는 국가별로 자원, 기술, 인프라, 및 환경적 요소들에 따라 다양한 제약요인들이 존재하며, 이러한 제약요인들을 극복하기 위해 더 많은 노력과 지원이 필요할 수 있다. 특히 저소득 및 중간소득 국가에서는 이러한 제약요인들을 극복하고, 저렴하고 효율적인 검사와 진단 방법을 보다 널리 보급하고 개선하는 것이 중요하다. 이를 통해 성매개 감염에 대한 조기 발견과 적절한 치료를 이끌어내어 전염 확산을 예방하고 성매개 감염으로 인한 건강 문제를 줄일 수 있다.

㉤ 성매개 감염 치료

현재 여러 성매개 감염에 효과적인 치료가 가능하다. 3가지 세균(클라미디아, 임

---

1 2022-2023 소득수준별 국가분류
세계은행은 매년 7월 1일 전세계 국가의 전년도 1인당 국민소득(GNI per capita)을 바탕으로 4개 소득그룹* 분류함.
- 저소득국(low income, 1,085달러 이하), 중저소득국(lower-middle income, 1,086~4,255달러), 고중소득국(upper-middle income, 4,256~13,205달러), 고소득국(high income, 13,205달러 초과)
https://blogs.worldbank.org/opendata/new-world-bank-country-classifications-income-level-2022-2023

질 및 매독)과 기생충성 성매개 감염(트리코모나스증)은 항생제 요법으로 치료할 수 있다. 세균성 성매개 감염인 클라미디아, 임질, 매독은 보통 기존의 단일 용량 항생제 요법으로 치료할 수 있다. 트리코모나스증은 기생충성 성매개 감염으로, 이 역시 일반적으로 단일 용량의 항생제로 치료가 가능하다.

반면에 헤르페스 및 HIV는 바이러스성 성매개 감염으로 치료가 불가능하다. 이러한 바이러스성 감염들은 완전한 치유가 어렵고, 기존에 존재하는 항바이러스제를 이용하여 증상을 완화하거나 바이러스의 증식을 억제하여 질병의 경과를 조절하는데 주로 사용된다.

따라서 성매개 감염의 치료에는 원인에 따라 다른 치료 방법이 사용되며, 세균성 감염들은 항생제로 대부분 치료할 수 있지만, 바이러스성 감염인 헤르페스와 HIV는 항바이러스제를 이용하여 증상을 관리하고 질병의 경과를 조절하는데 중점이 두어진다. 정기적인 검진과 조기 진단이 중요하며, 의료 전문가의 지도 아래 적절한 치료를 받는 것이 중요하다. 또한 감염 예방을 위해 안전한 성관계 및 성 감염에 대한 교육이 필요하다.

ⓑ 확산의 방지

정보, 교육 및 상담은 성매개 감염의 증상에 대한 인지를 재고하여 치료를 받을 가능성을 높이고, 성 파트너에게도 치료를 권할 수 있다. 대중의 인식부족, 의료 종사자 교육부족, 성매개 감염에 대한 낙인은 이러한 중재를 효과적으로 적용하는데 장애물이다. 성매개 감염에 대한 검사 및 치료를 원하는 사람들은 제한된 자원, 낙인, 열악한 서비스 품질 및 종종 본인 부담 비용 등의 어려움에 직면한다.

성노동자, 남성과 성관계를 갖는 남성, 마약을 주사하는 사람, 교도소 수감자, HIV 고부담 국가의 청소년 등은 성매개 감염 발생률이 가장 높은 위험집단으로 이들의 치료에 대한 접근성도 매우 낮다. 많은 환경에서 성매개 감염에 대한 보건의료서비스는 종종 무시되고 예산이 부족하다. 이러한 문제는 무증상 감염에 대한 검사 제공, 훈련된 인력 부족, 제한된 실험실 용량 및 적절한 의약품 공급 부족으로 이어진다.

특히 여성은 생물학적으로 성매개 감염에 취약하고, 그에 따른 영향을 많이 받는다. 젊은 사람들은 성관계를 강요당하는 경우가 많고, 계획하지 않은 성관계가 많으며, 콘돔 사용을 요청할 권한이 없거나 사용법을 모를 수 있기 때문에 특별한 성매개 감염의 위험에 처해 있다. 적시에 적절하게 치료되지 않는 성매개 감염들은 여성의 건강에 지속적인 영향을 미칠 수 있다.

④ 산과 누공(Obstetric Fistula)

산과 누공(Obstetric Fistula)이란 어떤 원인으로 인해 질벽과 방광 또는 직장 사이에 구멍이 생기게 되는 증상이다. 이로 인해 불안정한 배뇨, 대변, 체액의 유출 및 감염 등이 발생할 수 있으며, 여성들의 사회적 배제와 정신적 고통을 초래하는 심각한 문제이다.

매년 5만~10만 명의 여성에게 발생하며, 아시아와 사하라 지역 아프리카에서 2백만명 이상이 치료받지 못하고 있는 것으로 추정된다. 이로 인해 여성은 낙인이 찍히거나 버려지기 때문에 산과 누공은 심각한 사회적 및 경제적 결과를 가져올 수 있다.

산과 누공의 위험요인은 누공의 유발인자인 난산과 관련이 있다. 여기에는 영양부족과 어린 나이 소녀의 초산, 다태출산이 포함된다. 이는 주로 출산 과정에서 자궁 수축이 강하게 일어나는 자연분만이나, 출산 도중에 어려움이 발생하여 긴 시간 동안 자궁 수축이 지속되는 불규칙한 분만 등이 원인이 된다. 이러한 상황에서 질벽이 과도하게 압박을 받게 되면 조직의 염증과 괴사가 발생하게 되고, 이로 인해 질벽과 방광 또는 직장 사이에 구멍이 생기게 된다.

전 세계적으로 500,000명 이상의 여성들이 산과 누공으로 인한 심각한 문제를 겪고 있으며, 이 중 대부분은 아프리카와 아시아 지역에서 발생하고 있다. 특히, 빈곤과 교육 부족 등으로 인해 출산 과정에서 적절한 의료 지원을 받지 못하는 여성들이 가장 큰 위험에 처해 있다.

산과 누공을 예방하기 위해서는 첫 임신 연령을 지연하고, 유해한 전통 관행을 중단하고, 적시에 산부인과 진료를 받을 수 있도록 해야 한다. 출산 과정에서는 적절한 의료 지원과 함께 여성들의 건강 교육, 적절한 영양 섭취 등이 필요하다. 산과 누공 환자에게는 수술 치료와 함께 심리적 지원과 사회적 재활이 제공되어야 한다.

(2) 성 · 재생산 건강문제의 국내 현황

① 국내 모성사망비

OECD 국가 간 모성사망비 비교 시 OECD 평균 10.9명에 비해, 한국은 11.8명으로 다소 높은 수준이다. 임신 및 분만과 관련된 질환으로 사망한 모성사망자 수는 32명으로 전년 대비 2명(6.7%) 증가했고, 직접 산과적 사망(산과적 색전증, 분만 후 출혈 등)은 26명으로 전년과 같다. 모성사망비(출생아 10만 명당 명)는 11.8명으로 전년 대비 1.8명(18.5%) 증가하였다. 연령별 모성사망비는 25-29세가 7.9명으로 가장 낮고, 40세 이상이 28.9명으로 가장 높았다(표 3-11).

표 3-11 모성사망자 수 및 모성사망비 추이, 2010-2020

연도	모성사망자 수 (명)	직접산과적사망 (명)	간접산과적사망 (명)	모성사망비 (출생아 10만명당 명)	출생아 수 (명)
2010	74	45	29	15.7	470,171
2011	81	56	25	17.2	471,265
2012	48	31	17	9.9	484,550
2013	50	38	12	11.5	436,455
2014	48	39	9	11	435,435
2015	38	36	2	8.7	438,420
2016	34	28	6	8.4	406,243
2017	28	22	6	7.8	357,771
2018	37	23	14	11.3	326,822
2019	30	26	4	9.9	302,676
2020	32	26	6	11.8	272,337
2019년 대비 증감	2	0	2	1.8	-30,339
증감률(%)	6.7	0	50	18.5	-10

② 혼인 건수, 초혼 연령, 초산 연령

우리나라의 연간 혼인 건수는 지속적으로 감소 추세이고, 초혼 연령과 첫째 아이 출산 연령은 계속 증가 추세이다

㉠ 총 혼인건수(천건) : 2014(306) → 2020(214)

㉡ 평균 초혼 연령(세) : 2014(여 29.8, 남 32.48) → 2020(여 30.8, 남 33.2)

㉢ 평균 첫째아 출산연령(세) : 2014(31.0) → 2020(32.3)

(3) 성 · 재생산 건강관리

① 성 · 재생산 건강권의 요건

성 · 재생산 건강권을 증진하기 위해서는 구체적으로 다음과 같은 요건을 충족해야 한다.

㉠ 이용가능성(availability)

가능한 최고 수준의 성 · 재생산 건강 보건의료서비스를 제공하기 위해 안전한 음용수와 양적, 질적으로 충분한 의료시설, 서비스, 재화 및 프로그램들을 이용할 수 있어야 한다. 의료 · 전문인력과 숙련된 의료서비스 제공자의 훈련을 보장하여 전 범위의 성 · 재생산 건강 의료서비스를 제공하는 것이 중요하다. 또한 콘돔, 응급피임약, 임신중절 및 임신중절 후 돌봄에 필요한 의약품, 성병 및 HIV 예방 및 치료에 필요한 의약품 등 폭넓은 범위의 피임수단과 필수약품들이 이용가능해야 한다.

㉡ 접근가능성(accessibility)

모든 사람과 집단이 차별과 제약 없이 성 · 재생산 건강과 관련된 의료시설, 재화, 정보, 서비스에 접근할 수 있어야 한다. 물리적 접근성, 구매가능성, 정보의 이용가능성이 포함된다.

- 물리적 접근성 : 필요한 사람들이 적시에 서비스와 정보를 받을 수 있도록 모든 사람들이 성 · 재생산 건강과 관련된 의료시설, 재화, 정보, 서비스에 대해 안전한 물리적 및 지리적으로 접근할 수 있어야 한다. 특히 오 · 벽지에 사는 사람들, 장애인, 난민, 국내 이주민, 무국적자, 구금된 사람들 등 불이익을 받거나 소외되지 않도록 물리적 접근가능성이 모든 사람들에게 보장되어야 한다. 성 · 재생산 서비스를 오 · 벽지에서 제공할 수 없다면 의료서비스 제공자의 연락처와 이동수단을 보장하는 적극적인 조치가 필요하다.
- 구매가능성 : 공공, 민간에서 제공되는 성 · 재생산 건강 의료서비스는 모든 사람들이 구매가능해야 한다. 성 · 재생산 건강의 필수재화 및 서비스는 무료로 제공되거나, 모든 사람들과 가족에게 의료비용에 대해 과도한 부담을 지우지 않도록 보장해야 한다. 취약계층에게 의료보험 비용과 성 · 재생산 건강에 대한 정보, 재화, 서비스를 제공하는 의료시설을 이용하는 비용 등을 지원해야 한다.
- 정보의 접근성 : 정보 접근가능성은 성 · 재생산 건강 문제 일반과 관련되는 정보 및 생각들을 찾고, 받고, 유포할 권리를 포함하며, 개인들이 자신의 특정 건강상태와 관련된 구체적인 정보를 받을 권리도 여기에 포함된다. 청소년과 아동을 포함한 모든 사람 및 집단은 모성건강, 피임제, 가족계획, 성병 및 HIV 예방, 안전한 임신중지와 임신중지 후 돌봄, 불임 및 불임치료, 재생산 관련 암 등 성 · 재생산 건강의 모든 측면에 대한 근거에 기반한 정보를 받을 권리가 있

다. 또한 정보 접근성은 개인의 건강기록과 의료정보의 프라이버시와 기밀성에 대한 권리를 침해하지는 않아야 한다.

- 수용가능성(acceptability) : 성 · 재생산 건강과 관련된 모든 시설, 재화, 정보, 서비스는 개인, 소수자, 사람들 및 집단의 문화를 존중해야 하며, 성별, 연령, 장애, 성적 다양성, 그리고 생애주기별로 필요한 사항에 대해 민감성을 갖춰야 한다. 이는 서비스 제공 시 다양성과 평등성을 고려하여 개인들의 신체적, 정서적, 사회적 차이를 인정하고 존중하는 것을 의미한다. 성 · 재생산 건강과 관련된 서비스가 문화적 차이에 민감하게 대응하고, 모든 개인들의 성별, 성적 정체성, 신념, 문화적 관행 등을 존중하여 편견 없이 접근할 수 있어야 한다.
- 질(quality) : 성 · 재생산 건강과 관련있는 시설, 재화, 정보, 서비스는 반드시 좋은 품질, 즉 근거에 기반한 과학적, 의학적 타당성을 갖추고, 최신이어야 한다. 이것은 숙련된 의료인력과 과학적으로 입증되고 이용기한이 지나지 않은 의약품 및 기구를 필요로 한다. 성 · 재생산 건강과 관련된 서비스 제공자들은 최신의 지식과 기술을 습득하고, 과학적 근거에 따라 최선의 품질을 유지하도록 노력해야 한다. 또한 의약품 등의 이용기한을 준수하여 품질과 효능을 보장해야 한다.

② 통합적 성 · 재생산 건강과 권리의 개념과 서비스

성 · 재생산 건강과 권리(Sexual and Reproductive Health and Right, SRHR)는 1974년 열린 제3차 세계인구총회에서는 모든 사람이 일방적으로 불임 시술을 강요당하는 것이 아니라 사람이라면 누구나 자신이 낳을 아이의 수와 터울을 자유롭고 책임있게 결정하고, 정보와 교육, 자원을 가질 권리를 행사할 수 있어야 한다는 재생산권(reproductive right) 개념이 등장하였다.

1979년 국제연합(UN) 여성차별철폐협약(Convention on the Elimination of All Forms of Discrimination Against Women, CEDAW) 제16조에 결혼과 가족 관계에서 여성에 대한 차별을 없애는 성과 재생산 건강 및 권리가 포함되었다. 동 협약은 우리나라에서도 1985년 1월부터 국내법과 같은 효력이 발생되었다.

1994년에 개최된 국제인구개발회의(International Conference on Population and Development, ICPD)에서 채택된 카이로 행동강령에 재생산 권리(Reproductive Rights)의 개념이 처음 등장함으로써 이를 '인권'으로 인정하는 계기가 마련되었다. 이어 1995년 국제연합(UN) 제4차 세계여성회의에서 채택한 북경행동강령(Beijing

Declaration)에서 모든 강제와 차별, 폭력으로부터의 자유를 의미하는 성과 재생산 건강 및 권리가 등장하였다.

성 · 재생산 건강은 단순히 질병, 기능 장애 또는 허약함이 없는 것이 아니라 성과 생식의 모든 측면과 관련된 신체적, 정서적, 정신적 및 사회적 안녕 상태이다. 따라서 성과 생식에 대한 긍정적인 접근방식은 즐거운 성적 관계, 신뢰, 의사소통이 자존감과 전반적인 행복을 증진하는 데 어떤 역할을 하는지 인식해야 한다. 모든 개인은 자신의 신체를 관리하는 결정을 내리고 그러한 권리를 지원하는 서비스를 이용할 권리가 있다. 모든 개인은 자신의 신체에 대해서 자율적인 선택을 할 권리가 있으며 이러한 권리를 보장받기 위한 서비스의 접근 또한 보장되어야 한다. 성 · 재생산 건강은 성 · 재생산 권리의 인식으로부터 시작된다.

따라서 성 · 재생산 권리는 모든 사람들이 다음의 권리를 보장받는 것을 의미한다.

- 성적 지향, 성 정체성 및 표현을 포함하여 자신의 섹슈얼리티를 자유롭게 정의함
- 성생활 여부와 시기를 결정함
- 성적 파트너를 선택함
- 안전하고 즐거운 성 경험을 함
- 결혼 여부, 시기, 누구와 결혼할지 결정함
- 자녀를 가질 것인지, 언제, 어떤 방법으로 가질 것인지, 그리고 얼마나 많은 자녀를 가질 것인지를 결정함
- 상기 내용들을 달성하는 데 필요한 정보, 자원, 서비스 및 지원을 평생 동안 차별, 강압, 착취 및 폭력 없이 이용할 수 있음

필수적 성 · 재생산 건강서비스는 이용가능성, 접근성, 수용가능성 및 품질을 포함하는 건강권의 프레임워크와 공중보건 및 인권 기준을 충족해야 하고 다음과 같은 서비스를 포함한다.

- 근거기반의 포괄적인 성교육을 포함한 성과 재생산 건강에 대한 정확한 정보 및 상담
- 성기능과 성적 만족에 대한 정보, 상담 및 관리
- 성폭력, 젠더기반 폭력 및 강압으로부터 자유, 예방과 발견 및 관리
- 안전하고 효과적인 피임법에 대한 선택권
- 안전하고 효과적인 산전관리, 분만 및 산후관리
- 안전하고 효과적인 임신중절 서비스 및 치료
- 불임 예방, 관리 및 치료

- HIV를 포함한 성매개 감염병과 기타 생식기 감염의 예방, 발견 및 치료
- 생식기암 예방, 발견 및 치료

출처 : Starrs AM, Ezeh AC, Barker G, Basu A, Bertand JT, Blum R, Coll-Seck AM, Grover A, Laski L, Roa M, Sathar ZA, Say Lale, Serour GI, Singh S, Stenberg K, Temmerman M, Biddlecom A, Popinchalk A, Summers C, Ashford LS(2018). Accelerate progress - sexual and reproductive health and rights for all: report of the Guttmacher-Lancet Commission. Lancet, 391: 2642-2692.

성과 재생산 건강 및 권리는 국가별로 사회문화적, 정치적 맥락에 따라 수용 수준과 제도화 정도가 다양하다. 각 국가는 자신들의 문화, 가치관, 정치 체제, 사회적 구조 등에 따라 성과 재생산 건강과 권리에 대한 인식과 접근 방식이 다를 수 있다. 일부 국가에서는 성과 재생산 건강과 권리가 법률적으로 강력하게 보호되고 존중되고 있지만, 여전히 일부 국가에서는 이러한 권리들에 대한 인식이 낮거나 무시되는 경우도 있다. 문화적인 요인들이 성별 평등과 재생산 건강에 영향을 미치기 때문에 이러한 차이가 발생한다.

따라서, 성과 재생산 건강과 권리를 보호하고 증진시키기 위해서는 국가별로 적합한 전략과 접근방식이 필요하다. 각 국가의 문화, 정치 체제, 사회적 구조를 고려하여 성별 평등을 촉진하고 여성과 아동의 건강과 권리를 보호하는 정책을 개발해야 한다. 이를 위해 국제사회는 다양한 국가들과 협력하여 모범 사례를 나누고, 지원을 제공하며, 국가 내외적으로 인식을 증진시키는 교육 및 정보 제공에 힘써야 한다.

성과 재생산 건강과 권리는 인간의 기본적인 권리이며, 모든 국가에서 이를 보호하고 존중하는 것이 중요하다. 이러한 노력이 세계적으로 지속적으로 이루어질 때, 보다 평등하고 건강한 사회를 구축할 수 있다.

③ 성 · 재생산 건강의 포괄적인 프레임워크

유엔인구기금(United Nations Population Fund, UNFPA)은 성 · 재생산 건강증진을 목표로 활동하고 있는 유엔 기구로, 임신에 대한 여성의 자기결정권을 강화하고, 산모의 안전하고 건강한 출산을 지원하며, 아동 및 청소년의 잠재력 개발을 촉진하는 것을 목표로 설립된 유엔 산하기구이다. 유엔인구기금은 성 · 재생산 건강은 모든 개인의 성 및 재생산 건강 요구를 해결하는 데 필요한 서비스 및 개입, 또한 개인의 심리적, 정서적, 사회적 안녕에 중대한 영향을 미치는 폭력, 낙인, 신체적 자율성에 대한 존중 등을 포함해야 한다고 주장한다. 이러한 맥락에서 성 · 재생산 건강의 정책, 서비

스 및 프로그램을 설계시 다음과 같은 포괄적인 프레임워크를 제시한다(그림 3-32). 또한 보편적 건강보장을 실현하기 위해 이러한 포괄적인 프레임워크의 중심에는 형평성, 질, 책무성 또한 고려되어야 한다.

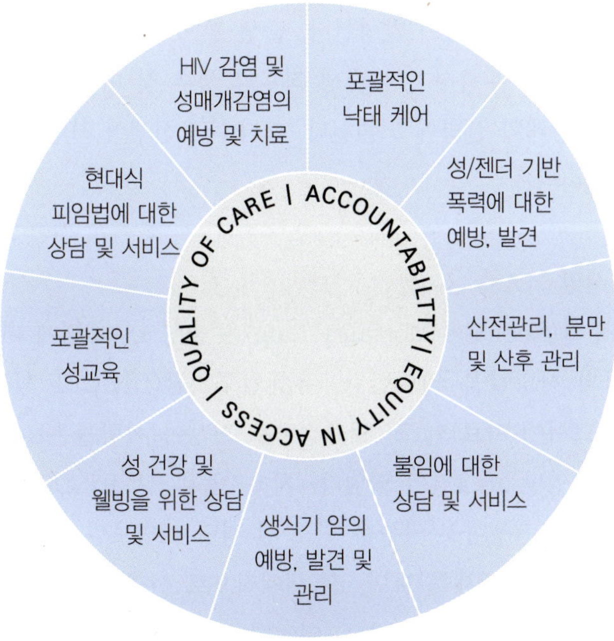

그림 3-32 성 · 재생산 건강 및 권리에 대한 프레임워크
(A comprehensive definition of sexual and reproductive health and rights)

출처 : UNFPA. (2019). Sexual and Reproductive Health and Rights: An Essential Element of Universal Health Coverage https://www.unfpa.org/featured-publication/sexual-and-reproductive-health-and-rights-essential-element-universal-health

3) 아동·청소년 건강

(1) 아동의 건강

① 아동의 주요 건강문제

신생아와 5세 미만 어린이의 높은 사망률은 아동이 생존하고 성장하기 위한 의료서비스가 부적절할 뿐 아니라 사회 및 경제 발전이 열악하다는 지표이다. 아동에게는 빈곤, 영양부족, 깨끗한 물과 위생시설에 대한 접근성 부족이 높은 사망과 질병을 유발한다.

신생아 사망은 전 세계적으로 5세 미만 아동 사망의 47%를 차지하며, 그 결과 매년 240만 명이 목숨을 잃는다. 신생아 사망의 약 1/3은 출생일에 발생하며 약 3/4은 생후 첫 주 내에 발생한다. 또한 매년 임신 28주 이상(사산)에 생명의 징후 없이 태어난 거의 200만 명의 아기의 사망이 발생한다. 출생 후 첫 28일 이내에 사망한 아동은 출생 시 양질의 보살핌이 부족하거나 출생 직후와 생후 첫 며칠 동안 숙련된 보살핌과 치료를 받지 못한 상태와 질병에 노출된다. 대다수의 신생아 사망은 저소득 및 중간소득 국가에서 발생한다.

㉠ 신생아의 사망

신생아 사망률(Neonatal Mortality Rate)은 출생 1,000명에 대한 생후 28일 미만의 영아의 사망률을 의미한다. 유엔인구기금(UNICEF)과 세계보건기구의 2020년 보고서에 따르면, 전 세계적으로 신생아 사망률은 1990년부터 꾸준히 감소하여 천 명당 25.4명이 되었다. 지속가능발전목표(SDGs) 3.2는 2030년까지 모든 국가가 신생아 사망률을 최소 천 명당 12명보다 낮게 유지하는 것을 목표로 한다. 최근의 추세를 보면, 전 세계적으로 신생아 사망률은 감소하고 있지만, 개도국이나 빈곤한 지역에서는 여전히 신생아 사망률이 높은 실정이다.

출생 시 생존 가능성은 아이가 태어난 지역에 따라 크게 다르다. 2020년 사하라 사막 이남의 아프리카의 신생아 사망률이 천 명당 27명(25–32명)으로 가장 높았고, 중앙 및 남부 아시아가 천 명당 23명(21–25명)으로 그 다음이다(그림 3–33). 사하라 사막 이남의 아프리카에서 태어난 아이는 고소득 국가에서 태어난 아이보다 첫 달에 사망할 확률이 10배 더 높다. 2020년 국가별 신생아 사망률은 출생 천 명당 1명에서 44명까지 다양했고, 사망률이 가장 높은 국가에서 태어난 신생아의 생후 28일 이전에 사망할 위험은 사망률이 가장 낮은 국가보다 약 56배 높았다(표 3–12).

대부분의 신생아 사망(75%)은 생후 첫 주에 발생했고, 2019년에는 약 1백만 명의 신생아가 처음 24시간 이내에 사망했다. 2019년에 대부분의 신생아 사망의 원인은 조산, 출산 관련 합병증(출생 질식 또는 출생 시 호흡 곤란), 감염 및 선천적 결함 등 이었다.

2020년 전 세계 신생아의 10대 사망원인은 다음과 같다.

- 선천성 기형 : 22%
- 조산 및 미숙 출생 : 16%
- 감염 : 15%
- 일산화탄소 중독 : 10%
- 호흡곤란증후군 : 7%
- 선천성 심장질환 : 5%
- 신생아 염증성 질환 : 3%
- 신생아 출혈증 : 3%
- 신생아 재생성 장애 : 2%
- 기타 : 17%

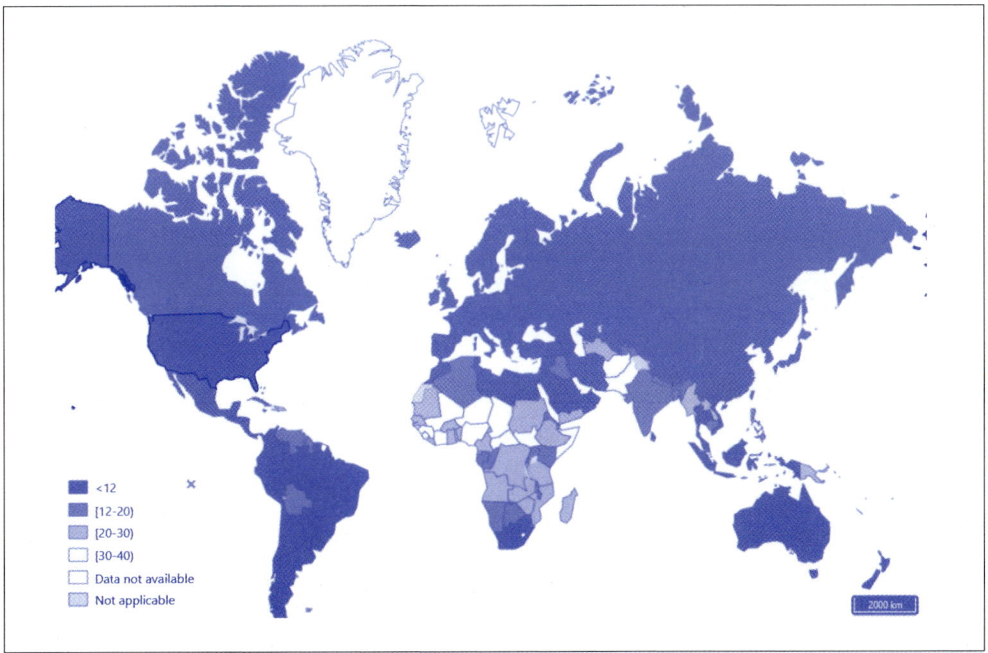

그림 3-33 신생아 사망률(출생 1,000명당)

출처 : 세계보건기구(2021) https://www.who.int/data/gho/data/indicators/indicator-details/GHO/neonatal-mortality-rate-(per-1000-live-births)

표 3-12 2020년 신생아 사망(천명당)이 가장 많은 상위 10개국

국가	신생아 사망자 수(90% 불확실성 구간)
인도	490 (425–558)
나이지리아	271 (199–374)
파키스탄	244 (198–298)
에티오피아	97 (77–123)
콩고민주공화국	96 (56–163)
중국	56 (49–64)
인도네시아	56 (45–70)
방글라데시	51 (45–57)
아프가니스탄	43 (32–55)
탄자니아 공화국	43 (30–62)

출처 : https://www.who.int/news-room/fact-sheets/detail/levels-and-trends-in-child-mortality-report-2021

ⓛ 5세 미만 아동의 사망

5세 미만 아동 사망률(Under–5 Mortality Rate)은 5세 미만 아동의 사망 수를 1,000명당 살아있는 아동 수로 나눈 비율을 의미한다. 이 지표는 건강서비스 제공, 예방접종, 위생 및 음식 안전, 영양 등 여러 가지 요인에 대한 국가의 발전 상황을 측정하는 중요한 지표이다.

세계보건기구와 유엔아동기금(UNICEF)의 합동 보고서에 따르면, 5세 미만 아동 사망률은 1990년대부터 현재까지 전 세계적으로 감소하고 있고, 2020년 기준 세계 5세 미만 아동 사망률은 37.8로 집계되었다(그림 3–34).

전 세계 5세 미만 사망률(Under Five Mortality Rate, U5MR)이 2020년에 천 명의 출생당 37(35–40)명으로 낮아졌지만 사하라 사막 이남 아프리카의 어린이는 천 명당 74명(68–86)으로 세계에서 가장 높은 사망률을 보였다. 이는 유럽과 북미 지역의 어린이에 비해 사망의 위험이 14배가 더 높았다(그림 3–34).

사하라 사막 이남 아프리카와 남부 아시아는 2020년 5백만 명의 5세 미만 사망자 중 80% 이상을 차지하는 반면, 전 세계 정상 출생의 53%에 해당된다. 2020년 5세 미만 사망의 절반은 나이지리아, 인도, 파키스탄, 콩고민주공화국, 에티오피아 등 단 5개국에서 발생했다. 나이지리아와 인도만 해도 모든 사망자의 거의 3분의 1을 차지한다(표 3-13).

국가별로 2020년 5세 미만 사망률은 출생 천 명당 2명에서 출생 천 명당 115명까지 다양했고, 사망률이 가장 높은 국가에서 태어난 아이의 5세가 되기 전에 사망할 위험은 약 65배였다.

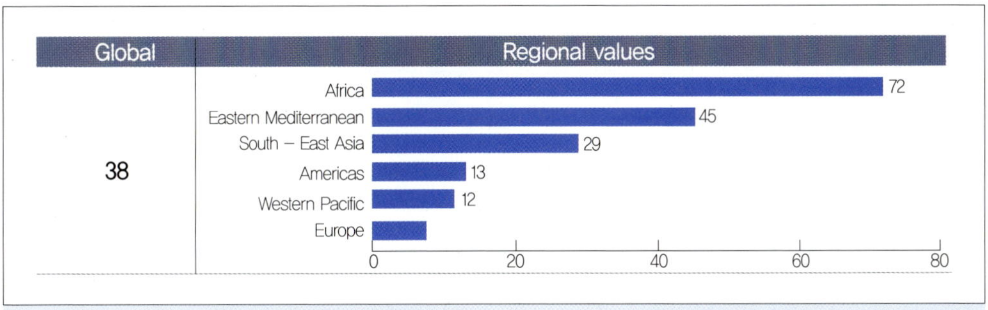

그림 3-34 지역별 5세 미만 아동 사망률

출처: 세계보건기구(2020) https://www.who.int/data/gho/data/indicators/indicator-details/GHO/maternal-mortality-ratio-(per-100-000-live-births)

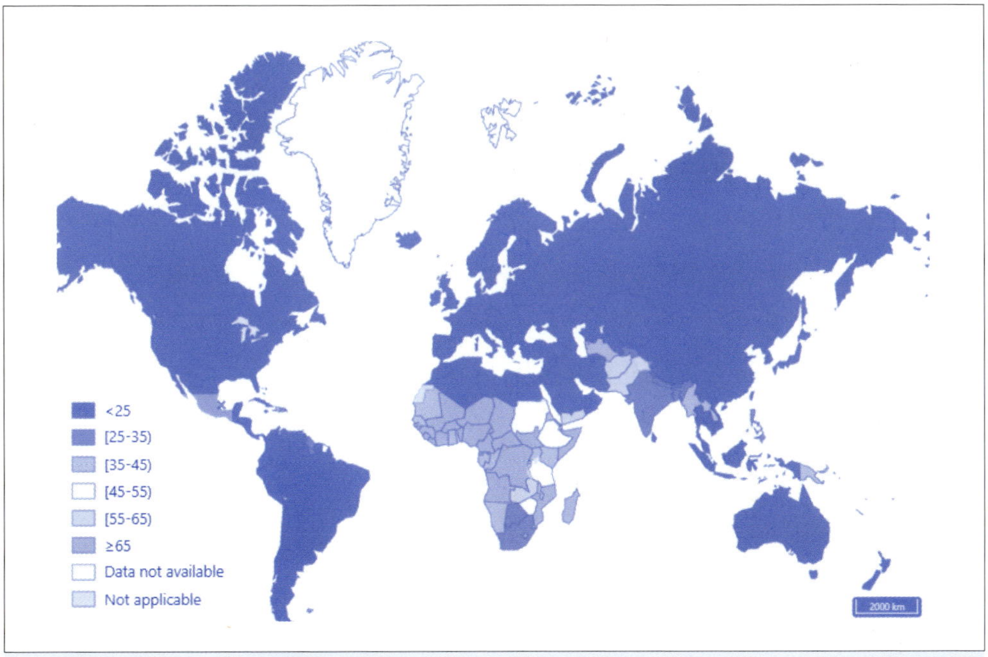

그림 3-35 5세 미만 아동 사망률(출생 1,000명당)

출처 : https://www.who.int/data/gho/data/indicators/indicator-details/GHO/under-five-mortality-rate-(probability-of-dying-by-age-5-per-1000-live-births)

표 3-13 2020년 5세 미만 어린이 사망(천 명당)이 가장 많은 상위 10개국

국가	5세 미만 사망	하한	상한
나이지리아	844	645	1140
인도	783	688	882
파키스탄	389	320	469
콩고민주공화국	284	177	455
에티오피아	173	138	215
중국	121	110	135
인도네시아	110	89	136
탄자니아 공화국	102	73	144
앙골라	91	40	178
방글라데시	84	76	93

출처 : https://www.who.int/news-room/fact-sheets/detail/levels-and-trends-in-child-under-5-mortality-in-2020

전 세계적으로 폐렴, 설사, 말라리아를 포함한 전염병과 조산 합병증, 출생 질식 및 외상, 선천성 기형이 5세 미만 어린이의 주요 사망원인으로 남아 있다.

2020년 전 세계 5세 미만 아동의 10대 사망원인은 다음과 같다.

- 신생아 뇌병증(Neonatal Encephalopathy) – 14.4%
- 폐렴(Pneumonia) – 13.2%
- 조산 및 조산아 합병증(Preterm Birth Complications) – 9.8%
- 생후 1개월 이내 사망(Intrapartum–related Events) – 7.7%
- 설사성 질환(Diarrheal Diseases) – 6.3%
- 사망 원인 미상(Unknown Causes) – 5.8%
- 말라리아(Malaria) – 4.2%
- 외상(Injuries) – 3.8%
- 신생아 폐혈증(Neonatal Sepsis) – 3.4%
- 뇌수막염(Meningitis) – 2.5%

영양실조 아동, 특히 중증 급성 영양실조 아동은 설사, 폐렴, 말라리아와 같은 일반적인 아동기 질병으로 사망할 위험이 더 높다. 영양 관련 요인은 5세 미만 아동 사망의 약 45%에 기여한다. 우리나라 중점협력국가인 에티오피아, 탄자니아, 세네갈, 우간다의 경우 영아사망률을 28% 낮추면 기대수명이 현재보다 약 9세 높아질 것으로 추산된다. 이와 같이 기대수명을 높이기 위해서는 영아사망률의 개선이 가장 중요한 것으로 나타났다.

㉢ 아동의 사망률 추이

생후 28일(신생아기)은 아이의 생존에 가장 취약한 시기이다. 2021년 세계 평균 사망률은 출생 천 명당 18명으로 생후 첫 달에 아동의 사망위험이 가장 높다. 신생아 사망률은 1990년 37에서 2021년 18로 51% 감소했다. 2021년 전 세계적으로 첫 달에 230만 명의 아동이 사망했고, 매일 약 6,400명의 신생아가 사망했다.

2021년에는 5세 미만 아동 500만 명이 사망했다. 전 세계 5세 미만 사망률은 1990년 출생 천명 당 93명에서 2021년 38명으로 59% 감소했다(그림 3-36). 이러한 상당한 진전에도 불구하고 아동 생존율 개선은 여전히 시급한 문제이다. 2021년 한 해에만 매일 약 13,800명의 5세 미만 아동 사망이 발생했으며, 대부분 예방이 가능한 아동 사망이다.

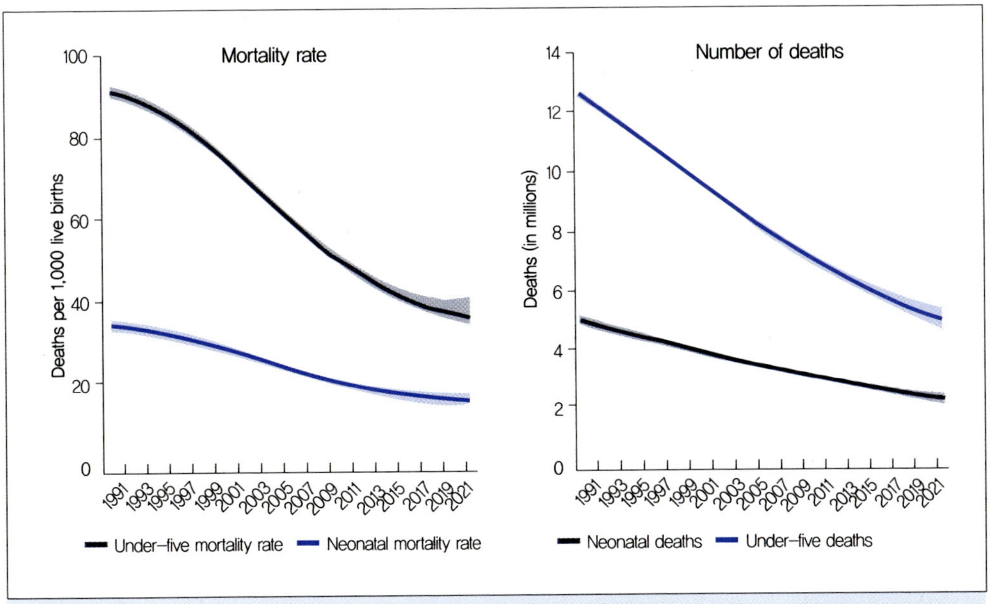

그림 3-36 신생아 사망률과 5세 미만 아동 사망률(출생 천 명당)의 변화 추이(1991년-2021년)

출처 : https://data.unicef.org/topic/child-survival/under-five-mortality/

② 아동건강의 국내 현황

우리나라 영아사망률(출생아 천 명당 명)은 2.5명으로 OECD 평균(4.1명)보다 낮다(그림 3-37). 2020년 우리나라의 영아사망자 수(출생 후 1년 이내 사망자 수)는 674명으로 전년 대비 18.0% 감소한 148명이다. 성별로는 남아가 387명으로 57.4%를 차지, 남아의 영아사망률은 2.8명, 여는 2.2명으로 남아가 높다(그림 3-37, 표 3-14).

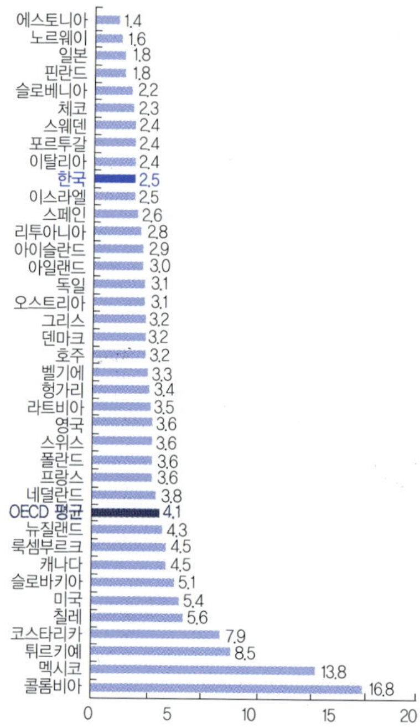

그림 3-37 영아사망률(2020년, 출생아 1,000명)

출처: OECD Health Statistics 2022

표 3-14 영아사망자 수 및 영아사망률, 2010-2020

연 도	사망자 수(명)			영아사망률(출생아 천 명당 명)			출생아 수 (명)
	남녀전체	남	여	남녀전체	남	여	
2010	1,508	888	620	3.2	3.7	2.7	470,171
2011	1,435	818	617	3	3.4	2.7	471,265
2012	1,405	779	626	2.9	3.1	2.7	484,550
2013	1,305	698	607	3	3.1	2.9	436,455
2014	1,305	715	590	3	3.2	2.8	435,435
2015	1,190	655	535	2.7	2.9	2.5	438,420

2016	1,154	642	512	2.8	3.1	2.6	406,243
2017	1,000	569	431	2.8	3.1	2.5	357,771
2018	931	534	397	2.8	3.2	2.5	326,822
2019	822	465	357	2.7	3	2.4	302,676
2020	674	387	287	2.5	2.8	2.2	272,337
2019년 대비 증감	-148	-78	-70	-0.2	-0.2	-0.3	-30,339
증감률 (%)	-18.0	-16.8	-19.6	-8.9	-7.2	-11.0	-10.0

OECD 국가 간 영아사망률 비교 시 OECD 평균 4.2명에 비해, 한국은 2.5명으로 낮은 수준이다. 영아사망률은 출생 전·후에 기원한 특정병태(48.5%), 달리 분류되지 않은 증상, 징후와 임상 및 검사의 이상소견(19.4%), 선천기형, 변형 및 염색체 이상(17.1%) 순으로 높다.

③ 아동의 건강관리

출산 시 전문 분만, 산후 관리, 모유수유 및 적절한 영양섭취, 예방접종 및 일반적인 아동기 질병 치료와 같은 기본적인 중재로 사망률을 낮출 수 있다.

- 전문 분만 및 산후 관리 : 적절한 의료시설에서 전문적인 분만과 산후 관리를 제공하는 것이 중요하다. 훈련된 의료진과 적절한 시설에서 안전한 출산을 도와줌으로써 신생아와 모성의 건강을 보호할 수 있다.
- 모유수유와 영양섭취 : 모유수유는 신생아의 건강적인 성장과 면역력 향상에 중요하다. 적절한 모유수유 교육과 지원을 제공하여 아동들이 적절한 영양을 얻을 수 있도록 돕고 임산부들의 영양 상태를 적절하게 관리하는 것도 중요하다.
- 예방접종 : 신생아와 유아들을 위한 예방접종은 감염병으로부터 보호하는 중요한 요소로 해진 접종 스케줄에 따라 적절한 백신을 제공하여 예방접종률을 높여야 한다.
- 위생적인 환경과 안전 : 아동들의 건강과 안전을 보호하기 위해 위생적인 환경을 조성해야 하고 깨끗하고 안전한 생활환경에서 자라도록 도와줌으로써 다양한 감염병과 사고로부터 보호한다.
- 질병 예방과 치료 : 신생아와 유아들의 건강을 보호하기 위해 일반적인 아동기 질병에 대한 예방과 치료는 중요하다. 신속하고 효과적인 의료서비스를 제공하여 질병의 합병증을 예방하고 치료한다.

㉠ 신생아의 건강관리

시설 분만이 전 세계적으로 거의 80% 육박하게 증가함에 따라 필수 신생아 관리를 제공하고 고위험 신생아를 식별하고 관리할 수 있다. 그러나 아직도 저소득 국가에서 합병증이 나타날 수 있는 가장 중요한 시간인 출산 후 권장되는 24시간 동안 시설에 머무르는 여성과 신생아는 매우 적다. 또한 많은 신생아가 병원 조기 퇴원, 접근 장벽, 치료 지연으로 인해 집에서 사망한다. 필수적인 신생아 관리는 다음이 포함된다

- 보온(예: 엄마와 아기 사이의 피부 접촉 촉진)
- 위생적인 탯줄 및 피부 관리
- 조기 완전모유수유
- 심각한 건강 문제의 징후, 추가 치료가 필요한지 평가(예: 저체중아, 아프거나 HIV에 감염된 산모가 있는 경우)
- 예방 치료(예: 예방접종 BCG 및 B형 간염, 비타민 K 및 눈 예방)

㉡ 예방접종

세계보건기구와 유엔아동기금(UNICEF)은 매년 전세계적으로 예방접종 커버리지를 모니터링하고 있으며, “전세계 예방접종 통계”를 결과가 보고되고 있다. 대표적으로 디프테리아, 파상풍, 백일해(Diphtheria–Tetanus–Pertussis, DTP3) 백신은 중증 세균 감염을 예방하기 위해 영아들에게 주로 접종되는 백신이다. 2021년에는 전 세계적으로 출생 후 1세 미만 영아의 약 85% 이상의 아이들이 DTP3를 접종했다(그림 3–38).

각 국가마다 예방접종 커버리지 수준은 다소 상이한데 특히 발전도상국이나 인구밀집 지역에서는 예방접종의 접근성과 접종률이 낮을 수 있으며, 이로 인해 백신 예방 가능한 질병들이 여전히 문제가 되고 있다. 이와 같이 예방접종은 가장 성공적인 공중보건 중재의 하나로 20가지 이상의 백신을 통해 질병을 예방하고 있다. 현재 디프테리아, 파상풍, 백일해, 인플루엔자 및 홍역과 같은 질병으로 매년 350만~500만 명의 사망을 예방하지만, 지난 19년 동안 접종 커버리지가 정체되었다. COVID–19 대유행 및 관련 중단으로 인해 2021년에 기본 백신의 접종 보장은 2019년 86%에서 2021년 81%로 감소했고, 약 2,500만 명의 1세 미만 어린이가 기본 백신을 맞지 않았으며 이는 2009년 이후 가장 높은 수치이

다. 인유두종 바이러스(HPV) 백신을 접종하지 않은 소녀의 수는 2019년에 비해 350만 명 증가했다. 2021년에는 백신을 전혀 접종하지 않은 어린이 수가 2019년보다 500만 명 증가했다.

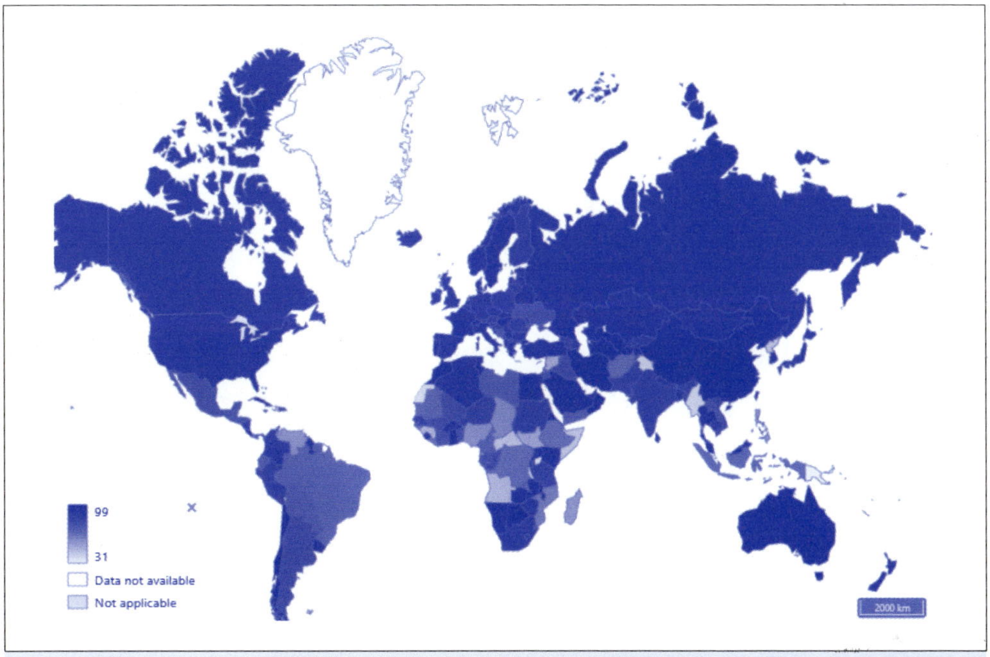

그림 3-38 1세 미만 DTP3 예방접종률

출처: https://www.who.int/data/gho/data/themes/topics/sdg-target-3_b-development-assistance-and-vaccine-coverage

2021년 글로벌 백신의 종류와 접종률은 다음과 같다.

- 헤모필루스 인플루엔자 b형(Haemophilus influenzae type b, Hib)은 수막염과 폐렴을 유발한다. Hib 백신은 2021년 말까지 192개 회원국에 도입되었고, Hib 백신 3회 접종의 전 세계적 접종률은 71%로 추정된다. 지역마다 편차가 커서 WHO 동부 지중해 지역과 동남아시아 지역은 각각 82%의 접종률로 추정되는 반면 WHO 서태평양 지역은 29%에 불과하다.
- B형 간염(Hepatitis B)은 간을 공격하는 바이러스 감염이다. 영아를 위한 B형 간염 백신은 2022년 말까지 전 세계 190개 회원국에 도입되었다. B형 간염 백신 3회 접종을 통한 전 세계 접종 범위는 80%로 추정된다. 또한 111개 국가가 생후 첫 1시간 이내에 신생아에게 B형 간염 백신 1회분을 도입했다. 전 세계 접종률은 42%이며

WHO 서태평양 지역에서는 78%에 달하지만 WHO 아프리카 지역에서는 17%에 불과한 것으로 추정된다.

- 인유두종 바이러스(Human Papilloma Virus, HPV)는 생식관의 가장 흔한 바이러스 감염이며 여성의 자궁경부암, 다른 유형의 암 및 남성과 여성 모두에서 생식기 사마귀를 유발할 수 있다. 116개 회원국이 2021년 말까지 HPV 백신을 도입했다. 많은 국가에서 아직 백신을 도입하지 않았고, 2021년에 백신 접종률이 감소했기 때문에 소녀들 사이에서 HPV의 1차 글로벌 접종률은 현재 15%로 추정된다. 이는 2020년 19%에 비해 크게 감소한 것이다.
- 홍역(Measles)은 바이러스에 의해 발생하는 전염성이 높은 질병으로 일반적으로 고열과 발진을 일으키며 실명, 뇌염 또는 사망으로 이어질 수 있다. 2021년 말까지 어린이의 81%가 2세까지 홍역 백신 1회 접종을 받았으며 183개 국가는 정기 예방접종의 일환으로 2차 접종을 포함했으며 어린이의 71%는 국가예방접종 일정에 따라 홍역 백신 2회 접종을 받았다.
- 유행성 이하선염(Mumps)은 이하선에 고통스러운 부기, 열, 두통 및 근육통을 유발하는 전염성이 높은 바이러스이다. 바이러스성 뇌수막염으로 이어질 수 있다. 볼거리 백신은 2021년 말까지 123개 국가에 전국적으로 도입되었다.
- 폐렴 구균 질환(Pneumococcal Diseases)에는 폐렴, 수막염 및 열성 균혈증 뿐만 아니라 중이염, 부비동염 및 기관지염이 포함된다. 폐렴구균 백신은 2021년 말까지 154개 국가에 도입되었으며 3차 글로벌 접종률은 51%로 추정된다. 지역마다 편차가 크고, WHO 유럽 지역은 82%의 접종률, 반면 WHO 서태평양 지역에서는 19%에 불과하다.
- 소아마비(Polio)는 돌이킬 수 없는 마비를 일으킬 수 있는 전염성이 매우 높은 바이러스성 질병이다. 2021년에는 유아의 소아마비 백신을 3차 글로벌 접종률 80%이다. 아프가니스탄과 파키스탄은 폴리오 바이러스 감염이 여전히 발생하는 국가로, 폴리오 박멸을 위한 노력이 계속되고 있다. 이들 국가에서 소아마비 바이러스의 전파가 완전히 중단되기까지 다음과 같은 어려움에 직면해 있다.
  - 공중 보건 및 예방서비스의 취약성 : 이러한 국가들은 보건 인프라와 예방접종 서비스에 한계가 있어서 모든 아동들에게 폴리오 백신을 접종하기 어렵다. 보건 인프라의 취약성은 예방접종률을 저하시키고 폴리오 바이러스의 전파 위험을 증가시킨다.
  - 풍토병 국가와의 여행 및 무역 연결 취약성 : 소아마비 바이러스는 쉽게 이동할

수 있는 병원체로, 다른 국가와의 여행 및 무역 연결이 불안정한 국가들은 소아마비의 유입 위험에 처해 있다. 취약한 국가들과의 국경을 넘는 이동이 발생할 경우, 바이러스의 확산 가능성이 높아진다.

- 로타 바이러스(Rotaviruses)는 전 세계적으로 어린이에게 나타나는 심각한 설사병의 가장 흔한 원인으로 로타바이러스 백신은 2021년 말까지 118개국에 도입되었으며, 글로벌 접종률 49%로 추정되었다.
- 풍진(Rubella)은 바이러스성 질병으로 어린이에게는 보통 경미하지만 임신 초기의 감염은 태아 사망 또는 선천성 풍진 증후군을 유발하여 뇌, 심장, 눈 및 귀의 결함을 유발할 수 있다. 풍진 백신은 2021년 말까지 173개 국가에서 전국적으로 도입되었고, 글로벌 접종률은 66%로 추정되었다.
- 파상풍(Tetanus)은 더러운 상처나 깨끗하게 유지되지 않은 탯줄 등에서 혐기성 박테리아에 의해 발생한다. C. tetani의 포자는 지리적 위치에 관계없이 존재하며 심각한 합병증이나 사망을 유발할 수 있는 독소를 생성한다. 산모와 신생아 파상풍은 주로 아프리카와 아시아의 12개국에서 공중보건 문제로 지속된다.
- 인유두종 바이러스(HPV)는 자궁경부암을 유발한다. 2020년 세계보건총회는 자궁경부암 근절을 위한 글로벌 전략을 채택했다. 이 전략에서 3가지 기둥 중 첫 번째 기둥은 모든 국가에서 인유두종 바이러스(HPV) 백신을 도입하고 90% 접종률을 달성하는 목표를 설정했다. 현재 회원국의 57%에 도입됨에 따라 향후 10년 동안 저소득 및 중간 소득 국가에 도입하기 위한 대규모 투자가 필요할 뿐만 아니라 저소득 및 고소득 국가에서 90% 커버리지 목표를 달성하기 위한 프로그램 개선이 필요하다.

(2) 청소년 건강

① 청소년의 건강문제

국제보건에서 주목하는 주요 청소년 건강문제는 다음과 같다.

㉠ **정신건강** : 우울증, 불안, 섭식장애와 같은 정신건강장애는 전 세계적으로 많은 청소년이 겪고 있다. 학업 압박, 소셜 미디어, 괴롭힘, 가족문제와 같은 요인이 정신건강 문제에 영향을 미칠 수 있다.

㉡ **약물남용** : 알코올, 담배 및 기타 약물사용을 포함한 약물남용은 청소년들 사이에서 심각한 문제이다. 약물남용은 중독, 건강문제, 인지기능 손상, 위험 행동

증가로 이어질 수 있다.

㉢ **성 및 생식건강** : 청소년은 종종 의도하지 않은 조기임신, 안전하지 않은 낙태, 성매개 감염, 성교육 및 생식건강 서비스에 대한 부적절한 접근이 이러한 문제들을 더욱 악화시킬 수 있다.

㉣ **영양 및 비만** : 영양부족과 비만 유병률 증가로 인해 청소년 건강에 대한 우려가 커지고 있다. 건강에 해로운 식습관, 신체활동 부족, 좌식생활 선호는 비만으로 이어지고, 당뇨병 및 심혈관 질환과 같은 만성질환의 위험을 증가시킬 수 있다.

㉤ **손상 및 폭력**: 교통사고, 폭력, 자해 및 사고로 인한 부상은 청소년 이환율 및 사망의 주요 원인이다. 위험한 행동, 적절하지 않은 안전 조치 및 다양한 형태의 폭력에 대한 노출이 부상, 장애, 사망의 주요 원인이 된다.

㉥ **비전염성 질환(NCD)** : 천식, 당뇨병 및 심혈관 질환과 같은 비전염성 질병이 청소년에게 점점 더 많은 영향을 미치고 있다. 이러한 질병들은 흡연, 건강에 해로운 식습관, 신체활동부족, 위험한 환경에 노출되는 등의 생활방식과 관련하여 발생하는 경우가 많다. 따라서 건강한 생활 습관과 환경 조성이 청소년들이 이러한 질병들로부터 건강을 보호하는 데 중요한 역할을 한다.

㉦ **전염성 질환** : 청소년은 또한 HIV/AIDS, 말라리아, 결핵 및 백신으로 예방할 수 있는 질병과 같은 전염병의 위험에 직면해 있다. 이러한 질병들은 의료서비스에 대한 접근성 부족, 사회적 낙인, 예방에 대한 부적절한 지식 등이 원인이 된다. 청소년들의 건강을 보호하고 이러한 전염병들의 확산을 방지하기 위해서는 예방 정보에 대한 교육과 접근성을 개선하는 것이 중요하다.

국제적으로는 이러한 청소년 건강문제들에 대한 인식과 대응이 중요한 과제로 여겨지며, 국가와 국제 단체들은 청소년 건강을 촉진하고 이러한 문제들에 대처하기 위한 다양한 프로그램과 정책들을 추진하고 있다. 이를 통해 청소년들의 건강과 웰빙을 보호하고 미래 세대의 건강한 발전을 도모하고자 하는 노력들이 이어지고 있다.

② 청소년 임신

㉠ 청소년 임신 · 출산 현황

전 세계적으로 청소년 출산율(Adolescent Birth Rate, ABR)은 감소했지만 변화율은 지역마다 균등하지 않다. 청소년 출산율은 2000년 여성 청소년 천 명당 64.5명에서 2021년 42.5명으로 감소했다. 남아시아에서 가장 급격하게 감소했고, 라틴 아메리카 및 카리브해 연안 국가, 사하라 사막 이남 아프리카 지역에서의 감소는 느리게 나타나, 지역 간 상당한 차이가 있다. 2021년 사하라 사막 이남 아프리카 지역과 라틴 아메리카 및 카리브해 연안 국가의 청소년 출산율은 각각 101과 53.2로 가장 높은 지역이다(그림 3-39).

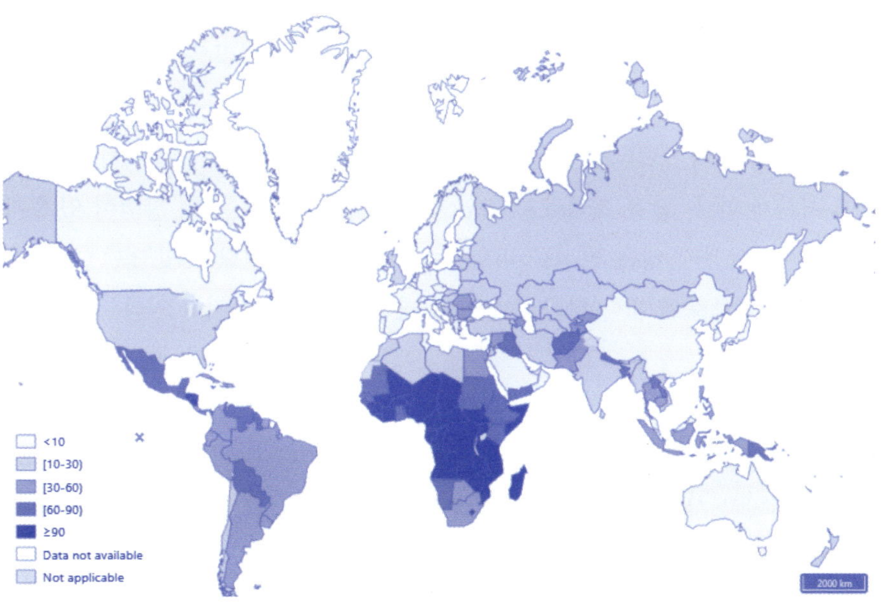

그림 3-39 청소년 출산율(15–19세 여성 청소년 1,000명당)

출처 : 세계보건기구(2020) https://www.who.int/data/gho/data/themes/topics/sdg-target-3_7-sexual-and-reproductive-health

2019년 현재 저소득 및 중간소득 국가(LMIC)의 15–19세 청소년은 매년 약 21백만 건의 임신을 했고, 그중 약 12%는 의도하지 않은 것으로 추정되며 이로 인해 약 12백만명이 출산했다. 10–14세 소녀의 출산에 관한 데이터는 거의 알려지지 않았다. 2020년 앙골라, 방글라데시, 모잠비크 및 나이지리아의 제한된 데이터에 따르면 이 연령대의 출생률은 천 명당 10건 이상의 출산을 하는 것으로 추정된다.

2019년 데이터에 따르면 15–19세 여성 청소년의 의도하지 않은 임신의 19%가 낙태로 이어지고, 이는 종종 저소득 및 중간소득 국가에서 안전하지 않다. 10–19세 청소년 산모는 20–24세 여성에 비해서 자간증, 산욕기 자궁내막염 및 전신 감염의 위험이 더 높으며, 청소년 산모의 아기는 저체중, 조산 및 중증 신생아 상태가 될 위험이 더 높다.

청소년의 임신과 임신 관련 사망률 및 이환율을 예방하는 것은 SDG 목표 3.7 가족계획, 정보 및 교육, 재생산 건강을 국가전략 및 프로그램에 통합하는 것을 포함하여 성 및 재생산 건강 관리 서비스에 대한 보편적 접근 보장의 달성에 기여한다. 또한 평생동안 긍정적인 건강결과를 달성하는데 기초가 되며, 산모 및 신생아 건강과 관련된 SDGs를 달성하는 데 필수적이다.

청소년 임신은 교육 수준이 낮거나 경제적 지위가 낮은 사람들 사이에서 더 높은 경향이 있다. 또한, 이러한 취약집단에서 청소년 첫 출산 감소의 속도가 더 느려서 불평등이 증가하고 있다. 조혼과 아동의 성적 학대는 여성 청소년을 의도하지 않은 임신 위험에 처하게 한다. 많은 지역에서 피임약을 구하고 사용하는 데 장벽이 있기 때문에 청소년들은 의도하지 않은 임신을 피할 수 없다. 청소년 임산부 및 양육 청소년을 위한 양질의 모성 보호에 대한 접근성 향상에 대한 관심이 높아지고 있다.

㉡ 청소년 임신과 출산에 기여하는 요인

많은 요인들이 청소년 임신과 출산에 기여할 수 있으며, 이들 요인은 전 세계적으로 다양한 사회에서 문제가 되고 있다. 주요한 요인들로는 다음과 같다.

- 조혼과 자율성 제한 : 일부 사회에서는 소녀들이 일찍 결혼하여 자녀를 가질 것을 강요받을 수 있다. 2021년 전 세계적으로 아동 신부 수는 650만 명으로 추정된다. 조혼은 매우 일찍 결혼한 소녀들이 일반적으로 출산 및 피임 사용 지연에 대한 의사결정에 영향을 미칠 수 있는 자율성이 제한됨으로 인해 소녀들의 임신 위험을 증가시킨다.
- 교육 및 고용 제한 : 일부 사회에서는 소녀들의 교육과 고용의 제한으로 임신이 선택될 수 있다. 이러한 사회에서는 모성이 최상의 가치로 여겨지고, 결혼 또는 동거, 출산은 사춘기 소녀들이 선택할 수 있는 한정된 선택사항 중 가장 좋은 것일 수 있다.
- 피임에 대한 접근성과 지식 부족 : 청소년들이 피임약을 쉽게 구하기 어려울 수 있으며, 청소년이 피임약을 구할 수 있다고 하더라도, 피임약을 지불할 기관이나 자원, 피임약을 얻을 수 있는 곳과 올바르게 사용하는 방법에 대한 지식이

부족할 수 있다. 또한 그들은 피임약을 얻으려고 할 때 낙인에 직면할 수 있다. 일부 국가에서는 연령이나 결혼 여부에 따라 피임약 제공을 제한하는 법률과 정책이 있어서 청소년의 피임약 이용에 어려움을 겪을 수 있다.

- 아동 성적 학대 : 의도하지 않은 임신 위험을 증가시키는 중요한 요인 중 하나이다. 성 불평등이 근원이 되어 많은 청소년들이 강제 성적 접촉을 경험하게 된다. 2020년 세계보건기구 보고서에 따르면 20세 미만 여성 청소년 1억 2천 만 명이 어떤 형태로든 강제 성적 접촉을 경험한 것으로 추정된다. 이러한 학대는 성 불평등에 근원을 두고 있다. 많은 소년들도 영향을 받지만 소년보다 소녀에게 더 많은 영향을 미친다. 추계에 따르면 매년 전 세계 아동 8명 중 1명이 18세가 되기 전에 성적 학대를 경험하고, 15-19세 여성 청소년의 20명 중 1명은 일생 동안 강제 성관계를 경험한 적이 있는 것으로 나타났다.
- 신체적 또는 성폭력 : 일부 청소년들이 신체적 또는 성폭력을 당하게 되어 임신의 위험이 증가한다. 친밀한 파트너로부터의 폭력이나 학대로 인해 출산이 불쾌한 상황에서 발생할 수 있다. 세계보건기구의 2018년 여성에 대한 폭력 유병률 추정에 따르면, 15-19세 청소년의 24%는 일생에 한 번 이상 친밀한 파트너로부터 신체적 또는 성폭력을 당한 것으로 추정되며, 16-24세 청소년의 16%는 지난 12개월 이내에 이러한 폭력을 당한 것으로 나타났다.

이러한 요인들은 청소년들의 건강과 안녕에 영향을 미치며, 이러한 문제들을 해결하기 위해서는 교육, 사회적 지원, 피임약 제공과 접근성 강화, 성폭력 예방 및 대응을 포함한 종합적인 접근이 필요하다.

㉢ 청소년 임신에 대한 중재

청소년 임신에 대한 중재는 임신예방과 함께 출산과 육아, 그리고 모성보호에 대한 의료접근성과 질을 개선하는 데 관심이 높아지고 있다. 구체적인 청소년 임신에 대한 중재는 다음과 같다.

- 성교육 강화 : 청소년들에게 적절하고 종합적인 성교육을 제공하는 것이 중요하다. 성적 건강과 임신예방에 대한 지식을 제공하고, 효과적인 피임 방법과 성 건강 서비스에 대한 정보를 제공하여 청소년들이 건강한 의사결정을 할 수 있도록 돕는다.

- 피임 및 생식건강 서비스 제공 강화 : 피임약과 같은 효과적인 피임 수단을 접근 가능하고 비용 효율적으로 제공하는 것이 중요하다. 또한 청소년들이 비밀스럽게 피임약을 받을 수 있도록 접근성을 높이는 것이 필요하다. 의료서비스 제공자들은 청소년들의 성 건강에 대한 민감성을 이해하고, 편견이나 낙인 없이 친근하고 지지적인 접근을 취해야 한다.
- 임산부 지원 및 관리 : 청소년 임산부들은 특별한 지원이 필요하다. 임신 초기부터 출산과 육아 과정까지 종합적인 의료서비스와 상담을 제공하여 청소년 임산부들이 건강하고 안전하게 임신과 출산을 경험할 수 있도록 도와야 한다.
- 모성보호 및 육아 지원 : 청소년 임산부들은 양질의 모성보호와 육아 지원이 필요하다. 양육, 영양, 건강 및 심리적 지지와 같은 요소들이 청소년 임산부들이 건강한 육아 환경을 조성하는 데 도움이 된다.
- 사회적 지원 체계 구축 : 임신 중인 청소년과 임산부들은 종종 사회적으로 취약한 위치에 있을 수 있다. 따라서 정부와 비정부 기관들은 사회적 지원 체계를 구축하여 저소득층과 취약계층의 청소년들에게 필요한 지원을 제공한다.

4) 생애주기별 성 · 재생산 건강 보건의료서비스

(1) 생애주기별 성 · 재생산 건강 필수 구성요소

성 · 재생산 건강과 관련된 보건의료서비스는 문화, 국가, 인종별로 다른 제도와 접근 방식으로 제공된다. 성, 연령, 인종, 장애, 혼인상태, 성적 지향성에 따라 이용가능성, 접근성의 차이가 발생하지 않도록 생애주기별로 필요한 성 · 재생산 건강 필수 패키지 구성 예시는 다음과 같다(그림 3-40).

주요 활동으로는 성교육, 가족계획, 출산, 중절, 생식기 감염 예방, 성매매 및 성폭력 예방 등이 있다. 이러한 활동은 임신, 출산, 감염성 질환, 자살 등의 위험을 줄이는데 큰 역할을 한다.

① **성교육** : 안전하고 건강한 성생활과 재생산 건강을 위한 정보와 지식을 제공하는 교육 프로그램

② **생식보건 서비스** : 생식관련 질환 예방 및 치료, 피임 및 난임 치료 등을 포함한 종합적인 생식보건 서비스 제공

③ **성매매 및 인신매매 예방** : 인신매매와 성매매의 위험성에 대한 교육 및 예방활동

④ **성평등 증진 :** 성별, 연령, 종교, 인종, 출신 지역, 사회적 신분 등으로 인한 차별과 폭력 예방 및 권리 보호를 위한 프로그램

0-9
유아기와 아동기

- 응급 산과 및 신생아 관리를 포함한 산전, 출산 및 산후 관리
- 성/젠더 기반 폭력 사례에 대한 예방, 발견, 즉각적인 서비스 및 의뢰
- HIV 및 기타 성매개감염의 예방 및 치료

10-19
청소년기

- 종합적 성교육(교내외)
- 생식기 암, 특히 자궁경부암의 예방, 발견 및 관리
- 피임 방법별 유형별 최소 수가 제시된 최신 피임법에 대한 상담 및 서비스
- 법이 허용하는 범위 내에서 안전한 낙태관리 및 모든 환경에서의 낙태 후 관리
- 성/젠더 기반 폭력 사례에 대한 예방, 발견, 즉각적인 서비스 및 의뢰
- 성 건강 및 웰빙을 위한 정보, 상담 및 서비스
- HIV 및 기타 성매개감염의 예방 및 치료

15-49
생식 연령과 성인기

- 생식기 암, 특히 자궁경부암의 예방, 발견 및 관리
- 피임 방법별 유형별 최소 수가 제시된 최신 피임법에 대한 상담 및 서비스
- 법이 허용하는 범위 내에서 안전한 낙태관리 및 모든 환경에서의 낙태 후 관리
- 성/젠더 기반 폭력 사례에 대한 예방, 발견, 즉각적인 서비스 및 의뢰
- 성 건강 및 웰빙을 위한 정보, 상담 및 서비스
- HIV 및 기타 성매개감염의 예방 및 치료
- 종합적 성교육
- 산전관리, 분만 및 산후 관리

50 and beyond
후기 생식 연령

- 성/젠더 기반 폭력 사례에 대한 예방, 발견, 즉각적인 서비스 및 의뢰
- 성 건강 및 웰빙을 위한 정보, 상담 및 서비스
- HIV 및 기타 성매개감염의 예방 및 치료
- 생식기 암, 특히 자궁경부암의 예방, 발견 및 관리
- 폐경 및 폐경 후 상담 및 이환율

그림 3-40 생애주기별로 제안된 성 · 재생산 건강 중재의 필수 패키지 구성 요소의 예시

출처 : UNFPA. (2019). Sexual and Reproductive Health and Rights: An Essential Element of Universal Health Coverage https://www.unfpa.org/featured-publication/sexual-and-reproductive-health-and-rights-essential-element-universal-health

2) 우리나라의 생애주기별 성 · 재생산 건강 정책

① 모자보건사업

2022년 모자보건사업 추진방향은 다음과 같다(보건복지부 모자보건사업, 2022).

㉠ 난임시술에 대한 질 관리 강화 및 난임부부 심리 · 정서 지원 강화

- 제2차 난임시술 의료기관 평가 및 난임통계관리 운영
- 수요자 중심 난임 관련 정보제공 및 서비스 접근성 강화
- 보건소 난임시술비 등 지원 시 난임 · 우울증 상담센터 적극 연계, 난임 · 우울증 상담센터 미설치 지역 대상자에 대한 비대면 서비스 활성화

㉡ 임신 · 출산에 대한 사회적 지원 강화

- 청소년산모 임신 · 출산 의료비 지원 : 임신 · 출산 관련 모든 의료비 2년간 지원
- 생애 초기 건강관리 시범사업 : 보건소 등록 임산부 및 만 2세 미만 영아 가정에 대해 전문적 · 맞춤형 건강관리 서비스를 지원
- 미숙아 지속관리 시범사업 : 미숙아가 퇴원 이후에도 병원을 지속 방문하여 성장, 발달 관련 상담, 검사, 치료를 받도록 추적 관리 지원

㉢ 산후조리원 안전 및 품질관리 강화

- 산후조리원 질 제고를 위한 컨설팅 사업 실시
- 간호사, 소방관 등 민간전문가를 활용하여 감염 · 안전 등 운영 전반에 대한 컨설팅 제공
- 감염 예방 등에 관한 교육자료 개발 · 배포
- 산후조리업자, 건강관리인력 및 그 밖의 인력을 대상으로 하는 교육자료(동영상, PPT)를 개발 및 교육 사이트를 통해 제공

② 성 · 재생산권의 보장 및 임신 · 출산 지원 정책

우리나라는 제4차 저출산 · 고령사회기본계획(2021~2025)에서 성 · 재생산 개념과 정책 과제를 공식화했다. 생애주기 전반에 대한 성 · 재생산권의 보장 및 안전한 임신 · 출산 지원을 주요 전략 방향으로 설정하고, 다음과 같은 세부적인 추진 방향을 채

택하였다.

- 남녀가 상호존중하는 평등한 관계에서 자기결정권을 보장하여 건강한 성 인식 제고 및 젠더폭력으로부터 안전한 문화 조성
- 개인의 생애주기에 따라 건강관리 및 질환예방, 안전한 임신 · 출산 보장을 위한 사회적 책임 강화
- 여성 · 영유아 등 건강을 생애 전반에서 보장할 수 있는 법제 정비 및 성인지 · 인권 중심으로 포괄적인 성 · 재생산권 계획 마련

이를 달성하기 위한 세부 추진과제는 다음과 같다.

㉠ 성 · 재생산권의 포괄적 보장

ⓐ 성 · 재생산권 보장 기반 마련

- 모두가 평등하게 누릴 수 있는 권리로서 포괄적인 성 · 재생산권 보장을 위한 기본계획 마련

ⓑ 평등한 성 인식 및 권리 강화

- 아동 · 청소년기에 성 역할 고정관념에서 벗어나 평등한 관점을 유지하도록, 발달단계에 따른 성교육 강화
  - 학생 대상 관련 교과와 창의적 체험활동 시간을 활용한 성교육, 교원 양성과정, 임용예정자 연수시 성평등 · 성교육 실시
  - 지역사회의 건강한 성 가치관 정립을 위해 강사 역량강화, 교육 콘텐츠 개선 등 청소년성문화센터 운영 강화

ⓒ 젠더 폭력으로부터 안전

- 온라인 그루밍 등 디지털 성범죄 방지 및 피해자 보호 · 지원을 위한 디지털 성범죄 대응체계 강화
  - 디지털 성범죄 방지를 위해 인터넷 사업자의 디지털 성(性)착취물 등 유통방지 조치 이행에 대한 관리감독 강화
- 비동의 간음죄 법제화에 관한 전문가 의견 수렴, 해외 입법례 등을 조사하여 도입 여부 검토

㉡ **생애 전반 생식건강 관리 및 질환 예방**

ⓐ 모자보건 중심에서 포괄적 법제 · 사업 정비

- 여성 · 영유아 등의 건강을 포괄적으로 보장할 수 있는 방향으로 모자보건법 개정 추진
- 모든 국민에게 전 생애 월경, 피임, 생식기질환, 임신의 유지 · 종결 등에 관한 생식건강 및 임신 · 출산 · 양육 상담서비스 제공
  - 지역 보건소 등을 활용해 언제 어디서든지 정보 접근이 가능한 긴급전화(Help-line) 및 온라인 상담 등 중앙 · 지역별 종합상담체계 마련

ⓑ 생애주기에 따른 건강 지원

- 학교 단위에서 성 조숙증, 조기 월경 등에 대한 학생 교육 및 학부모 대상 홍보
  - HPV 예방접종 대상을 여자청소년에서 남자청소년까지 확대 및 양질의 백신으로 전환 방안에 대해 효과성 검토
- 생식 건강검진과 치료 지원, 건강정보 제공 등 교육 및 홍보 강화
- 아동기부터 성 · 재생산 건강에 미치는 유해물질을 최소화할 수 있도록 역학조사 및 환경개선 등 안전한 환경 조성
  - 환경유해인자에 민감한 어린이의 활동 공간(초등학교 · 특수학교 등)과 학용품에 함유된 중금속 등 유해물질 조사, 시설 개선 등
  - 임신부터 출생, 청소년기까지 환경유해물질과 건강 간의 인과관계 연구를 통해 성장단계별 건강보호 방안 마련

ⓒ 월경 건강보장

- 월경을 개인적인 문제에서 사회적 보장이 필요한 건강으로 인식 제고 및 생리휴가 · 결석 사용 등 활용 보장
- 생리대 제조 및 품질관리 기준 신설, 월경 용품에 대한 품질 점검 등으로 안전성 제고
- 저소득 청소년의 월경 건강을 위해 생리대 지급 지속

㉢ 건강하고 안전한 임신 · 출산 보장

ⓐ 건강한 임신, 출산 지원

- 임신 전부터 남녀가 출산의 공동 주체로서 건강위험 요인의 조기검진 도입, 임신 전 건강관리 서비스 제공
- 고위험 임산부 의료비 지원 대상의 지원범위 등을 확대하여 건강한 출산 보장
- 산모와 출생 자녀의 건강관리, 발달상담 등을 종합 제공하여 안전하고 건강한 임신 · 출산 지원
  - 산부 · 영아 대상 가정에 간호사 등 전문인력이 방문하여 건강상담, 영아 발달상담, 교육 등 맞춤형 건강관리 제공
  - 저소득 출산 가정에 건강관리사가 방문해 산모 회복 · 신생아 건강 등 지원, 대상 및 기간의 단계적 확대
  - 장애친화 산부인과 지정을 통해 출산 인프라 확대 및 장애 산모 출산 시 의료장비 접근성, 진료 편의성 제고
  - 새로운 문화 · 언어로 인해 임신, 출산, 양육에 어려움이 있는 결혼이민자에게 방문 부모교육 및 통 · 번역서비스 등 제공
- 청소년 산모의 임신 · 출산의 어려움을 경감하기 위해 점진적으로 의료비 지원 대상 확대(만 18세 이하 → 만 24세 이하)

ⓑ 수요자 중심의 안전한 난임 지원 강화

- 여성과 태어날 아이의 건강을 위해 이식 배아 수 기준 개선 등 시술의 안전성 제고 방안 마련
  - 공공정보포털 내 난임시술 전 · 후 필요한 정보제공 및 난임부부를 위한 상담 등 심리정서 지원 강화
- 근로자의 난임치료 휴가는 연 3일인 반면 치료기간은 실제 장기 소요되므로 기간 확대 검토

ⓒ 의료서비스 접근성 강화

- 분만취약지 산부인과 설치 · 운영 지원 및 임신부 재택의료 시범사업 등 안전한 출산 환경 조성
- 산부인과는 임산부 · 기혼여성만을 위한 곳이라는 인식 고려, 의료계 의견수

렴 등 접근성을 높일 수 있는 명칭 검토

생각해보기

- 모성사망의 원인과 개선 사례를 찾아보자.
- 우리나라 정책에 젠더 전환적 접근을 도입할 수 있는 예시를 들어보자.
- 청소년 임신에 영향을 미치는 요인을 마인드 맵으로 그려 생각해보고 각각의 해결 방안을 토론해 보자.
- SDG 목표 5.2는 '여성과 여아에 대한 폭력근절'이다. 유엔은 여성에 대한 폭력을 "여성에게 신체적, 성적, 정서 · 심리적인 피해나 고통을 유발하거나 유발할 가능성이 있는 모든 종류의 젠더폭력으로 정의했고, 이는 공적 또는 사적 생활에서의 협박, 강압, 또는 임의적인 자유의 박탈 등을 포함한다. 젠더 폭력과 관련된 건강문제에 대해서 토론해 보자.
- 여성 할례(Female Genital Mutilation, FGM)는 때로 여성 생식기 절단(Female Genital Cutting, FGC) 또는 여성 생식기 훼손이라고도 한다. 이는 주로 아프리카, 중동 및 일부 아시아 국가에서 행해지며, 문화적, 종교적, 사회적 이유 등으로 인해 수행된다. 이것이 여성의 신체적, 정서적 및 정신적 건강에 미치는 영향을 생각해보고 각각의 해결 방안을 토론해 보자.

04 환경 및 기후변화

글로벌 건강간호는 건강문제를 포괄적으로 바라본다. 인간의 건강은 세계, 사회, 경제, 환경 등의 상호영향을 받기 때문에 간호의 역할 또한 거시적으로 접근하게 된다. 간호의 메타패러다임은 인간, 건강, 환경, 간호이다. 간호학은 전통적으로 건강문제의 해결에 있어 환경을 중요하게 여기고 있다. 인간의 환경과 위생을 개선함으로써 질병을 예방하고, 인간의 건강을 증진시키기 위한 노력을 지속해 왔다. 본 단원에서는 건강의 결정요인으로서의 기후변화와 환경의 위해요인을 전 지구적인 관점에서 바라보고 함께 학습하고자 한다.

2000년부터 2015년까지 MDGs 기간 동안 선진국의 역할, NGO 등 시민사회단체, 민간기업의 노력에도 불구하고, 유엔 회원국들은 지구의 지속가능한 발전과 지구생태계에서의 인간의 건강 유지에 많은 한계를 느꼈다. 지구 전체는 유기적으로 연결되어 있기 때문에 인간이 빈곤에서 벗어나 물질적인 풍요를 추구하는 과정은 아이러니하게도 자연

파괴와 멸종을 넘어 다시 인간의 건강을 위협하게 되었다. 인간에 의한 환경변화 속도는 눈에 띄게 빨라져 인간의 생활 속에서 경험하게 되었고, 상당 수의 연구에서 증명되고 있다.

2015년 유엔은 MDGs를 확대 · 계승하는 SDGs에서 핵심개념으로 5P를 제시하였다. 5P는 인간(people), 번영(prosperity), 지구환경(planet), 평화(peace), 파트너십(partnership)을 의미한다. 명시적으로 인간의 지속가능한 발전에 있어서 지구환경의 중요성을 강조하고 있는 것이다. 이에 따라 세계시민들은 좀 더 책임있는 역할과 공조가 필요하게 되었다. 또, 기후 및 환경과 관련된 SDGs는 다음과 같다(그림 3-41). 이러한 목표는 보다 지속가능하고 탄력적인 미래를 달성하기 위해 기후변화 완화, 생태계 보호, 생물 다양성 보존, 천연 자원의 지속가능한 사용보장, 다양한 부문에서 지속가능한 전 지구적인 노력을 촉진한다.

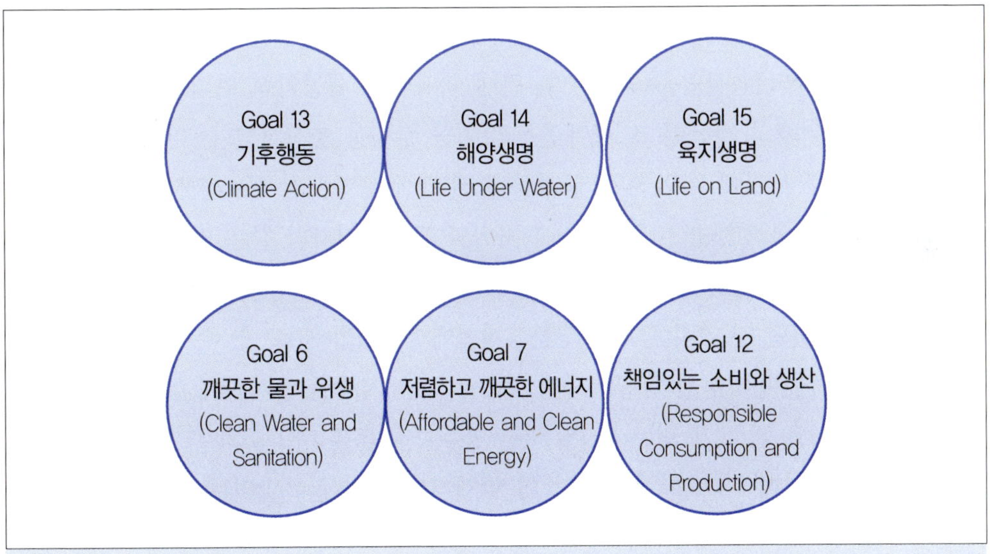

그림 3-41 기후 및 환경과 관련된 지속가능발전목표(SDGs)

이러한 시대적 요구에 발맞추어 기존에 국제보건에 입각한 국제간호는 전통적인 보건 주제였던 감염성 질환, 비감염성 질환, 손상 등 질병의 예방과 치료에 대한 관심을 뛰어넘어 기후환경 변화와 환경오염 등 다양한 건강결정요인에 포괄적인 관심을 갖고 지역사회, 국가정책결정, 학문연구와 국제공조 등에서 중요한 역할을 하기를 기대하고 있다. 건강을 위한 환경개선은 UN이 제시한 지속가능발전목표(SDGs) 달성에 중요한 기여를 할 수 있으며, 궁극적으로 환경적 요인 및 사회적 결정인자와 밀접하게 연계되어 인간의 질병예방과 건강증진에 기여할 수 있다.

1) 환경적 위해요인

환경이 인간에게 미치는 요인을 구체적으로 살펴봄으로써 기후와 지구생태계를 지속적으로 가능하게 발전시키고, 유지 보존하는 것의 의미와 가치를 확인할 수 있을 것이다. 인간에게 영향을 미치는 환경적 위해요인은 크게 생물학적, 물리적, 화학적 요인으로 구분하여 설명할 수 있으며, 여기에 이러한 위해요인의 노출을 촉진하거나 허용하는 인간의 행동적 요인이 포함된다.

(1) 생물학적 위해요인

생물학적 위해는 일반적으로 바이러스, 박테리아, 프리온, 진균 및 기생충과 같은 병원균에 의해 유발되는 질병을 의미한다. 근대 역사에서 생물학적 위해요인을 차단하고 예방하는 '공공위생의 개선'은 전 세계인들의 평균 수명을 연장하였다. 미국인의 수명이 1900~2000년대 사이에 30년 이상 증가하게 된 것에는 깨끗한 물, 깨끗한 음식과 위생의 개선활동이 크게 영향을 미쳤다. 최근 쿠바와 코스타리카와 같은 일부 저소득국가에서 적은 보건예산으로 평균수명이 크게 증가하고 유년기 사망률과 성인병 유병률이 크게 감소할 수 있었던 것 역시 물과 위생환경개선에 힘쓴 결과라고 할 수 있다.

그러나 여전히 예방가능한 공공위생의 미비로 많은 사람들이 사망에 이르고 있다. 생물학적 위해요인은 전 세계 빈곤층 5세 미만 영유아의 높은 사망률의 주요 원인이다. 영유아 사망자의 3분의 1 가량은 바이러스와 박테리아에 의해 유발되는 폐렴, 설사, 말라리아 등으로 숨지는데, 이는 병원균에 오염된 음식과 지표수, 지하수 등으로 인한 경우가 대부분이다. 생물학적 위해요인으로 인한 사망은 특정 저개발국가들에 집중되는 것으로 나타난다. 5세 미만 영아사망률은 사하라 사막 이남 아프리카과 남부 아시아 지역에서 월등히 높고, 실제로 이 두 지역이 2021년 5세 미만 사망자 500만명 중 80% 이상을 차지하였다.

생물학적 위해요인으로 감염성 질병과 사망을 초래하는 주요 병원체는 로타바이러스, 엔테로바이러스, 살모넬라, 이질균, 대장균, 크립토스포리듐, 캠필로박터 및 A형 간염바이러스가 포함된다. 이들 병원균 중 살모넬라, 캠필로박터, 대장균 및 크립토스포리듐

등은 인간이 기르는 가축들을 통해서도 공유될 수 있다. 인간 및 가축 등의 배설물에 서식하는 병원균은 여러 감염성 질환을 일으키기 때문에 기본적인 위생시설을 마련하고, 상수원과 하수원의 분리를 통해 깨끗한 물이 오염되는 것을 예방하여 감염의 고리를 끊어내는 것은 매우 중요하다. 저개발국가의 경우 정부, 국가, 민간 지원 및 공조를 통한 상하수도 정비 등의 공중위생정책과 관리의 노력을 해야 한다. 또한 저개발국가의 주민들에게 보건위생 교육 및 학습을 지원하고, 지역, 가정, 개인적 차원에서는 감염예방과 위생활동을 생활화 하는 것이 필수적이다.

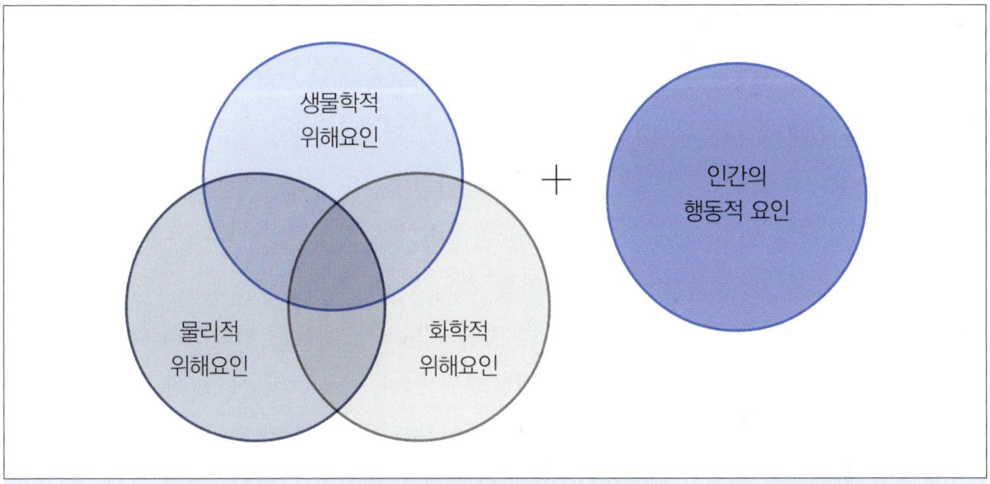

그림 3-42 환경적 위해요인

(2) 물리적 위해요인

물리적인 환경위해요인에는 태풍, 홍수, 가뭄, 지진, 쓰나미 등과 같은 자연재해가 대표적이다. 그러나 인공적인 건설 등으로 악화된 환경도 포함된다. 최근 지구온난화는 인간이 지구환경변화를 가속화시킨 대표적인 물리적 위해요인이라고 할 수 있다. 자연발생적인 물리적 위해요인은 인위적인 요인에 의해서 더욱 증폭될 수 있다.

① 자연재해와 지구온난화

태양의 변화, 지구자기장, 지구내부의 움직임, 지구대기 에너지 변화 등 자연적인 지구환경의 변화는 때로는 인간에게 재해가 되기도 한다. 그런데 20세기와 21세기에 전 지구에 나타나는 기온상승, 극지방의 빙하의 소실, 해수면의 상승, 강수량의 급증 또는 급감현상, 지역별 이상기온현상, 식생의 변화는 매우 빠른 기간 동안 급속히 나타나면서 인위적인 요인과 자연적인 요인이 함께 인간에게 물리적 위해를 끼치는 것이 아닌지 의심하게 되었다.

지구온난화로 인한 대표적인 이상기온현상은 '엘리뇨(El Niño)'이다. 엘리뇨는 지구의 온난화로 무역풍이 약해지면서 해수의 흐름도 약해져 적도부근 페루 연안의 바다 수온이 급격히 올라 기존에 잡히지 않던 따뜻한 해류에 사는 어종이 많이 잡히는가 하면, 수온상승으로 많은 물고기들이 죽거나 사라지는 현상을 말한다. 엘리뇨는 세계의 기상이변으로 확산되는데, 남아메리카 해안선을 따라 대규모 홍수를 일으키고, 고원지방의 온난화로 만년설이 녹거나, 이상 강설이 내리기도 한다. 또한 밀림지역에는 고온건조한 기후가 지속되어 가뭄이 들고 산불이 빈번하게 발생하게 된다.

급변하는 기후와 환경은 경제와 정치상황에도 영향을 미쳐 때로는 심각한 안보의 문제를 초래하고 결국 인간의 건강과 생명을 위협하기도 한다. 기후변화에 의한 재해, 산림 벌채 등으로 인한 가뭄 등 물리적인 환경변화는 치명적인 경우 종종 재해난민을 발생시키고, 공동체의 갈등 문제로 이어질 수도 있다. 예를 들어, 호주 북동쪽 산호섬 9개로 이루어진 섬나라 투발루는 국토의 평균 해발 고도가 2m 미만인데, 해수면 상승으로 국토의 대부분이 사라질 것으로 예상되고 있다. 또한, 방글라데시 주민 중 저지대에 농지를 가진 이들도 해수면 상승으로 기아 또는 난민이 될 위기에 직면해 있다.

물리적인 위해는 때로는 생물학적 위해 가능성을 높이기도 한다. 예를 들면, 기후변화는 질병의 발생에 영향을 미친다. 기후가 미생물의 서식환경을 변화시키면서 감염질환의 지리적 범위가 바뀌기도 하고, 단기간에 극심하게 발생하는 강우, 열기, 추위 등은 질환의 발병시기와 강도에도 영향을 미친다. 일부 학자들은 만년설이나 빙하의 대규모 유실은 인류가 경험한 적 없던 고대 박테리아와 바이러스의 유출과 확산을 유발하여 신종 질병을 일으킬 수 있고 주장하기도 한다.

② 인위적인 환경개발

인위적으로 조성된 도시 및 도로 등의 환경개발은 사회적, 경제적 및 문화적 기회를 제공하며 인류에 이익을 제공하기도 하지만 반면 인간 자신에게 물리적 위험을 주기도 한다. 예를 들어, 상 · 하수 처리 시스템은 시골지역에 비해 도시가 더 안전하게 설비되어 있다고 할 수도 있다. 그러나 과밀화된 도시화는 오염물질의 배출을 증가시킨다. 교통수단의 발전은 인간을 편리하게 하지만, 인간의 활동량을 저하시키면서 인류의 비만, 당뇨병 및 심혈관질환 유병률을 증가시키는데 직 · 간접적인 영향을 미칠 수 있다.

지구의 폐 역할을 하고 있는 브라질과 아시아의 밀림이 대규모로 개발되고 있다. 그 지역에 위치한 국가는 이러한 개간 사업을 통해 경제성장을 얻을 수 있다. 민간차원에서도 밀림을 개간하여 농사를 짓거나 가축을 기르는 가계소득을 높일 수 있게 된다. 그러나 대량 산림 벌채는 생물종 다양성과 서식지를 훼손하고, 자생적으로 억제되던 전염병의 확산을 일으킬 수 있으며, 환경오염과 식수 부족 등 심각한 경제 · 사회적 문제를 야기할 수 있다. 아마존 지역의 우림 파괴로 인한 기온상승이 2000년부터 2010년까지 평균 0.38℃ 상승한 사실을 근거로 현재와 같은 벌채가 지속될 경우, 2050년 지구의 평균기온이 1.45℃가량 올라갈 가능성이 있다는 연구가 발표되기도 했다.

2008년 쓰촨성 대지진의 여러 발생 원인 가운데 미국 콜롬비아 대학 과학자들은 근교에 건설된 지핑푸 댐으로 인해 약 3억1천500만톤의 물이 담기면서 단층에 압력을 가해 지진에 영향을 주었을 가능성을 제기하기도 하였다. 인위적인 환경개발은 자연재해 등의 물리적인 위해요인을 강화시키기도 한다. 따라서 인위적인 영향이 인간의 건강과 생명, 생태계에 어떠한 영향을 미칠 수 있을 것인지 사전에 면밀한 검토를 하고 어떠한 방법이 지속가능한 개발을 위한 것인지 고민하고 시행할 필요가 있다.

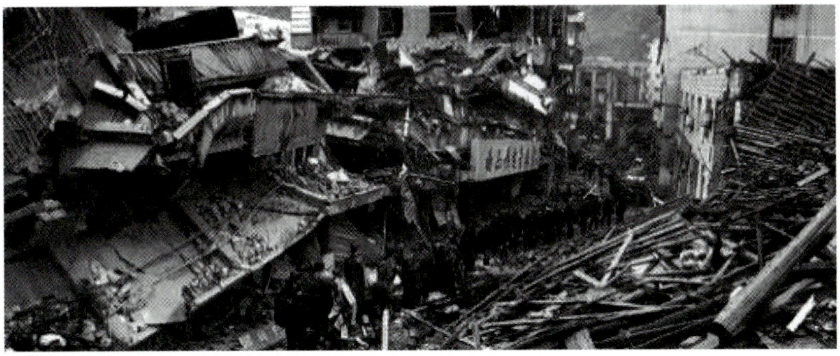

그림 3-43 2008년 쓰촨성 대지진 현장

출처 : https://www.independent.co.uk/news/science/scientists-unearth-evidence-of-centuriesold-aftershocks-1814689.html

(3) 화학적 위해요인

1962년 레이첼 카슨(Rachel L. Carson)의 '침묵의 봄(Silent Spring)'은 화학물질로 인한 생태계 교란이 자연을 파괴하고, 다시 인간에게 부메랑이 되어 돌아오는 화학적 위해에 대해 경고하였다. 이후 사람들은 화학물질의 위험성에 관심이 높아졌다. 모든 화학물질은 본래 독성과 한 가지 또는 그 이상의 물리적 위험성을 동반한다. 화학물질로 인한 유해성은 그 자체의 독성으로 인해 건강에 끼치는 나쁜 영향을 미칠 수 있고, 화학물질에 노출된 지속정도 및 강도, 개인별 취약성 또는 민감도에 따라 달라질 수 있다. 화학적 위해물질은 주로 인위적으로 생산되지만, 자연발생적으로 존재하여 건강에 영향을 미치기도 한다.

① 자연발생 화학적 위해요인

자연적으로 존재하는 중금속과 방사선 물질은 인간에게 화학적 위험이 될 수 있다. 예를 들어, 납, 비소, 수은 등 중금속의 경우, 음용수나 주거 환경, 식품 등을 통해 사람들에게 노출되고, 신체에 축적되어 질병을 일으킬 수 있다. 주거환경이나 음용수의 오염은 불특정 다수에게 인식하지 못하는 사이에 중독과 질병을 일으킬 수 있으므로 정책적 차원의 적극적인 중재가 요구된다.

라돈은 지각을 구성하는 암석이나 토양 중에 우라늄과 토륨의 방사성 붕괴에 의해 생성되는 자연발생적 방사성 물질이다. 이러한 천연 라돈에서 방출되는 방사선은 폐암 원인이 될 수 있다. WHO 산하 국제암연구소(International Agency for Research on Cancer, IARC)에서는 2012년부터 라돈을 1군 발암물질(carcinogenic to humans)로 분류하였다. 라돈은 균열된 암반 사이에서 대기 중으로 방출되기 때문에 건물이나 지하철 내부에 환기가 잘 되지 않는 경우에는 기준치보다 훨씬 높은 농도로 라돈이 축적될 수 있다.

② 인위적 합성화학물질

2차 산업혁명 이후 인간은 제조업 및 농업과 관련된 합성화학물질을 대량 생산하고 소비하고 있다. 석유화학물질이 생산된 이후, 지금까지 인류의 모든 삶 속에 다양한 합성물질이 가공되어 보급되었다. 그러나 합성화학물질은 그 유해여부나 사용가능 정도 등에 대한 명확한 규정이 아직도 충분히 이루어지지 않았다.

Paracelsus(1493~1541)는 “모든 물질은 유독하며 유독하지 않은 물질은 없다. 다만 유독한지 유효(有效)한지의 구분은 그 물질의 양에 따른다” 고 주장하였다. 전통적인 독성학의 개념은 농도에 따라 독성이 증가한다는 가설이었고, 그래서 기준농도 이하의 안전한 기준을 찾기 위해 노력해왔다. 이러한 전통적인 독성학 이론에 의하면 동일한 화학물질이라고 하여도 생체에 투여하는 양과 형태에 따라서 유독할 수도 있고,

유효할 수도 있다. 또한 같은 비율로 동일한 화합물을 섭취하여도 생물의 종류에 따라 반응여부와 반응정도가 모두 다를 수 있다.

화학물질에 가장 직접적으로 노출되는 사람들은 관련 직업에 종사하는 자이다. 직업적으로 높은 빈도와 강도로 노출되는 사람들에게 화학물질과 관련된 모든 위험을 제거하는 일은 불가능하다. 그러나 작업환경의 노출을 최소화하고, 보호장구를 착용함으로써 화학물질에 대해 허용가능한 최소한의 수준을 유지 · 관리하는 노력을 하고 있다. 그러나 저개발국가의 근로자들은 화학물질에 대한 예방조치 없이 노출되는 경우도 빈번하다.

한편, 합성화학물질에 대한 노출은 음식, 물, 공기의 오염 혹은 피부접촉 등 생활환경에서 발생하기도 한다. 합성화학물질에 의한 노출이 많아지면서 질병발생의 위험이 증가하고 있으나, 인간의 건강에게 미치는 직접적인 영향을 밝히는 것은 쉽지 않다. 살충제와 제초제는 해충을 줄여 획기적으로 농업수확량을 늘리는 혜택을 주었으나, 인체유해한 대표적인 합성화학물질이다. 1950년대 바나나 뿌리의 기생충을 박멸하기 위해 개발된 DBCP(dibromochloropropane)라는 살충제는 1970년대 캘리포니아에서 농부들에게 호르몬 기전에 심각한 영향을 일으킨 것으로 밝혀져 사용이 중단되었다. 그러나 여전히 저개발국가의 농부들은 이후에도 DBCP를 수입하여 적절한 보호장구 착용도 하지 않은 채 사용되기도 하였다.

합성화학물질은 '외인성 내분비계 교란물질(endocrine disruptor)'로 작용하기도 한다. 외인성 내분비계 교란물질은 일반적으로 '환경호르몬'으로 불린다. 1998년 일본의 학자들이 "화학물질이 환경으로 방출된 이후 다시 인체에 들어와 마치 유사호르몬처럼 작용"한다고 하여 붙여진 명칭이다. 내분비계는 골격 · 근육의 성장, 대사 및 항상성을 유지하는 기능을 한다. 내분비계 교란물질은 화학구조가 생체호르몬과 비슷하여 사람이나 동물의 몸속에 들어가면 마치 정상호르몬처럼 작동한다. 그리고 본래의 정상호르몬이 수용체에 작용하는 기전을 방해하여 각종 질병을 유발하게 된다. 외인성 내분비계 교란물질은 정자 수 감소, 선천성 성기기형, 고환암 발생률 증가 등과 관련성이 있다는 연구가 발표되었다.

독성물질이 신체영향을 미치는 '노출시점' 역시 매우 중요하다. 생물학적 발달과정에서 태아기, 영유아기에 독성물질이 미치는 영향은 굉장히 치명적일 수 있다. 지금까지 개발된 10만 가지가 넘는 유기화합물 중 그 위험성이 확인되어 내분비계 교란물질로 분리된 물질은 약 70여 가지이다. 유해성을 판명하는데 있어서 인간대상 실험연구가 불가능하므로 동물실험 결과로 유추하는 연구들이 많이 수행된다. 또는 환자군과

대조군에서 환경호르몬 농도를 비교하거나, 노출군과 비노출군에서 유병률을 비교하여 추적 관찰하는 연구가 가능하다.

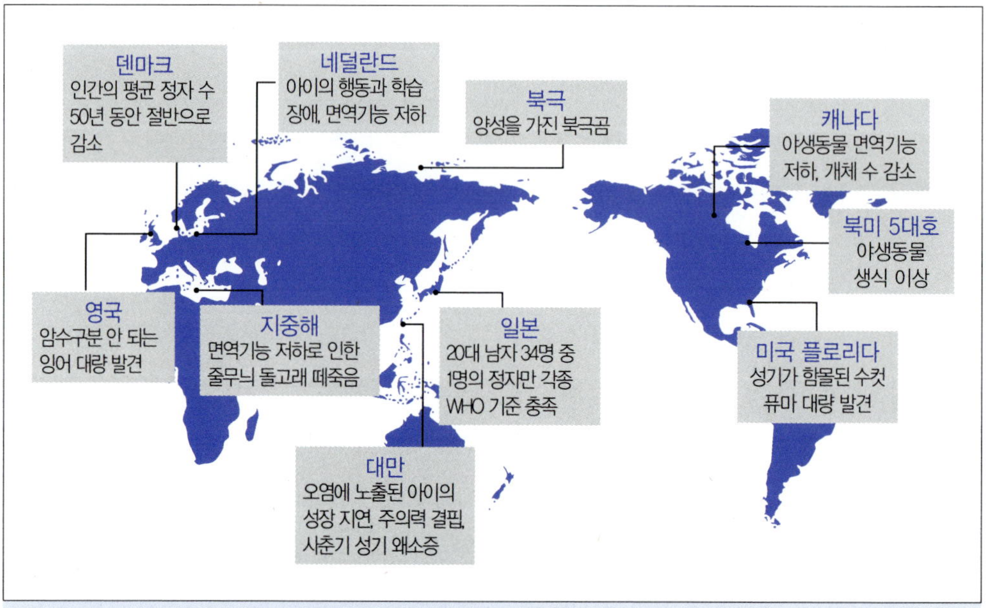

그림 3-44 내분비계 교란물질과 생물의 위해생물의 위해

출처 : 서울대 재료공학부 연구실 http://hosting03.snu.ac.kr/~eco

표 3-15 합성화합물(환경호르몬)의 노출 경로와 건강에 미치는 영향

합성화합물	노출 경로	건강에 미치는 영향
아트라진 (제초제 성분)	다빈도 사용되는 제초제 미국에서 콩과 옥수수 재배에 사용	유럽연합에서는 수질오염의 우려로 사용금지
비스페놀 A	폴리카보네이트(PC)나 에폭시수지의 원료 PC : 투명하게 만들 수 있어 젖병, CD 재료, 음식용기 등의 플라스틱 원료로 사용됨 에폭시 수지 : 치과에서 사용하는 레진, 음료수 캔의 뚜껑 안쪽 도포, 감열지를 사용하는 대부분의 영수증에도 사용됨	여성호르몬 기능을 하여 성조숙증, 다낭성난소, 정자수 감소 등의 원인
담배 (직간접흡연)	수 백 가지의 화학물질 포함 환경호르몬 포함	발암, 남성호르몬감소, 자궁내막염, 면역저하 등

DDT	1972년 미국에서 독성 때문에 사용이 금지되기 전까지 가장 광범위하게 사용되던 살충제 아직도 말라리아 위험이 높은 아프리카 및 아시아 일부 국가들에서 사용되고 있음	신경세포마비, 지각장애, 평형장애, 경련, 뇌종양, 뇌출혈, 고혈압, 발암
DES(합성 에스트로겐)	여성호르몬과 비슷한 작용을 하며, 1983년 개발되어 유산방지제로 쓰임	자궁기형 및 질암을 유발하는 것으로 보고되어 현재 금지됨
다이옥신	플라스틱 유기화합물, 금속 등을 소각할 때 발생 다이옥신은 수돗물, 목재, 화학약품 등에 존재	맹독성 물질로 극미량만으로도 치명적인 영향을 끼침 갑상선 호르몬을 과잉 분비시켜 안면 기형을 발생, 정자수 감소
PBBs	DEHP(Diethylhexyl phthalate)브롬화 난연제 중의 하나로 전자제품, 섬유, 플라스틱에서 내열성을 높이기 위해 쓰임	동물사료에 혼입되는 사고로 인해 유제품 오염되면서 미국에서 생산이 중단됨. 한국을 비롯한 세계 여러 나라에서 사용이 금지됨 동물실험 결과, 새끼의 사망률 증가, 기형유발, 수컷의 정세관 위축
프탈레이트	PVC 플라스틱을 유연하게 하기 위해 사용하는 가소제로 많이 사용되어 화장품, 향수, 장난감, 수액용기, 의료기기, 일회용 식품용기 등 광범위한 영역에서 검출됨	남아에게 요도하열, 잠복고환, 여성형 유방을 발생. 여아에서는 성조숙증을 발생 2005년 이후 한국에서는 모든 어린이 용품에서 일부 프탈레이트 3종이 사용금지됨

출처 : 윤정원. (2016). 환경호르몬과 여성건강. 의료와사회, (5), 34-48.

표 3-16 환경호르몬의 생식건강에 대한 영향

질병명	증상 및 현황	관련된 물질
성조숙증	여아에서 만 8세 이전에, 남아에서 만 9세 이전에 2차 성징이 나타나는 것을 말함. 성조숙증 환자는 최근 4년 사이에 3배 이상 증가한 것으로 나타남(2006년 6,400명, 2009년 21,712명, 2013년 66,395명; 건강보험심사평가원). 빠른 초경은 다낭성난소증후군, 비만, 유방암, 우울증 등 전신건강에 대한 영향과 사춘기 연령 여아들의 우울증 및 사회생활 위축, 성경험에 좀 더 빨리 노출될 위험 등과 관련되어 있음	비만과 고지방 식사, 가족력, 직간접 흡연 등 기존에 알려져 있던 원인 외에도, 프탈레이트, 비스페놀 A, DDT 등의 살충제, PCB 등
난임, 불임, 조산	남녀 모두의 불임 원인이 될 수 있음	DDT, DES, 비스페놀A, 흡연, PCBs, PCE(드라이클리너에 포함됨) 등

다낭성 난소증후군	불규칙한 생리주기와 초음파상의 난포개수 증가 등을 증상으로 하며 가임기 여성의 4~8%에서 나타나고 있음. 다낭성난소증후군을 겪는 여성은 인슐린 저항성과 당뇨, 다모증, 자궁내막암, 불임, 유산, 임신중독증의 위험이 높아짐	비스페놀A와 연관되어 있음
자궁근종	50~80%의 여성이 평생 한번은 이환되며, 증상이 있거나 치료가 필요한 인구도 25~50%로 높음 미국 및 한국 모두 가임기 여성이 자궁절제술을 받게 되는 첫 번째 원인이며, 골반통, 생리과다, 불임, 임신 중 합병증 증가 등의 증상이 나타날 수 있음	DES, 비스페놀A와 연관 있음
자궁내막증	자궁내막 조직이 자궁의 표면이나 복막, 난소의 표면 등 자궁 이외의 다른 부위에서 증식하여 골반통, 월경통, 유착, 불임 등의 원인이 되는 질환. 여성인구의 10~15% 유병률을 보임	DES, 다이옥신, 프탈레이트, PCB와 연관 있음
유산, 조산	태반 착상을 저해시켜 저체중아 출생과 임신중독증의 위험을 높임	각종 살충제 및 최근 GMO논란이 된 제초제 성분인 글리포세이트, 메톡시클로로, 방수제에 들어있는 PFOA(방수제), 흡연
유방암	전세계적으로 20년간 유병률이 1.5배 늘었으며, 8명 중 1명이 유방암에 걸림. 유방암은 환경성 질환이라고 할 정도로 200가지 이상의 화학물질들과 연관성이 밝혀짐	DES, 비스페놀A, 흡연, DDT, 화장품에 포함된 파라벤, 세제에 포함된 알킬페놀 등
남성생식건강	여성의 생식건강을 위주로 보고 있지만, 환경호르몬은 남성에게도 영향을 미침. 특히 태아시기에 노출된 경우, 요도하열, 잠복고환, 난임, 정자수 감소, 고환암/전립선암 등의 위험성이 높아짐. WHO에 따르면 1940년 평균 남성 정자수가 1㎖ 당 1억 1,300만개에서 1990년 6,600만개로 감소했다고 함	

출처 : 윤정원. (2016). 환경호르몬과 여성건강. 의료와사회, (5), 34-48.

(4) 인간의 행동적 요인

생물학적, 물리적, 화학적 위해요인은 단독으로 발생하는 경우도 있으나, 많은 경우에 상호 영향을 주고 받으며, 문제를 더욱 증폭시키기도 한다.

인간은 생물학적, 물리적, 화학적 위해요인으로부터 생명과 건강을 지키려 한다. 인간은 개인적 차원에서 행동변화를 통해서 일부 환경위험 요인을 예방 또는 경감할 수 있다. 예를 들어, 깨끗한 물과 위생시설이 부족한 상황에서 물을 끓여 마시고, 손씻기만으로도 설사, 폐렴 및 농가진 등의 감염병 발생을 현저하게 감소시킬 수 있다. 대기오염의 경우에도 외출시 마스크를 쓰거나, 외출을 자제함으로써 호흡기 질병을 예방할 수 있다. 살균제, 비료 및 미생물 병원균 등에 의한 노출은 적절한 보호장구의 활용과 농업기술개발을 통해 극복할 수 있다.

생물학적, 물리적, 화학적 위해요인 등에 노출되는 문제를 해결하기 위해서는 개인의 인식 개선도 중요하지만, 지방 또는 중앙정부 차원에서의 적극적인 노력이 필요하다. 지역의 공중보건위생을 개선하고, 오염원을 제거하기 위한 인프라를 구축하고, 중장기적으로 지속가능한 제도와 정책을 수립해야 한다. 또한 시민단체 등은 홍보, 캠페인, 기업과 정부 감시활동을 하는 등 사회적 행동이 요구된다. 인체 건강에 영향을 미치는 환경유해성에 대한 취급과 평가는 오염물질의 특성에 맞게 적용되어야 하며, 일반적으로 건강부담, 노출경로, 이해관계자들에 대한 평가와 함께 경제적인 요인도 고려되어야 한다. 환경위험은 경제적 또는 사회적 혜택을 공유받지 못하는 사람들에게 더 큰 질병부담(burden of disease)을 발생시킬 수 있기 때문에 지역사회 활동 또는 정치적 협상이 중요하게 작용되기도 한다.

2) 기후변화와 건강

기후변화는 인류가 직면한 가장 큰 단일 건강 위협이다. 기후변화는 문제의 원인과 결과가 하나 또는 인근 지역에 국한되지 않고, 전 지구적인 문제로 확산되며, 불특정 다수에게 건강위해를 가할 수 있기 때문에 문제가 심각하다. 기후변화는 직간접적으로 건강에 영향을 미치며 환경, 사회 및 공중보건 결정요인에 의해 강력하게 조정된다(그림 3-45).

(1) 기후변화의 실태

기후는 장기간의 대기환경의 평균 상태를 의미하는 것으로 기후변화란 일정한 지역에서 장기간에 걸쳐서 진행되고 있는 대기환경의 변화이다.

기후변화의 원인은 자연적인 원인과 인위적인 원인으로 나눌 수 있고, 지구 내적인 이유와 외적인 이유로 구분할 수 있다. 대부분의 기후변화는 자연적인 이유로 발생하며, 자연적인 기후변화 요인은 거의 무한한 경우의 수로 다양하다. 예를 들면, 태양과 지구의 관계 변화와 태양활동, 지각변화에 따른 화산활동, 해양변동 등이 있다. 인위적인 기후변화 요인은 인간의 생업활동에 의한 지표면의 상태변화와 온실가스의 증가를 들 수 있다. 기후변화의 내적 사유는 지구를 둘러싼 지구 표면 상태의 변화 등이 있고, 외적 사유로는 태양복사 에너지의 변화 등이 있겠다.

그런데 최근에 일어나고 있는 지구의 기후환경변화는 인간의 활동에 의해 발생한 것으로 여기어지며, 짧은 시간에 큰 영향을 끼치면서 지구생태계 뿐 아니라, 인간에게까지 부메랑이 되어 다시 영향을 주고 있다. 근세기에 발생한 기후변화는 인구증가와 산업화 등으로 인한 인위적 온실가스 배출증가에 의한 것으로 여기어진다. 대표적인 온실가스인 이산화탄소(CO_2), 메탄(CH_4), 이산화질소(N_2O), 프레온가스의 대기 농도가 지속적으로 증가하고 있다. 이는 지난 80만 년 전부터 인간의 산업화 이전까지 경험한 적이 없는 수치이다.

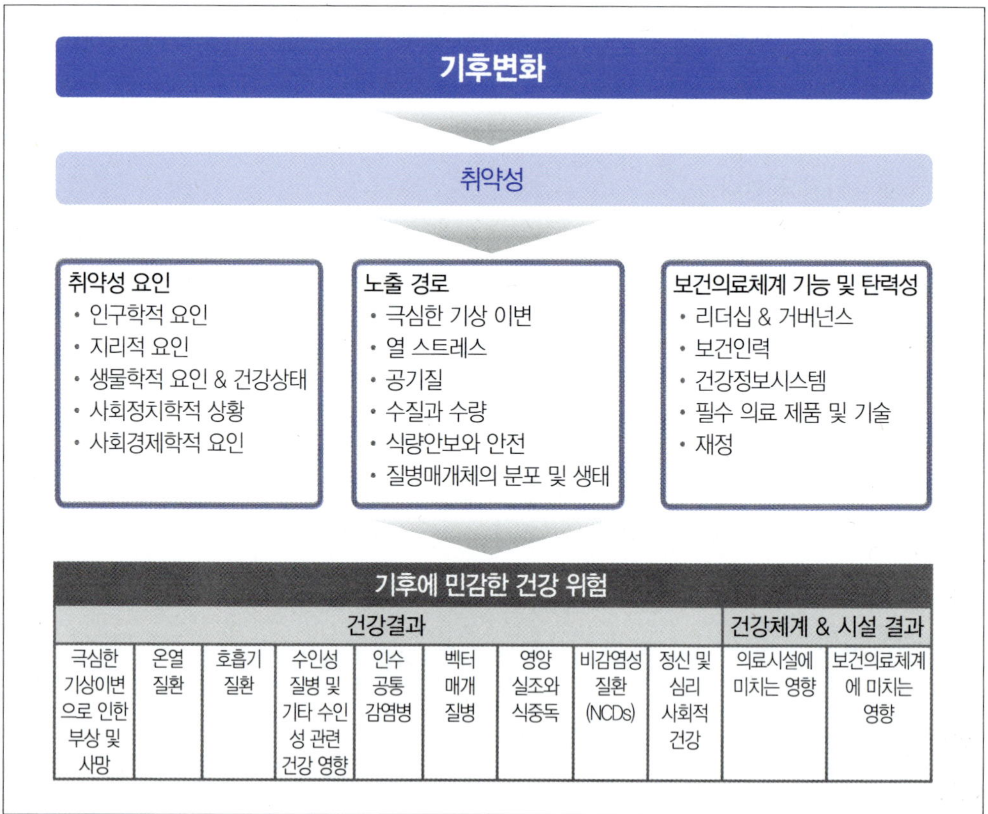

그림 3-45 기후에 민감한 건강 위험, 노출 경로 및 취약성 요인에 대한 개요

출처 : WHO (2023). Climate change and health. https://www.who.int/news-room/fact-sheets/detail/climate-change-and-health

세계 각지에서 기후변화는 깨끗한 공기, 안전하고 충분한 식수, 위생적이고 안전한 배설물 관리, 양질의 일자리, 안전하고 영양이 풍부한 식량 공급, 극심한 일기로부터의 보호, 그리고 적절한 피난처 등 인간의 건강에 필요한 기본 요건들을 위태롭게 할 수 있다. 간호학자와 국제보건현장에서 근무하는 간호사들은 기후변화와 공기, 물, 환경오염과 인간의 건강문제를 연계하여 다루는 것이 더욱 의미있고, 중요해 질 것으로 예상한다.

인간에 의해 발생하는 온실가스로 인해서 지구가 온난화되고 있는 것은 다양한 데이터로 인해서 증명되고 있다. 기후변화에 관한 정부간협의체(The Intergovernmental Panel on Climate Change, IPCC)는 미래 온실가스 배출에 대한 다양한 시나리오를 설계하고 그로 인한 지구표면의 평균 온도 변화를 예측하였다. 2016년~2035년 기간의 전지구 평균 대기기온이 1850년~1900년의 평균보다 1℃ 내지 1.5℃ 정도 높아질 가능성을 제시하였다. 또한 다른 지역에 비해서 북극 지역의 온도변화가 가장 큰 것으로 예측되었다. 오늘날 알프스의 빙하가 19세기 후반에 비하여 절반이 감소하였으며, 최근 10여년 동안은 기상 관측이래 가장 더운 시기로 기록되었다.

기후변화는 모든 사람들에게 영향을 미치지만 그 중 가뭄이 자주 발생하는 사하라 사막 이남의 아프리카와 같이 세계에서 가장 빈곤하고 가장 소외된 공동체에 가장 큰 피해를 준다. 이 때문에 기후변화로 발생하는 자연재해를 극복할 수 있도록 인프라 구축, 물

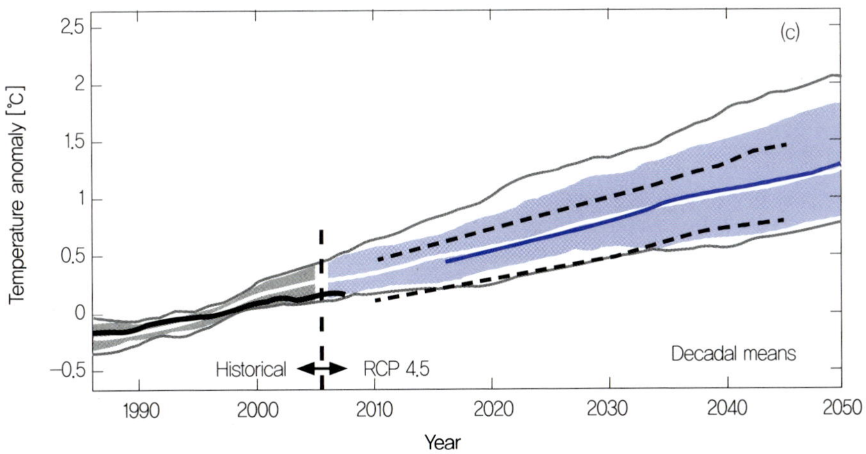

그림 3-46 과거 온실가스 배출량을 근거로 한 지구표면 평균 온도차이 예측

출처 : Glen Peters (2017). 2017 in review, and 2018 outlook. What sparked my interest in 2017, and what will raise my eyebrow in 2018?

과 식량에 대한 안정적 확보, 전기 등 에너지에 대한 접근성 강화, 위기에 처한 농업문제 해결 등을 협력하여 지원해야 한다. 이러한 노력은 가장 취약한 사람들이 변화하는 기후에 적응하고 악천후의 날씨 상황에 대처하도록 도울 수 있다.

(2) 기후변화가 인간의 건강에 미치는 사례

장기간의 기후변화는 인간이 겪고 있는 어려움을 더욱 악화시킬 우려가 있다. 무계획적이고 빠른 도시화, 공기 및 수질오염, 그리고 환경적으로 지속가능하지 않은 개발들이 계속한다면 빈곤층과 같은 취약계층부터 아주 심각한 결과에 직면할 수 있다.

① 기후변화와 질병

기후변화는 깨끗한 공기, 안전한 식수, 충분한 음식 및 안전한 주거지와 같은 건강의 사회적 및 환경적 결정요인에 영향을 미친다. 기후변화는 기후변동의 직접적인 영향에서부터 가뭄과 사막화로 인한 식량생산과 영양부족에 미치는 장기적 영향, 그리고 말라리아와 뎅기 전염병 매개체들의 빠른 확산에 이르기까지 다양한 결과를 초래한다.

기후와 환경변화로 인한 특정 질병의 연관성은 많이 알려져 있다. 서남 아메리카의 콜레라 발생률과 안데스 산지 일대에서 발생하는 열병(oroya fever)과 같은 질병의 발병률은 해수온도, 특히 엘니뇨 현상과 관련이 있다. 해수 온도의 변화는 초목과 습도 등의 육지 환경에 영향을 미쳐 곤충 매개 질병 발생을 증가시키게 된다.

환경 요인에는 강우량도 포함된다. 많은 도시에서 지표 유출수는 하수처리 시스템으로 배출되는데 폭우가 심한 기간에 하수시스템 처리용량이 초과되면 강이나 호수로 처리되지 않은 하수가 배출되어 수인성 질환이 증가하는 경향을 보인다. 저개발국가에서도 우기에 증가한 강우량으로 인간과 동물에서 발생한 배출물이 빗물과 섞여 노출되기 때문에 크립토스포리디스와 같은 질병의 감염병이 발생하는 경향이 있다.

WHO 추산에 따르면, 기후변화로 인해 2030년-2050년 기간 동안 매년 25만 명이 사망할 것으로 보인다. 대부분의 사망원인은 말라리아, 설사병, 열사병, 그리고 영양실조로 예측된다. 기후변화에 의한 건강에 대한 직접적인 피해 비용(즉, 농업, 물 및 위생과 같이 건강을 결정하는 부문의 비용 제외)은 2030년까지 연간 USD 20-40억 사이로 추정되었다.

기후변화는 특히, 아프리카와 아시아 저소득 및 중하위소득 국가들의 아동, 노인 및 취약계층에 가장 큰 영향을 미칠 것으로 예상된다. 영양실조는 매년 전체 아동 사망 원인의 거의 절반을 차지한다. 기온 상승과 가변적 강우 패턴에 의한 기후변화로 인해 곡물 수확량이 감소하고, 그 결과 식량 안보가 저해되기 때문이다. 기후변화로 인한 인구 이동도 아프리카와 아시아의 높은 농업의존성 때문에 이 지역들에 영향을 줄 가능성이 매우 높다.

② 기후변화와 해수면 상승

북극 지역은 전체 평균보다 더 빠르게 따뜻해지고, 육지의 평균 온난화 정도는 바다보다 더 클 것으로 예상된다. 북극과 남극의 담수가 급격히 녹는 기후변화가 계속된다면 전체적 평균 해수면이 21세기 말에 0.26~0.82미터 정도 상승할 것으로 추정된다. 해수면이 낮은 지역 국가들은 영토상실, 보건문제 악화, 식량위기 등으로 국가 존립 위기를 겪을 수도 있다. 전체 평균 온도가 상승함에 따라서 대부분의 육지에서 계절단위나 일단위로 고온과 저온 이상현상이 더욱 빈번해질 것이다. 높은 빈도와 긴 기간 지속되는 폭염이 발생할 가능성이 매우 많고, 이례적인 강추위도 계속 일어날 것으로 예상된다. 담수의 대부분을 차지하는 빙하와 만년설의 급감은 전 세계적인 물 부족 현상을 가속화 할 수 있다.

③ 기후변화와 안보이슈

기후변화와 관련된 에너지 · 식량 및 재해재난, 감염병, 난민문제 등이 새로운 안보 이슈에 추가되어 대두되고 있다. 세계경제포럼(World Economic Forum, WEF)은 각국의 안보를 위협하는 요인을 발표하였는데, 극심한 기상이변, 자연재해, 기후변화 완화 및 적응, 수자원 고갈 등 기후변화와 관련된 위협요인을 대거 포함하였다. 최근의 새로운 안보 관련 주제는 개인차원의 안전문제가 아니라 국가를 초월한 국제문제라는 관점에서 접근, 대응하고 있는 것이다. 대기균형의 파괴, 폭염과 폭우, 해안도시 침수 및 물 부족이 극심화되면 생태계가 파괴되고, 인간사회에 있어서는 지역분쟁이 유발되어 국가의 위기 상황까지 초래되는 것을 경고하는 것이다.

이러한 기후변화와 관련된 안보문제는 평소에는 외면에 나타나지 않고 잠재돼 있기 때문에 국민 또는 정책담당자들의 관심권 밖에 있으나, 임의 시점에 부상해 빠르고 광범위하게 영향을 미친다는 특징이 있다. 따라서 국가차원에서 위기상황에 대한 장기적인 준비와 신속한 대처가 필요하다.

기후변화와 관련된 새로운 안보문제에 있어서 효과적으로 대응하고, 정책을 발전시키기 위해서는 신안보의 개념을 정립하고, 관련 문제들을 안보문제에 적용하고 범위를 설정해야 한다. 그리고, 위기 발생시 효율적인 대응체계와 매뉴얼을 구성하고, 지속적으로 해외사례를 조사하면서 국제협력 방안을 마련해야 한다. 그 외 상황에 대한 평가와 비교판단을 할 수 있는 위협지수 개발 등에 대한 연구가 필요하다.

표 3-17 신안보 이슈 상호간 연계성

기후	보건	지구온난화, 공중보건 환경악화(기존 병원균 증식, 생존력 증가) 신종 바이러스 발생가능성 증대
	에너지	에너지 수급 불안정 및 원전 위협소지 국제사회 에너지 확보 탄소배출 갈등 심화
기후	식량	홍수 · 가뭄 등 자연재해 국가간 식량확보 경쟁 심화
보건	이민	발병국의 이민 · 난민 발생, 유입국의 2차 피해
	테러	감염병 확산, 경제적 타격, 사회불만 세력에 의한 테러증가 테러조직의 생체테러 공격 우려
난민	감염병	빈곤국 난민으로 인한 전염병 발생가능성 증가
	테러	일부 종교 극단주의에 경도된 이민자 증가로 테러위협 증가
식량	난민	식량부족, 기아확산에 따른 난민 발생 및 증가
	감염병	기아로 인한 보건환경 악화, 감염병 취약 및 발생

출처 : 국가안보전략연구원·서울대 국제문제연구소 공동 주관 학술회의 (2018). 4차 산업혁명시대의 신안보: 도전과 과제.

3) 환경오염과 건강

에너지 소비의 증가, 새로운 물질과 기술의 개발, 급격한 도시화와 산업화는 인류의 생활수준을 향상시키는데 기여하였지만, 다른 한편으로는 환경문제를 발생시키고 있다. 영국의 란셋 환경오염 · 보건위원회(The Lancet Commission on Pollution and Health)의 2017년 연구보고서에 따르면 2015년 환경오염으로 인해 조기사망한 사람이 900만 명에 이르는 것으로 추정되었다. 이 수치는 전 세계에서 에이즈와 결핵, 말라리아로 사망하는 사람을 모두 합한 것보다 3배 이상, 모든 전쟁이나 폭력으로 희생되는 사람보다 15배 이상, 흡연이나 기아, 재해로 인해 사망한 사람보다 많다. 환경오염에 의한 조기사망은 취약계층에서 집중적으로 발생하고, 중국과 인도를 비롯한 아시아, 동유럽, 아프리카 중남부지역에서 높은 비율을 보인다.

환경과 관련된 보건이슈는 보건 영역차원의 개입 뿐 아니라 다양한 영역과의 협업이 필요하다. WHO는 환경문제에는 국경이 없으므로 국경을 초월한 접근이 필요하며, 보건은 인권주의적 차원에서 접근하여 논의를 풀어가도록 노력해야 한다. 공기, 물, 토양오염 및 유해화학물질과 같은 건강에 대한 환경적 결정요인은 유엔의 비감염성 질환(Non-Communicable Diseases, NCD) 정책 및 전략의 중심이 되는 주제가 아니었다. 하지만 환경오염의 위험에 대한 관심이 점차 높아지면서 지속가능발전목표(SDGs)와 관련이 매우 높은 의제가 되었다.

환경오염은 개인의 건강 뿐 아니라 국가경제에도 큰 부담이 된다. 환경오염으로 인한 질병으로 인해 저소득 또는 중간소득 국가의 국내총생산(Gross Domestic Product, GDP)의 2% 가량 감소하고, 고소득 국가의 경우 총 의료비의 1.7%, 중간소득 국가의 경우 7%까지 환경오염으로 인한 질환으로 인해 의료비용이 상승하는 것으로 분석된다. 이런 질병부담을 전 세계적으로 추산하면 전 세계 총생산의 6.2%, 연간 4조 6천억 달러라는 천문학적인 비용이 질병부담금으로 지출되는 것이다.

환경오염이 인류의 건강과 경제, 지구생태계에 미치는 막대한 영향을 인식하고, 국제사회는 오염물질을 줄이려는 다양한 시도를 하고 있다. 그럼에도 불구하고 여전히 적극적인 노력은 부족한 상황이다. 지구자원에 대한 세계시민의식의 부족, 자국이윤추구과정에서의 도덕적 해이, 또는 자신과 직접적 관련이 없다고 믿는 무관심 등이 이러한 환경오염 문제를 더욱 해결하기 어렵게 한다.

특히 저소득 국가나 중간소득 국가에서는 환경오염의 영향이 과소평가되고 있다. 개발과 성장이 시급한 개인이나 지역, 국가일수록 환경오염의 문제는 성장과 번영의 주제에 가려져 간과되는 경향이 높다. 그러나 저개발국가의 주민들은 고소득 국가의 주민들에 비해 10배 이상 더 높은 질병부담을 받고 있으며, 이러한 질병부담이 건강불평등을 더욱 악화시킬 수 있다. 저개발국가에서 발생하는 이러한 불평등의 원인은 기술의 부족, 환경보호를 위한 법과 규제의 부족, 인식부족 및 빈곤 등에 기인한다. 하지만, 부유한 국가의 주민들 역시 대기오염, 열악한 도시 환경의 설계, 홍수 및 납 중독 등의 영향을 받고 있어 환경보건의 위험은 저개발국가 뿐 아니라 고소득 국가의 사람들에게도 영향을 미치고 있음을 알 필요가 있다.

일반적으로 고소득 국가에서는 높은 수준의 위생관리 시스템을 갖추고 있지만, 대기오염이나 식량의 화학적 중금속 오염 등과 같은 위험들은 사회의 모든 부문에 영향을 미칠 수 있기 때문에 환경보건을 위한 공감대는 빈부의 차이를 막론하고 논의되어야 하는 주제이다. 따라서 국가의 경제수준을 막론하고 환경오염에 대한 적극적인 관심과 중재는 지구 생태계의 유지를 위해 필수불가결한 요소가 되었다.

(1) 대기오염과 미세먼지

① 대기오염의 실태

세계보건기구(WHO)는 환경보건 이슈에서 가장 큰 단일 위해요인을 대기오염으로 선정하였고, 란셋 연구보고서는 2017년 대기오염으로 인한 조기사망자는 650만 명으로 전체 환경오염으로 인한 조기사망자 중 72%를 차지한다고 발표하였다. 거의 모든 국가는 첫 번째 해결해야 할 환경문제로 대기오염을 설정하고 있다. 대기오염의 근본적인 원인은 제조업, 발전, 교통 및 식품 생산에 소요되는 에너지원이다. 화석연료에 의존하는 오늘날의 개발 시스템은 대기오염 문제를 더욱 악화시킨다.

실내 공기오염에 대한 노출은 주로 저소득 가정에서 요리와 난방에 사용하기 위한 고체 연료와 바이오매스의 사용으로 인한 것이다. 그 외 흡연, 실외 대기오염 물질의 유입, 부적절한 환기와 공조 시스템 등이 주요 원인이 된다. 실내 공기오염은 가정에서 주로 생활하는 여성과 아동에게 높은 위험성을 보인다. 이러한 노출로 인해 거의 4백만 명이 사망하며 그 중 약 3백만 명은 폐암, 만성폐쇄성 폐질환, 허혈성 심장질환 및 뇌졸중과 같은 만성질환에 이환된 후 사망하게 된다.

실외 공기오염은 운송, 제조, 산업공장과 발전소에서 사용하는 화석연료에 의해 주로 발생한다. 간헐적으로 발생하는 산불, 공기 중 부양된 토사나 먼지, 그리고 해수면에서 방출되는 휘발성 유기화합물 등 자연발생 물질 역시 실외 공기오염원이 될 수 있다. 최근 대기오염 문제는 한 국가 내부에 국한된 문제가 아니다. 대기오염이 주변 국가의 건강권을 침해할 경우에는 국가 간의 분쟁과 갈등으로 이어지기도 한다. 실외 대기오염문제는 개인의 생활방식이나 선택의 문제가 아니기 때문에 더욱 심각하다. 그러나 지난 10여 년간 실외 대기질에 대한 개선은 이루어지지 않았다. 특히 개발도상국들이 제조업 위주의 국가 발전에 몰두하는 과정에서 대기질과 호흡기 건강에 대한 고려를 후순위에 두는 경향이 강하다. 예를 들어, 유럽 및 북부 유럽을 포함한 많은 고소득 국가는 지난 몇 십년간의 스모그 생성 배출 및 미세먼지를 줄이기 위한 노력을 통하여 대기오염이 크게 감소했다. 반대로 극동아시아와 동남아시아는 산업화와 개발로 오히려 대기오염이 심한 도시의 인구밀도는 더 증가하고, 대기질 수준은 더욱 심각하게 나빠졌다.

보건문제에 대한 다분야적 접근이 강조되면서 전통적 비보건분야로 인식되었던 영역까지 문제해결을 위한 논의가 확장됨에 따라 WHO와 보건관련 국제협의체의 역할이 강화되고 있다. 2016년 제69차 세계보건기구(WHO) 총회는 대기오염이 건강에 미치는 다양한 영향에 대한 국제적 대응방안 로드맵을 마련하기로 하였다. 또한 대기오염 및 비감염성 질환의 환경적 결정 요인을 해소하기 위해 통합적 노력을 위한 플랫폼을 제공하기로 결의하였다. 이로써 국제보건기구에 가입된 참여국들은 다양한 캠페인 운동과 언론을 이용한 홍보가 더욱 조직적으로 이루어 질 수 있게 되었다.

MDGs 기간인 15년간 일부 지역에서 대기오염 개선활동으로 얻은 건강효과의 예는 다음과 같다. 공기 중 납이 특히 아동의 지적 능력 감퇴 및 신경정신계 장애의 원인이며, 심혈관질환 위험을 증가시키는 것으로 밝혀진 이후, 2002년-2005년 기간 중 사하라 사막 이남 아프리카 48개 국가들의 유연 휘발유 단계적 사용을 금지하였다. 이로써 2002년 이후로 이 지역에 차량용 유연 휘발유를 사용하는 국가들의 수가 82개국에서 6개국으로 감소했다. 사하라 사막 이남 아프리카에서만 무연 휘발유 사용으로 거의 1,000억 달러 정도의 건강편익이 발생할 것으로 추산되었다.

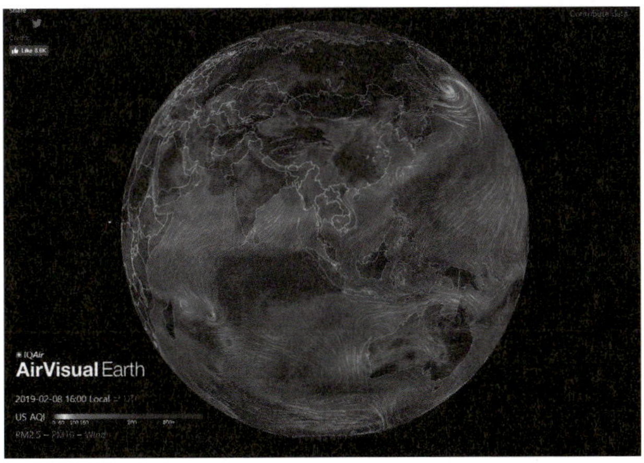

그림 3-47 위성사진 실시간 대기상황 모니터링

출처 : https://www.airvisual.com/earth

② 미세먼지와 질환

근래 많은 연구에서 대기오염이 비감염성 질환(NCD) 발생에 연관이 있고, 직접적이고 강한 영향을 미친다고 밝히고 있다. 특히 최근에는 미세먼지가 주목받고 있다. 일반적으로 공기 중 미립자 물질(fine particulate matter)은 주로 지름이 2.5μm보다 작은 먼지를 미세먼지(PM2.5)라 한다. 미세먼지는 도시대기오염의 약 25%를 차지한다. 미세먼지의 15%는 교통, 발전을 포함한 산업활동에 의한 것이며, 20%는 난방 및 취식을 위한 연료연소로 인한 것으로 추정된다. 나머지 22%는 기타 인위적인 요인, 18%는 자연적으로 발생하는 것으로 파악된다.

미세먼지에 장기간 노출될수록 심혈관질환, 허혈성 심장질환, 심부전, 뇌졸중의 사망 위험도가 유의하게 상승된다는 연구가 있고, 9개국의 14개 센터에서 수행된 조사연구에서 산모가 임신기간 중 미세먼지에 많이 노출될수록, 태아의 출생 시 체중이 적었다는 연구도 있다. 실험연구 중에서는 지름 100㎚(나노미터=10억분의 1m) 미만의 초미세먼지(PM0.1)는 인간 신경세포(SH-SY5Y)의 사멸을 유발한다는 결과가 발표되기도 했다. 이는 대기오염이 뇌졸중, 알츠하이머병, 파킨슨병 등을 일으킬 수 있는 신경세포염증과 신경질환 유발 물질일 수 있다는 연구를 뒷받침한다.

최근 미국국립과학원회보(PNAS)에서 영국 맨체스터와 멕시코 수도 멕시코시티에 거주하는 주민 37명의 뇌를 검사한 결과, 뇌조직 1g당 200㎚ 크기의 자철석 입자 수백만 개를 발견하였다. 이 연구는 초미세먼지가 호흡과 혈액을 통해 직접 사람의 뇌로 들어갈 수 있음을 보여준다. 자철석 성분은 자동차 매연이나 화석연료가 연소할 때 나오는 것으로 치매 원인물질로 지목받고 있다. 이와 같은 종단연구는 미세먼지에 장기간 노출이 심혈관 질환과 연관성을 추정할 수 있게 한다.

③ 대기오염 관련 도전과제

대기오염은 모든 국가에 관련된 문제이지만, 특히 저소득 및 개발도상국 국가들이 매우 심각하게 직면하고 있다. 아래와 같은 이슈들은 대기오염 문제가 쉽게 해결되기 어려운 도전과제인 이유를 설명해준다.

㉠ 무분별한 도시 확장

도시가 빠르게 성장할 때, 대부분의 도시는 규제가 심하지 않아 기존의 오염 및 질병을 할 수 있는 도심개발 모델에 머무르고 있다. 대기오염을 최소화하기 위해서는 도시개발에 있어서 지속가능성을 고려하고, 건강기반 정책접근법(Health-in-All-Policies)에 따라 도시를 설계하는 것이 필요하다.

㉡ 학제적 융합을 고려한 정책 입안의 부족

건강과 대기오염에 관련된 다양한 부문을 고려한 정책 입안은 어렵다. 대기오염 지역에 정책 입안자들은 위생과 오염예방을 고려한 정책으로 얻을 수 있는 건강 증진에 대한 잠재적 이익을 잘 모르기 때문이다. 또한 간호 및 보건 등 건강관련 분야는 대기오염을 해결함에 있어서 다양한 활동들을 지원할 수 있는 지식 방법 및 기술이 부족하다. 따라서 다학제간 융합과 협력을 통해 정책을 마련하는데 협력해야 한다.

㉢ 연구 및 개발을 위한 재정의 부족

저개발국가 및 개발도상국의 대기오염의 원인을 인지하고 있다고 하더라도, 이를 방지하기 위한 기술이 없거나 투자를 하기 위한 재정이 부족하다. 따라서 재정과 기술이 부족한 국가에 투자와 자원을 지원해야 한다.

㉣ 모니터링의 부족

많은 국가들이 대기오염 및 오염원에 대한 종합적인 모니터링을 여전히 하지 않고 있다. 이로 인하여 정책 결정자들이 대기오염의 상태와 위험정도를 평가, 적정 목표를 설정, 대기오염의 진행과정을 측정하는 일련의 활동을 하지 못하고 있다. 따라서 각 국가들은 대기오염을 측정하고 모니터링하는 노력이 요구된다.

㉤ 대기오염에 노출과 질병부담

저소득 국가와 개발도상국에 거주자들이 주로 독성이 높은 대기오염에 노출되고, 이로 인해서 높은 질병부담을 보인다. 이 국가들은 국가의 경제발전 등의 개발에 대한 요구와 함께 국민들의 건강에 대한 질병부담도 해결해야 하는 딜레마 상황에 놓여있다.

④ 대기오염 관련 해결방안

국가의 개발과 성장을 이룩하고, 동시에 국민의 건강복지를 달성하는 도전과제를 해결하기에는 정부만의 노력으로 쉽지 않다. 정부를 지원할 수 있도록 국내적으로 국민 스스로의 동기부여와 여론형성, 모든 이해집단과 시민단체의 참여와 협력, 민간과 공공의 합의와 지속적인 노력, 국제적인 공조가 필요하다.

㉠ 공기 정화 정책

공기오염 수준은 교통수단에 대한 지속가능한 정책을 마련함으로써 개선할 수 있다. 가능하면 개인적 이동수단보다는 대량 수송수단을 효율적으로 이용할 수 있도록 개발하고, 짧은 거리는 도보 또는 자전거를 타도록 격려한다. 가능하면 친환경적이고, 청정하며, 재활용 가능한 에너지원을 이용하고, 에너지 효율성을 증가시키는 기술에 투자하고 발전시키며, 유해폐기물을 감소하도록 한다. 국가는 재활용 및 에너지 효율적 산업에 대한 연구개발에 투자를 통하여 지원할 수 있다. 건강영향평가 및 정책의 비용편익분석을 통하여 대기의 품질 및 건강에 가장 이로운 조건을 선택할 수 있도록 한다.

㉡ 규범 및 기준 마련

각 국가별 또는 국제적 유해화학물질 배출기준의 마련은 오염물질을 적게 배출하고 제품생산에 에너지를 효과적으로 이용하는 제품을 개발하도록 하는 산업환경을 구축할 수 있도록 돕는다. 그 예로는 국제적으로 공인된 대기오염 지표기준, 깨끗한 연료의 배출기준, 가정 내 연료연소에 대한 배출률 등을 달성하는 것을 목표로 할 수 있다, 이러한 규범과 기준을 국제표준화 및 공인화 하는 것이 각 국가단위에서도 효과적인 정책을 개발하고 수행할 수 있도록 도움을 준다.

㉢ 추적 과정, 모니터링 및 평가

대기질에 대한 지역별 위험정도에 대한 비교평가는 산업, 정책, 소비자들의 인식을 높이고 참여를 촉진하는데 도움을 준다. 많은 국가들은 가정에서 사용하는 에너지, 가정 내 공기오염 및 도심지역 대기질을 중심으로 대기지표들에 대한 평가자료와 정보를 데이터베이스로 구축하고, 공유하는데 최근 많은 노력을 기울이고 있다.

이러한 추적, 감시 및 평가에 대한 국제공조는 개별 국가들의 대기질 관리에 대한 정책수행, 관찰활동 및 대기오염 감소활동, 대기오염과 관련된 질병부담을 측정, 지속가능한 에너지로의 전환을 촉진, 전 지구적 기온변화에 대한 국제적 활동 등으로 구체화될 수 있다.

㉣ 파트너십 및 조약

다양한 국제기구의 공조와 협력은 대기질 개선을 촉진한다. 유엔의 지속가능에너지 사용에 대한 사무국, 기후와 청정공기연합(Climate and Clean Air Coalition), 대기오염 물질의 장거리 이동에 관한 협약(Convention on Long-range Transboundary Air Pollution), 맑은 실내 공기에 대한 파트너십, 청정연료를 이용한 요리에 대한 국제연합, 청정연료와 에너지를 이용한 교통수단에 대한 파트너십은 실내외 대기의 질과 공중보건에 대한 주요 활동을 증진한다.

(2) 수질오염

① 수질오염 실태

안전하고 깨끗한 물은 인간의 성장과 복지의 기본 요소이다. 안전한 물에 대한 접근성을 강화하는 것은 건강증진과 빈곤감소에 가장 효과적인 수단이다. UN 총회는 2010년 물과 위생에 대한 인권을 명시적으로 인정하고, 모든 사람은 개인 및 가정용으로 충분하고 지속적이며 안전하고 수용가능하며 물리적으로 접근가능하고 저렴한 물에 대한 권리가 있음을 선언하였다. 밀레니엄 개발 목표(MDG) 기간(1990-2015) 동안 물과 위생에 대한 전 세계적인 노력을 통해 설사로 인한 사망이 절반으로 감소하였다. SDGs 6은 '모두를 위해 물과 위생의 가용성과 지속가능한 관리 보장'을 목표로 하고 있다. WHO는 안전한 식수(water), 공중보건위생의 개선(sanitation) 및 개인위생의 증진(hygiene)을 통해 인간의 건강과 복지를 위한 노력을 하고 있다.

이러한 노력으로 2020년 기준 세계 인구의 74%(58억명)가 안전하게 관리되는 식수를 공급받게 되었다. 그러나 20억 명은 물이 부족한 상황에 놓여있다. 12억 명은 개선된 수원을 이용하는데 왕복 30분 이내의 시간이 걸린다. 2억 8,200만 명은 개선된 수원에서 물을 얻는데 30분 이상이 필요하다. 3억 6,800만 명은 보호되지 않은 우물과 샘에서 물을 긷고, 1억 2,200만 명은 호수, 연못, 강, 개울에서 처리되지 않은 지표수를 이용하고 있다. 그런데 이러한 물 부족 문제는 기후변화와 인구증가로 인해 일부 지역에서 악화될 것으로 예상된다.

배설물관리와 오 · 폐수관리에 대한 WHO 보고에서 2020년 기준 54%(42억명)가 안전하게 관리되는 공중보건 위생 서비스(화장실, 하수처리, 폐수 처리장 및 폐기물 관리)를 이용하게 되었다. 그러나, 여전히 36억 명에게는 안전하게 관리되는 공중보건 위생 서비스가 부족하고, 17억 명이 넘는 사람들이 여전히 사생활이 보호되지 않는 화장실 등 기본적인 시설을 갖추지 못한 채 생활하고 있다. 이 중 4억 9,400만 명은 아직까지 화장실이 아닌 외부 환경(노천 배수구, 덤불 뒤 또는 탁 트인 수역)에서 배설을 하고 있는 것으로 보고되었다. 2020년 기준 전 세계적으로 발생하는 가정 폐수의 45%가 안전한 처리없이 배출되고, 세계 인구의 최소 10%가 폐수로 오염된 관개로 수확된 식량을 소비하는 것으로 추정된다. 23억 명에게는 가정내 비누와 물이 있는 손 씻기 시설이 부족하다(WHO & UNICEF, 2023).

저소득 및 중간 소득 국가에서 매년 약 829,000명의 사람들이 부적절한 물, 공중위생 및 개인위생의 결과로 사망하며, 이는 전체 설사로 인한 사망의 60%에 해당한다. 열악한 위생시설은 이러한 사망 중 약 432,000건의 주요 원인으로 추정되며 장충, 주혈흡충증 및 트라코마를 포함하여 소홀히 여겨지는 여러 열대 질병의 주요 요인이다. 열악한 위생 상태는 설사나 기생충질환을 통해 영양실조로 이어진다. 더 나은 식수, 공중위생과 개인위생은 매년 5세 미만 어린이 297,000명의 사망을 예방할 수 있다.

저개발 국가에서 물 공급과 위생문제는 매우 주요한 문제이며, 이를 위해서는 깨끗하고 안전한 수원의 확보와 위생적인 물공급 방식, 충분한 수량과 수질의 개선, 배설물 및 오 · 폐수관리 등의 문제를 고려해야 한다.

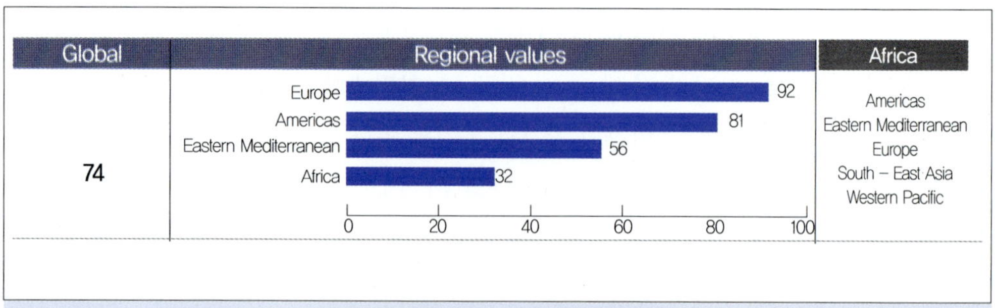

그림 3-48 안전하게 관리되는 식수를 이용하는 인구 비율(%)

출처 : WHO (2023). Proportion of population using safely managed drinking water services (%) https://www.who.int/data/gho/data/themes/topics/sdg-target-6-ensure-availability-and-sustainable-management-of-water-and-sanitation-for-all

대표적인 물 공급원은 지표수와 지하수로 구분된다. 강과 호수와 같은 지표수는 접근에 용이하고, 안정적인 공급이 가능하지만 오염에 매우 취약하다. 지하수 역시 계절과 날씨, 토양오염 등으로 인해 영향을 받는다. 안정적이고 위생적인 수원확보와 더불어 전달방법 역시 중요하다. 전달과정이 원활하지 않으면 물을 이용하기 위해 많은 시간과 노력이 듦으로 인해 접근성이 떨어진다. 또한 상수원과 하수관리가 제대로 이루어지지 않으면 오염이 발생하고, 건강에 좋지 않은 영향을 미칠 수 있다.

깨끗하지 못한 물과 위생의 문제는 전 세계적으로 가장 주요한 질병유발의 환경적 요인이다. 수질오염이 건강에 미치는 영향은 수인성 질환(설사, 소외열대질환 등)으로 인한 사망률 증가와 연관이 있다. 수인성 질환으로 인해 매년 150만 명이 사망하는 것으로 추정하는데, 이는 안전하지 못한 물 공급, 상 · 하수도, 배설물 처리 등 위생시설의 부족으로 인한 것이다. 수인성 질환에 의한 사망자의 절반 이상이 위생시설의 개선으로 예방가능함에도 사망에 이르게 된다.

산업화학 오염물질 역시 모든 곳의 건강에 영향을 미치고 있다. 산업공장의 제조 · 생산활동으로 배출되는 다양한 화학물질과 중금속, 일상생활에 사용되는 개인위생용품에 이용되는 화학물질이 전 지구적 수질오염을 일으키고 있다. 오늘날 일반적으로 사용되는 30,000여 가지 이상의 화학물질 중 건강영향 및 독성에 대한 상세한 연구가 이루진 것은 1% 미만으로 수만 가지 화학물질에 대한 미량의 동시 노출로 인한 영향에 대한 연구와 이해의 수준은 아직 매우 초보적인 단계이다.

인류가 거주하는 상당수의 지역이 담수의 오염으로 식수와 농업용수를 이용하지 못하게 되었고, 정화 작업없이 방류되는 오염수로 인해 해수의 오염도 점점 심각해지고 있다. 영국 뉴캐슬대의 한 연구팀은 중국의 오염된 강에서 잡은 게보다 50배 넘는 독성물질이 마리아나 해구에서 채취한 갑각류에서 검출됐다는 연구결과를 발표한 바 있다.

② 수질오염과 질환

생태계에는 말라리아, 사상충, 뎅기열 및 황열병과 같은 질병을 전염시키는 모기가 서식하고, 관리되지 않은 지표수나 지하수에는 설사를 일으킬 수 있는 콜레라균이 있을 수 있다. 또, 열대우림이나 습지에 서식하는 모기나 균에 감염된 사람들이 도시로 질병을 확산시킬 수도 있다.

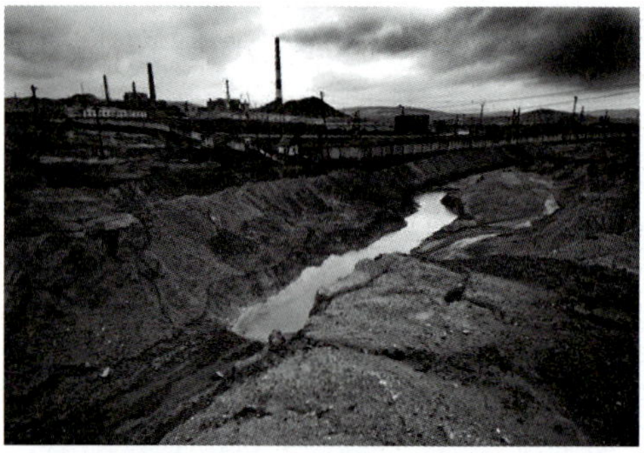

그림 3-49 산업공장의 제조생산활동으로 배출되는 화학물질로 인한 수질오염

출처 : http://www.dtoday.co.kr/news/articleView.html?idxno=253490

WHO는 수질관리, 오폐수관리 전략과 함께 말라리아, 일본뇌염 및 뎅기열과 같은 모기매개 질병을 감소하기 위한 환경 관리전략으로 모기의 서식지를 감소시키기 위한 환경의 변경과 주기적인 환경의 조작, 모기를 회피하기 위한 인간의 환경이나 주거지의 개선을 제시하고 있다.

공공위생시설의 개선과 방역은 수백만 명의 사람들에게 영향을 주는 설사, 기생충, 주혈흡충증 및 트라코마(trachoma)를 비롯한 많은 질병을 예방하는데 중요한 역할을 한다. 민관 파트너십을 통해 각 지역의 의료시설이나 학교와 같은 기관 및 가정생활에서 위생에 수준을 높이는 것은 질병을 줄이고, 건강을 증진하며, 특히 여성과 아동 등 취약계층의 안전과 복지, 교육의 지속성을 향상시키는데 도움이 된다.

모기매개 질환과 수질위생을 함께 개선하는 방법으로 다음과 같은 예를 들 수 있다. 첫째, 늪지대의 관리, 강의 경계를 변경하는 것, 용수로에 물이 고이지 않도록 한다. 둘째, 오폐수 및 위생시설을 제공, 하수구 건설, 물 웅덩이가 생기지 않는 주택 디자인 등이 있다. 셋째, 물 관련 기본 인프라가 구축되지 않은 저개발국이나 취약계층은 물을 위생적으로 사용할 수 있는 실천방법을 교육한다. 예를 들면, 수질관리가 이루어지지 않은 지표수나 지하수를 이용하는 사람들에게 끓여 마시거나, 물을 보관하는 방법, 배설물 관리, 수인성 질환 감염예방 등에 대한 교육을 통해서 많은 건강문제를 개선할 수 있다.

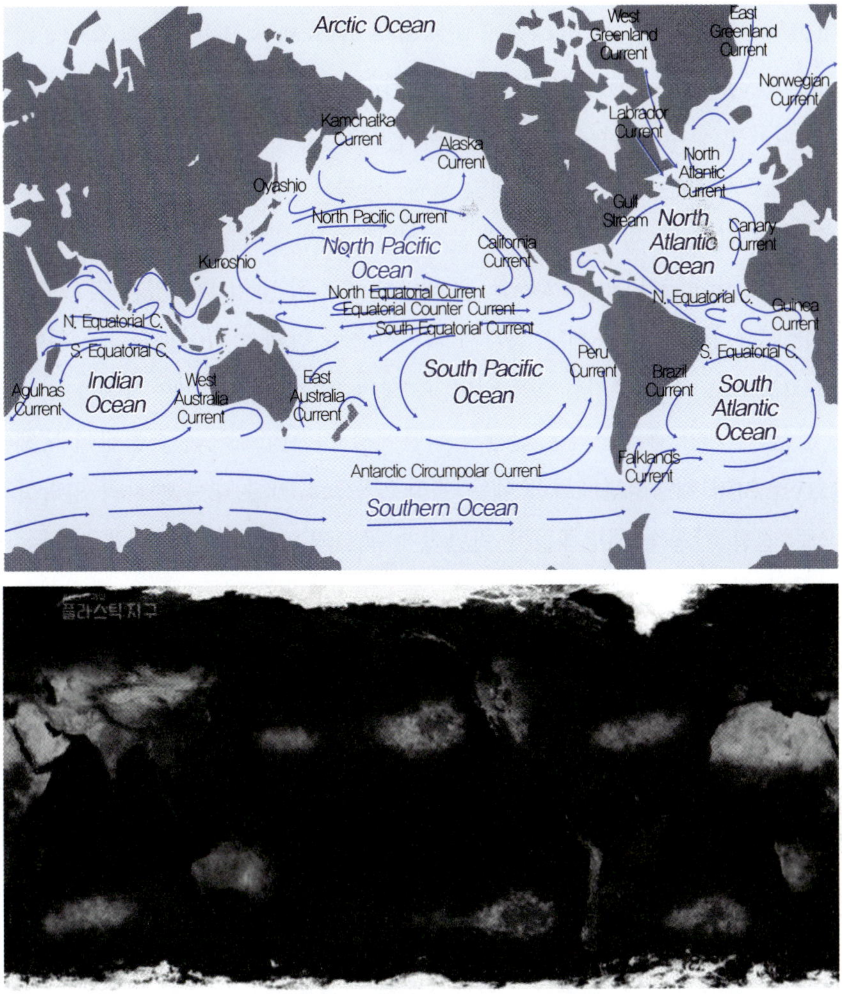

그림 3-50 지구의 주요 5대양 해류와 해양 플라스틱 쓰레기

해류는 플라스틱 찌꺼기를 운반한다. 5대양 환류(5 Gyres)를 따라 수천 톤의 미세 플라스틱이 해류의 중심 지역에 응집하면서 쓰레기 섬과 쓰레기 띠를 만든다. 그리고 플라스틱 찌꺼기의 절반 이상이 해수면 아래로 가라앉는다. 지구의 가장 깊은 심해, 인간이 거의 접근한 적 없는 세계자연유산과 남극에서도 플라스틱 쓰레기가 쌓이고 있다.

출처 : http://www.5gyres.org/KBS스페셜 다큐멘터리. 플라스틱 지구.

③ 해양 수질오염과 해양 플라스틱

한편, 해양 플라스틱은 수질오염의 새로운 이슈로 떠오르고 있다. 해양과학자들은 이제 전 세계 어디에도 플라스틱으로 자유로운 곳은 없다고 선언한다. 양극지방, 심해, 히말라야 정상에 이르기까지 플라스틱이 퍼져있다. 인류와 매우 떨어져 있는 모든 물고기와 고래 등의 생물의 체내에서 발견됨에 따라 해양 플라스틱은 유비쿼터스화 되었다고 말할 수 있다. 2014년 5 환류연구소(5 Gyres Institute)가 6년간 수행한 연구 결과, 바다표면에 떠다니는 플라스틱 입자가 약 269,000톤에 달하는 것으로 추정하였다. 해양에 도달하는 플라스틱은 햇빛 노출, 산화, 조류, 해양 생명체 등의 물리적 작용으로 인해 점차 더 작은 조각으로 분해된다. 소위 말하는 1mm 또는 5mm 미만의 미세 플라스틱(micro plastic debris)은 해양에서 가장 많이 퍼져있는 것으로 보인다.

이러한 미세 플라스틱은 해양 생태계 먹이사슬로 인해서 먹이사슬 최상위에 있는 인간에게 고농도로 축적될 가능성이 있다. 현재의 연구기술 수준은 정량을 정확히 측정할 수 없지만, 해양 플라스틱은 인간의 식단에서 지속적으로 독성 물질이 생체에 누적되고 있다. 이미 해양생명체들 중에는 플라스틱으로 인한 대량 폐사와 명확하지 않은 원인으로 인한 기형적 생명체들이 빈번하게 목격되고 있다. 인간에게 미치는 영향을 정량화하기 어렵다는 많은 불확실성에도 불구하고, 많은 연구자들은 생태계의 먹이사슬에 따라 인간에게 축적되는 해양오염물의 누적량을 측정하려는 노력을 하고 있다.

(3) 토양오염

국가개발을 통해 사람들은 더욱 높은 삶의 질을 영유하고, 건강한 삶을 누리고자 한다. 그러나, 산업의 고도화는 경제적 부유함을 통해 삶의 질을 향상시키나, 각종 환경오염물질을 배출하여 인간의 건강을 다시 위협한다. 토양오염은 대기, 수질을 포함한 화학물질의 오염과 연결되어 있다. 연간 작업장의 오염으로 80만 명, 토양이나 중금속, 화학물질 오염으로 50만 명, 납 오염으로 50만 명 정도 조기사망하는 것으로 추산되고 있다. 그러나, 국제보건 분야에서 유해 화학약품과 토양 공해 및 오염으로 인한 질병부담은 물과 공기오염으로 인한 질병부담에 비해 관심이 적은 편이다. SDGs하에서 세계식량기구(FAO) 및 세계보건기구(WHO) 등 국제기구를 비롯하여 각국은 토양오염과 화학물질과 관련된 사망과 질병을 2030년까지 상당히 감소시킨다는 목표를 가지고 있다.

이로써 토양, 수질 및 농산물에 대한 유해화학물질의 허용기준을 강화하고, 원전이나 의료폐기물, 방사선 방호대책과 관련하여 적극적인 토양 및 지하수 오염을 막고 복원을 위한 노력을 하며, 지속가능한 청정에너지로 사업을 전환하고, 산업폐기물의 감축과 친환경적 배출에 관심을 가지고 개선 노력을 하고 있다.

토양오염의 원인 중 가장 잘 알려져 있는 것은 농약이나 제초제의 원료가 되는 화학물질이 토양, 수확물에 남거나 생태계 먹이사슬 등을 통해서 인간에게 의도하지 않은 부작용을 일으키는 경우이다. 잔류성 유기오염물질(Persistent Organic Pollutants, POPs)은 화학약품으로 발암, 기형유발 등 건강에 부정적인 영향을 미치고, 환경에 오랫동안 남아 축적되는 것이 밝혀졌다. 이 때문에 농작물의 수출 · 입 과정에서 국가 간에 장거리 이동 후에도 부정적인 영향이 남고, 생태계 먹이사슬을 따라 농축되어도 추적을 할 수 없게 되는 국제적인 문제가 된다.

2001년에 대부분의 국가들이 잔류성 유기오염물질로부터 건강과 환경을 보호하기 위해 해당 물질을 규제하는 스톡홀름 협약을 채택하였다. 이로써 이 협약에 동의한 많은 국가들이 잔류성 유기오염물질의 방출을 줄이거나 금지하는 법안을 자국에서 시행하게 된다. 스톡홀름 협약에 근거하여 국제보건기구(WHO)와 유엔환경계획(UNEP)은 글로벌 모니터링을 계획하고, 모유 실태 조사를 공동으로 실시하였다. 그리고, 잔류성 유기오염물질이 포함된 농약을 더 이상 생산하고 이용하지 않는데 성공하였다.

농업 뿐만 아니라 산업분야에서도 토양오염문제를 극복하기 위한 노력을 강화하고 있다. 각 국가들은 산업안전보건법을 마련하고, 관련 제도를 보완하였다. 이로써 공장을 세우기 전에 환경오염물질을 감축하거나 내부처리공정을 설치하는 것이 의무화되고, 이미 운영 중인 공장이라도 이러한 시설을 추가 설치할 수 있도록 규제하는 법안을 마련하고 있다. 각 정부는 배출되는 유해화학물질에 대해서도 허용기준을 강화하고, 폐기물에 대한 유해성을 평가하고, 관련 규정을 시행 및 관리, 모니터링하고 규정을 어긴 경우 적정 처벌을 하는 일련의 과정을 마련하고 있다.

예를 들어, 석유 및 유해화학물질을 저장하거나, 송유관이 설치된 구역에 토양이 오염되는 경우가 있을 수 있다. 정부의 행정부나 입법부는 토양오염우려기준을 법제화 할 수 있다. 지방 행정기관의 담당부서는 석유 · 유해화학물질 저장시설과 송유관 시설이 '토양오염우려기준'의 초과여부를 모니터링하고, 허용기준을 초과할 시에는 관할 지자체를 통해 정밀조사 및 정화조치 명령을 부과하도록 조치가능하다. 또한, 저유소 및 제조공장의 자율적인 관리를 강화하도록 '시설물 토양환경관리방안 매뉴얼'을 온라인에 게재 · 활용하도록 권고가능하다.

이러한 산업분야의 환경규제는 선진국을 중심으로 시행하고 있다. 반면, 저개발국이나 개발도상국들은 국가개발에 초점을 두기 때문에 환경규제에 대해 간과하거나, 무시하려는 경향이 있다. 그러나 이러한 환경오염에 대한 질병부담이 더욱 크고, 환경규제의 유익성에 대해 알고 노력할 수 있도록 국제적 공조가 필요하다.

세계화로 인해 각 국가에서 생산한 물건을 전 세계가 사용하고 있다. 친환경적 절차를 거치지 않은 제품은 그 가격이 저렴할 수밖에 없고, 환경규제가 높은 국가는 제조가격이 높아질 수밖에 없다. 국제기구는 제품생산과정에서 산업안전보건 기준을 국제표준화하고, 각 국가들은 제품생산과정에서 그 국제표준기준을 따르며, 국가 간 무역 · 통상을 할 때 친환경적이지 않게 제조된 상품에 대해 수출입과정에서 제재를 검토하는 반면, 친환경적 생산품에 관세인하 등 인센티브를 고려할 수 있겠다. 친환경 산업안전관리의 절차를 따라 생산된 제품에 대해 공식적인 친환경 인증체계를 수립하고, 소비자들은 세계시민의식을 가지고 인증된 상품을 선택하는 운동을 할 수 있다.

4) 기후변화와 환경오염에 대처

기후변화와 환경오염을 개선하여 지구환경을 지키기 위해서는 개인이나 일부 국가만의 노력으로 해결되지 않고, 더 나은 상황으로 개선되기 위해서는 매우 오랜 시간이 걸린다. 그러나, 지구환경의 공공재적 성격으로 개별 국가와 개인들의 도덕적 해이가 누적되고 이로 인해 문제가 잘 해결되지 않고, 증폭되기 때문에 국제적인 공조와 시민의식을 고취시키기 위한 노력이 매우 중요하다.

(1) 국제기구의 활동

국제보건기구(WHO)와 기후변화에 관한 정부간 패널(Intergovernmental Panel on Climate Change, IPCC)은 기후변화에 대한 연속적 평가를 수행해오면서, 최근 기후변화가 건강에 상당한 위험을 초래하는 것은 사실이지만, 핵심적인 보건시스템 기능강화를 통해 잠재적인 문제의 상당부분을 해소할 수 있다는 결론을 내렸다. 보건시스템 기능강화라 함은 건강에 대한 환경적 결정요인의 관리와 개선, 질병감시 및 대응체계 마련, 그리고 극심한 기후에 대한 대응 개선 등을 말한다.

기후완화 정책으로 인한 잠재적인 건강이익의 중요성은 알고 있지만, 기후변화에 적응하는데 필요한 지원예산은 턱없이 부족하다. 국가개발과 성장정책에 있어서 환경평가나 기후완화 정책이 설계나 평가에 반영되는 경우는 드물다. 국제기구가 의지가 있다 할지라도 강제력을 가지고 기후환경문제를 해결하기 어렵다. 따라서 국제기구에 가입된 국가들이 다자간, 상호간의 협력을 통해 지속적 장기적인 노력을 통해 해결할 수 있다.

또한 환경문제는 여러 가지 요인들이 얽혀서 발생하나 몇 가지 공통의 관심 이슈를 중심으로 관련 국가나 기관들이 협력하는 방안을 운영하기도 한다. 건강의 환경 결정요인 문제를 다루기 위해서는 적어도 운송 및 도시 개발과 관련하여 이해관계가 있는 부문간 협력적 대응이 요구된다. 예를 들면, 기후변화 및 환경오염으로 인한 재난에 대해 센다이 강령은 국제공조의 대응지침이 될 수 있다. 2015년 이후의 재난과 연관된 건강위험을 관리하는데 센다이 강령은 다부문간 협력을 통해 위험과 손실을 경감시키기 위한 일반적인 지침을 제공할 수 있다.

또한 부문간 협력이 보건에서 차지하는 중요성은 1978년 알마아타 선언(Declaration of Alma-Ata) 이후 WHO의 지지를 받아왔다. 최근에 제8차 헬싱키 건강증진에 관한 국제회의에서는 다른 정책들에서도 건강을 고려하는 것이 중요하다는 점을 강조했는데, 이를 '모든 정책에 건강(Health in All Policies)'이라고 지칭하였다. 앞으로 국가개발과 성장을 함에 있어서 기후, 환경, 건강과 같은 의제들이 배제되지 않고, 협력적 전략을 통해 달성하도록 할 필요가 있다. 예를 들면, 정부와 민간 부문간의 협력을 통해 기후변화와 환경이 건강에 미치는 영향을 적절하게 고려한 제도를 수립할 수 있다. 화석 연료 보조금 지급을 삭감하는 정책으로 인해 공기오염으로 인한 사망과 온실가스 배출이 상당히 감소할 것으로 예상된다. 청정에너지를 통해 검은 탄소 및 메탄 같은 단기 체류 기후오염 유발물질 배출을 줄이고, 에너지개발 및 교통정책에 반영하는 등 표적 대상 정책을 통해 지구 온난화 속도를 늦추는 동시에 매년 거의 250만 명에 달하는 생명을 구할 수 있다. 자전거 타기 또는 걷기 같은 지속가능한 저탄소 도시 교통도 심장질환, 뇌졸중, 유방암 및 기타 질환을 감소시킬 수 있다.

(2) 유엔기후변화협약

유엔은 전 지구적인 기후변화로 인한 이상기후 현상의 진행을 막기 위해 1992년 6월 브라질의 리우환경회의에서 처음 유엔기후변화협약(United Nations Framework Convention on Climate Change, UNFCCC)을 채택하였다. 이 협약은 1994년 3월 21일 공식 발효되었으며, 2019년 기준으로 195개 국가가 비준하였다. 당사국은 온실가스, 정부정책 및 우수사례에 관한 정보를 수집하고 공유하며, 온실가스 배출과 예측되는 영향에 대한 적응과 개발도상국에 대한 재정적 및 기술적 지원을 위한 정부 전략을 수립하고 있다.

1997년 일본 교토에서 열린 유엔기후변화협약 총회에서 2020년까지 만료되는 교토의정서(Kyoto Protocol)가 채택되었다. 이 협약에 따라 선진국을 주축으로 수량적인 온실가스 감축의무를 규정한 기준을 마련하고, 각 국가별로 책임있는 노력을 하게 되었다.

교토의정서는 기후변화의 주된 원인이 되는 6가지 온실가스(이산화탄소, 메탄, 이산화질소, 수소불화탄소, 과불화탄소, 육불화황)를 명시하고, 당사국은 공약기간 동안 온실가스 배출량을 감축하는 의무를 수행하게 되었다.

2015년 파리에서 개최된 총회는 2021년 1월부터 새롭게 적용되는 파리기후변화협정(Paris Climate Change Accord)을 채택하였다. 교토의정서는 선진국에만 온실가스 감축의무를 부여했지만, 파리협정 이후의 신기후체제에서는 195개 당사국 모두가 자국의 상황을 고려하여 자발적으로 참여하게 되었다. 파리협정은 모든 국가에게 보편적으로 적용되는 구속력 있는 합의를 이루었다는 의미가 있다.

파리협정의 목표는 지구 평균기온 상승을 산업화 이전 대비 2℃ 보다 낮은 수준으로 유지하고, 더 나아가 1.5℃ 이하로 제한하기 위해 노력하는 것이다. 이 노력을 위한 기후행동은 2021년부터 시작하고, 모든 국가는 스스로 결정한 온실가스 감축목표에 비추어 이행정도를 5년 주기마다 점검하고 제출하도록 하였다. 모든 국가는 온실가스 감축을 위한 실제적인 노력을 각 국가별로 이행하고, 이에 필요한 재원마련은 선진국의 선도적 역할을 하고, 개발도상국들은 자발적으로 참여하도록 하였다. 파리협정은 기후행동 및 지원에 대한 투명성 체제를 강화하면서도 각국의 능력을 감안하여 유연성을 인정하였다. 다른 한편으로는 각 국이 제출한 자발적 감축목표(Intended Nationally Determined Contributions, INDC)에 국제법상의 구속력은 현실화시키지 못한 한계가 있다.

표 3-18 유엔기후변화협약의 파리협정에 따른 주요국가의 온실가스 감축목표

국가	감축목표
중국	2005년 1인당 GDP 대비 60~65%
미국(2019년 11월 탈퇴)	2005년 배출량 대비 26~28%(2025년까지)
EU(28개국)	1990년 배출량 대비 40%
인도	2005년 1인당 GDP 대비 33~35%
러시아	1990년 배출량 대비 25~30%
일본	2013년 배출량 대비 26%
캐나다	2005년 배출량 대비 30%
멕시코	2030년 배출전망치 대비 25~40%
한국	2030년 배출전망치 대비 37%

출처 : 대한민국 외교부 http://www.mofa.go.kr/www/wpge/m_20150/contents.do

(3) 글로벌 파트너십 형성

글로벌 파트너십이란, 원칙과 가치, 공유하는 비전, 사람과 지구를 중심으로 하는 공동 목표에 기반하여 전지구적, 연관 지역, 국가 및 지역 내부 수준에서 협력하는 것을 말한다. 이러한 포괄적인 파트너십은 성공적이고 지속가능한 개발을 위해서 필요하다. 기후변화와 환경오염은 단시간에 일부 단체의 활동으로 해결되기 어려운 문제이므로 어떤 문제보다도 국가정부차원, 민간부문 및 시민사회 간의 협력적 파트너십이 중요하다.

개별국가는 최고 감사기관 또는 입법부의 감독기능이 작동하여 민간 및 공공의 공조가 투명하게 운영될 수 있도록 국가 내부의 독립적인 감독체제를 마련하고 그 기능을 강화해야 한다.

공공부문은 공공의 목표를 분명히 하고, 명확한 방향을 제시해야 한다. 민간차원의 지속적인 투자가 가능할 수 있도록 관련 규정을 마련하고, 규정이 집행될 수 있는 구조가 구축되었는지 검토하고, 모니터링한다. 개발도상국가가 문제를 해결하고 대처할 수 있도록 인프라 마련을 위한 투자를 유치하는 기틀을 마련하도록 지원한다.

과거에는 국가 간 일방향적인 원조와 공여가 주요한 방법이었지만, 최근에는 민간차원의 지원과 역할이 커졌다. 개발도상국의 지속가능한 발전을 위해서는 민간차원의 해외직접 투자를 포함한 장기적인 투자가 핵심적인 부문으로 지속가능 에너지, 인프라 및 물류운송은 물론 정보 및 통신 기술이 포함된다. 긴급지원에 있어도 민간자원이 수조 달러에 이르기까지 필요할 수 있다.

기후변화와 환경오염 문제는 산업현장과 일상생활에서 활용할 수 있는 새로운 친환경적 기술개발 및 연구를 지향하고, 인류의 생명과 건강을 유지증진하는 방향으로 보건분야 역량을 강화하며, 다부문이 협력적인 기술과 정책을 개발하는데 장기간 각 국가, 단체, 개인이 이행할 때 해결가능하다.

생각해보기

- 환경 및 기후변화로 인해 악화된 건강문제 이슈를 찾아보고, 어떻게 해결할 수 있는지 생각해 보자.
- 기후변화 또는 환경오염에 대한 국제적 공조 및 대처 사례를 찾아보자.
- 기후변화가 건강불평등을 더욱 악화시키는 매커니즘을 정리해 보고, 기후에 민감한 건강위험 요인을 어떻게 개선할 수 있는지 토론해 보자.

05 빈곤

1) 빈곤과 절대빈곤

(1) 빈곤의 개념

빈곤은 개인이나 집단이 삶을 사는 동안 필요한 자원이 부족하여 나타난 현상이다. 산업화되지 않은 사회에서 인간은 주로 자연현상이나 식량부족으로 인해 빈곤을 겪는다. 그러나 인간의 생활양식과 사회가 다양하고 복잡해지면서 빈곤의 뜻도 매우 복합적이고 함축적 의미를 갖게 되었다.

개발협력사전에서 빈곤(poverty)은 '기본 욕구를 충족시킬 수 있는 생활수단이 부족한 상태'로 정의한다. 기본 욕구는 '생존을 위해 필수적인 것'으로 정의할 수 있지만 넓은 의미로 '공동체의 일반적인 생활수준을 반영하는 것'으로 정의한다. 개발협력에서 빈곤은 대표적으로 삶을 유지하는데 필요한 자원부족으로 물, 식량, 보건의료, 교육, 생명을 위협하는 물리적 · 사회적 환경, 인간을 지켜줄 수 있는 제도 미확립과 같은 인간의 기본권을 위협하는 기초서비스 부족이다. 위와 같은 서비스 부족은 기아를 유발하여 영양실조와 질병발생으로 이어진다. 특히, 기아와 질병은 취약한 집단에서 많이 발생하고, 이는 다시 빈곤으로 이어진다.

세계은행은 빈곤에 대해 '소득, 기초서비스 등' 물질적인 요소와 '취약성, 발언권 부재, 무기력, 정신질환 등' 비물질적인 요인을 모두 포함하였고, 빈곤은 '삶을 유지하는데 필요한 모든 물질적 요소와 물질적이지 않은 요소 등의 박탈'이라고 정의하였다. Narayan(2002)은 '빈곤은 웰빙이 박탈당하고, 자신이 통제할 수 없는 일들에 취약하며, 고립되고, 합당한 정도의 사회경제적 규범 이하의 삶을 살며, 정신적으로나 정치적으로 불능인 상태로 규정'하였다. 빈곤이 물질적으로 없는 상태에서 '박탈'의 개념으로 확장되면서 빈곤을 겪을 때, 인간은 최소한의 인권이 지켜지지 않는 불능을 경험하게 된다.

빈곤은 개인이나 사회 모두에 해로운 영향을 끼친다. 빈곤 상태가 지속되었을 때 최하층의 사람들은 최소한의 생존수단 밖에 가지고 있지 않기 때문에 가장 큰 타격을 입고 불평등 상태가 지속되어 인간의 기본권이 파괴될 수 있다. 빈곤이 중요하게 다루어져야 하는 이유는 빈곤은 개인이나 사회 모두에 해로운 영향을 끼치기 때문이다.

(2) 절대빈곤과 상대빈곤

빈곤의 기준은 절대적이거나 상대적이다. 절대적 가난으로 먹고 입을 것이 부족하여 생명 유지에 위협을 받는 경우와 사회의 일반적 상식에 비해 상대적으로 빈곤감을 인식할 수도 있다.

① 절대빈곤

절대빈곤(absolute poverty)이란 인간으로서 기초적인 생활을 영위할 수 없는 상태를 말한다. 절대빈곤은 '소득은 낮아, 최소한의 생활수준이 유지되기 어려운 상황'으로 정의된다. 절대빈곤은 생존과 직결된 상태로써, 최저생계, 최저생계 유지를 위한 생산 및 재생산 활동, 그리고 생산활동에 필요한 물리적 역량과 연계되어 있다.

일반적으로 절대빈곤은 영양부족, 질병, 낮은 기대수명, 높은 유아사망률, 문맹률 등의 상징적 지표로 판단한다. 그럼에도 절대적 빈곤의 명확한 지표와 기준을 정의하는 것은 매우 어렵다. 네팔의 MDGs 보고서에서는 절대빈곤은 "최소한의 식량을 구하기 어려운 소득수준(UNDP, 2013)"으로 정의하였다.

세계보건기구는 빈곤을 국제질병분류에서 절대빈곤을 질병으로 분류하고 있다. 절대빈곤은 지구상에서 가장 큰 고통을 유발한다. 절대빈곤으로 인한 기아는 치명적인 질병이고 예방가능하고 치료가능하다. 하지만 아직도 많은 수의 사람 특히 아동이 기아로 사망하는 이유는 영양결핍을 입증할 수 있는 객관적 자료가 부족하고, 삶을 영위하는데 필요한 최소한의 영양상태를 측정하기 어려운 것이 이유가 될 수 있다.

② 상대빈곤

상대빈곤은 필수품을 얻기 위한 경제적인 자원이 부족해서가 아니라 부족하다고 느끼는 상태를 말한다. 상대적 빈곤층은 일반적으로 생활이나 건강이 즉시 나빠질 정도로 빈곤하지는 않지만, 그 사회의 관습적인 생활을 영유하는 다수의 사람들에 비해 빈곤하여 기타의 사회경제적인 빈곤 징후를 보이게 되는 상태를 의미한다. 따라서 동일한 기준에서 상대적 빈곤을 정의하는 것은 불가능하며 각 국가와 사회마다 그 의미와 정도가 달라진다.

상대빈곤은 절대빈곤과는 달리 소득 면에서 보면 빈곤선 이상이나 필수품 이외의 물품에 소비(사치품 구입, 도박 등)를 함으로써 빈곤선 이하의 삶을 유지하고 있는 것으로 구분하였다. 소득과 소비양태 모두를 빈곤의 정의에 포함하려 했다는 점, 그리고 필수품 소비의 기준을 마련하려 하였다는 점에서 의미가 있다.

(3) 빈곤선

개발협력에서는 인간 삶을 위협하는 절대빈곤을 측정하고 비교하는 작업이 필요하다. 인구와 국가에 대한 소득과 소비를 기준으로 지표를 만들고, 객관적 비교함으로써 도움이 필요한 국가와 집단에 정책과 원조를 지원할 수 있기 때문이다. 세계은행은 '절대적 빈곤선(extreme poverty line) 개념을 도입하고, 2015년 기준 '하루 소득 미화 1.9달러'를 제시하고 있다. 빈곤선이란 최소한의 생활을 유지하는 데 필요한 소득이다. 사람과 나라에 관계없이 절대적 빈곤 상태에 놓여 있는지 여부를 판정해 주는 절대적 기준이 된다. 빈곤선을 평가 기준으로 할 때, 절대빈곤이란 빈곤선 이하의 삶을 사는 인구 규모를 지칭하며, '순전히 물리적인 삶을 유지하는데 필요한 최소한의 필요조건을 얻기 위한 재정적인 자원이 충분하지 못한 것'이다. 빈곤퇴치를 위한 유엔의 지속적인 노력은 전 세계 인구의 빈곤비율을 낮추는데 상당한 성과를 거두었다(그림 3-51). 유엔과 세계은행은 모든 지역, 성별, 인구집단을 종합하였을 때, 빈곤선 이하의 삶을 사는 인구비율이 세계적으로 지속적으로 하향 안정화 추세에 있으며, 2014년 이후 지금까지 3~5% 정도를 꾸준히 유지하고 있다.

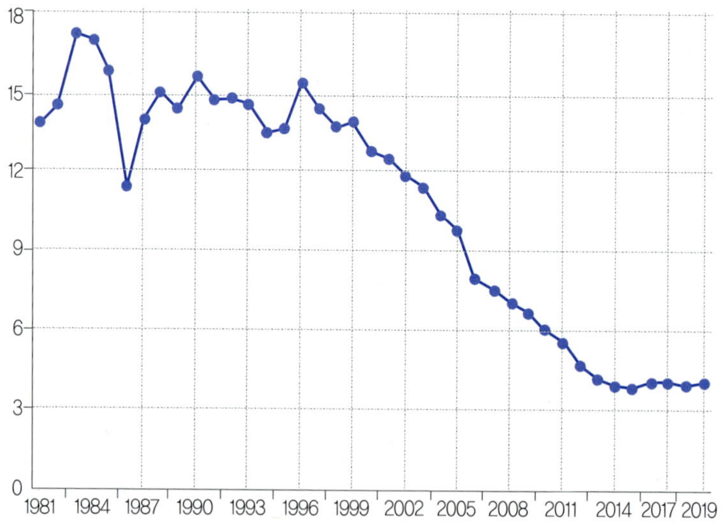

그림 3-51 전 세계 하루 $1.90 미만으로 생활하는 빈곤선 미만의 인구비율

출처 : United Nations Global SDG Database & World Bank (2023). Proportion of population below international poverty line (%) SI_POV_DAY1 https://consensomontevideo.cepal.org/en/indicators/proportion-population-below-international-poverty-line-sex-age-employment-status-and

'절대빈곤선'은 최소수준의 소득으로 국가 간 객관적인 비교가 가능한 지표가 될 수 있으나, 빈곤을 소득으로만 정의될 수 있는가에 대한 의문을 제기할 수 있다. 시대 변화에 따라 국제연합 개발계획(UNDP)은 글로벌 다차원 빈곤지수(Multidimensional Poverty Index, MPI)를 통해 빈곤에 대한 종합적 측정을 하고자 하였다. 글로벌 다차원 빈곤지수는 빈곤의 개념을 크게 건강, 교육, 생활기준이라는 세 가지 차원으로 나누고, 세부적으로 영양실조 실태, 아동 사망률, 교육기간, 아동의 학교등록률, 식연료, 위생, 식수, 전기, 주택, 자산의 실태 등 총 10개의 평가 항목 중 3가지 이상을 충족하지 못하면 빈곤 인구로 분류한다. MPI는 빈곤율을 깊이 있게 파악할 수 있는 도구이며 이를 바탕으로 빈곤층의 삶을 향상시킬 수 있는 효과적 정책들을 발전시킬 수 있다(그림 3-52, 표 3-19).

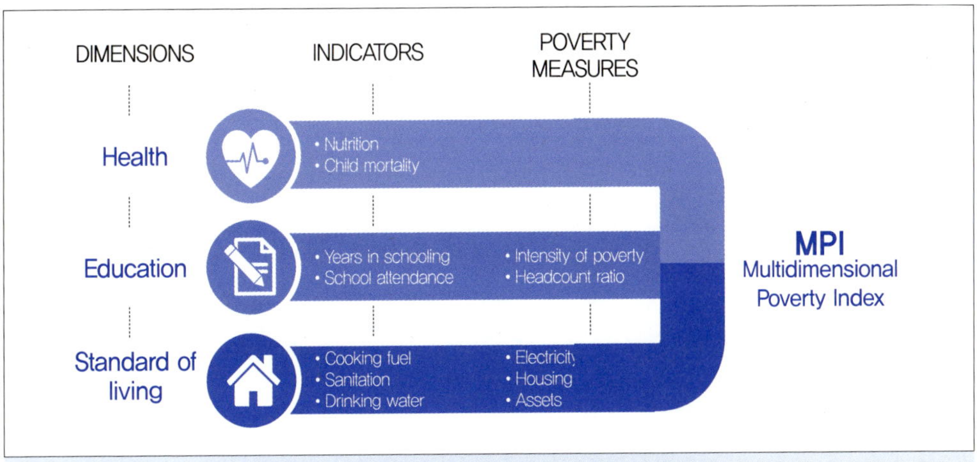

그림 3-52 글로벌 다차원 빈곤지수 차원과 지표

출처 : Human Development Reports (2023). Global Multidimensional Poverty Index Dimensions and Indicator, MPI. https://hdr.undp.org/content/2022-global-multidimensional-poverty-index-mpi#/indicies/MPI

표 3-19 글로벌 다차원 빈곤지수의 차원, 지표, 박탈 기준

차원	지표	기준
건강	영양	70세 미만의 성인 또는 영양 정보가 있는 아동의 영양결핍 상태
	아동 사망률	조사 이전 최근 5년 안에 가족 내 18세 미만의 아동이 사망하였는가
교육	교육기간	취학연령 및 6세 이상의 가구원 중 6년 이상의 교육을 이수한 사람이 없는가
	아동의 학교등록률	8학년이 되는 학령기 아동이 학교에 등교하지 않는가

생활수준	식연료	가구의 요리 연료가 배설물, 나무, 숯 또는 석탄인가
	위생	SDG 지침에 따라 가구의 위생 시설이 개선되지 않았거나, 개선되었지만 다른 가구와 공유하는가
	식수	SDG 지침에 따라 가구가 개선된 식수를 이용할 수 없거나 개선된 식수가 집에서 왕복 30분 이상 도보 거리에 있는가
	전기	가구에 전기공급이 되지 않는가
	주택	지붕, 벽 및 바닥의 세 가지 주택 재료 중 적어도 하나가 부적절한가(천연 또는 초보적인 재료로 되어 있는지)
	자산	가구가 라디오, 텔레비전, 전화, 컴퓨터, 가축 수레, 자전거, 오토바이 또는 냉장고 중 하나 이상의 자산을 소유하지 않고, 동시에 자동차나 트럭이 없는가

출처 : UNDP (2023). The dimensions, indicators, deprivation cutoffs, and weights of the global Multidimensional Poverty Index. https://hdr.undp.org/content/2022-global-multidimensional-poverty-index-mpi#/indicies/MPI

2) 빈곤과 관련 요인

국제 빈곤 추세는 경제 성장, 분쟁, 자연 재해 및 공공 정책을 포함한 복잡한 요인에 의해 형성된다. 국가와 대륙에 걸쳐 빈곤율의 차이에 기여하는 몇 가지 주요 요인이 있다. 전반적으로 지역 및 국가 간 빈곤율의 차이는 이러한 요인과 기타 요인의 복잡한 상호작용을 반영한다. 빈곤을 효과적으로 해결하려면 빈곤의 근본 원인을 해결하고 경제 성장, 평등 및 사회 정의를 지원하는 다각적인 접근 방식이 필요하다.

(1) 경제 성장

경제 성장이 일자리를 창출하고 사람들을 빈곤에서 벗어나게 할 수 있는 소득을 창출하기 때문에 경제 성장이 높은 국가는 빈곤율이 낮은 경향이 있다. 반대로 경제가 약하거나 침체된 국가는 빈곤율이 높은 경우가 많다.

(2) 불평등

소수의 개인이나 가정이 국가의 부와 자원의 상당 부분을 통제하기 때문에 불평등은 빈곤의 주요 원인이 된다. 고용여부, 장애여부, 성별, 나이, 교육 정도 등 여러 지표에 있어 불평등 수준이 높은 국가는 빈부격차의 양극화가 심해질 수 있다.

(3) 자연재해와 분쟁

자연재해와 분쟁은 사람들의 생계에 막대한 영향을 미칠 수 있으며 많은 사람들을 빈곤에 빠뜨릴 수 있다. 세계의 많은 지역, 특히 사하라 이남 아프리카와 남아시아에서는 빈번한 자연재해와 계속되는 분쟁으로 인해 높은 빈곤율이 발생하고 있다.

최근 기후변화는 자연재해가 국가의 안보에 심각한 영향을 미치게 하기도 한다. 2018-2019년 기준 최빈국은 47개 국가로 이 중 대부분 나라는 태풍, 사막화, 해수면 상승 등의 위험지역에 위치한다. 이들 국가들은 자연재해에 대처할 기반시설이나 재정능력이 부족하다. 기후변화는 기온 상승과 강수량 증가를 초래하여 말라리아, 뎅기열 같은 전염병과 수인성 질병 확산에 기여하고, 사막화에 의한 지표수나 지하수 부족 등 물 부족 현상을 심화시킨다. 그러나 저개발국 대부분이 농업국이므로 기후변화에 의한 급격한 농산물 생산 감소는 빈곤을 더욱 가중시킨다.

(4) 교육

교육은 개인에게 좋은 일자리를 찾고 소득을 늘리는 데 필요한 기술과 지식을 제공하므로 빈곤 감소의 핵심 요소이다. 교육 수준이 낮은 국가, 특히 사하라 이남 아프리카와 남아시아에서는 빈곤이 만연한 경우가 많다. 교육수준에 대한 평가는 교육기간, 초등학교 등록률, 문해율/문맹률 등으로 평가할 수 있다.

유엔 가입국의 평균 교육 기간(Mean Years of Schooling, MYS)은 8.7년이다. 독일, 북미 등 소득 수준이 높은 국가는 14년이지만, 말리, 기니아 등은 2년이다(World Economics, 2023).

빈곤의 취약함을 대표하는 것은 낮은 초등학교 등록률이다. 전 세계 아이들 중 7,500만 명이 초등교육을 못 받고 있다. 아프리카의 경우 초등학생의 1/3이 학업을 중도 포기한다. 아프리카, 서남아시아, 중동지역은 극심한 양성 간 교육 불평등이 심각하다. 같은 국가라 할지라도 농촌지역, 도시빈민, 장애인, AIDS 고아 등의 사회취약계층은 교육에 대한 접근에 취약하다.

빈곤의 또 다른 면은 높은 문맹률이다. 글자 해독능력 부족은 사회경제 생활에 지장을 초래하고 개인적으로 자존감의 상처가 된다. 사회적으론 정치참여 곤란, 생산성 악화, 사회적 비용 증가, 사회적 계층이동의 기회박탈 등을 초래한다. 전 세계 문맹자의 98%가 개도국 주민이다.

(5) 보건과 질병

낮은 기대수명, 높은 질병부담, 높은 영유아 사망률, 영양실조, 말라리아, 폐렴, 결핵, HIV/AIDS의 수직감염, 다양한 기생충 감염 등 선진국에 비해 열악한 질병통제와 건강수준은 빈곤의 원인이며 결과이다. 빈곤은 낮은 예방접종률과 오염된 식수, 열악한 모자보건으로 임산부 관리와 출산 문제 및 영유아 사망을 초래한다.

빈곤으로 인한 질병발생은 사회적 비용 증가를 가져온다. 예를 들면, 사하라 이남 아프리카는 말라리아 발병으로 인해 연간 100만 명이 사망하고, 연간 120억 달러 이상의 경제적 손실과 GDP의 약 1.3%가 감소되고 있다.

(6) 공공 정책

효과적인 공공 정책은 빈곤을 줄이고 경제 성장을 촉진하는 데 매우 중요하다. 정부는 일자리 창출을 지원하고, 취약 계층에게 사회 안전망을 제공하고, 교육 및 의료에 투자하는 정책을 시행할 수 있다. 공공 정책이 제대로 설계되지 않았거나 잘 시행되지 않은 국가에서는 빈곤이 지속되는 경우가 많다.

3) 주요 빈곤 지역

지난 수십 년 동안 많은 국가에서 빈곤 감소에 상당한 진전이 있었음에도 불구하고 빈곤은 특히 저소득 및 중간 소득 국가에서 만연한 문제로 남아 있다.

(1) 아프리카

아프리카는 세계에서 2번째로 큰 대륙으로 세계 인구의 약 16.7%에 해당하는 13.4억 명(2020년 기준) 인구를 구성하고 있다. 이들은 민족, 언어, 생활수준이 다양한 54개의 독립국가를 이루고 있다. 소득 및 문화에 따라 사하라 이남과 이북으로 나눌 수 있다. UN의 보고에 따르면 전 세계 47개 최빈국 중 34개가 사하라 이남 아프리카 지역에 속해 있다. 인구의 약 48%는 하루 1.25달러 미만의 생활을 영위하고 있으며, 사하라 이남 아프리카지역은 평균 수명 56세로 전 세계에서 가장 낮다. 5세 이하 아동사망률은 98명/1,000명(저소득 국가 평균 82명), 모성사망률 510명/100,000명(개발도상국 평균 230명)으로 빈곤 감소를 위해 전 세계적인 관심이 집중되는 지역이다. 근래 이 지역의 빈곤율이 감소하고 있으나, 도시와 농촌간의 불평등이 동시에 증가하고 있으며, 여전히 양성불평등이 심하다.

보건의료 부문에 있어서 국민 28%가 의료비 지출을 감당하지 못하고, 국민의 2.3%가 질병으로 인한 가난을 경험하고 있다. 국민의 42%만이 병원과 클리닉을 이용할 수 있다. 의사, 간호사, 조산사 등 보건의료인력의 비율이 세계 평균에 미치지 못한다. 많은 보건의료인은 낮은 수당으로 인근 다른 국가로 이주하여 정부의 보건의료정책을 시행할 수 있는 인력이 제한적이다. 이와 같은 문제를 해결하기 위해서 정부 역량강화, 보건의료제도 확립, 사회기반시설 확충, 농업생산성 확대, 도시화 문제해결, 합리적 인구계획, 인적자원 역량강화, 고용창출이 요구된다.

(2) 중남미

중남미는 소득 불균형으로 인한 사회적 불평등이 심하다. 정부의 부패 등으로 인한 정부 운영의 낮은 효율성, 불투명성, 마약 · 범죄 등으로 인한 사회불안과 치안부재가 큰 문제가 되고 있다. 누적된 외채로 절대빈곤과 빈부격차가 더욱 심각해지고, 인종과 지역별로 자원배분이 불균형하게 이루어져 있어 중산층이 형성되어 있지 않다. 48%가 빈곤층에 속하고 대표적 취약계층이 원주민, 아동, 여성이다. 농촌지역의 빈곤이 가장 심각하고, 1차 산업에 집중되는 취약한 산업구조로 취업이 어렵다. 특히 열악한 보건 및 교육 상황은 중남미 빈곤의 대표적 특징이다.

4) 빈곤과 건강불평등

(1) 빈곤의 악순환

빈곤은 생존하고 활동하는데 필요한 여러 가지 기능을 수행할 능력을 박탈한다. 즉, 먹을 것, 입을 것이 없어 발생하는 경제적인 문제들은 인간이 교육을 받거나, 치료를 받지 못하게 되어, 개개인들이 사회적으로 능력을 향상하는 기회 박탈하고, 사회적 소외와 같은 비물질적인 박탈로 이어진다. 이를 빈곤의 악순환이라고 한다. 건강도 역시 빈곤문제와 분리될 수 없다. 개인이나 한 가정이 처한 빈곤 상황은 개인과 가족의 질병과 조기 사망에 쉽게 이르게 되고, 질병과 가족의 사망은 다시 경제적 빈곤과 정신 · 사회적으로 취약한 상황으로 이어진다. 즉, 건강하지 못한 상태는 빈곤의 원인이자 결과로 연결되어 악순환을 계속 반복한다(그림 3-53).

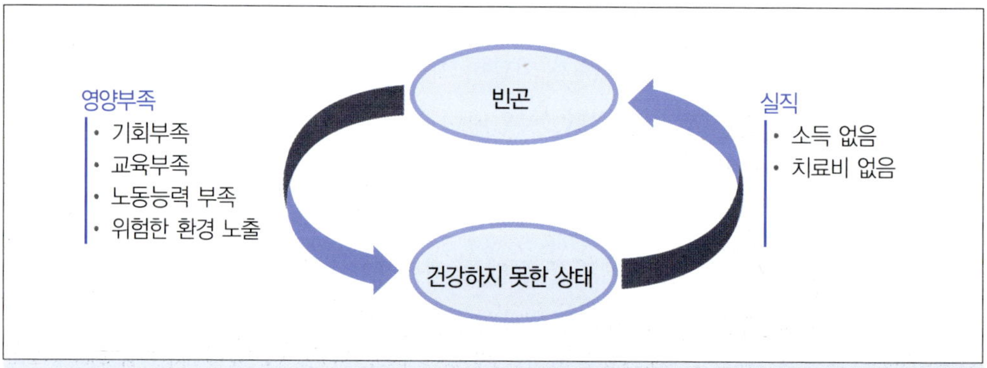

그림 3-53 빈곤의 악순환

따라서 국가는 최저생계비 기준 등을 빈곤선으로 설정하고 사회보장 시스템을 갖춤으로써 자국민들이 빈곤선 이상의 삶을 살 수 있도록 지원하고 있다. 한 국가의 사회보장이나 의료보장체계가 촘촘하고 두텁게 갖추어진다면 자국민들의 빈곤의 악순환과 건강불평등 문제를 개선할 수 있다. 그러나, 빈곤국이나 개도국은 공공보장 시스템이 약함으로 인해 많은 사람들이 건강권을 보장받지 못하게 된다. 이렇게 한 국가의 공공정책이 자국민들의 빈곤문제를 해결하지 못하는 취약한 상태인 경우에는 국제기구, 비영리단체, 민간부문 또는 다양한 파트너십을 통한 국제 공조를 통해 다른 국가의 빈곤 문제를 해결하기 위한 도움을 제공한다.

(2) 건강불평등

건강불평등이란, 다양한 인구 및 사회 · 경제적 집단 사이에서 건강 및 의료 자원의 불평등한 분배와 의료서비스에 대한 불평등한 접근 및 이용으로 결과적으로 좋지 않은 건강결과에 이르게 함을 의미한다. 건강불평등은 사회적, 경제적, 환경적 요인의 복잡한 상호작용으로 인해 발생한다. 건강불평등에 기여하는 주요 요인은 다음과 같이 다양하다.

① **사회경제적 지위** : 소득, 교육 및 고용 기회가 낮은 경우

② **주택 및 생활 조건** : 안전하고 건강한 환경에 대한 접근이 제한된 표준 이하의 주거

③ **지역사회 요인** : 선택가능한 건강한 음식, 레크리에이션 기회 및 안전한 지역사회

④ **차별** : 인종, 성, 장애 등에 대한 구조적 차별

⑤ **건강 행동** : 규칙적인 신체활동 및 건강한 식습관

⑥ **의료 접근성** : 양질의 의료서비스에 대한 접근성

⑦ **환경 요인** : 오염 및 유해 물질에 대한 노출

빈곤 등으로 의료보장체계가 취약하거나 불균형하게 보장된 국가의 인구는 공공보장이 잘 갖추어진 국가에 비해 더 나쁜 건강결과를 얻게 된다. 한 국가의 보건의료체계가 취약하다는 것은 수준 이하의 보건의료, 일관성 없는 보건정책, 전문의료 인력 부족, 보건재정 부족, 의약품 부족, 취약한 건강정보 시스템 등에 기인한다. 빈곤국 또는 개도국은 실업, 교육 및 가족계획 부재, 매춘, 폭력, 범죄, 마약, 전쟁, 자연재해에 항상 노출되어 있어 의료서비스에 대한 지원과 개선 노력이 선진국보다 더 많이 필요하다. 또한 아동과 여성, 노인은 더욱 열악한 상황에 놓일 가능성이 높다.

건강불평등을 해결하려면 빈곤과 차별과 같은 이러한 불균형의 근본 원인을 해결하고 모든 개인이 의료에 동등하게 접근할 수 있도록 보장하는 다각적인 접근 방식이 필요하다. 여기에는 건강교육 및 인식개선, 예방치료 및 만성질환 관리에 대한 접근성 향상, 양질의 의료서비스에 대한 접근을 제한하는 시스템 장벽 해결이 포함될 수 있다.

생각해보기

- 국가의 보건의료체계가 빈곤에 영향을 미치는 사례를 찾아보자.
- 국가의 소득수준과 국민의 건강수준과 어떠한 관계가 있는지 생각해 보자.
- 빈곤으로 인한 건강불평등을 해결할 수 있는 종합적인 방법을 마인드 맵으로 그려 생각해보고 토론해 보자.

참고문헌

강선주 (2015). 바이오안보의 부상과 글로벌 보건안보 구상, 국립외교원 & 외교안보연구.

곽성일 (2015). 다차원적 빈곤과 불평등: 에티오피아 농촌지역의 극빈층을 중심으로. Journal of International Development Cooperation, 10(1), 39-62.

국가안보전략연구원·서울대 국제문제연구소 공동 주관 학술회의 (2018). 4차 산업혁명시대의 신안보: 도전과 과제.

여성의 성·재생산 건강 및 권리 보장을 위한 정책방향과 과제. 2019. 여성정책연구원.

외교부 (2023). 기후변화체제. https://www.mofa.go.kr/www/wpge/m_20150/contents.do

윤정원 (2016). 환경호르몬과 여성건강. 의료와사회, (5), 34-48.

이영란, 이영숙, 이인숙, 백희정, 윤희상 (2021). 지역사회 간호학. 신광출판사.

제4차 저출산·고령사회기본계획(2021~2025)

질병관리청 (2022). 2021 감염병 감시연보.

질병관리청 (2023). 법정감염병분류체계 개편. http://www.cdc.go.kr/contents.es?mid=a21110000000

질병관리청 (2022). 만성질환의 현황과 이슈, 만성질환 factbook,

질병관리청 (2023). 국제감염질환의 현황과 관리. https://www.kdca.go.kr/contents.es?mid=a20301110100

질병관리청 (2023). 제3차 감염병 예방 및 관리에 관한 기본계획('23~'27) 발표 보도자료.

https://www.who.int/data/gho/data/themes/topics/sdg-target-3-1-maternal-mortality

통계청 (2021). 사망원인통계.

홍사욱 (1990). 합성세제의 안정성에 대한 고찰. Environmental Health and Toxicology, 5(1), 1-35.

Benelli, G., Duggan, M. F. (2018). Management of arthropod vector data - Social and ecological dynamics facing the One Health perspective, , Acta Tropica, 80-91.

Bloom et al.(2017), "Table 2: Estimates of Total Disease Burden 2010-2030(100% of Prevalence Averted) in 2010 USD(Billions)", p. 19.

Bloom, D. E., Chen, S., Kuhn, M., McGovern, M. E., Oxley, L., & Prettner, K. (2020). The economic burden of chronic diseases: estimates and projections for China, Japan, and South Korea. The Journal of the Economics of Ageing, 17, 100163.

Bloom, D. E., Chen, S., Kuhn, M., McGovern, M.E., Oxley, L., and Prettner, K.(2017), "The Economic Burden of Chronic Diseases: Estimates and Projections for China, Japan, and South Korea", NBER Working Paper; http://www.nber.org/papers/w23601

Blooms et al. (2017), "figure 1: Summary of Pathways from NCDs to Economic Growth"

Campbell-Lendrum, D., & Prüss-Ustün, A. (2019). Climate change, air pollution and noncommunicable diseases. Bulletin of the World Health Organization, 97(2), 160.

Centers for Disease Control and Prevention (CDC): https://www.cdc.gov/std/default.htm

Chung, W.H, Kim, ME., Lee, J. Comprehensive understanding of risk and protective factors related to adolescent pregnancy in low- and middle-income countries: A systematic review. Journal of Adolescence. 2018; 69: 180-188.

Darroch J, Woog V, Bankole A, Ashford LS. Adding it up: Costs and benefits of meeting the contraceptive needs of adolescents. New York: Guttmacher Institute; 2016.

Edenhofer, O. (Ed.). (2015). Climate change 2014: mitigation of climate change (Vol. 3). Cambridge University Press.

Family Planning Can Reduce High Infant Mortality Levels. Guttmacher Institute. https://www.guttmacher.org/sites/default/files/report_pdf/ib_2-02.pdf

Family Planning NSW. Sexual and Reproductive Health and Rights and the Sustainable Development Goals: Ensuring sustainable and resilient commitment for SRHR. Ashfield, Sydney: FPNSW; 2021.

Forum of International Respiratory Societies. (2017). The Global Impact of Respiratory Disease – Second Edition. Sheffi eld, European Respiratory Society.

Fragile States Index. Available at: https://fragilestatesindex.org/data/.

Gender-transformative approaches to achieve gender equality and sexual and reproductive health and rights (2023). UNFPA.

General comment No. 22 (2016) on the right to sexual and reproductive health (article 12 of the International Covenant on Economic, Social and Cultural Rights)

Glen Peters (2017). 2017 in review, and 2018 outlook. What sparked my interest in 2017, and what will raise my eyebrow in 2018?

Global Health Sector Strategies on, respectively, HIV, viral hepatitis and sexually transmitted infections for the period 2022-2030 (GHSS)

Griffiths, J. K., & Winant, E. (2007). Environmental health in the global context. Understanding global health, 86-103.

https://www.who.int/data/gho/data/indicators/indicator-details/GHO/maternal-mortality-ratio-(per-100-000-live-births)

https://www.who.int/data/gho/data/themes/topics/sdg-target-3-1-maternal-mortality

https://www.who.int/data/gho/indicator-metadata-registry/imr-details/1601)

https://www.who.int/news-room/fact-sheets/detail/adolescent-pregnancy

https://www.who.int/news-room/fact-sheets/detail/family-planning-contraception

https://www.who.int/news-room/fact-sheets/detail/levels-and-trends-in-child-mortality-report-2021

https://www.who.int/news-room/fact-sheets/detail/maternal-mortality

https://www.who.int/news-room/fact-sheets/detail/violence-against-women

https://www.who.int/publications/i/item/9789240053779

Human Development Reports (2023). Global Multidimensional Poverty Index Dimensions and Indicator, MPI. https://hdr.undp.org/content/2022-global-multidimensional-poverty-index-mpi#/indicies/MPI

IHME (2023). Global Burden of Disease study resources. https://vizhub.healthdata.org/gbd-results/

Indicators, O. E. C. D. (2017). Health at a Glance 2017. OECD Indicators, OECD Publishing, Paris https://www.health.gov.il/publicationsfiles/healthataglance2017.pdf.

Institute for Health Metrics and Evaluation (2013). The Global Burden of Disease Profile (2010): South Korea.

International Agency for Research on Cancer (2023). Estimated number of deaths in 2020, World, both sexes, all ages. https://gco.iarc.fr/today/online-analysis-table

International Agency for Research on Cancer(IARC). Agents Classified by the IARC Monographs, Volumes 1-116. 2016.

IQair (2023). World AQI Ranking & 실시간 지구 공기 질 상황. https://www.airvisual.com/earth

Jamieson, A.J., Malkocs, T., Piertney, S.B., Fujii, T., & Zhang, Z. (2017). Bioaccumulation of persistent organic pollutants in the deepest ocean fauna. Nature ecology & evolution, 1(3), 0051.

Joe B, Christine B, Robert B, Anna-Marie C, Kathryn G, Kay H, Dale H. & Susan L. (2016). State of the Science White Paper-A Summary of Literature on the Chemical Toxicity of Plastics Pollution to Aquatic Life and Aquatic-Dependent Wildlife. U.S. Environmental Protection Agency, Office of Water, Office of Science and Technology, Health and Ecological Criteria Division.

Kantorová V, Wheldon MC, Ueffing P, Dasgupta ANZ (2020) Estimating progress towards meeting women's contraceptive needs in 185 countries: A Bayesian hierarchical modelling study. PLoS Med 17(2):e1003026. https://journals.plos.org/plosmedicine/article?id=10.1371/journal.pmed.1003026

Landrigan, P.J., Fuller, R., Acosta, N.J., Adeyi, O., Arnold, R., Baldé, A.B., ... & Chiles, T. (2018). The Lancet Commission on pollution and health. The Lancet, 391(10119), 462-512.

Levels and Trends in Child Mortality 2018. United Nations Inter-agency Group for Child Mortality Estimation. 2018. https:/www.unicef.org/media/60561/file/UN-IGME-child-mortality-report-2018.pdf

Mayo Clinic: https://www.mayoclinic.org/diseases-conditions/sexually-transmitted-diseases-stds/symptoms-ca

Nading, A.M. (2013). Humans, animals, and health: From ecology to entanglement. Environment and Society, 4(1), 60–78.

OECD (2022). Health at a Glance 2021. https://www.oecd-ilibrary.org/social-issues-migration-health/health-at-a-glance-2021_ae3016b9-en

OECD (2022). OECD Health Statistics 2022 https://www.oecd.org/els/health-systems/health-data.htm

Our World in Data (2023). Burden of disease. https://ourworldindata.org/burden-of-disease

Pan American Health Organization (2023). The disease burden of noncommunicable diseases. https://www.paho.org/en/enlace/disease-burden-noncommunicable-diseases

Philippine Statistics Authority (PSA) and ICF. Philippines National Demographic and Health Survey 2017. Quezon City, Philippines, and Rockville, Maryland, USA: PSA and CF; 2018.

Prevedello, J.A., Winck, G.R., Weber, M.M., Nichols, E., & Sinervo, B. (2019). Impacts of forestation and deforestation on local temperature across the globe. PloS one, 14(3), e0213368.

Reference: World Health Organization. (2019). Maternal mortality. Retrieved from https://www.who.int/news-room/fact-sheets/detail/maternal-mortality

Samuel O, Zewotir T, North D. Decomposing the urban-rural inequalities in the utilisation of maternal health care services: evidence from 27 selected countries in sub-Saharan Africa. Reprod Health 18, 216 (2021).

Say L, Chou D, Gemmill A et al. Global Causes of Maternal Death: A WHO Systematic Analysis. Lancet Global Health. 2014;2(6): e323–e333.

Starrs AM, Ezeh AC, Barker G, Basu A, Bertand JT, Blum R, Coll-Seck AM, Grover A, Laski L, Roa M, Sathar ZA, Say Lale, Serour GI, Singh S, Stenberg K, Temmerman M, Biddlecom A, Popinchalk A, Summers C, Ashford LS(2018). Accelerate progress – sexual and reproductive health and rights for all: report of the Guttmacher-Lancet Commission. Lancet, 391: 2642–2692.

Sully EA, Biddlecom A, Daroch J, Riley T, Ashford L, Lince-Deroche N et al., Adding It Up: Investig in Sexual and Reproductive Health 2019. New York: Guttmacher Institute; 2020.

The United Nations Environment Programme and World Health Organization. (2013). Results of the global survey on concentrations in human milk of persistent organic pollutants. Sixth meeting of the Conference of the Parties to the Stockholm

Convention on Persistent Organic Pollutants. UNEP/POPS/COP.6/INF/33/ Geneva.

UN (2023). World Population Prospects : The 2019 revision. New York: United Nations, Department of Economic and Social Affairs, Population Division; 2019 (https://esa.un.org/unpd/wpp/).

UN, Sustainable Development Goals (https://sdgs.un.org/goals/goal3)

UNAIDS (2023). Global HIV & AIDS statistics — Fact sheet. https://www.unaids.org/en/resources/fact-sheet

UNDP (2023). 2021 Global Multidimensional Poverty Index (MPI). https://hdr.undp.org/search?search_api_fulltext=multidimensional-poverty-index

UNDP (2023). The dimensions, indicators, deprivation cutoffs, and weights of the global Multidimensional Poverty Index. https://hdr.undp.org/content/2022-global-multidimensional-poverty-index-mpi#/indicies/MPI

UNFPA. (2019). Sexual and Reproductive Health and Rights: An Essential Element of Universal Health Coverage

UNICEF (2017). Narrowing the Gap-the power of investing in the poorest children. https://data.unicef.org/resources/narrowing-the-gaps/

UNICEF Female genital mutilation, https://www.unicef.org/protection/female-genital-mutilation

UNICEF, WHO, WORLD BANK GROUP, UN (2018). Levels and trends in child mortality report 2018.

UNICEF, World Health Organization, World Bank Group, & United Nations. (2021). Levels and trends in child mortality: Report 2021. Retrieved from https://www.unicef.org/reports/levels-and-trends-child-mortality-report-2021

United Nations (UN) Global Database on Female Genital Mutilation, https://www.who.int/reproductivehealth/topics/fgm/prevalence/en/

United Nations Department of Economic and Social Affairs, Population Division (2020). World Family Planning 2020 Highlights: Accelerating action to ensure universal access to family planning (ST/ESA/SER.A/450).

United Nations Department of Economic and Social Affairs. World Population Prospects, 2019 Revision: Age-specific fertility rates by region, subregion and country, 1950-2100 (births per 1,000 women) Estimates. Online Edition [cited 2021 Dec 10]. Available from: https://population.un.org/wpp/Download/Standard/Fertility/

United Nations Global SDG Database & World Bank (2023). Proportion of population below international poverty line (%) SI_POV_DAY1. https://consensomontevideo.cepal.org/en/indicators/proportion-population-below-international-poverty-line-sex-age-employment-status-and

United Nations Office for Disaster Risk Reduction. (2015). Sendai Framework for Disaster Risk Reduction 2015-2030. Geneva.

United Nations Population Fund. (2021). Obstetric fistula. https://www.unfpa.org/obstetric-fistula

United Nations Women. (2021). Facts and figures: Ending violence against women. Retrieved from https://www.unwomen.org/en/what-we-do/ending-violence-against-women/facts-and-figures

United Nations, Department of Economic and Social Affairs, Population Division (2022). Estimates and Projections of Family Planning Indicators 2022.

United Nations, Department of Economic and Social Affairs, Population Division. Family Planning and the 2030 Agenda for Sustainable Development. New York: United Nations. https://www.un.org/en/development/desa/population/publications/pdf/family/familyPlanning_DataBooklet_2019.pdf

United Nations, Department of Economic and Social Affairs, Population Division. Fertility among young adolescents aged 10 to 14 years. New York: UNDESA, PD, 2020.

WHO (2011), From burden to "best buys": Reducing the economic impact of NCDs in low- and middle-income countries Executive summary 2011, p.5.

WHO (2013). Global action plan for the prevention and control of noncommunicable diseases 2013-2020, p.5.

WHO (2016). SDG 지속가능보건개발. 계축문화사. 남은우 (역).

WHO (2017). Best buys' and other recommended interventions for the prevention and control of noncommunicable diseases. Geneva: World Health Organization.

WHO (2019). Global health estimates: Leading causes of death: Cause-specific mortality, 2000-2019https://www.who.int/data/gho/data/themes/mortality-and-global-health-estimates/ghe-leading-causes-of-death

WHO (2019). Influenza (Seasonal). https://www.who.int/news-room/fact-sheets/detail/influenza-(seasonal)

WHO (2019). WHO Global NCD Action Plan 2013-2020. Geneva: WHO; 2013. https://www.who.int/publications/i/item/9789241506236

WHO (2023). Cause-specific mortality, 2000-2019. https://www.who.int/data/gho/data/themes/mortality-and-global-health-estimates/ghe-leading-causes-of-death

WHO (2023). Climate change and health. https://www.who.int/news-room/fact-sheets/detail/climate-change-and-health

WHO (2023). Diarrhoeal disease. https://www.who.int/news-room/fact-sheets/detail/diarrhoeal-disease

WHO (2023). Drinking-water. https://www.who.int/news-room/fact-sheets/detail/drinking-water

WHO (2023). GLOBAL HEALTH ESTIMATES 2019 SUMMARY TABLES:DEATHS BY CAUSE, AGE AND SEX, BY WORLD BANK INCOME GROUP, 2000-2019. https://www.who.int/data/gho/data/themes/mortality-and-global-health-estimates

WHO (2023). Global Health Estimates. https:/ /www.who.int/data/gho/data/themes/mortality-and-global-health-estimates

WHO (2023). Hepatitis. https://www.who.int/health-topics/hepatitis#tab=tab_1

WHO (2023). Immunization, Vaccines and Biologicals. https://www.who.int/immunization/diseases/measles/en/

WHO (2023). methods and data sources for global causes of death 2000-2019. Global Health Estimates Technical Paper WHO/DDI/DNA/GHE/2020.2. Geneva: World Health Organization; 2029 https://www.who.int/docs/default-source/gho-documents/global-health-estimates/GlobalCOD_method_2000_2019.pdf.

WHO (2023). Monitoring health for the SDGs https://www.who.int/data/gho/data/themes/world-health-statistics

WHO (2023). Neglected tropical diseases. https://www.who.int/news-room/questions-and-answers/item/neglected-tropical-diseases

WHO (2023). Noncommunicable diseases.https://www.who.int/news-room/fact-sheets/detail/noncommunicable-diseases

WHO (2023). Premature deaths due to noncommunicable diseases (NCD) as a proportion of all NCD deaths

WHO (2023). Proportion of population below the international poverty line (%). https://www.who.int/data/gho/indicator-metadata-registry/imr-details/4744

WHO (2023). Sanitation. https://www.who.int/news-room/fact-sheets/detail/sanitation

WHO (2023). SDG Goal 6 Ensure availability and sustainable management of water and sanitation for all. https://www.who.int/data/gho/data/themes/topics/sdg-target-6-ensure-availability-and-sustainable-management-of-water-and-sanitation-for-all

WHO (2023). the top 10 causes of death. https://www.who.int/news-room/fact-sheets/detail/the-top-10-causes-of-death

WHO (2023). WASH Water Sanitation and Hygiene. https://www.who.int/health-topics/water-sanitation-and-hygiene-wash#tab=tab_1

WHO (2023). World Health Assembly approves a global implementation roadmap to accelerate action on noncommunicable diseases (NCDs). https://www.who.int/news-room/feature-stories/detail/world-health-assembly-approves-a-global-implementation-roadmap-to-accelerate-action-on-noncommunicable-diseases-(ncds)

WHO (2023.4.13). WHO Coronavirus (COVID-19) Dashboard. https://covid19.who.int/

WHO, Newborn mortality (https://www.who.int/data/gho/data/indicators/indicator-details/GHO/newborn-mortality)

World Bank (2022). The state of global learning poverty: 2022 update.

World Economic Forum (2011). The Global Economic Burden of Non-communicable Diseases. https://www3.weforum.org/docs/WEF_Harvard_HE_GlobalEconomicBurdenNonCommunicableDiseases_2011.pdf

World Economics (2023). MYS, Mean years of schooling. https://www.worldeconomics.com/Indicator-Data/ESG/Social/Mean-Years-of-Schooling/

World Family Planning 2022 Meeting the changing needs for family planning: Contraceptive use by age and method

World Health Organization (WHO) Female genital mutilation, https://www.who.int/teams/sexual-and-reproductive-health-and-research/female-genital-mutilation

World Health Organization (WHO). (2021). Violence against women. Retrieved from https://www.who.int/news-room/fact-sheets/detail/violence-against-women

World Health Organization (WHO): https://www.who.int/health-topics/sexually-transmitted-infections#tab=tab_1

World Health Organization and United Nations Children's Fund. WHO/UNICEF joint database on SDG 3.1.2 Skilled Attendance at Birth. Available at: https://unstats.un.org/sdgs/indicators/database/.

World Health Organization. (2021). Obstetric fistula. https://www.who.int/news-room/fact-sheets/detail/obstetric-fistula

Zambia Statistics Agency, Ministry of Health (MOH) Zambia, and ICF. Zambia Demographic and Health Survey 2018. Lusaka, Zambia, and Rockville, Maryland, USA: Zambia Statistics Agency, Ministry; 2018.

4

집단건강위기와 국제협력

GLOBAL HEALTH AND NURSING

제4장

집단건강위기와 국제협력

1. 집단건강위기와 간호
2. 글로벌보건안보 이해
3. 해외긴급구호
4. 팬데믹과 글로벌 건강

제4장

집단건강위기와 국제협력

학습목표

1. 대형재난 발생으로 인한 집단의 건강요구를 이해한다.
2. 글로벌 관점에서의 재난간호 역량을 나열할 수 있다.
3. 재난 단계별 간호실무를 이해한다.
4. 글로벌보건안보의 중요성을 설명할 수 있다.
5. 해외긴급구호 활동의 실제를 이해한다.
6. 팬데믹이 보편적 건강형평성 달성에 미치는 영향을 이해한다.

재난은 단기간에 다량의 사상자를 발생시키고 만성질환의 악화와 건강서비스 접근성 저하로 인해 집단건강위기가 초래되며, 보건의료체계는 수용능력을 초과하거나 보건인프라의 손실로 인해 최소한의 건강서비스 제공조차 마비되는 상황에 이를 수 있다.

간호사는 재난 시 최일선에서 대응하는 보건의료직으로서, 재난의 단계별 상황을 이해하고 우선순위를 판단하며, 법적 · 윤리적 지침을 준수하면서 적절히 대응해야 한다. 해외에서 발생한 재난이 해당 국가의 대응 역량을 초과할 때, 각국은 인도적 지원을 하게 되며, 우리나라 역시 해외긴급구호대를 파견하고 있어, 의료인으로서 관련 국제규범이나 행동강령을 기본적으로 숙지하여야 한다.

본 장에서는 전 세계적으로 증가하고 있는 재난이 집단건강위기를 초래함에 따라 글로벌 관점의 간호역량과 인도적 지원을 위한 국제적 협력에 대해 다루고자 한다.

01 집단건강위기와 간호

1) 재난 이해

(1) 재난의 정의

재난이란 어떤 규모든 해당 지역사회의 노출정도, 취약성 및 대응역량 등과 상호작용하는 위협요인으로 인해 인명, 재산, 경제 및 환경적 손실을 초래하는 지역사회 또는 인구집단 기능의 심각한 붕괴를 말한다(International federation of Red Cross, IFRC, 2023).

재난을 의미하는 'disaster'는 세계적으로 재난의 유형에 관계없이 사용되고 있으나, 우리나라는 '재해' 또는 '재난'으로 혼용하고 있는데, 이는 과거 풍수해 정도를 재해로 여기다가 1995년 '삼풍사고' 이후 대형사고 대응을 위한 '재난관리법'을 제정하면서, 자연재난으로 인한 피해를 의미했던 '재해'와 구분하였다. 그러나 통합관리 차원에서 2004년 6월 '재난 및 안전관리기본법'이 제정되면서, 두 개의 용어는 '재난'으로 통일되었으며, 재난이란 "국민의 생명 · 신체 · 재산과 국가에 피해를 주거나 줄 수 있는 것"으로 정의하고 있다(재난 및 안전관리 기본법, 2022).

(2) 재난의 유형

재난의 유형은 통상, 발생 원인에 따른 분류를 주로 사용하나, 발생기간, 발생지역, 피해규모에 따라서도 분류된다.

재난 발생원인에 따른 분류는 자연재난(natural disasters)과 인적재난(human-caused disasters)으로 구분하며, 인적재난은 인간의 활동과 관련된 재난을 말하며, 산업의 발달과 연관된 기술재난(technological disasters), 전쟁, 테러 등을 포함한다. 우리나라는 재난의 유형을 자연재난과 사회재난으로 분류하며, 자연재난으로 태풍, 홍수, 호우, 강풍, 풍랑, 해일, 대설, 한파, 낙뢰, 가뭄, 폭염 등 기후성 재난과 지진, 황사, 조류대발생, 조수, 화산활동, 소행성 · 유성체 등 자연우주물체의 추락 · 충돌과 같은 지질성 재난, 그 밖에 이에 준하는 자연현상으로 인한 피해를 포함한다. 사회재난은 화재, 붕괴, 폭발, 교통사고, 화생방사고, 환경오염사고, 에너지, 통신, 교통, 금융, 의료, 수도 등 국가기반체계의 마비와 '감염병의 예방 및 관리에 관한 법률'에 따른 감염병 또는 '가축전염병예방법'에 따른 가축전염병의 확산, 미세먼지로 인한 피해 등을 포함한다(표 4-1).

표 4-1 우리나라 재난유형 분류(재난 및 안전관리 기본법, 2022)

분류	재난 유형
자연재난	태풍, 홍수, 호우(豪雨), 강풍, 풍랑, 해일(海溢), 대설, 한파, 낙뢰, 가뭄, 폭염, 지진, 황사(黃沙), 조류(藻類) 대발생, 조수(潮水), 화산활동, 소행성 · 유성체 등 자연우주물체의 추락 · 충돌, 그 밖에 이에 준하는 자연현상으로 인하여 발생하는 재해
사회재난	화재 · 붕괴 · 폭발 · 교통사고(항공사고 및 해상사고를 포함한다) · 화생방사고 · 환경오염사고 등으로 인하여 발생하는 대통령령으로 정하는 규모 이상의 피해와 국가기반체계의 마비, 「감염병의 예방 및 관리에 관한 법률」에 따른 감염병 또는 「가축전염병예방법」에 따른 가축전염병의 확산, 「미세먼지 저감 및 관리에 관한 특별법」에 따른 미세먼지 등으로 인한 피해

최근 들어, 재난의 유형은 복합재난(combined disaster 또는 hybrid disaster)을 추가하고 있는데, 이는 일차적 재난 발생으로 인해 이차적 재난이 속발하는 것으로 2011년 동일본대지진 발생 후 이어진 후쿠시마 원전폭발이 대표적인 사례라 할 수 있다.

(3) 재난 패러다임

재난의 속성을 나타내는 재난공식은 위험공식을 통해 설명되기도 하는데, 예를 들어 '태풍'이 재난으로 인정되는 데는 '태풍'이라는 위험요소, 노출 정도, 해당 지역의 취약성, 그리고 관리역량에 따라 결정된다. 이는 사회학자들의 재난패러다임(disaster paradigm)과도 일치한다. 1950년대 이후 사회학자들은 재난이 해당 지역사회의 취약성(vulnerability)과 밀접한 관계가 있다고 보았으며, 그 취약성을 줄이는 것이 재난관리의 중요한 요소라고 여겼다. 그러나 재난의 패러다임은 취약성(vulnerability) 감소에서 회복력 또는 리질리언스(resilience)로 전환하면서, 재난에 대한 지역사회의 자발적 회복력 강화가 중요시되고 있다. 재난의 공식에 의하면, 재난의 위험은 위해요인(태풍, 지진 등)의 세기, 위험에의 노출 정도(기간, 빈도, 인구 수 등), 취약성에 비례하며, 재난관리 능력에 반비례 함을 알 수 있다(그림 4-1). 즉, 지역사회는 재난관리 역량을 축적함으로써, 재난에 대한 리질리언스를 강화하게 된다.

$$\text{Risk} = \text{Hazards} \times \text{Exposure} \times \frac{\text{Vulnerability}}{\text{Manageability}}$$

그림 4-1 재난 공식

(4) 재난경감을 위한 국제적 합의

기상이변과 대도시화는 재난 발생빈도와 피해량을 가중시키고 있다. 유엔을 주축으로 전 세계는 2015년부터 15년간 센다이강령, 지속가능발전목표, 파리기후협정이라는 3대 국제적 합의에 참여하여, 지구 온난화 속도를 낮추고 재난위험을 경감시키는 것을 공동목표로 하고 있다.

① 센다이강령

2015년 3월 일본 센다이에서 개최된 제3차 세계재난위험경감회의에서 채택된 센다이강령의 정식 명칭은 'Sendai Framework for Disaster Risk Reduction 2015-2030'이다. 센다이강령은 효고강령(HFA: Hyogo Framework for Action 2005-2015)을 계승하고 있어, 'Post-2015 Framework for Disaster Risk Reduction'으로도 불리며, 새로운 재난위험을 방지하고, 현존하는 재난의 위험을 줄이기 위한 7개의 명확한 목표를 정하였다. 센다이강령의 실행을 위한 기구인 유엔재난위험경감사무국(United Nations Office for Disaster Risk Reduction, UNISDR)은 1999년 창설되었으며, 동북아사무소가 우리나라 인천 송도에 위치하고 있다.

센다이강령 7대 목표

1. 2005-2015년 대비 2030년까지 세계적으로 인구 십만 명당 재난사망률을 실질적으로 줄인다.
2. 2005-2015년 대비 2030년까지 세계적으로 인구 십만 명당 이재민수를 실질적으로 줄인다.
3. 2030년까지 세계 국내총생산(GDP) 대비 재난과 직접 관련된 경제적 손실을 줄인다.
4. 2030년까지 복원력 개발을 통해 보건 · 교육시설을 포함한 기초 서비스 붕괴와 주요 기반시설의 재난피해를 실질적으로 감소시킨다.
5. 2020년까지 국가적 · 지방적 차원의 재난위험경감전략을 갖춘 국가수를 실질적으로 늘린다.
6. 2030년까지 본 강령을 이행하기 위한 국가 차원의 조치를 보완하는 적절하고 지속 가능한 지원을 통해 개발도상국에 대한 국제협력을 실질적으로 강화한다.
7. 2030년까지 조기경보시스템(multihazard early warning system), 재난위험정보 및 평가의 가용성과 접근성을 실질적으로 강화한다.

② 지속가능발전목표

UN은 개발도상국의 빈곤퇴치, 보건, 기초교육, 감염병관리, 인프라, 국제협력 등에 대한 새천년개발목표(Millenium Development Goals, MDGs)에 이어, 세계 모든 국가가 참여하는 지속가능발전목표(Sustainable Development Goals, SDGs)를 수립하였다. SDG의 궁극적 목적은 17개 글로벌 목표와 169개 세부목표를 실천함으로써, 빈곤 퇴출, 기후변화로부터의 보호, 그리고 인류가 평화와 번영을 누리고자 함이다. 글로벌 목표 3은 보건에 해당하며, 모든 국가가 국내외 건강위협에 대해 위험을 경감하고 관리하는 역량을 강화하는 데 초점을 두고 있다.

③ 파리기후협정

1992년 리우정상회의(Rio Summit)는 기후변화를 주제로 한 회의로, 2015년 11월

파리에서 채택된 기후협정의 시작점이 되었다. 파리기후협정(The Paris Climate Change Agreement)은 법적 효력을 갖는 국제협정으로, 지구 온난화를 2℃ 미만으로 유지할 것을 주요 목표로 삼고 있다.

2) 재난유형별 건강요구

재난으로 인해 피해를 입은 인구집단의 건강요구는 재난의 유형에 따라 다르다. 대표적인 예로, 육지에서 발생한 지진은 다발성골절과 같은 외상환자가 많이 발생하나, 바다 밑에서 발생하는 지진인 쓰나미의 경우, 외상보다는 익사하는 사망자가 대부분이다. 재난 유형별 건강요구에 대한 사전지식과 준비는 효율적인 대응과 복구를 위한 기본조건이다. 여기에서는 재난 피해지역에 대한 인도적 지원을 수행하는 데 있어 국가간 이해상충이나 내정간섭의 우려가 적은 자연재난을 중심으로 살펴보고자 한다.

지구 온난화로 인한 기후성 재난의 발생 빈도와 피해량이 크게 증가하고 있다. 세계적으로 대형 자연재난 발생 건수는 2021년 기준, 연간 387건으로, 지난 20년간(2002~2021) 평균인 370건보다 많았으며, 재난으로 인한 사망자 수는 30,704명으로 지난 20년간 평균 60,955명보다 적었다. 재난 유형별 발생 건수는 홍수, 지진, 폭풍 순

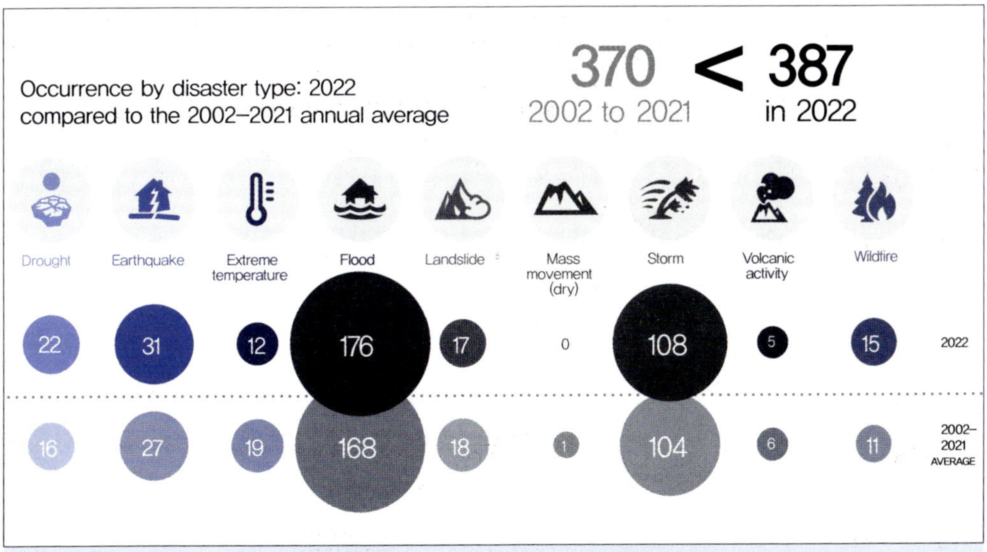

그림 4-2 지난 10년 평균 자연재난 발생 건수 대비 2022년 발생 건수

출처 : Centre for Research on the Epidemiology and Disasters

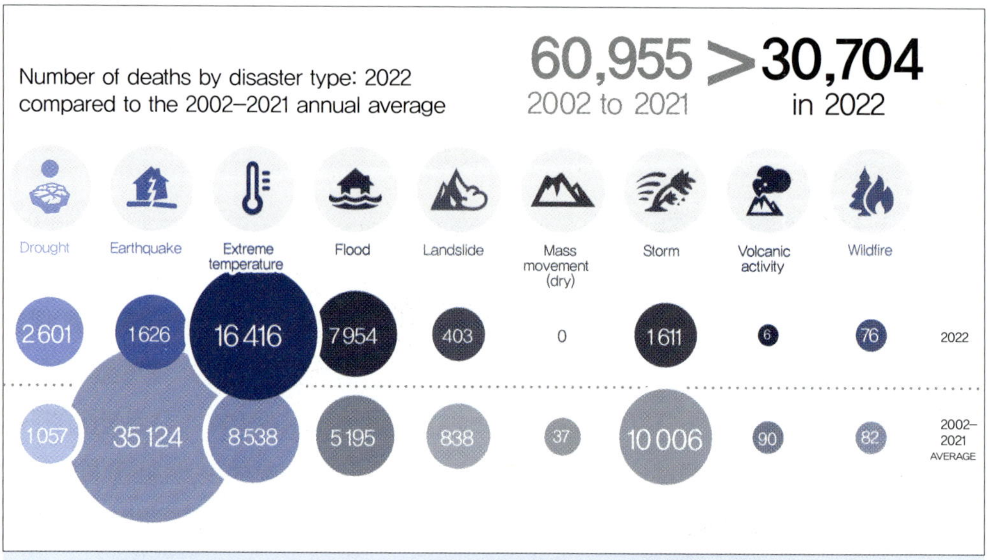

그림 4-3 지난 10년 평균 자연재난 피해 사망자 수 대비 2022년 사망자 수

출처: Centre for Research on the Epidemiology and Disasters

으로 많고, 사망자 수는 폭염, 홍수, 가뭄 순으로 나타나 이상 고온 현상으로 인한 피해 예방을 위한 대책이 시급한 실정이다. 한편, 재난 발생 건수 대비 인명피해는 아시아 지역에 집중되어 있는데, 이는 아시아 대륙의 면적이 크고 인구밀도가 높은 반면 재난관리 역량이 취약하기 때문이다.

(1) 홍수

집중호우와 같이 배수시설이 강유량을 감당하지 못할 정도로 비가 오게 되면 홍수로 이어지게 된다. 사회경제적 요인으로는 인구의 대다수가 하천 연안지역에 주거하고 있고, 도시화 · 산업화로 인해 일정 지역에 인구가 집중되어 더 큰 피해로 이어지고 있다.

홍수에 있어 가장 심각한 문제는 상수관과 하수시설의 파손으로 두 가지가 합류됨으로써 독성이 높은 생물학적 혹은 화학적 독극물에 노출되는 것이다. 홍수로 인한 사망이나 실종의 주요 원인은 익사이다. 생존자의 경우 대부분 찰과상, 열상 및 궤양 등의 경증을 보이나, 작은 상처라도 감염증이 빈발하므로 유의해야 한다. 홍수 피해지역은 복구 단계에서 깨끗한 식수 확보나 쓰레기 처리 등, 환경위생을 유지함으로써 2차적 질병 발생을 예방하고, 침수된 건물의 붕괴나 감전 등에 유의하도록 주민교육을 제공해야 한다. 일반적으로 홍수 피해지역에서 주로 발생할 수 있는 수인성 질환으로는 렙토스피라증, 장티푸스, 파라티푸스, A형 간염, 살모넬라, 이질균 및 대장균과 같은 수인성 감염병과 오염된 물에 접촉함으로써 생기는 피부질환과 안질환, 고인 물에서 번식하는 매개체로서 아보바이러스, 말라리아 등이 발생하기도 한다.

침수된 지역의 복구기간이 지연되는 경우, 학교, 노인정, 마을회관 등 미리 지정된 대피장소에서 일시대피자를 위한 집단구호(mass care)가 요구되며, 적절한 보온으로 감기를 예방하고, 구호품과 깨끗한 식수 및 단체급식을 제공하여 개인위생 및 건강 유지를 지원하여야 한다. 재난대응에 취약한 노인, 아동, 만성질환자, 외국인 거주자 등에 대한 배려가 요구되며, 집단생활로 인한 각종 감염성 질환 확대를 감시하고, 정기적 치료를 요하는 만성질환자(당뇨, 고혈압, 신부전, 관절염 등)의 투약과 치료를 지원하여야 한다. 재난피해로 인한 상실감과 집단생활로 인한 제한된 사생활 보호 등은 스트레스 증가의 원인이 된다.

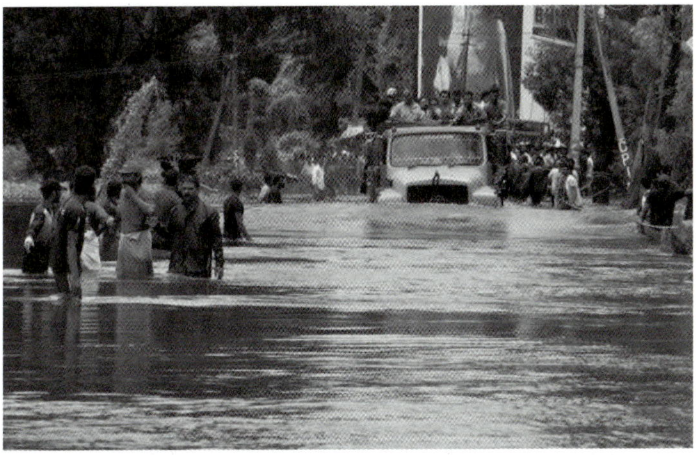

그림 4-4 2018년 인도 Karala 지역 홍수 피해현장

출처 : indianexpress.com 2018.8.20.일자

(2) 열대성 저기압

열대성 저기압은 적도면에서 위도 5~30° 사이에서 적어도 332kph의 강도를 유지하고 비를 형성하는 회전성 폭풍으로, 북반구에서는 오른쪽 방향으로, 남반구에서는 왼쪽 방향으로 진행한다. 열대성 저기압은 지역에 따라 그 이름이 다른데, 대서양지역과 오세아니아에서는 허리케인(hurricane), 인도양에서는 싸이클론(cyclone), 태평양과 동아시

아에서는 태풍(typhoon)으로 불린다.

열대성 저기압은 해변가에서 폭풍해일을 일으키며, 손상으로 사망의 주요 원인은 90%가 익사이다. 발생 초기에는 강한 비바람에 의해 건물붕괴나 파편에 의한 골절, 찰과상, 열상 등의 손상이 주로 발생하며 홍수로 이어지기도 한다. 재난을 복구하는 과정에서 감전과 같은 사고가 발생하며 설사, 콜레라 등의 수인성 전염병 및 상처감염에 의한 질병이 발생하고 지역에 따라 기아와 탈수를 경험하기도 한다.

열대성 저기압으로 인한 피해를 살펴보면, 2005년 미국의 플로리다, 미시시피, 루이지애나 등 7개 주에 거쳐 발생한 허리케인 '카트리나'는 뉴올리언즈의 80%를 침수시켰으며, 1,299명의 사망자와 250 여만 세대의 이재민, 1,000억 달러의 경제적 손실을 발생시킨 바 있다. 특히 2012년은 열대성 저기압으로 인한 국제적 피해가 컸던 해로서, 미국은 허리케인 '샌디'로 인해 131명의 사망과 53조 원이라는 천문학적 재산피해를 입었다. 아시아에서는 2013년 필리핀의 타클로반을 강타한 태풍 '하이옌'으로 인해 7,700명 이상의 사망 또는 실종자가 보고되었으며, 이재민수는 1,400만 명에 달하였다. 태풍 하이옌은 해외에서 긴급구호를 위해 입국한 의료진에 대해 질 보장을 위해 WHO의 모니터링이 적용된 첫 사례이기도 하다.

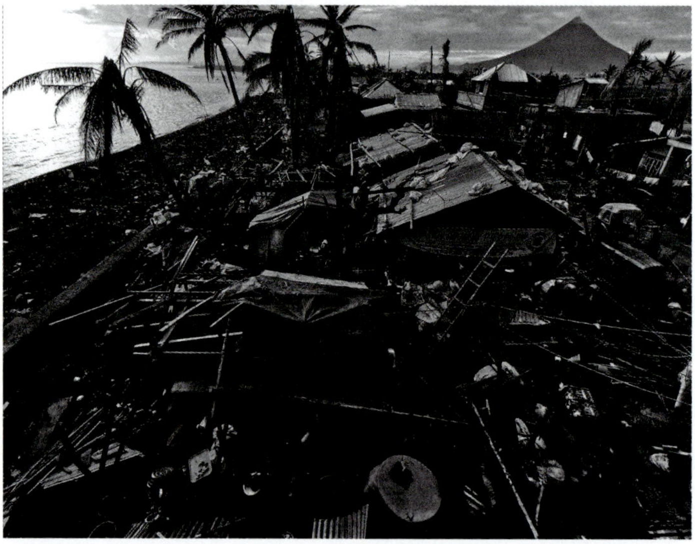

그림 4-5 2020년 필리핀 다바오 태풍 피해 현장

출처 : davaotoday.com, 2020.11.12.일자

(3) 지진

지진은 판구조론(plate tectonics)에 기반을 두며, 지구를 구성하는 두께 100km의 판들의 하부에 내력이 갑자기 소실되어 fault zone이 형성되면서 생기는 현상이다. 지진이 발생한 지역 내 의료시설도 예외는 아니어서 단수, 정전, 시설파괴 시 응급수술이나 중환자 치료가 중단되어 인명피해가 가중될 수 있다. 지상에서 발생한 지진 피해자의 건강요구는 주로 건물붕괴나 파편에 의한 두부손상이나 관통상이 많으며, 출혈로 인해 사망하게 된다. 반면에, 지진성 해일(쓰나미)이 발생한 경우, 인명피해는 대부분 익사이다.

지진 시 건물더미에 장시간 깔려 있던 피해자는 구조 후 구획증후군이 나타날 경우, 근막절개술(fasciotomy)을 필요로 하며, 압좌증후군으로서, 저혈성 쇼크, 과칼륨증, 신부전증, 부정맥 등의 증상을 보일 수 있다. 그 외에 먼지 흡입으로 인해 폐부종이 발생되기도 하며, 석면이나 먼지 속에 포함된 여러 물질의 독성에 의해 피해자나 구조자에게 아급성 또는 만성적인 폐질환이 유발될 수 있다. 지진은 가옥과 사회기반시설, 공공건물의 파괴를 가져오므로 복구지원에 어려움을 겪게 되며, 주거 환경의 문제로 이차적인 건강문제를 야기할 수 있다.

1995년 일본 고베에서 지진이 발생하여 당시 사망 6,436명, 이재민 316,678명을 기록하였으며, 2004년 12월 26일 인도네시아, 스리랑카 등 남아시아에서 발생한 지진성 해일(쓰나미)은 283,100명의 사망 또는 실종되는 피해를 입혔다. 또한, 2005년 파키스탄의 무자파라바드에서 발생한 진도 7.6의 지진으로 86,000여 명의 사망자와 350여만 명의 이재민을 발생시킨 바 있다.

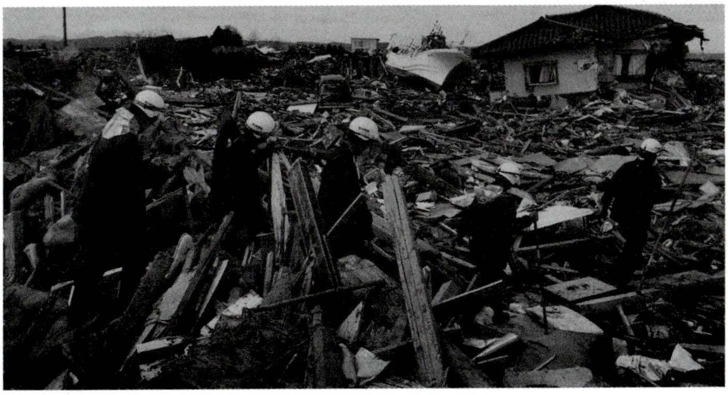

그림 4-6 2011년 동일본대지진 피해 현장

출처 : cbc.ca 2016.3.10.일자

2008년 중국 쓰촨성 원촨지역에서 규모 8.0의 강력한 지진으로 8만여 명의 사망 또는 실종자와 25만여 명의 부상자, 그리고 5백만 명의 이재민이 발생하였으며, 2010년 아이티에서 발생한 강도 7.0의 지진으로 사망자 17만여 명, 이재민 150만여 명이 발생하였다. 2011년 동일본대지진으로 불리는 이와테현 토호쿠지역 쓰나미는 진도 9.0 규모로서, 사망자 15,889명, 실종자 2,601명, 부상자 6,152명이었으며, 2,350억 불의 재산피해를 내었다. 한편, 자연재난인 쓰나미로 인해 후쿠시마 원자력발전소의 원자로 폭발로 방사능오염이라는 인위재난을 속발시킨 복합재난의 대표적 사례가 되었다.

(4) 화산폭발

화산폭발은 다량의 화산재를 분출하는데 화산재는 호흡기를 통해 흡입되어 기도 내의 수분과 함께 응어리져 기도폐쇄를 유발하며, 고온의 증기에 의한 화상, 치명적인 유독가스의 분출에 의한 치명적인 손상을 유발한다.

1991년 6월 필리핀의 피나투보 화산폭발은 1912년 알래스카에서 발생한 노바룹타 화산폭발에 이어 20세기 두 번째 규모의 폭발로 기록되었으며, 약 2,000만톤의 이산화황이 분출되었으며, 1991~1993년 사이에 지구온도가 0.5℃ 하강할 만큼 위력적이었다. 마그마 분출에 의한 쇄석의 급격한 흐름은 치명적이며, 화산 정상의 눈이 녹아 생긴 고온의 진흙탕물인 lahar는 마을을 순식간에 덮치기도 한다. 1985년 콜롬비아 Nevado del Ruiz 화산폭발 시 2만여 명이 매몰되기도 하였다.

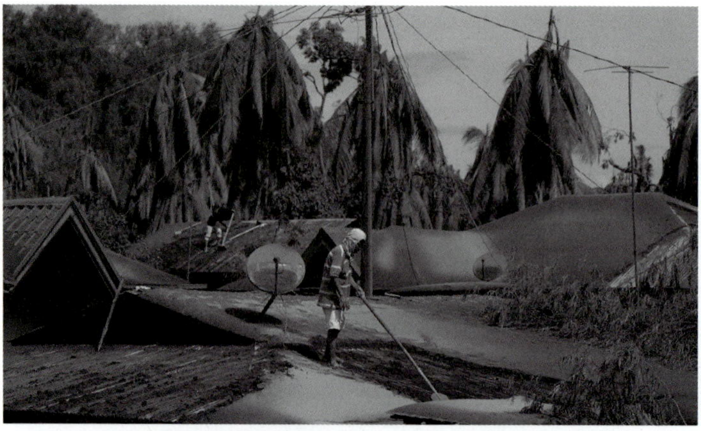

그림 4-7 2020년 필리핀 바탕가스 Taal 화산폭발 현장

출처 : buzzfeednews.com 2020.1. 15일자

화산폭발의 간접적인 영향은 깊은 분화구에 위치한 호수에 유독가스(90%의 수증기 외에 이산화탄소, 이산화황, 황화수소, 수소, 불소 등)가 녹아드는 것이며, 가스의 돌발적인 분출은 폐부종, 결막염, 관절통, 근육쇠약, 피부의 물집 등을 유발할 수 있다. 화산폭발은 다량의 화산재를 분출하고, 건물의 지붕 위에 쌓인 화산재는 뜨거워진 공기층이 비를 동반하게 되면서 콘크리트화되고 이로 인해 건물이 붕괴되기도 한다.

아이슬랜드의 에이야퍄들라이외쿠틀 화산은 2010년 3월 용암을 포함한 분화가 있었으며, 4월에는 화산재 위주의 분화가 발생하였는데, 거주자가 드문 곳에서 발생하여 인명피해는 없었으나, 인근 유럽국가의 항공기 운항에 차질을 빚었다. 일본의 가고시마 지역에 위치한 사쿠라지마 화산은 1914년 대폭발 후, 2009년 이후에도 여러 차례 화산재를 뿜는 폭발을 거듭하고 있다.

(5) 산사태

산사태(landslides)는 지질 및 기상 등 여러가지 원인으로 인해 다량의 바위, 흙, 잔해물들이 경사면 아래로 흘러내리는 것을 말한다. 산사태는 집중호우, 화재, 지진, 화산분출 그리고 인간에 의한 무분별한 자연개발로 인해 초래되는데, 산사태와 함께 이류(mudflow) 또는 잔해물 흐름(debris flow)이 발생하여 피해를 가중시킨다.

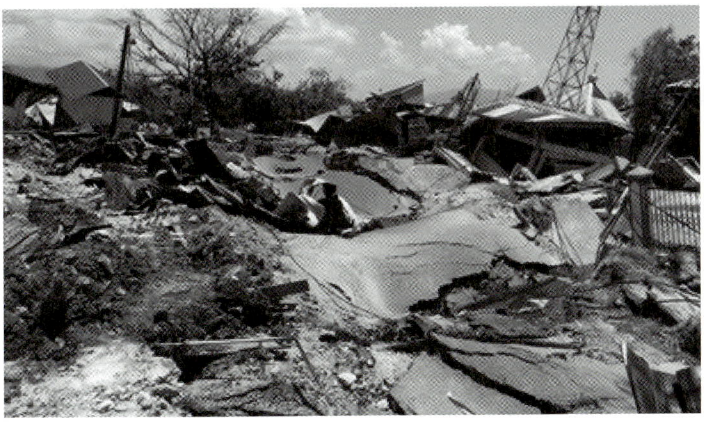

그림 4-8 2018년 인도네시아 술라웨시 액상화 발생 현장

출처 : CNN, 2018

1998년 8월 18일 인도의 해발 2,100m에 위치한 Kalpa 마을에서 산사태가 발생하여

최소한 255명이 사망하였다. 2006년 1월 17일 필리핀 레이테섬 산사태로 최대 1,126명이 사망하거나 실종된 것으로 잠정 집계되었다. 우리나라에서는 2002년 태풍 '루사'의 영향으로 강원도 지역에서 산사태가 발생한 바 있다.

한편, 액상화(liquifaction)는 지표면 근처에서 토양이 느슨하게 채워지거나 물에 잠겼던 퇴적물이었던 곳에 지진과 같은 강하게 지반이 흔들림에 강도를 잃을 때 발생하게 된다. 건물 및 기타 구조물 아래 지표면에서 발생하는 액상화는 지진 발생 시 2차적으로 큰 피해를 입히게 된다. 1964년 니가타 지진은 일본 니가타에서 광범위한 액상화를 일으켜 많은 건물이 파괴되었으며, 2018년 술라웨시에서 규모 7.5의 지진이 발생한 후, 액상화가 동반되어 마을 전체가 쓸려 내려가는 피해가 발생하였다.

3) 글로벌 관점에서의 재난간호

(1) 재난간호의 정의

역사적으로 간호사는 주도적이지는 않았으나, 모든 재난 현장에서 활동하였다. 나이팅게일은 크리미아 전쟁(1853~1856) 동안 재난 상황에서 열악한 Scutari 병원의 시설과 인력을 개선함으로써, 부상자 사망률을 42%에서 2%로 낮출 수 있었다. 재난 상황에서

표 4-2 재난단계별 간호활동 흐름표

구 분	Pre-impact	Impact(0–72hrs)	Post-impact(after 72hrs)
재난단계	Planning/preparedness, Prevention, Warning	Response, Emergency management, Mitigation	Recovery, Rehabilitation, Reconstruction, Evaluation
간호활동	• 지역사회재난계획 참여 • Hazard mapping • Vulnerability analysis • 재난훈련 참여 • 재난간호요구도 파악 • 재난대응 인적자원 DB화 • 재난대응 평가계획 수립	• 재난대응계획의 활성화 • 위험요소 완화 • 정부, 지자체 협력체계 확보 • Triage와 간호 제공 • 재난지역 주민 보건문제 확인 • 대피소 확보와 급수, 급식 제공 • 위생, 쓰레기 처리 확인 • 역학적 감시 • 감염매개체 관리 • 간호인력자원 관리	• 지속적인 간호와 치료 제공 • 지속적인 역학적 감시 • 급수 · 급식위생 모니터링 • 현장진료 철수 • 지역보건의료체계 복구 • Re–triage와 환자 재배치 • 생존자의 장기적 건강 모니터링 • 생존자의 심리적 건강 모니터링 • 직원대상 상담, 디브리핑 • 직원의 휴식 제공 • 재난간호 대응활동 평가 • 재난계획 수정

출처: Copyright 2018 Tener Goodwin Veenema

의 간호는 일상의 임상 간호 활동과 매우 다른 업무 환경이다. 나이팅게일은 영국으로 귀국한 후 전쟁터에서의 고된 경험으로 인해 극도의 피로와 우울 등 외상후스트레스증후군을 겪었다.

재난간호는 '재난으로 인하여 변화된 환경에서 스스로 문제를 해결할 수 없는 대상자를 돕기 위해 재난단계별 간호를 제공하는 것'이라고 정의할 수 있다.

재난간호 대상은 재난의 직접적인 피해자, 피해자의 가족, 재난대응자, 지역사회 등 다양하다. 재난에 대응하는 시간은 48~72시간으로, 효율적이고 신속한 대응을 위해서는 재난발생 전과 후에 수행되는 활동도 중요하다.

(2) ICN 재난간호역량

국제간호협의회(International Nurses Council, ICN)는 재난 피해자의 건강요구에 부응하기 위해 2009년 재난관리 연속선을 고려한 재난간호역량 프레임워크를 발표하였다.

당시 재난간호역량을 4개 영역으로 구분하여 예방과 완화 역량(위험감소, 질병예방과 건강증진, 정책개발과 계획), 대비역량(윤리적 실천, 법적 실천 및 책임, 의사소통과 정보공유, 교육과 대비), 대응역량(지역사회 관리, 개인과 가족관리, 취약집단 관리), 회복과 재활역량(장기적인 개인 · 가족 · 지역사회의 관리)을 포함하였다(WHO & ICN, 2009).

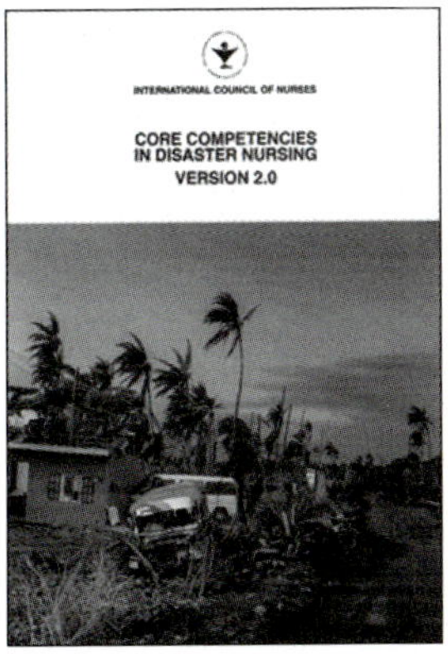

그러나, ICN은 Version 1.0이 국제적으로 공감대를 형성하는 데 어려움이 있다고 판단되어, 2019년 'ICN Core Competencies in Disaster Nursing Version 2.0'을 발표하였다(ICN, 2019). Version 2.0은 Version 1.0과 달리 재난간호역량을 8개 도메인으로 구성하고, 일반간호사를 위한 Level I, Level I을 이수한 기관 내 재난대응 담당자를 위한 Level II, 그리고 광범위한 재난대응과 해외 재난현장에 파견되는 간호사를 위한 Level III로 구분하였다.

표 4-3 ICN Core Competencies in Disaster Nursing Version 2.0

영역	내용
Domain 1	Preparation and Planning(대비와 계획) 모든 유형의 재난 상황에 대응하기 위한 대비와 자신감을 증대시키기 위한 활동

Domain 2	Communication(의사소통) 의료기관 내 혹은 재난현장에서 핵심적인 정보를 전달하고 의사결정 내용을 기록하는 활동
Domain 3	Incident Management(상황관리) 국가, 조직, 기관이 운영하는 대응 구조의 효율성을 위한 활동
Domain 4	Safety and Security(안전확보) 간호사, 동료, 환자의 재난대응에 있어 부담을 가중시키지 않도록 안전한 실무를 확보하는 활동
Domain 5	Assessment(사정) 환자, 가족, 지역사회에 대한 연속적인 간호제공의 근간이 되는 자료를 수집하는 활동
Domain 6	Intervention(중재) 재난의 상황관리 범위 내에서 환자, 가족, 지역사회에 대한 사정에 근거한 대응과정에서 제공되는 간호 및 기타 활동
Domain 7	Recovery(복구) 개인, 가족, 지역사회, 조직이 재난 발생 이전상태로 복귀하거나 더 나은 수준으로 나아감을 촉진하는 모든 활동
Domain 8	Law and Ethics(법과 윤리) 재난 및 응급간호를 위한 법적 · 윤리적 고려

출처 : International Council of Nurses. 2019. https://www.icn.ch/sites/default/files/inline-files/ICN_Disaster-Comp-Report_WEB_final.pdf

4) 재난단계별 간호요구

재난관리(disaster management)란 각종 재난을 관리하는 것으로서 재난으로 인한 피해를 극소화하기 위해 재난의 발달단계(완화, 대비, 대응, 복구)에 따른 정책의 개발과 집행과정을 포함한 일련의 회환 과정이다. 흔히 재난 시 간호활동이 재난발생 현장에 출동하여 응급처치 후 이송하거나 같은 사건으로 50명 이상의 사상자가 병원으로 유입될 때 수행되는 활동으로 인식하기 쉬우나, 효율적인 대응을 위해 재난단계 전반에 걸친 간호활동을 수용할 필요가 있다.

(1) 재난 완화 · 대비 단계

지역사회 일차보건의료를 담당하고 있는 간호사는 재난 발생 시 인명피해를 최소화하기 위해 평상 시 Risk Map을 작성하고, 재난 발생 시 지역주민의 대피를 유도하게 된다. 의료시설에서는 재난 발생에 대비하여 재난대응 계획을 수립하고 평상 시 교육과 훈련을 통해 다직군간 지역사회 자원간 협력관계를 유지하여야 한다.

① Risk Map 작성

Risk Mapping은 해당 지역사회 내의 위험요소와 재난약자를 파악하여 이를 지도에 표시하는 것을 말한다. 위험요인에 노출되어 있는 지역주민에게 이를 알리고 평소 주의를 기울이며, 이상현상이 있을 시 바로 신고하도록 교육한다. 재난약자는 '어린이, 노인, 장애인 등 재난에 취약한 사람' 또는 '각종 재난 및 사고예방 또는 사고발생 시 반드시 필요한 물품 또는 시설을 스스로 구입하여 비치 또는 설치하기 어려운 저소득자, 장애인, 소년소녀 가장 등'으로 정의되며, 국내거주 외국인을 포함한다. 위험요소에 대한 관내 표시와 동시에 고려해야 할 것은 위험요소에 대응하는 데 있어 유용한 자원의 유무, 장소, 양 등을 파악하여 목록을 작성하고, 이를 관련자 모두 알 수 있도록 한다.

② 지역사회 리질리언스 강화

지역사회 리질리언스(Community Resilience)는 지역주민을 위협하는 예상치 못한 재난에 대비하고, 대응하며, 복구할 수 있는 지역사회 전체의 회복력이다. 지역사회 회복력은 재난 단계별 계획을 수립하고, 지역사회 내 기관과 조직이 교육과 훈련에 참여하고, 재난 대비에 대한 이해를 공유함으로써 강화된다.

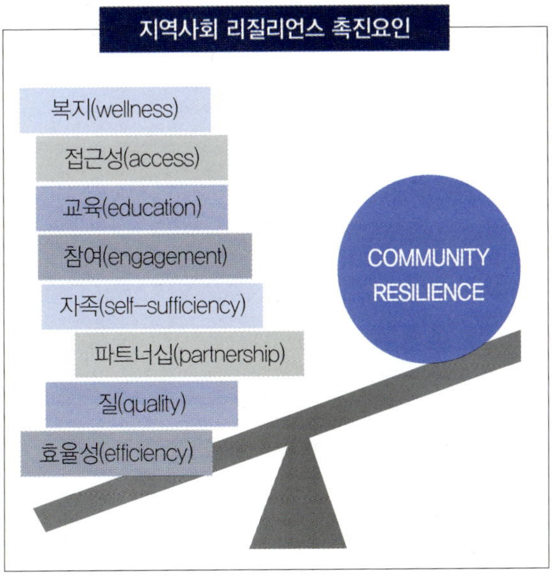

③ 병원재난대책 수립

미국의 경우, 의료기관평가원인 JCAHO(The Joint Commissions on Accreditation of Healthcare Organizations)는 모든 의료기관이 병원 내뿐만 아니라 병원 외 재난에 대한 종합적인 계획을 수립할 것을 의무화하고 있다. 국내에서도 2012년 이후 국내 의료기관평가제도 실시로 각급 의료기관은 연 1회 이상의 재난대응 훈련을 실시하고, 응급코드를 설정하는 등 안전관리 항목을 이행하고 있다. 의료시설의 재난대비 계획은 재난 전단계, 재난단계, 재난 후 단계로 구분하여 복잡하지 않으면서 최소한의 필수 항목을 포함하도록 권장한다.

병원재난대비 계획 구성요소

1) 재난 전단계(pre-disaster phase)
- 계획수립
- 재난 매뉴얼 작성
- 직원의 교육과 훈련

2) 재난단계(disaster phase)
- 활성화(activation): 응급코드발령, 상황지휘체계(ICS) 활성화
- 대응: 다중손상환자(MCI) 처치
- 비활성화(deactivation): 더이상 환자가 없음

3) 재난 후 단계(post-disaster phase)
- 평가와 부적절함에 대한 피드백, 윤리적 문제 확인

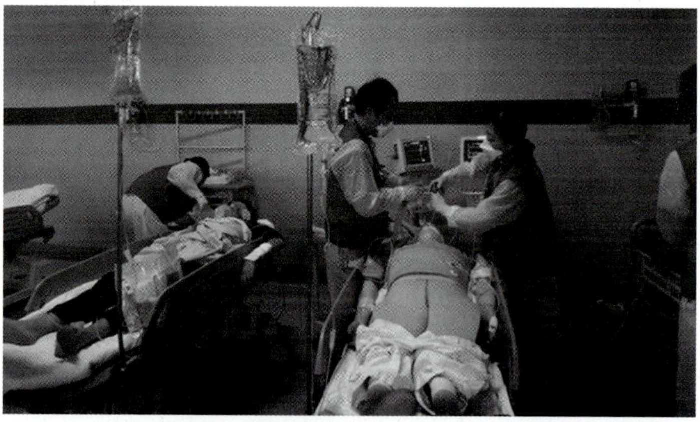

그림 4-8 3차 의료기관의 재난대비 훈련 장면

(2) 재난 대응단계

① 재난의료지원팀

재난의료지원팀(Disaster Medical Assistance Team, DMAT)은 평상 시 교육과 훈련을 통해 재난 현장 출동 및 병원내 재난에 대응하게 된다. 국내에서는 의사 1인, 간호사 2인, 행정요원 1인 등으로 구성하며 권역응급의료센터는 최소 2개 팀을 보유하고 있다. 미국의 경우, 연방 차원의 NDMS(National Disaster Medical System)를 두어, 보건복지부, 국토안보부, 국방부 및 재향군인회 간의 파트너십을 통해, 미국 내 재난 및 긴급 상황 발생 시 의료지원을 하는 소수정예 조직을 두고 있다.

DMAT는 재난 발생 시 현장에 출동하여 48시간 이내의 현장의료서비스(분류, 치료, 이송), 지역응급센터와 협력, 대피유도, 현장 수색 및 구조 지원, 환자의 장거리 이송, 감염 관리, CBRNE 피해자에 대한 오염 제거 등의 역할을 수행하게 된다.

② 중증도 분류

다중손상환자 발생 시(Mass Casualty Incident, MCI) 한정된 인원으로 최다수의 환자에게 의료를 제공하여야 하므로, 응급처치와 환자이송의 우선순위를 결정하기 위해 중증도 분류(triage)를 시행하게 된다. 이러한 일련의 신속한 대처가 생존율을 증가시키므로 환자에게 있어서는 이때를 'golden hour'라 한다.

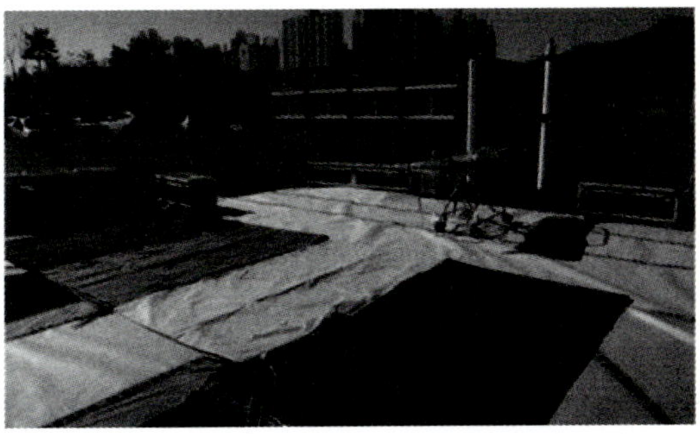

그림 4-9 중증도 분류색을 표시한 바닥천

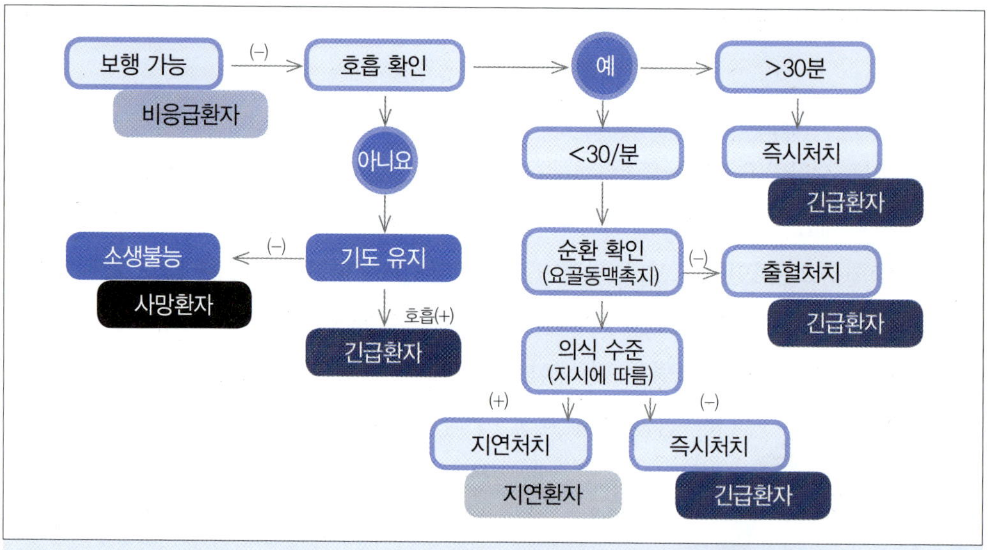

그림 4-10 활력징후를 이용한 중증도 분류법

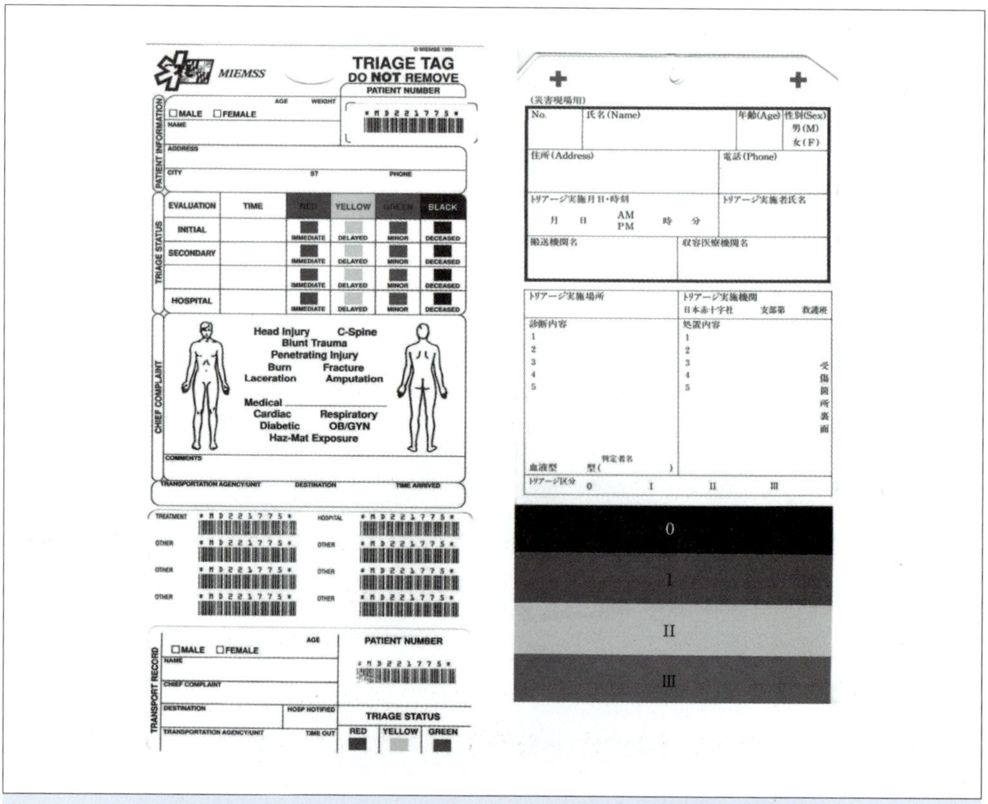

그림 4-11 Triage tags[미국 매릴랜드 주(좌), 일본적십자사(우)]

중증도 분류는 '중증도 분류표(triage tag)'의 4가지 색상을 이용하게 되는데, 가장 중증인 환자는 '적색'으로, 비교적 중증이며 수술을 요하는 경우는 '황색', 경증인 경우는 '녹색'으로 분류한다. 현장에서 이미 사망하였거나 생존 가능성이 희박한 경우에는 '흑색'을 적용한다.

중증도 분류표(tagging)는 재질이 질기고 비에 젖지 않는 것으로 환자가 의식이 있는 경우 가능한 한 분류표에 표기되어 있는 것들을 기록하는데, 예를 들어 인적사항, 사고현장에 관한 사항, 개인병력, 신체손상, 처치내용이 포함될 수 있다. 환자의 이송장소를 추적하거나 정확한 통계를 위해 바코드(bar cord)를 사용하기도 한다.

③ 폐쇄공간의학적 접근

재난유형에 관계없이 건물이 밀집한 도시에서 재난이 발생할 경우 건물 붕괴로 인해 그 속에 갇히거나 신체의 일부가 깔린 채 장시간 흐른 뒤 구조되는 경우가 많다. 이러한 폐쇄공간에서의 건강요구(confined space medicine)는 일반 외상과는 다른 특징이 있다.

폐쇄공간 피해자의 일반적인 건강요구는 다음과 같다.

- 골절 및 다발성 외상(단순 또는 복합골절, 찰과상, 창상, 열상, 자상 등)
- 폐쇄성 두부손상(두부 내 출혈로 뇌압상승과 함께 의식소실 우려)
- 저체온증(움직일 수 없는 상태에서 열생산이 열소실보다 적기 때문)
- 탈수(핍뇨, 급성 신부전 현상을 초래)
- 압좌증후군(crush injury syndrome)(짓눌린 근육이 손상되면서 생김)
- dust impaction/airway injury(건물붕괴 시 발생하는 먼지, 방화용 석면가루 등이 흡입되어 기도폐쇄나 기도손상을 가져옴)
- hazmat injury(락스, 탈취제, 끊어진 전선 등의 위험물질로부터의 손상)
- 상처의 지연(간단한 상처도 치료가 지연되어 이차적 문제 발생)

폐쇄공간 내에서 생존자가 발견되면 1차 구조자는 의료진과 의사소통하면서 완전 구조될 때까지 생존자가 의식을 잃지 않도록 조처하며 호흡과 맥박 등을 관찰한다.

- 구조자가 진입하여 구출할 때는 다음의 조처가 필요하다.
- **활력징후의 안정** : 일회용 산소공급
- **골절부위 고정** : neck-collar, 척추고정판, 사지골절 처치 등

- 통증관리
- **특수제거술** : 상황에 따라 특수장비를 동원, 불가피할 때 amputation 실시
- **응급의료체계의 원활한 운용** : 집중치료가 가능한 인근 의료기관에 이송

④ 급성스트레스반응 관리

대부분의 사람들은 재난현장에서 심리적 충격을 받아, 일반적으로 멍한 상태인 외상성 우울이나 정상 신체반응으로서 오심, 구토를 경험하게 되며, 이를 현장쇼크라 한다. 현장쇼크 반응을 보이는 대상자의 약 25%는 현장에서 분리되어 전문적인 치료를 받도록 의뢰하게 된다.

- **정상반응** : 불안감을 나타내며, 심한 경우 발한, 오심, 구토 등을 보인다. 간단한 명령을 수행할 수 있다.
- **외상성 우울** : 멍하니 서 있거나 앉아 있는 상태로 '정상반응'과 같이 간단한 구조 업무에 참여할 수 있다.
- **심한 쇼크(blind shock)** : 판단력이 소실되어 '집단공포심'을 일으킬 우려가 크므로 격리시키는 것이 좋다.
- **과잉반응** : 협박적인 이야기, 부적절한 유머, 여기저기 뛰어다니는 등의 행동양상은 과민반응으로 조속히 현장에서 격리시킨다.
- **전환반응(conversion reaction)** : 청각장애, 시각장애, 히스테리성 혼수, 마비 등의 신체증상으로 나타나며, 즉시 치료가 필요하다.

⑤ 감염관리

재난 발생 후 풍토병이 있는 지역에서는 풍토병이 급작스럽게 발병하기 시작하고 감염증은 재난 발생 후 일정 시간이 흐르면서 발생하기 시작한다. 예를 들면, 1994년 르완다 내전 당시 이재민 사이에는 콜레라와 이질이 창궐하였으며, 1995년 일본의 한시아와지 지진 발생 후 이재민 대피소에서는 유행성 독감이 사망원인이 되기도 하였다.

감염증은 재난 발생 후 환경과 주민의 건강 수준 변화 등으로 발생할 수 있는 이차적 피해라 할 수 있는데, 이에 영향을 미치는 요소는 다음과 같다.

- 환경적 요인(지형적 특성, 기후와 계절 등)
- 풍토병 유무(간염, 말라리아, 황열 등)
- 주민의 특성(교육 정도와 위생 수준, 인구조밀도, 연령별 인구분포도 등)

- 재난의 종류와 규모(태풍–수인성 전염병, 비교적 규모가 큰 재난–감염증)
- 이용자원(의료물품과 의료시설의 비축 정도, 의료진의 능력 정도, 식품과 의류, 임시 대피소의 규모와 관리 등)

감염증을 예방하기 위한 조치는 다음과 같다.

- **임상병리검사** : 미생물 배양 및 감수성검사, Streptozyme, Rotazyme assay 검사
- **광범위항생제 투여**
- **예방접종** : 5세 미만에 대한 일괄적인 추가접종, 예측가능한 감염성 질환의 예방접종(유행성 독감, 장티푸스, 파상풍, 말라리아 등) 실시
- **의무기록** : 감염증 발생에 대한 역학적 기초자료로 이용
- **재난대응팀원의 예방** : 재난대응팀원 자신이 감염되지 않도록 주의하고 다른 생존자에 전파되지 않도록 주의(풍토병이 있는 지역 파견 시 예방접종이나 예방약물을 복용)

(3) 재난 복구단계

재난 복구단계는 재난 발생 후 1주일까지의 응급복구와 이후의 복구기간으로 구분된다. 재난 피해지역의 효율적 복구지원을 위해 행정자료, 현장 진료팀의 결과보고, 주민이나 지역 지도자 면담, 가정방문, 설문조사 등을 통하여, 건강관련 요구도 사정(need assessment)을 실시한다.

- 지역사회의 피해 정도
- 재난 피상자의 인구학적 특성(연령층, 세대구성 형태)
- 환경상태(식수공급, 하수 및 쓰레기처리, 도로 상태 등)
- 건강상태(사망자 및 부상자 수, 만성질환자 실태, 정신질환자 실태 등)
- 지역사회 자원(유용한 보건의료시설, 의료공급품의 목록, 지원체계 및 인력 등)

혼란한 재난 상황에서 임기응변식 대처를 반복하기보다는 과거의 경험과 교훈을 토대로 지역사회의 수준에 맞게 일련의 복구지원 흐름도인 로드맵을 작성한다면 지원사업의 중복을 피하고 적절한 시기에 적절한 지원을 할 수 있게 된다.

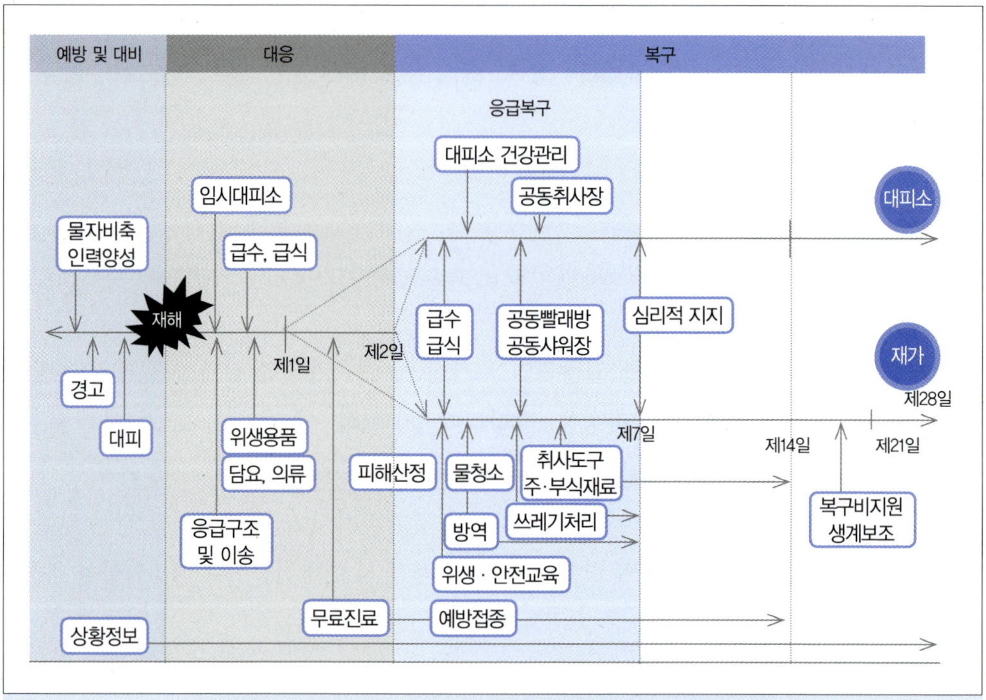

그림 4-12 홍수에 대비한 재난단계별 건강서비스 로드맵

출처 : 이옥철, 2000

① 집단구호

재난 피해로 인해 거주지를 상실하거나 임시대피소에서 생활하는 경우 집단구호(mass care)를 지원하게 된다. 집단구호는 재난의 유형과 피해규모에 따라 수일 또는 수년간 지속될 수 있다. 이재민의 집단생활은 개인 주거생활과는 달리 공동 취사, 공동 위생시설 사용 등으로 유행성 독감과 같은 감염성 질환이 이차적으로 발생할 수 있으며, 대상자들의 신체적 · 정신적 스트레스는 만성질환의 악화와 아동의 면역력 저하 등을 초래할 수 있다.

대피소는 개인 또는 가족이 한정된 공간에서 환경의 위협을 피해 최소한의 생리적 욕구를 해결하기 위한 임시거처이다. 이재민의 임시거처는 안전한 곳으로서 급수, 급식, 환경온도로부터 보호하고, 통신, 건강관리, 물자 유입 등이 가능한 장소여야 한다. 가족단위로 가림막을 설치하여 사생활을 보호하며, 정확한 정보를 적시에 제공하여 안정된 대피생활을 유지할 수 있도록 관리하여야 한다. 대피소 관리는 급수, 영양, 환경위생, 의료지원 등의 유기적 관계를 포함해야 하며, 이를 수행하기 위해 인적 · 물적자원의 활용 능력과 리더십이 요구된다.

대피소의 운영 및 관리는 다음의 사항을 포함한다.

- 수용면적은 1인 3.3 m^2 이상 확보
- 급수시설 설치 및 급수차량을 운영
- 화장실, 간이목욕실 등을 확보하거나 임시로 설치
- 수용시설 평면도 및 안내표시를 작성하고 곳곳에 게시
- 수용소 1층은 지원 및 편의시설 제공처로 사용(상황실, 구호물자 창고, 진료소, 놀이방 등)
- 시설별 구호대상자 인적사항을 작성하여 전산입력하고 명단을 비치
- 수용소 운영 책임자는 가능한 상주
- 이재민 중 그룹 책임자를 선출하여 자치성과 협력관계를 유지
- 자원봉사자를 활용하여 유아놀이방을 운영

② 임시진료소 설치 운영

임시진료소의 설치는 대피소 건물의 1층에 배치하며, 의료진이 24시간 상주하도록 한다. 주요 업무 내용은 다음과 같다.

- 피해지역 내 건강정보 수집(사망자, 만성질환자, 외상자 수, 예측되는 집단 건강문제 등)
- 대피소 내 임시진료소 설치에 대한 홍보
- 건강문제 접수 및 상담

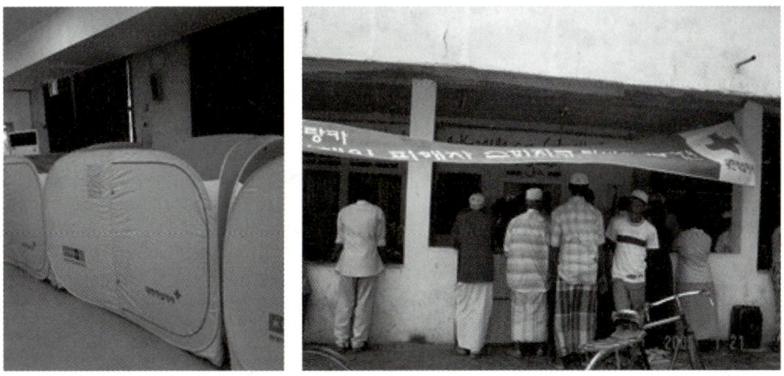

그림 4-13 사생활보호를 위한 가족단위 텐트(좌), 재난 피해지역 순회진료 활동(우)

- 간단한 증상에 대한 처방
- 중증자 발견과 이송
- 구호요원 및 자원봉사자에 대한 건강관리
- 의약품 확보
- 의료진의 숙식 문제 해결

③ 심리적 지지와 외상 후 성장

재난은 뜻하지 않은 사건으로 인해 일시에 생명과 재산에 피해를 주어 신체적 불편감은 물론, 상실감에서 오는 심리적 변화로 인해 재난피해 이전의 생활로 복귀하는 데 어려움을 갖게 한다. 일반적으로 자연재난의 경우에는 무력감(powerlessness)과 공포(fear)를 갖게 되며, 인위재난의 경우에는 죄책감과 분노를 갖게 된다. 재난의 유형과 관계없이 일반적으로는 재난이 발생하는 순간부터 복구기간까지 심리적으로는 쇼크기, 반응기, 회복기를 거친다.

- **쇼크기** : 재난 발생 후 48시간 이내
- **반응기** : 재난 발생 48시간 이후부터 2주 이내
- **회복기** : 재난 발생 2주 이후부터 6개월

외상 후 성장(Posttraumatic Growth, PTG)은 충격적인 외상사건 이후 위기를 극복하고자 고군분투하고 대처하는 과정에서 얻는 긍정적인 심리적 변화를 의미한다. 외상 후 성장은 외상사건 이전의 적응수준으로 회복하는 정도가 아니라 이전의 수준을 넘어서는 변화를 의미한다. 또한, 그 변화에는 본인에 대한 인식변화, 대인관계의 변화, 그리고 인생관에 대한 변화가 포함된다. 지진이나 허리케인과 같은 자연재난 피해자는 심리적 충격으로 대다수가 외상후 스트레스 증후군을 경험하며, 재난피해가 클수록 외상 후 성장 정도도 증가한다는 연구결과도 있는데, 이는 심각한 피해를 입은 피해자에 대한 사회적 관심과 지지가 회복에 도움을 주기 때문인 것으로 알려져 있다. 재난피해와 외상 후 성장 간의 관계에서 외상후 스트레스 장애 정도가 매개효과를 보인다는 연구결과도 있는데(Seo & Lee, 2020), 이는 재난 피해자에 대한 심리사회적 지지(psychosocial support)가 적절한 시기에 주어진다면 재난으로 인한 부정적 경험의 긍정적 결과를 예측할 수 있음을 말한다.

④ 재난 대응 요원의 소진예방

재난 현장에 투입된 구호요원은 이재민을 우선시 하면서 자칫 자신의 정서적 문제는 돌보지 못하게 된다. 구호요원이 재난현장에서 경험하는 스트레스는 평상 시 업무 스트레스와는 다른데, 그 이유는 열악한 업무 환경, 과중한 업무량, 임시조직 내 대인관계나 의사소통의 복잡함, 시신 등 끔찍한 장면의 목격, 이재민의 고통, 그리고 자신의 가족에 대한 걱정 등이 있다. 자신과 동료의 소진 증상을 관찰하고 적절히 지지함으로써 제2의 피해자가 되지 않도록 배려하여야 한다.

소진 증상

- 신체적 증상 : 피로감, 설사, 변비, 두통, 복통, 수면장애, 식욕의 변화
- 정서적 증상 : 불안, 좌절감, 죄책감, 비관 또는 낙관, 울고 싶음, 악몽, 무감동, 우울
- 정신적 증상 : 깜빡깜빡함, 집중력 저하, 업무수행능력 저하, 부정적 태도, 동기저하, 지루함, 편집적 생각
- 대인관계 문제: 따돌림받는다는 생각, 다른 사람에 대해 화가 남, 외로움, 반사회적 행동
- 신뢰감 붕괴: 허무하다는 생각, 종교에 대한 불신, 용서받지 못한다는 생각, 삶에 대한 회의 등

소진 예방

- 나 자신부터 돌본다.
- 적절한 도움이 필요하다는 것을 명심한다.
- 동료가 도움이 필요한지 관심을 갖는다.
- 주변 자원을 활용한다(취미활동, 친구 등).
- 자신을 파악한다(강점, 약점, 스트레스반응 등).
- 공유-의사소통-해소한다(걱정거리나 두려움을 이야기하고, 적절한 방법을 구한다).
- 서로 지지한다(상대방을 비난하지 않으며, 필요시 휴식을 권한다).

02 글로벌보건안보 이해

1) 글로벌보건안보구상

글로벌보건안보구상(The Global Health Security Agenda, GHSA)은 감염병 위협을

예방하고, 탐지 및 대응할 수 있는 세계 각국의 역량을 강화하기 위한 글로벌 차원의 노력이다. 세계보건기구(WHO)의 국제보건규약(International Health Regulations, IHR)과 같은 국제적으로 합의된 핵심 역량을 각 국가의 보건안보시스템 내에 갖추도록 상호 협력, 지원하는 체계로서, 사스(SARS), 조류독감, 신종플루, 에볼라 등 신종 감염병의 유행, 항생제 내성균 및 생물 테러 등이 각국의 사회 안전, 안보 문제와 직결된다는 인식에서 출발하였다.

2014년 2월 13일, 미국을 주도로 28개 국가 및 WHO, 국제연합식량농업기구(FAO), 국제수역사무국(OIE) 등 보건 관련 국제기구가 참여하는 공조체계가 구축되었다. 이에 따라, 첫 번째 고위급 회의는 2014년 5월 핀란드 헬싱키에서 개최되었으며, 2015년에는 46개국 정부 고위급 인사와 국경 없는 의사회 등 비정부기구, 국제기구 대표자들이 참가한 가운데 서울에서 개최되었다. GHSA 2024의 목표는 국가들이 글로벌보건안보 노력에 강화된 주인의식을 갖고 5년 이내에 100개 이상의 국가가 보건 안보 관련 기술 분야를 개선하는 것이다.

Global Health Security Agenda (GHSA)
2024 Framework

2) 글로벌보건안보지표

글로벌보건안보지표는 미국의 존스홉킨스대학교 보건안보센터, 핵위협 이니셔티브(Nuclear Threat Initiative, NTI) 및 이코노미스트 인텔리전스 유닛(Economist Intelligence Unit, EIU)에서 준비한 195개국의 글로벌보건안보 역량에 대한 평가이다. 이 평가는 6개의 범주, 34개의 지표 및 85개의 하위 지표를 측정할 140개 문항의 설문지를 기반으로 하며, 6개 범주는 다음과 같다.

1. **예방** : 병원균의 출현 또는 방출 방지
2. **감지 및 보고** : 잠재적인 국제적 우려가 있는 전염병에 대한 조기 감지 및 보고
3. **신속한 대응** : 전염병 확산에 대한 신속한 대응 및 완화
4. **의료시스템** : 환자를 치료하고 의료 종사자를 보호하기 위한 충분하고 강력한 의료 시스템

5. **국제규범 준수** : 국가 역량 향상을 위한 노력, 격차 해소를 위한 자금 조달 계획, 글로벌 규범 준수
6. **위험 환경** : 생물학적 위협에 대한 전반적인 위험 환경 및 국가 취약성

이 지표는 2019년에 처음 발표되었는데, 당시 어떤 국가도 감염병이나 팬데믹에 완벽하게 준비되어 있지 않았으며, 국가별로 격차가 있었다. 가장 잘 준비된 국가는 전체 점수 순으로 미국, 영국, 네덜란드, 호주, 캐나다, 태국, 스웨덴, 덴마크, 대한민국, 핀란드, 프랑스, 슬로베니아 및 스위스이다. 미국은 100점 만점에 83.5점의 지수 값으로 1위인 반면, 가장 준비가 안된 국가는 대부분 서아프라키 및 중앙아프리카에 속한 국가들이다. 우리나라 2021년도 글로벌보건안보지표는 100점 만점에 65.4점으로 전체 195개국 중 9위를 기록하였다.

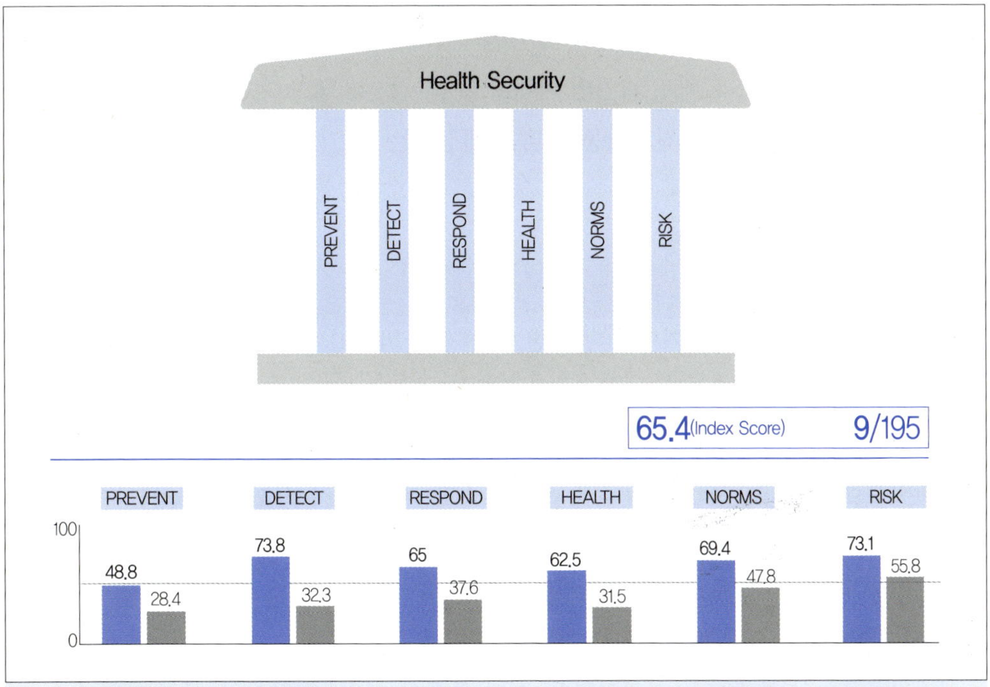

그림 4-12 글로벌보건안보를 구성하는 6대 범주(상)와 우리나라 GHS 지표(하)

출처 : 2021 GHS Index. https://www.ghsindex.org/wp-content/uploads/2021/12/2021_GHSindexFullReport_Final.pdf

03 해외긴급구호

1) 인도적 지원

국제구호활동은 긴급구호와 개발구호로 구분된다. 긴급구호는 단기적으로 재난으로 인해 당장 해결해야 할 최저 삶의 유지책을 제공하는 인도적 지원(humanitarian assistance)이며, 재난으로 인해 폐허가 된 지역의 재활을 위해 장기적인 개발구호(development aid)를 수행하게 된다. 인도적 지원은 세계식량기구(FAO), 유엔난민고등판무관(UNHCR), 유니세프(UNICEF) 등의 유엔기구와 각국 정부 산하 국제협력기구인 미국국제개발원(USAID), 한국국제협력단(KOICA), 일본국제협력기구(JICA) 등의 정부기구(Government Organization, GO), 그리고 각국의 적십자사와 월드비전과 같은 민간기구(Non-Government Organization, NGO) 등이 활동주체(gobal actors)가 된다. 인도적 지원에 참여하고자 할 때, 훈련된 대한민국해외긴급구호대(Korean Disaster Relief Team, KDRT) 단원이라 해도 개인의 자격으로 참여할 수 없으며, KDRT가 재난 피해국으로부터 입국 수락을 받고 진료활동 지역을 배정받는 것이 상례이다.

2) 해외긴급구호대 활동

자발적 회복력이 약한 국가에서 발생한 자연재난 피해가 일정 수준을 넘어서면, 국제긴급구호를 통한 지원이 이루어지며, 장기적으로는 개발구호로 이어진다. 우리나라는 '해외긴급구호에 관한 법률'에 근거하여 필요시 해외긴급구호대를 편성하여 파견하고 있다. 해외긴급구호대는 재난 발생으로 혼란한 상황 속에서 자신의 안전을 확보하고 제공되는 서비스의 질 보장을 위해 훈련된 요원을 파견하고 있다. 한국국제보건의료재단은 매년 훈련기관을 지정하고 예산을 제공하며 훈련기관은 지원자 중 훈련생을 선발하여 강의와 도상훈련을 통해 대원자격을 부여하게 된다.

해외긴급구호의 종류는 보건의료활동 외에 물품의 지원, 현금지원, 수송지원 등이 포함되며(해외긴급구호에 관한 법률 제5조), 구호활동 중 피해를 입은 경우, 국가에서 보상 및 치료비 지원을 하도록 규정하고 있다.

제5조(해외긴급구호의 종류)
① 해외긴급구호는 다음과 같은 활동을 포괄한다.
1. 해외긴급구호대의 파견
2. 의료시설을 포함한 구호물품 · 장비의지원
3. 현금지원
4. 보건의료활동
5. 수송지원
6. 임시 재해복구
7. 그 밖에 대통령령으로 정하는 사항
② 정부는 제1항 제2호에 따른 지원을 할 때에는 구호물품 · 장비가 구호목적 외로 사용될 가능성은 없는지 충분히 고려하여야 한다.

제15조(해외긴급구호 종사자에 대한 보상 등) 외교부장관은 해외긴급구호활동에 참여하는 공무원이 아닌 사람이 해외긴급구호와 관련하여 다음 각 호의 피해를 입은 경우에는 본인 또는 그 유족에 대하여 대통령령으로 정하는 바에 따라 보상하거나 치료비를 지원할 수 있다.
1. 사망(상해 · 질병으로 인하여 사망한 경우를 포함한다)한 경우
2. 상해를 당한 경우
3. 질병에 걸린 경우
4. 재산상의 손실을 입은 경우

3) WHO의 EMT에 대한 인증평가제

2010년 아이티 지진 발생 시 국제적 대응을 교훈 삼아 Pan American Health Organization는 현장진료소(fileld hospitals)의 운영원칙, 기준 및 표준 개발을 위한 작업을 시작하였다. 이는 급작스러운 재난 발생 시 해외 의료팀의 무분별한 유입을 방지하기 위한 조처로서, 진료팀의 등급 및 최소기준을 정한 '응급의료팀 이니셔티브(EMT Initiative)'이다. 이 분류체계는 2013년 필리핀 태풍 하이옌 발생 시 처음으로 적용되었다.

2016년 2월에 발표된 JEE (Joint External Evaluation) 도구는 국제보건규약(IHR, 2005)에서 요구하는 핵심 역량을 충족하기 위한 기준으로서, EMT의 회원이 되기 위한 자발적 인증 프로세스이다. 해외 재난 현장에 파견된 응급의료팀(EMT)은 재정적인 어려움 없이 양질의 의료서비스를 제공해야 한다는데 초점을 두고 있다. EMT의 등급은 5개로 구분되며, 우리나라의 KDRT는 2022년 6월에 세계 35번째로 "Type I Fixed" 등급을 획득하였다. TYPE 1 Fixed는 피해국 도움 없이 29명의 대원이 자급자족하며, 최소 14일 동안 1일 100명의 외래환자를 치료할 수 있는 역량이다. KDRT 해외파견은 한국국

제보건의료재단에서 주관하에 2010년 아이티 지진 시 첫 파견이 이루어졌으며, 가장 최근에는 2023년 튀르키예 지진 피해지역에 선발대와 의료지원팀을 파견하였다.

Type I Mobile	급성 외상 및 비외상 증상의 안정화를 위한 주간에 치료, 추가 검사나 입원을 위한 의뢰 등 이동하며 진료할 수 있는 지역사회 기반 1차 치료 제공
Type I Fixed	외래 환자진료를 위한 고정 시설로서, 주간에 급성 외상 및 비외상 증세, 의뢰, 검사, 또는 치료 및 지역사회 기반 1차 치료 제공
Type II Inpatient surgical emergency care	유형 1 서비스와 외상 및 기타 주요 질환에 대한 일반 및 산과 수술, 입원 환자 급성 치료 제공
Type III Inpatient referral emergency care	유형 2 서비스와 복합적인 의뢰 및 집중 치료 제공
Specialized care teams	달리 명시되지 않는 한 지역 의료시설 또는 유형 2 또는 유형 3에 포함될 수 있는 추가 전문 치료 팀으로서, 감염병 확산, 수술, 재활, 정신 건강, 생식 및 신생아 관리, 학제 및 병원 간 및 기술 지원

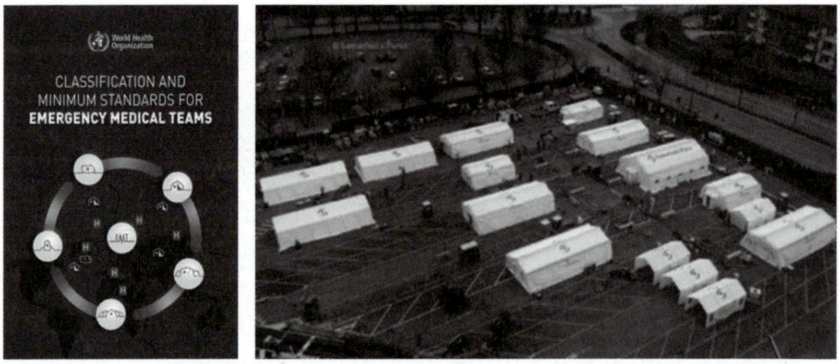

그림 4-13 WHO의 인증평가 지침서(좌), Field Hospitals (우)

출처 : WHO, Classification and minimum standards for emergency medical teams, 2021

4) 인도적 지원과 국제규약

해외긴급구호는 국가 간 전문인력이 유입되고 각종 의료장비 및 소모품이 무상으로 반입되는 과정을 거치면서 수혜국의 관료주의로 인한 지연과 불이익이 발생할 수 있는데 이를 'Red Tape'이라 한다. 반대로, 지원국은 충분한 자격을 갖춘 인력보다는 유휴인력을 보냄으로써 진료의 질 보장을 담보하기 어렵다. 이에 대해, 국제사회는 관료주의 완화와 자국민 보호 차원에서 인도적 지원의 3대 규약과 지침을 따르도록 정하고 있다.

수혜국의 Red Tape 사례

- 구호 물품 및 장비의 통관 제한 및 지연
- 구호 물품 및 활동에 대한 관세, 통행료 및 기타 세금 부과
- 인도적 지원 요원에게 필요한 비자 및 허가증 취득 및 갱신의 어려움 및 지연
- 전문인력(특히 의료진)에 대한 외국 전문자격의 법적 인정 문제
- 외국 인도주의 단체의 은행 계좌 개설 및 현지 직원 고용 제한

지원국의 부당 사례

- 불필요하거나 부적절한 구호품 반입
- 현지 당국 및 타 구호팀과의 부조화
- 교육을 제대로 받지 못한 직원 고용
- 수혜자와 합의되지 않은 구호활동
- 문화적으로 받아들일 수 없는 행동이나 전도

(1) Sphere 프로젝트

Sphere Project는 1997년 NGO 그룹과 국제적십자연맹에 의해 시작되었고, 2000년에는 인도주의적 대응의 핵심 영역에 대한 보편적인 최소 기준을 담은 핸드북이 개발되었다. 이 핸드북은 현재, 2018년 개정본이 사용되고 있다. 이 핸드북의 목적은 재난 및 분쟁 상황에서 인도적 지원의 질을 개선하고 위기에 처한 사람들에 대한 인도적 조치의 책임성을 강화하기 위함이다. 최소기준은 식수, 위생, 영양, 대피소용 구호품, 진료서비스 등에 대해 필수 품목과 수량을 언급하고 있다.

표 4-4 Sphere Project가 제시하는 1인당 물 공급량

생존 식수(drinking & food)	2.5~3L/day/person	기후와 개인의 신체조건에 따름
기본 위생용	2~6L/day/person	사회적 문화적 규범에 따름
기본 조리용	3-6L/day/person	음식 종류와 사회적 문화적 규범에 따름
일별 개인별 요구량	7.5-15L/day/person	15L을 초과할 것을 권장함

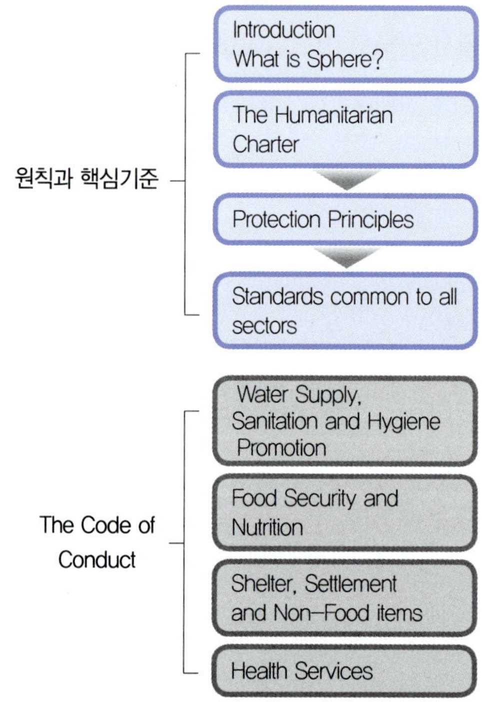

그림 4-14 Sphere Project의 내용 구성

출처 : The Sphere Project, 2018

(2) IDRL(International Disaster Response Law)

IDRL은 국제적 재난 구호와 초기 복구 지원에 있어 수혜국의 규제를 완화하고 지원국의 질 보장을 담보하기 위한 규범이다.

수혜국은 자국 내 재난 위험 감소, 구호 및 복구 지원을 보장할 일차적 책임을 지며, 자국 적십자사가 핵심적인 국제 구호를 수행하도록 한다. 또한, 재난 피해가 국가 대처 능력을 초과한다고 판단하는 경우 국제사회로부터 지원을 모색해야 하며, 국제법에 따라 자국 영토에서 인도적 지원팀이 재난 구호 및 복구 지원을 조정, 규제 및 모니터링할 권한과 책임을 갖는다.

지원국은 수혜국의 법과 국제법을 준수하고 재난 피해자의 인간 존엄성을 존중할 것과 인도적이고 중립성 및 공평성의 원칙에 따라 지원해야 한다고 명시하고 있다. 또한, 취약계층의 요구에 부응하고 구호품은 국제적 품질 표준을 준수할 것과 문화적, 사회적, 종교적 관습과 전통을 고려하고 부정적인 영향을 최소화하고 투명하게 집행할 것을 요구하고 있다.

(3) 행동강령(Code of Conduct)

해외에서 발생한 재난 피해 지역의 인도적 지원에 참여하는 구호대원의 행동강령은 수혜국 이재민의 인권을 존중하고 지원국의 책무성을 강조하고 있다.

구호대원의 행동강령

- 인도적 위기에 최우선으로 대응
- 인종, 이념, 국적에 관계없이 요구도 우선순위에 따름
- 비정치적 및 비종교적일 것
- 정부의 외교 정책의 도구가 되지 않도록 함
- 현지 문화와 관습을 존중함
- 지역 중심 재난대응 역량 강화를 도움
- 수혜자를 구호 활동에 참여하도록 함
- 기본요구 충족 및 향후 재난 취약성 감소를 고려함
- 지원자와 수혜자가 책무를 공유함
- 정보생산 시 이재민의 인권을 존중함

출처 : IFRC. https://www.ifrc.org/our-promise/do-good/code-conduct-movement-ngos

04 팬데믹과 글로벌 건강

1) 팬데믹의 역사적 배경

이동 수단의 발달로 2000년대에 들어서 사스, 조류인플루엔자, 신종인플루엔자와 같은 감염성 질환의 대륙 간 확산 사례가 증가하고 있다. 대유행을 뜻하는 'pandemic'의 어원은 그리스어 pan 'all'과 demos 'people'의 합성어에서 유래하며, 질병이 전 세계에 걸쳐 발생하는 것을 의미한다. 세계보건기구(WHO)는 타 국가로 추가 전파 가능 또는 국제 사회의 공동 대응이 필요한 상황에 대해 '국제공중보건위기상황(Public Health Emergency of International Concern, PHEIC)'을 선포하게 된다.

한편, WHO는 2003년 사스를 경험한 후, 2005년 '국제보건규약(IHR)'을 발표하였으

며, 질병감시와 위기대응 역량에 관해 명시하고, 각 회원국이 핵심역량을 갖추도록 요구하였다. 이에 따라, 우리나라는 2009년 12월에 '감염병 예방 및 관리에 관한 법률'을 개정 공포하였는데, 감염병 관리 대상의 범위를 인수공통감염병, 생물테러감염병, 의료관련감염병, 해외유입감염병, 신종감염병 등으로 확대 지정하고, 개정 전 '전염병'은 '감염병'으로 명칭을 변경하였다.

WHO는 2009년 발생한 H1N1 대유행이 종료되자, 2013년 지침에서 팬데믹 발달단계를 4단계로 구분하고 연속선상에 있음을 강조하였다.

① **소강단계(interpandemic phase)** : 인플루엔자 대유행 간의 단계
② **경계단계(alert phase)** : 신종인플루엔자에 의한 인체감염이 확인되었을 때, 주의와 위험사정을 하는 단계
③ **대유행단계(pandemic phase)** : 신종인플루엔자의 국제적 전파단계(국제 사정 기준에 준거)
④ **이행단계(transition phase)** : 국제적 위험성이 감소하고, 감염력이 쇠퇴함에 따라 회복기에 들어가는 단계(자체 사정 기준에 준거)

감염병 대유행이 이행단계를 거쳐 소강상태에 들어간다 해도 감염병은 재유행하거나 새로운 형태로 출현하게 된다. 과거 대유행의 사례를 살펴보면 다음과 같다.

(1) 인플루엔자

인플루엔자바이러스에 의한 급성호흡기전염병으로서 A형과 B형으로 구분한다. A형은 다시 H항원(15종), N항원(9종)으로 구분하는데, A형 바이러스 중 H1N1, H2N2, H3N2 등 3종류가 질병을 유발한다. 1918년 유행한 스페인독감(H1N1)은 4,000만명, 1957년 아시아독감(H2N2)은 200만명, 1968년 홍콩독감(H3N2)은 100만 명의 사망자를 기록하였다.

조류인플루엔자(bird flu 혹은 avian influenza)는 인플루엔자바이러스에 의한 동물전염병으로, A형 바이러스의 모든 종류가 조류에서 발견되었다. 일부 고병원성 조류인플루엔자는 사람에게도 감염되어 1959년에 처음 발견된 H5N1형 바이러스가 아시아지역 조류 사이에 토착화되고, 인체감염을 지속적으로 발생시키는 것으로 보고되었다. 동남아시아에서 고병원성 H5N1형 조류인플루엔자가 토착화되었는데, 2003년 12월 이후 베트남, 태국, 캄보디아, 인도네시아에서 H5N1 인체감염 116명 발생, 60명이 사망(치사율 52%)하였으며, 2005년 7월 이후에도 인도네시아와 베트남에서 감염자가 발생하였다.

2009년 멕시코에서 시작된 H1N1 신종인플루엔자는 초기에 돼지에서 발견된다고 잘못 알려져 SI(Swine Influenza)로 불렸다. WHO는 2010년 1월을 기해 H1N1 대유행이 급성기를 빠져 나왔다고 판단하고, 이로 인한 사망자 수는 14,711명이었다.

(2) 급성호흡기증후군

중증급성호흡기증후군(Severe Acute Respiratory Syndrome, SARS)은 2002년 11월부터 중국 광동지역을 중심으로 발생하여 홍콩, 싱가포르, 캐나다 등 전 세계로 확산된 바 있다. 주 증상으로는 발열과 기침, 호흡곤란, 비정형 폐렴 등이 있다. 원인균은 변종 사스 코로나바이러스로서 주로 비말을 통해 감염되는 것으로 알려져 있다. 또한 환자의 체액에 오염된 물건을 통해서도 전파될 수 있어 감염되지 않기 위해서는 손씻기 등 개인위생을 철저히 해야 한다. 사스의 치사율은 전 세계적으로 8,300여 명의 환자 발생에 840여 명 사망, 치사율 11% 선으로 집계됐는데, 이는 일반적인 호흡기질환 사망률이 4%인 것에 비해 높은 것으로 나타났다.

(3) 에볼라출혈열

에볼라바이러스에 의한 출혈열(Ebola hemorrhagic fever)은 1976년에 처음으로 알려진 질병으로, 사람과 유인원에 감염 시 전신에 출혈을 동반하는 치사율이 매우 높은 급성 열성 감염병으로 법정 감염병 제1급에 해당된다. 바이러스에 감염되면 잠복기간이 약 2~19일 정도되며, 고열, 두통, 근육통, 심한 피로감, 설사, 흉부통증, 쇼크 증상을 보이며, 발병 5~7일째에 피부가 벗겨지고 안구출혈 등 출혈 경향을 나타난다. 발병 후 10일 내지 12일부터 증상이 호전될 수 있으나, 치사율은 매우 높은 편이다. WHO는 라이베리아, 기니, 시에라리온 등 3국은 에볼라 대유행의 진원지로 지목하면서 전 세계의 지원을 호소하였는데, 일반 환자의 경우 치사율은 41.1%였으나, 이들을 돌보던 의료인의 경우 840명 이상이 감염되어 491명이 사망하여 치사율은 58.5%에 달하여 의료인의 치사율이 더 높았던 것으로 보고되었다. WHO는 2019년 7월 18일 에볼라바이러스 유행에 대한 '국제공중보건위기상황'을 선포하였으며, 우리나라에서는 국제적 지원에 동참하여 의료팀을 시에라리온에 파견하였다.

(4) 코로나바이러스감염증(COVID-19)

코로나바이러스감염증-19(Coronavirus disease-2019, COVID-19)는 2019년 12월

중국 후베이성 우한에서 시작되어 전 세계적으로 확산된 1급 감염병으로 SARS-CoV-2 감염에 의한 호흡기 증후군이다. 세계보건기구(WHO)는 지속적인 확산에 대해 2020년 1월 30일 '국제공중보건위기상황'을 선포하였으며, 3년 4개월만인 2023년 5월 5일 이를 해제하였다.

COVID-19로 인한 인명피해에 대해 Johns Hopkins University Dashboard는 2023년 3월 10일을 기점으로 데이터 수집을 종료하였는데, 확진사례 676,609,955건, 사망자 수 6,881,955명, 예방접종은 13,338,833,198건으로 집계하였다. 우리나라의 경우, 같은 기간 COVID-19으로 인한 사망자 수는 34,093명으로 집계되었다.

2) 팬데믹 대응과 윤리적 이슈

집단의 건강위기를 초래하는 감염병 대유행은 보건의료시설과 보건의료인력이 최일선에서 우선 대응하게 되는 의학적 재난이다. 감염병 확산은 미래 발생 가능한 재난 중 우선순위에 속한다. 각국의 감염병 확진 환자를 수용하는 전담병원은 충분한 개인방호복을 구비하고 업무 과부하가 되지 않도록 대체인력을 확보할 필요가 있다. COVID-19 확산 초기 글로벌보건안보지표 1위 국가인 미국조차 넘쳐나는 환자 대비 의료장비 부족과 의료인력의 소진으로 인해 큰 혼란을 겪었다.

COVID-19에 대응하는 보건의료인력은 확진 환자를 돌보면서 감염에 노출될 뿐만 아니라 자신이 가족에게 2차 감염원이 될 수 있어 낙인찍힘(stigmatization)의 대상이 되어 의료현장을 이탈하는 사례도 속출하였다. 팬데믹에 대응하는 보건의료인력을 유지하기 위해서는 자기방어를 위한 최소한의 조치와 정보 및 프로토콜 공유, 백신 우선 접종, 위험을 인지하고 근무를 거부할 권리 등이 주어져야 한다.

WHO는 각국이 개인보호장비와 의료인력 부족으로 피해가 증가하자, 지침을 통해 보건의료시설 책임자와 건강서비스 제공자의 권리와 의무를 명시함으로써, 보건인프라 유지의 중요성을 강조하였다.

Coronavirus disease (COVID-19) outbreak: rights, roles and responsibilities of health workers, including key considerations for occupational safety and health

Interim guidance
19 March 2020

World Health Organization

[보건의료시설 책임자의 역할]

- 정보제공, 지시사항 전달, 훈련기회 제공
- 감염관리 재훈련(Infection Prevention and Control, IPC)
- 적절한 감염관리 및 개인보호장비 공급(개인부담 금지)
- 관련 지식 업데이트 및 공지(중증도분류, 치료, 검사, 감염관리 등)
- 비난 금지(blame-free environment)
- 직원의 자가진단, 증상 호소, 병가에 대한 자문
- 휴식시간 준수
- 정당한 사직원 수리
- 위험 상황 시 복귀하지 않을 권리 보장
- 보상, 재활, 치료받을 권리 보장과 심리적 건강 상담 제공

[건강서비스 제공자의 역할]

- 업무상 안전교육 이수 및 수칙 준수
- 사정, 중증도 분류, 치료 제공 시 프로토콜 준수
- 존중, 열의, 신뢰로 환자를 대함
- 확진자 발생 현황 보고에 빠르게 대응
- 무증상자, 비위험군에 대해서도 정확한 감염관리수칙 적용
- 개인보호장비의 정확한 착탈과 폐기
- 자기 모니터링, 자가격리와 보고
- 심리적 지지가 필요한 경우 관리자에게 요청
- 정당한 사유를 가진 위험요인이라 판단 시 즉각 보고

3) 팬데믹 대응과 국제협력

코로나19 등 글로벌 감염병 대유행과 같은 전 세계적 도전과제는 국제적 공조와 연대를 통해 종식할 수 있다. 개발도상국의 경우, 공공의료와 방역 등 보건시스템이 취약하고 재원이 부족하여 선진국의 지원이 절실히 요구된다. 코로나19가 전 세계로 확산에 따라, 우리 정부에 대한 인도적 지원 및 방역 역량 강화를 위한 정보공유 요청은 2020년 5월 기준, 약 100개국에 달하였다.

코로나19 대응전략으로서, 국경폐쇄가 시행되면서 개발도상국에서 진행되던 각종 보건협력 프로젝트는 중단되고 배당된 예산은 워크스루 진단부스를 제작 보급하는 용도로 전환되었다. 코로나19 종식이 선언되었지만, 한국국제보건의료재단(KOFIH)은 개발도상국의 감염병 관리역량 강화의 중요성이 부각되면서 기존의 모자보건사업 중심에서 개발도상국의 감염병 관리역량 강화 사업 비중을 늘려가고 있다. 감염병 관리역량은 국경의 검역 가이드라인 보급, 감염병 관리인력 역량 강화, 역학조사관 훈련, 감염병 검사 기자재 지원, 감염병 관리 전문가 파견 및 자문 등으로 진행된다.

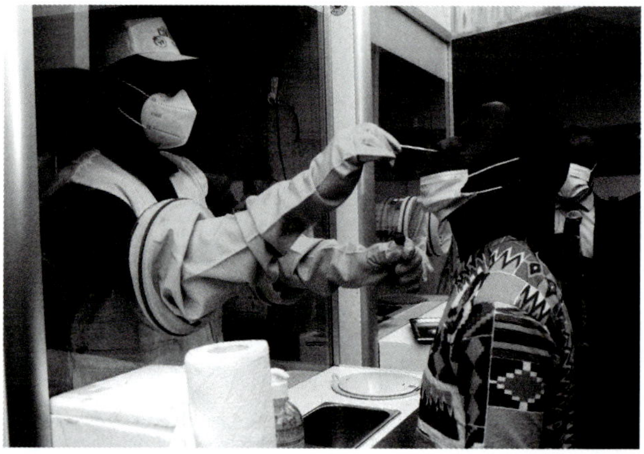

그림 4-15 코트디부아르에 기부한 K-워크스루 진단부스 시연 장면

출처 : KOICA 2020.10.13.일자 보도자료

생각해보기

- 지진 등 대형재난 발생이 인간에게 미치는 영향을 생각해 보자.
- 재난 대응을 위해 추가적으로 요구되는 간호역량에 대해 토론해 보자.
- 재난피해자와 재난대응자가 경험할 수 있는 외상성 스트레스 증상을 생각해 보자.
- 글로벌보건안보지표에 있어 우리나라의 강점과 약점을 생각해 보자.
- 해외긴급구호대원으로서 준수해야 할 행동지침을 생각해 보자.
- 팬데믹 대응에 있어 개발도상국의 취약점과 국제협력을 토론해 보자.
- 팬데믹 상황이 보편적 건강형평성에 어떤 영향을 미칠 수 있는지 예시를 들어 설명해 보자.
- 팬데믹 대응을 위해 개인의 자유와 집회, 이동의 제한이 필요한 경우에 어떤 윤리적 고려가 필요한지 설명하고 이러한 제한이 공중보건과 개인의 권리 간의 균형을 유지하는 데 어떤 어려움을 줄 수 있을지 토론해 보자.

참고문헌

이옥철 외(2020). 응급 및 재난간호 제5판. 현문사.

재난및안전관리기본법. 법률 제18685호. 2022.1.14. 타법개정.

한국국제협력단. KOICA 보도자료. https://www.koica.go.kr/koica_kr

한국국제보건의료재단. 해외재난긴급구호사업. https://www.kofih.org/projects/global-disaster/

해외긴급구호에 관한 법률. 법률 제15789호, 2018.10.16., 일부개정

Center for Disease Control and Prevention. What is the Global Health Security Agenda? https://www.cdc.gov/globalhealth/security/what-is-ghsa.htm

Centre for Research on the Epidemiology and Disasters. Disasters in numbers in 2022. https://www.cred.be/

Global Health Security Agenda. GHS Index 2021. https://www.ghsindex.org/wp-content/uploads/2021/12/2021_GHSindexFullReport_Final.pdf

International Federation of Red Cross. IFRC. International Disaster Reponse Law. https://disasterlaw.ifrc.org/IDRL

International Federation of Red Cross. IFRC. The Code of Conduct for the International Red Cross and Red Crescent Movement (the Movement) and Non-Governmental Organizations (NGOs) in Disaster Relief. https://www.ifrc.org/our-promise/do-good/code-conduct-movement-ngos

International federation of Red Cross, IFRC. What is a disaster? https://www.ifrc.org/our-work/disasters-climate-and-crises/what-disaster

Johns Hopkins Coronavirus Resource Center (2023). COVID-19 Dashboard. https://www.arcgis.com/apps/dashboards/bda7594740fd40299423467b48e9ecf6

Seo, H., Lee, O. Mediating role of post-traumatic stress disorder in post-traumatic growth in adults who experienced the 2017 Pohang earthquake. Journal of Affective Disorders. 2020;263:246-251.

Sphere. The Sphere Handbook 2018. https://www.spherestandards.org/handbook-2018/

U.S. Department of the Interior. USGS. What is liquifaction?. https://www.usgs.gov/faqs/what-liquefaction#news

WHO & ICN. 2019. ICN Core Competencies in Disaster Nursing Version 2.0. https://www.icn.ch/system/files/documents/2019-11/ICN_Disaster-Comp-Report_WEB_final.pdf

5

간호사의 국제적 이동

GLOBAL HEALTH AND NURSING

제5장

간호사의 국제적 이동

1. 간호인력 현황
2. 간호사 부족
3. 간호전문직의 이동
4. 간호직의 전문화

제5장

간호사의 국제적 이동

학습목표

1. 간호인력 적정 공급의 중요성을 설명한다.
2. 국제적인 간호인력의 현황에 대하여 이해한다.
3. OECD 국가의 간호인력 현황과 비교하여 한국 간호인력의 특성을 이해한다.
4. 간호사의 국가 간 이동 현상 및 원인에 대하여 이해한다.
5. 국내 간호사의 지역 간 이동 현상 및 원인에 대하여 이해한다.
6. 간호사의 국가 간 지역 간 이동에 따라 발생하는 글로벌 건강이슈에 대해 인지하고 설명한다.
7. 간호사 부족을 유발하는 원인에 대하여 인지하고 설명한다.
8. 간호사 부족이 환자 및 지역사회 건강에 미치는 영향에 대하여 설명한다.
9. 나라별, 지역별 간호사 수요와 공급의 불균형에 따르는 문제점을 인지하고 설명한다.
10. 간호사 부족을 해결하기 위한 공통적인 가이드라인에 대하여 이해한다.
11. 국내 간호사 부족을 해결하기 위한 방안을 제시하고 이해한다.

국민의 건강수준을 향상시키고 수준 높은 간호를 제공하기 위하여 간호사를 비롯한 보건의료인력의 적정한 공급과 배치는 보건의료당국의 당면 과제이다. 우리나라를 비롯하여 전 세계적인 간호사 부족현상은 국가 간 간호인력의 이동을 촉진시키고 있는데, 이러한 국제적 이동은 다양한 우려를 낳고 있다. 본 장에서는 국가 간의 건강불평등을 줄이고 지속가능발전목표(Sustainable Development Goals, SDGs) 달성을 위해 국제적인 간호인력의 부족과 이동문제를 고찰하고, 적정 수준의 간호인력을 유지하기 위한 노력들을 살펴보고자 한다.

01 간호인력 현황

1) 간호인력의 종류

간호인력은 간호사뿐만 아니라 환자에게 간호서비스를 제공하는 인력의 총칭으로 우리나라의 간호인력으로는 전문간호사, 간호사, 간호조무사, 간병인, 요양보호사가 있다. 미국의 경우는 NP(Nurse Practitioner), APN(Advanced Practical Nurse), CNS (Clinical Nurse Specialist), RN(Registered Nurse), LPN(Licensed Practical Nurse), CNA(Certified Nursing Assistant)로 분류되며, 캐나다는 미국과 비슷하나 RN과 RPN(Registered Practical Nurse)의 차이를 두어 분류하고 있다. RN은 4년 과정의 학사학위를 소지한 간호사를 말하며, RPN은 온타리오와 퀘벡 주에 있는 것으로 2년 또는 3년 과정의 diploma를 취득한 간호사로 차이를 두고 있다. 그 외에도 국가마다 간호인력의 종류와 그 명칭은 조금씩 다르게 부여하고 있으나 ICN(2008)의 간호인력 수준을 분류한 5단계에 의하면 Nursing Assistant, Enrolled Nurse(Licensed Practical Nurse), Registered Nurse, Specialist Nurse, Advanced Practice Nurse로 구분해 볼 수 있다.

아래 표는 ICN(International Council of Nurses)의 분류에 따라 한국, 미국, 캐나다, 호주의 간호인력 종류를 분류한 것으로 각 분류별 자격기준과 교육기간 등은 차이가 있다.

표 5-1 간호인력의 종류

Level of Nursing	한국	미국	캐나다	호주
Advanced Practice Nurse	• 전문간호사	• Nurse Practitioner • Advanced Practical Nurse	• Nurse Practitioner	• Nurse Practitioner • Clinical Nurse Specialist • Clinical Nurse Consultant
Specialist Nurse		• Clinical Nurse Specialist	• Nurse Specialist	• Registered Midwife • Mental Health Nurse
Registered Nurse	• 간호사	• Registered Nurse	• Registered Nurse • Registered Practical Nurse	• Registered Nurse
Enrolled Nurse	–	• Licensed Practical Nurse	• Licensed Practical Nurse	• Enrolled Nurse
Nursing Assistant	• 간호조무사 • 요양보호사 • 간병인	• Certified Nursing Assistant	• Certified Nursing Assistant	• Assistant In nursing(AIN)

(1) Advanced Practice Nurse

ICN의 정의에 따르면, APN은 확장된 간호영역에서 전문지식을 기반으로 복잡한 의사결정기술이 가능한 간호사(RN)로 국가 또는 동일 수준의 기관에서 공식적으로 그 자격을 인정한 자로 정의하고 있다. 즉, APN은 한국의 상황에서 보면 전문간호사로 해석할 수 있는데, 이는 간호사 중에 수준 높은 간호기술과 지식을 가진 자이며, 국가공인자격을 획득하기 위해서는 대학원 수준에서의 교육을 이수하고 실무에서도 일정량의 경력을 취득한 간호사가 APN이 될 수 있다.

(2) Specialist Nurse

Nurse Specialist도 APN의 하나로 특정 분야에 전문성을 가진 간호사이다. 예를 들어 임상전문 간호사(Clinical Nurse Specialist)는 석사 또는 박사 수준의 간호사로 특수분야 내에서 근거기반간호를 실천하는 임상전문가이며, 환자와 국민의 건강문제에 대해 접근하고 관리하는 전문가로 볼 수 있다. 임상분야 외에도 정신간호, 감염관리, 상처장루관리 등의 다양한 특수분야에서 전문가로 활동하고 있다.

(3) Registered Nurse

RN은 공인등록 간호사의 의미로 한국에서 말하는 대학의 간호학과를 졸업하고 국가고시에 합격한 간호사를 의미한다. 한국 간호사의 교육기간은 3년과 4년의 두 가지 교육과정이 있었으나, 2012년 이후로는 교육기간을 4년으로 일원화하여 운영하고 있다. RN의 교육과정은 국가마다 또는 국가 내에서도 각 지역의 법령에 의해 조금씩 상이하게 운영되고 있다. 예를 들어 캐나다는 4년 과정의 학사학위 과정이 있고, 호주의 경우는 일반적으로 1+3년 과정으로 구성되어 있으나 계절학기를 이용하여 2년 안에 교육과정을 마칠 수 있는 단기코스도 마련되어 있다. 미국은 간호사 면허시험에 응시할 수 있는 최소 기준을 대학 내의 준학사학위(associate degree) 또는 의료기관 기반의 Diploma 프로그램을 이수한 자(hospital-based diploma program)로 규정하고 있어 간호사의 교육기간은 다양한 편이며 최근에는 간호사의 교육수준이 환자의 건강결과에 중요한 영향을 미치고 있는 근거에 기반을 두어 간호사의 교육연한을 4년으로 일원화하기 위해 노력 중이다.

(4) Enrolled Nurse

Enrolled Nurse(등록간호사, EN)는 나라마다 명칭이 조금씩 다르게 사용되고 있는

데, 미국에서는 Licensed Practical Nurse(LPN), Licensed Vocal Nurse(LVN), 영국과 호주에는 EN이 있다. 등록간호사는 주 교육기관 또는 공인된 교육기관에서 1~2년의 교육을 수료하고 Diploma 학위를 소지한 사람으로 정의되고 있다. 대부분의 국가에서는 간호사(RN)의 감독 하에 EN의 투약행위 등이 허용되는 등 간호서비스 제공 범주에 제한이 있다.

(5) Nursing Assistant

Nursing Assistant는 간호사를 보조하는 인력으로 RN 또는 EN의 직접적인 감독 하에 일상생활 및 기타 건강관리활동이 필요한 환자를 보조하는 업무를 주로 하는 자로 정의된다. 간호보조 인력은 자격을 취득한 경우에는 Certified Nursing Assistant(CNA)이고 그렇지 않은 경우에는 Nursing Assistant(NA)로 분류된다. 우리나라의 간호조무사, 요양보호사는 CNA와 유사하며, 간병인은 NA와 유사하다고 볼 수 있다.

2) 간호인력의 수급 현황

(1) 적정 간호인력 공급의 중요성

간호사 부족은 일반적으로 자국의 역사적 배경과 보건의료서비스의 인력수요 추정에 따라 결정된 인력배치 과정에서 간호사 수요와 공급의 불균형에 의해 유발된다. 간호인력의 부족의 원인은 국가정책, 인구변화, 경제상황 등 다양하다. 적정 수준의 간호인력을 유지하지 못하면 환자사망률, 합병증, 감염발생률, 환자만족도 등 환자결과(outcome)에 부정적인 영향을 주게 된다. 전 세계적으로 간호인력의 적정 수준 유지라 함은 단순한 인력수를 의미하는 것보다 각 국가와 지역사회의 특성을 반영하면서 전 인류의 건강요구를 충족하기 위한 적정 수준을 유지한다는 의미를 갖는다. 간호인력의 적정 공급은 건강불평등을 줄이고 지속가능발전목표(SDGs) 달성을 위한 필수요소이다.

(2) 적정 간호인력 공급에 영향을 미치는 요소

세계보건기구(World Health Organization, WHO)에 따르면 의료인력 대비 인구수의 적정비에 대해 절대적인 기준은 없으나, 수요요소, 공급요소, 생산성 관련 요소, 국가의료정책의 우선순위에 의해 영향을 받는다(그림 5-1). ① 간호인력의 수요요소(demand factors)는 인구통계학적 변화, 보건의료서비스 이용패턴, 전반적인 경제 상황이 될 수 있고, ② 간호인력의 공급요소(supply factors)는 노동시장의 변화, 인구수준, 보건의료 인력의 교육역량(capacity), 면허제도 및 기타 진입장벽의 영향을 받는다. ③ 간호인력의 생산성 관련 요인(factors affecting productivity)은 기술, 재정적 인센티브, 인력구성(staffing mix), 인력자원배치에 유연한 관리를 의미하며, ④ 국가의료정책의 우선순위 설정은 예방, 치료, 재활 등 국가건강정책에서 우선순위(priority)를 의미한다.

2000년대 이후 대부분의 OECD 국가에서 간호인력의 수요가 급증하고 있다. 이는 인구의 노령화, 만성질환의 유병률 증가, 입원기간 단축 등으로 질병의 중증도가 증가하고, 정보의 발달, 교육수준의 향상으로 소비자 권리의식이 증가하는 등의 의료서비스 질 개선 요구가 원인이다. 간호인력의 공급적인 측면에서는 북미의 경우 간호사를 교육할 수 있는 교수진 부족, 간호사의 노령화 등이 간호사 공급에 영향을 주고 있으며, 우리나라의 경우 신규 간호사의 이직, 유휴간호사(경력 단절 간호사) 증가가 간호사 공급부족의 원인이 된다.

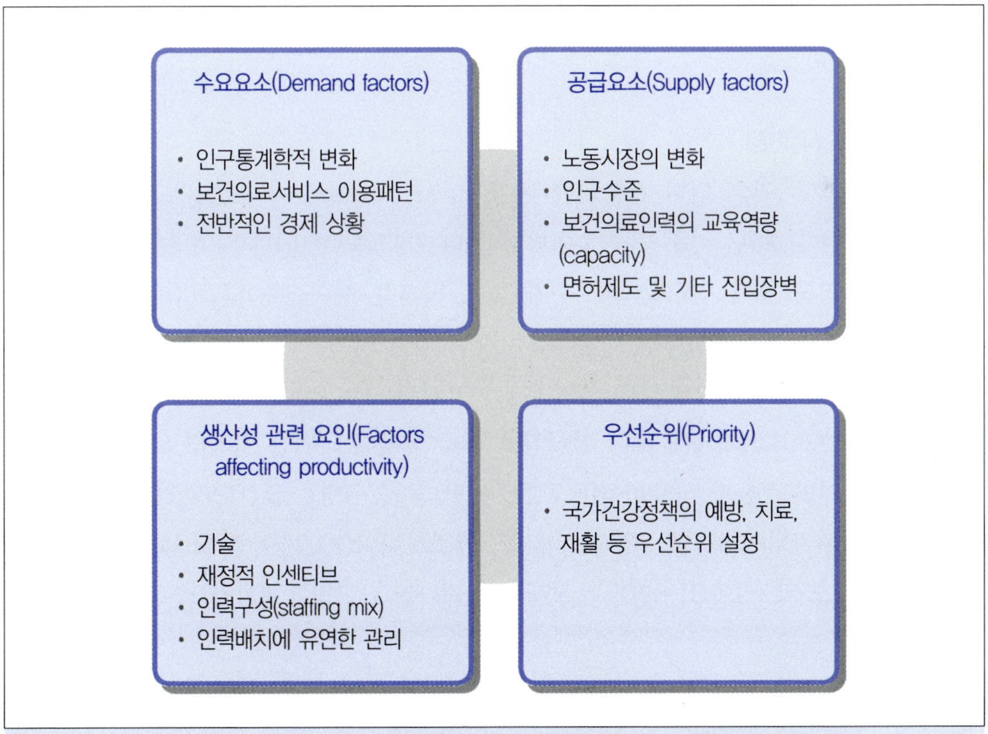

그림 5-1 의료인력 결정에 영향을 주는 요인

출처 : Joumard, I., André C., & Nicq, C. (2010). Health care systems: efficiency and institutions. Available at SSRN: https://ssrn.com/abstract =1616546

(3) OECD 국가의 간호인력 수급 현황

간호인력 부족은 많은 OECD 국가에서 심각하게 고민하는 문제로, 간호인력 부족문제를 해결하기 위해 신규로 배출되는 간호사를 늘리고, 간호사 이민정책을 활성화하거나, 경력 간호사들의 이직을 막고, 간호사의 근로조건을 개선하는 등 다양한 간호사 유지 정책을 시도하고 있다. 간호인력 수준을 평가하는 일반적인 지표는 인구 1,000명당 활동 간호사(practicing nurses per 1000 population) 수이다. OECD에서는 회원국의 간호 인력의 현황을 온라인을 통해 발간하고 있다(https://stats.oecd.org/). OECD data에서 분석에 사용하는 용어로 전문직 간호사(professional nurses)와 준전문직 간호사(associate professional nurses)가 있다. 전문직 간호사는 대상자의 직접 간호에 대한 책임을 가지고 있는 자로, 일반 임상간호사, 전문간호사, 방문간호사, 마취간호사, 교육자, 공중보건 간호사 등을 말하는데, 조산사나 대학 교수 등은 제외된다. 준전문직 간호사는 보조간호사(Assistant Nurse, Practical Nurse), 준간호사(Enrolled Nurse)를 포함하는데, 한국의 경우에는 간호조무사를 준전문직 간호사로 보고하고 있다(홍경진, 조성현, 2017).

① 면허 간호사 현황

먼저, OECD국가의 면허 간호인력 현황(nurse licensed to practice)을 살펴보면, OECD평균은 2020년 기준 인구 1,000명당 14.2명으로 2010년 12.6명보다 증가하였다. OECD평균 보다 면허간호사 수가 높은 국가는 아이슬란드(29.5명), 노르웨이(27.6명), 룩셈부르크(24.3명), 한국(23.6명), 필란드(21.1명), 스웨덴(20.3명), 벨기에(19.0명), 덴마크(18.8명), 미국(18.0명), 이일랜드(16.2명), 호주(16.1명)의 순으로 나타났다. 반면, OECD평균보다 면허간호사 수가 낮은 국가는 칠레(3.5명)가 가장 낮았고, 스페인(6.7명)과 라트비아(6.7명), 이탈리아(7.6명), 폴란드(7.7명), 이스라엘(7.7명), 리투아니아(9.4명), 영국(10.1명), 에스토니아(10.9명), 체코(11.5명), 네덜란드(11.6명), 오스트리아(11.8명), 뉴질랜드와 캐다나(11.8명), 헝가리(12.5명)의 순으로 낮았다(그림 5-2).

② 활동 간호사 수급 현황

간호사 현황의 국가 간 비교를 위해 OECD보고서의 전문직 간호사 수의 수를 비교하였다.

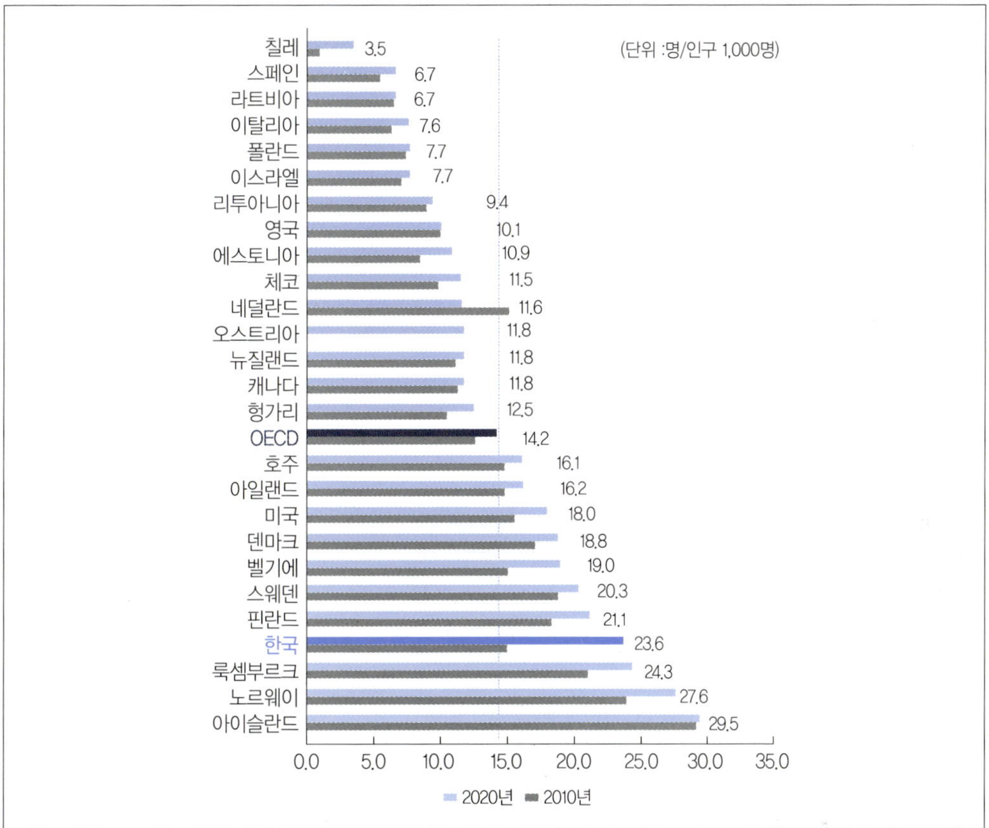

그림 5-2 인구 1,000명당 면허간호사 수(nurse licensed to practice) 변화(2010년부터 2020년 혹은 가까운 해)

자료: OECD. Stat from https://stats.oecd.org/

OECD 국가의 인구 1,000명당 활동간호사 수 평균은 2010년 7.0명에서 2020년 8.0명으로 1.0명 증가하였는데, 대부분의 국가에서 간호사 수가 증가한 것으로 나타났다. OECD평균 보다 활동 간호사 수가 낮은 국가로는 2020년 기준 UK(6.8명), 스페인(6.1명), 슬로베니아(4.3명), 폴란드(5.1명), 멕시코(1.8명), 한국(4.4명), 이탈리아(6.3명), 이스라엘(4.9명), 헝가리(5.1명), 그리스(2.0명), 에스토니아(6.4명), 캐나다(7.1명), 리투아니아(7.8명)였다. 반면, 인구 1000명당 활동간호사 수가 OECD평균 보다 많은 국가는 노르웨이(18.0명), 독일(12.1명), 스위스(11.8명), 룩셈부르크(11.7명), 스웨덴(10.9명), 오스트리아(10.3명), 호주(10.3명), 뉴질랜드(10.1명), 덴마크(10.1명), 아이슬란드(9.9명), 일본(9.9명), 체코(8.1명)로 나타났다(그림 5-3).

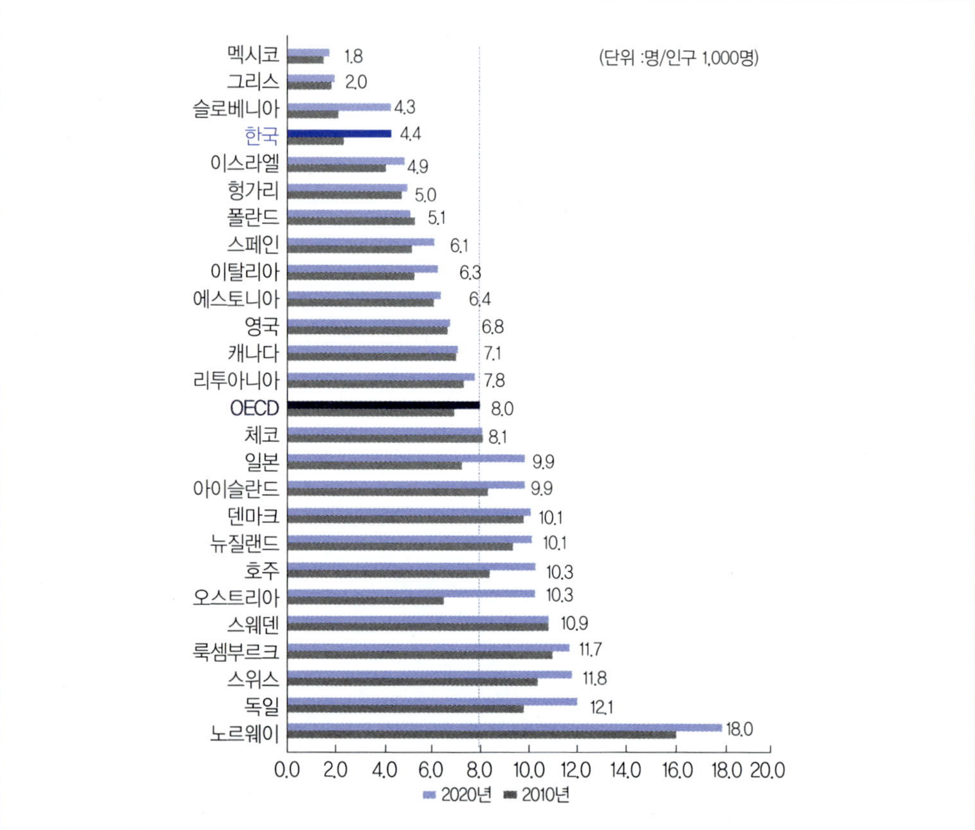

그림 5-3 인구 1,000명당 활동간호사(professional nurses, practicing) 변화(2010년부터 2020년 혹은 가까운 해)

자료 : OECD. Stat from https://stats.oecd.org/

③ 간호 졸업생(professional nursing graduate) 배출 현황

간호대학에서 배출되는 간호 졸업생 수를 OECD국가 간 비교하였다. 룩셈부르크, 폴란드, 포루투갈, 아일랜드, 호주, 아이슬란드 국가에서는 2010년에 비해 2020년 간호졸업생 배출 수가 감소하였고 나머지 국가에서는 증가한 것을 확인하였다. OECD 국가 평균은 2020년 인구 10만명당 32.6명이 배출되었는데 2010년 27.3명에 비해 배출 규모가 증가하였다. OECD평균 보다 졸업생 배출 수가 많은 국가는 노르웨이(75.6명)가 1위를 차지했고, 호주(62.9명), 미국(52.2명), 일본(47.0명), 덴마크(44.1명), 스웨덴(43.5명), 독일(43.1명), 스위스(43.0명), 한국(42.4명), 프랑스(37.8명), 뉴질랜드(36.9명), 캐나다(34.6명)이었다. 반면, OECD평균보다 신규간호사 배출수

가 작은 국가는 아이슬랜드(32.5명), 오스트리아(31.9명), 헝가리(31.5명), 아일랜드(30.8명), 슬로베니아(29.5명), 이스라엘(29.1명), 칠레(28.4명), 에스토니아(27.6명), 리투아니아(27.2명), 포르투갈(25.9명), 네덜란드(25.6명)의 순으로 나타났다(그림 5-4).

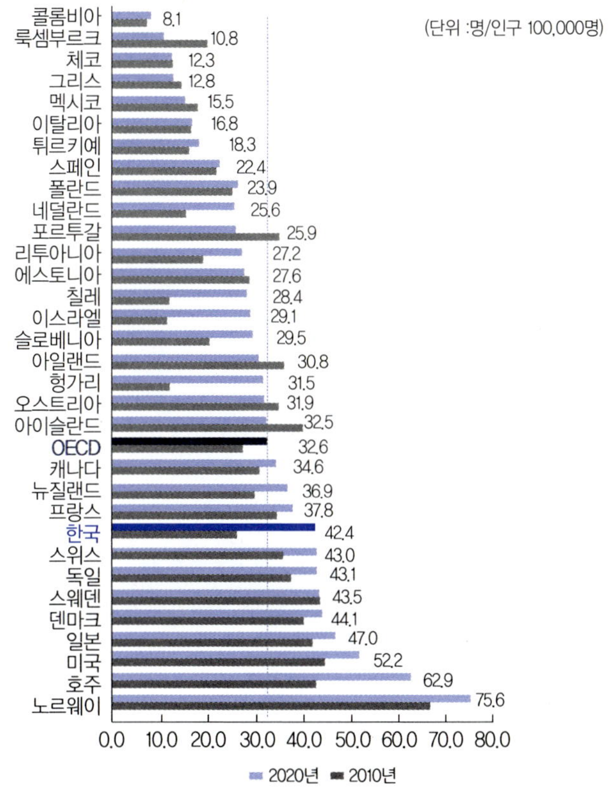

그림 5-4 인구 100,000명당 간호 졸업생(professional nursing graduate) 변화(2010년부터 2020년 혹은 가까운 해)

자료 : OECD. Stat from https://stats.oecd.org/

3) 간호사 급여수준

간호사의 급여수준은 직무 만족도와 간호직의 매력도(attractiveness)에 영향을 미치는 중요 요인 중 하나이다. 간호사의 임금은 또한 보건시스템을 유지하는데 가장 큰 지출 항목 중 하나로 중요하게 고려되어야 할 지표이다. 간호사의 급여수준을 나타내는 지표는 다른 근로자의 평균 임금과 비교하여 간호사의 상대적인 재정 상태를 나타내는 지표와 각 국가의 급여수준을 구매력 평가지수(purchasing power parity) 조정 후 공통 통화인 미화로 환산되어 간호사의 상대적인 경제적 복지를 비교할 수 있는 지표 두 가지로 제시될 수 있다. 2015년 기준의 OECD 지표에는 28개국의 간호사 급여수준을 제시하고 있지만 우리나라의 지표는 포함되어 있지 않았다. 한국의 간호사 부족이나 업무환경 개선을 위한 대책을 마련하기 위해서는 객관적으로 간호사의 급여수준을 다른 나라와 비교할 수 있는 공신력 있는 데이터 마련이 필요하다.

대부분의 OECD 국가들에서 임상간호사들의 급여수준은 평균 1.14로 전체 근로자의 평균임금을 약간 넘어선 수준이었다(그림 5-5). 멕시코와 칠레의 경우 임상간호사의 급

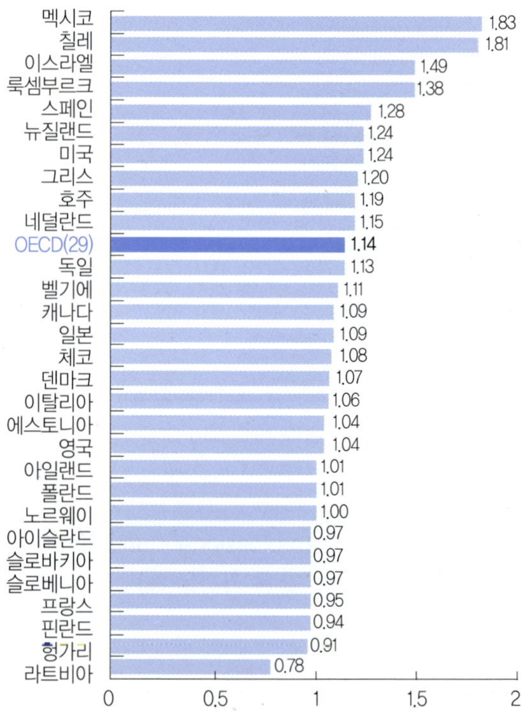

그림 5-5 OECD 국가의 임상간호사의 급여수준과 평균임금 비교(2015년 기준 혹은 인접 해)

* 각 지표값 = 각 국가의 임상간호사 임금/ 각 국가의 평균 임금

출처 : OECD Health at a Glance 2017 (http://www.oecd.org/health/health-systems/health-at-a-glance-19991312.htm)

여는 평균 임금의 거의 두 배의 수준이었고 이스라엘 49%, 룩셈부르크 38%, 스페인은 28%만큼 간호사의 임금이 일반 평균 임금보다 더 상회하였다. 반면, 헝가리는 약 10%, 라트비아는 20% 정도 낮은 급여수준을 나타냈다. 구매력 평가지수 조정 후 공통 통화인 미화로 변환하였을 때 간호사의 급여수준이 가장 높은 룩셈부르크는 낮은 수준의 헝가리에 비해 5배 정도 급여가 높은 것으로 나타났다(그림 5-6). 미국 임상간호사의 급여수준의 경우 상대국에 비해 비교적 높은 수준으로 아직은 다른 나라의 간호사를 많이 유치할 수 있는 급여조건을 가지고 있는 것으로 해석할 수 있다.

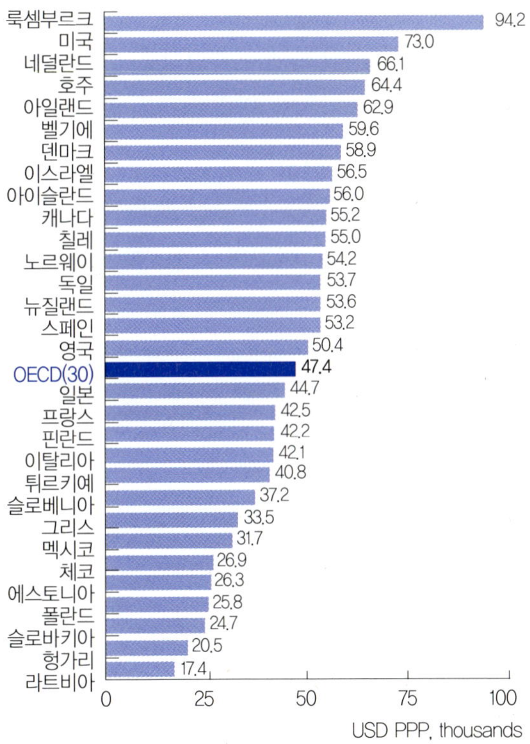

그림 5-6 구매력 평가지수 조정(Purchasing Power Parity, PPP) 후 미화로 환산한 OECD 국가의 임상간호사 급여수준 비교(2015년 기준 혹은 인접 해)

출처 : OECD Health at a Glance 2017 (http://www.oecd.org/health/health-systems/health-at-a-glance-19991312.htm)

02 간호사 부족

1) 간호사 부족의 원인

간호사 부족의 원인은 다양하고 복잡하며 광범위하기 때문에 보편적으로 합의된 간호사 부족에 대한 정의가 없지만 일반적으로 고용 요구와 공급 사이의 불균형으로 해석되고 있다. Kingma(2007)에 의하면 상당 수의 국가에서 활동하지 않는 보건의료인의 수가 많이 있는데도 불구하고 동시에 인력부족 문제가 공존하고 있다며, 비고용 간호사의 역설이라고 표현했다. 이는 간호사 부족이 간호사 면허를 가진 자의 공급부족 문제라고 볼 수 없다는 점을 시사한다. 이처럼 간호사 부족현상은 정량적인 숫자만으로 설명할 수 없는 복잡하고 다양한 원인에 기인한다. 전 세계적인 간호사 부족을 유발하는 수요증가의 원인과 공급부족의 원인은 [표 5-2]와 같다.

간호서비스 수요증가에는 인구의 고령화, 저출산 등의 인구학적 요인, 기후변화와 같은 환경적 요인, 국가 간 감염병 유행 등 역학적 요인, 각 국가의 정책적 요인 등 다양한 요인이 있겠지만, 보건복지부가 분석한 국내의 간호사 부족을 촉진시키는 주요 원인을 사회적 요인과 정책적 요인, 문화·환경적 요인으로 분류해서 살펴볼 수 있다(그림 5-7).

표 5-2 간호사 부족을 유발하는 수요증가와 공급부족의 원인

수요증가 원인	공급부족 원인
• 입원기간 감소, 질병의 중증도 증가 • 병원에서 외래, 가정 및 지역사회 간호로의 전환 • HIV/AIDS와 같은 새로운 전염병 및 결핵 및 말라리아와 같은 재발성 질병 • 고령화 인구 : 2050년에는 젊은이들보다 더 많은 노인들이 있을 것으로 예측 • 세계화 및 간호사에 서비스에 대한 요구도 증가	• 노령화된 간호인력 : 캐나다 경우 간호사의 50%가 향후 15년 내에 퇴직할 것으로 예상됨 • 간호직 지원자 감소 • 열악한 업무환경 : 과도한 작업량, 부적절한 인력 지원, 폭력, 스트레스, 소진, 임금 불균형 및 의사결정에 거의 관여하지 않는 불리한 작업 환경 • 의사결정과정에 참여하지 못하는 인적자원 접근 : 자기효능감 미충족

출처 : Oulton, J. A. (2006). The global nursing shortage: an overview of issues and actions. Policy, Politics, & Nursing Practice, 7(3_suppl), 34S-39S.)

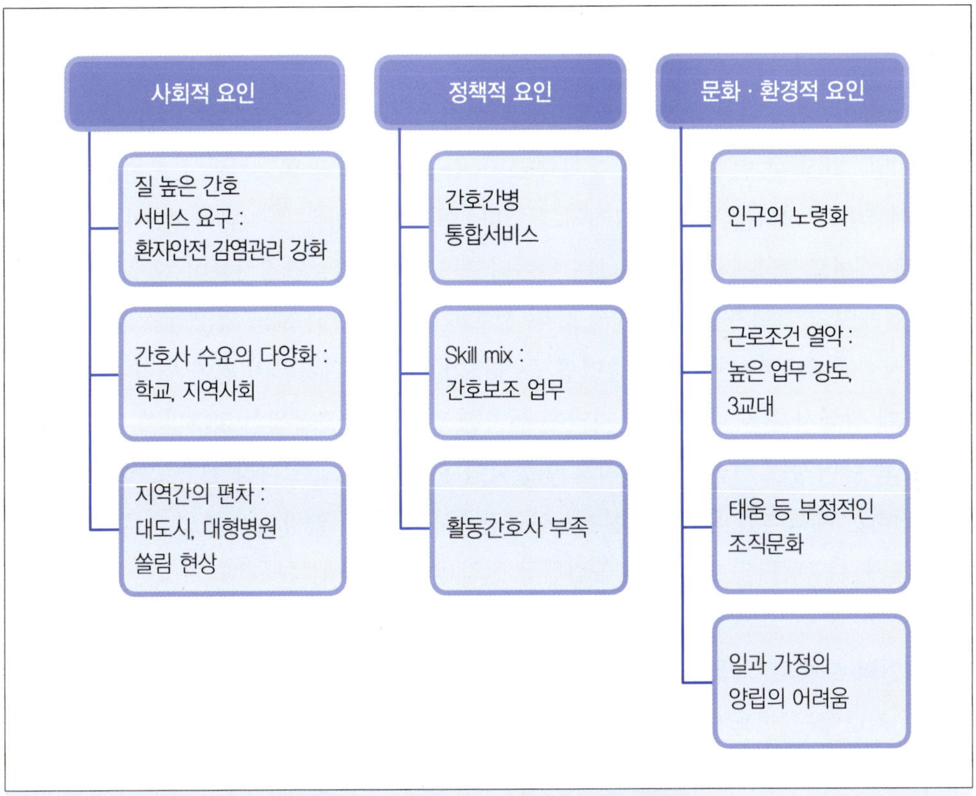

그림 5-7 한국의 간호사 부족의 유발원인

사회적 요인은 다음과 같이 설명할 수 있다.

① 소비자의 권리의식이 향상됨에 따라 수준 높은 간호서비스를 요구하게 되었고, 의료서비스 질 제고를 위한 환자안전 및 감염관리 강화에 따라 간호사의 기대 역할이 증가되고 있다.

② 두 번째로는 고령사회 진입에 따른 만성 노인성 질환의 증가, 평균 수명 연장에 따른 치료에서 건강 유지로의 패러다임이 전환되면서 의료기관 외의 학교, 지역사회 등 다양한 곳에서 간호사의 역할이 확대되고 있다.

③ 그리고 간호사의 절대적 부족이 아닌 지역 간의 편차인 불균형 문제로, 의료기관 병상 수와 같이 기관의 규모에 따라 간호사의 임금과 복지 혜택의 차이가 발생하여 수도권의 대형병원으로의 간호사 쏠림 현상이 가속화 되어 병원 규모와 지역에 따라 간호사 수급의 편차가 발생하고 있다. 즉, 간호사 공급의 지역 간 불균형은 상급종합병원에 비해 중소병원이, 수도권에 비해 지방의 간호인력이 부족한

것으로 절대적인 공급의 부족을 넘어서 구인난으로 접근해야 한다.

우리나라의 경우 간호사 부족을 유발하는 원인은 수요의 증가에 따른 공급부족의 문제도 있지만, 가장 큰 문제는 지역 간의 간호사 수급 불균형과 의료기관 규모별 수급 불균형이 해결하기 어려운 난제로 다뤄지고 있다. 이러한 현상은 우리나라 뿐 아니라, 선진국 혹은 개발도상국에서도 비슷하게 나타나고 있는데 이는 간호사들이 근무 환경이 좋고, 경력개발의 기회가 큰 도시지역을 더 선호하기 때문이다. Cho 외(2012)의 연구에 따르면, 서울에 위치한 간호학과 졸업생 중 86%가 서울에 위치한 병원에 취직한 반면, 서울과 6개 광역시를 제외한 시도 지역에 위치한 간호학과 졸업생의 58%만이 해당지역에 취업하고 나머지는 서울과 광역시로 이동하여 취업한 것으로 나타났다. 그밖에 불균형을 촉진하는 제도적인 문제 중 하나로 신규간호사 채용 후 발령대기 중인 일명 '대기간호사' 제도가 간호인력의 대형병원 쏠림현상 원인 중 하나로 지목되기도 하였다.

간호인력 부족의 정책적 요인으로는 요양병원의 폭발적인 증가에 따른 병상 수 확대가 있지만 최근에는 '보호자 없는 병원'으로 시작된 간호간병통합서비스가 국가적으로 신규간호사 공급 확대의 배경으로 볼 수 있다.

① 간호간병통합서비스는 2013년 13개 기관에서 시범사업으로 시작하여 2016년 300개 기관으로 확대되었다. 본 서비스는 기존에 간호인력이 부족하여 보호자가 대신하던 간호서비스의 일부를 간호인력이 모두 전담하는 것이므로 간호인력 수준이 강화되어 간호인력의 요구도는 더욱 증가되었다.

② 우리나라의 간호인력 구성(skill-mix)도 정책적 측면의 간호인력 부족의 원인이 된다. 2016년 기준 OECD 국가의 간호인력수준을 비교한 통계에 따르면 우리나라의 전문직 면허 간호사 중 간호보조인력을 제외한 임상간호사 비율은 46.7%(OECD 국가 평균 67.2%)로 자료를 제출한 18개 국가 중 가장 낮은 수준을 보이고 있다. 최근에는 환자 질병의 중증도가 높아지고 의료기술이 발달하고, 비용-효과적인 의료서비스 제공이 강조되면서 간호보조인력이 아닌 간호사에 의해 간호서비스를 제공받고자 하는 국민의 요구도가 높아지고 있다. 이러한 측면에서 간호사-간호보조인력 간의 업무 조정을 통해 간호사의 역할 범위를 더욱 확대할 필요가 있다.

③ 활동간호사의 부족 또한 정책적 요인 중 하나이다. 국내 간호사의 평균 연령은

30대 초반으로 선진 외국의 평균 연령이 40대인 점과 비교하면 국내 간호사의 경력 단절 수준이 높은 것을 알 수 있다. 보건의료노조가 실시한 조사(2018)에 의하면 간호사의 평균 근속 년수는 7년으로 타 전문 직종에 비하면 상대적으로 낮은 직군에 속한다. 면허를 가지고 있지만 활동하지 않는 간호사를 유휴간호사라고 하는데 보건복지부의 통계에 의하면 약 50%가량이 유휴간호사이다. 유휴간호사 비율이 높은 원인에는 3교대 근무로 인해 일-가정의 양립이 어렵고, 밀레니얼 세대의 워라밸(work-life balance)을 충족시키지 못하여 조기에 사직하는 것이 주요 원인으로 지목되고 있다.

국내 간호사 부족에 영향을 주는 문화 · 환경적 요인은 다음과 같다.

① 기본간호 요구가 높은 노인 인구가 빠르게 증가하고 있다.

② 3교대 근무 등 높은 노동 강도 등의 열악한 근무 환경을 들 수 있다. 2016년 기준 OECD 통계에 따르면(그림 5-8) 환자 1인당 간호사 배치 수는 우리 나라에서는 16.3명인 반면에 미국에서는 5.4명으로 미국에 비해 우리나라 간호사의 업무 강도는 상대적으로 높은 편이다.

③ 최근에 이슈가 되고 있는 '태움' 등, 부정적인 조직문화도 간호사들의 이직 원인으로 꼽히고 있다. 병원간호사회의 통계자료에 따르면 2016년 기준 신규 간호사(경력 1년 미만)의 이직률은 38.1%(6,437명)에 달하며, 전국의료산업노동조합연맹이 2019년에 조사한 보고서에 의하면 간호사의 이직의도는 76.8%로 조사되었다. 이직경험이 있는 간호사 42명의 이직원인에 대한 2017년 Park의 연구에 따르면 인간관계의 어려움이 61.9%로 가장 높았고, 과중한 업무와 낮은 임금, 복리후생 부족과 업무 부작용, 잦은 시간외 근무 등이 주요 원인이었다. 이 결과는 부정적인 조직문화가 우리나라 간호사들의 이직에 영향을 주는 주요원인임을 시사한다.

④ 문화적으로 우리나라는 집안일은 여성이 해야 한다는 전통적인 성 역할이 중요시되고 있는 사회로 여성이 대다수인 간호 분야에서는 일 · 가정 양립의 어려움이 간호사 부족을 야기하는 요인이 된다. 3교대 및 야근으로 인한 불규칙한 생활, 과중한 업무부담은 결혼 또는 육아와 함께 업무를 하여야 하는 간호사들이 이직을 선택하는 요인이 되고 있다.

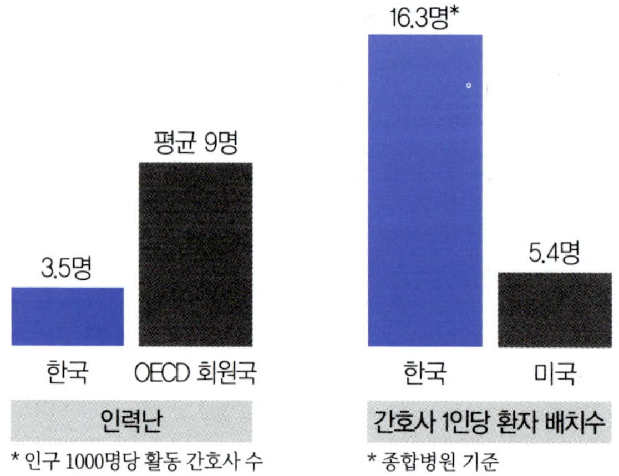

그림 5-8 우리나라의 간호사 부족 현황(2016년 기준)

2) 간호사 부족이 미치는 영향

절대적인 수의 간호인력 부족 뿐만 아니라 지역 간 간호인력 부족의 불균형은 환자 및 지역사회 건강에 부정적인 영향을 미칠 뿐만 아니라 나아가 세계 건강증진 달성을 저해하는 요소가 된다. 많은 연구에서 간호사가 담당하는 환자수가 많아질수록 업무시 오류위험, 병원내 교차감염, 환자의 사망률, 수술 후 합병증, 수술 및 입원 대기시간이 증가하고, 환자의 의료서비스 만족도가 저하됨이 증명되었다. 간호인력 부족은 환자 뿐 아니라 임상에서 근무하는 인력 및 의료기관 그리고 지역사회 건강에 부정적인 영향을 미치며 이는 나아가 ① 의료서비스 질 저하, ② 환자의 치료 결과의 질 저하, ③ 직무 만족도 감소, ④ 이직률 증가 및 ⑤ 치료비용의 증가로 나타난다(그림 5-9). 국제보건지표로 보았을 때도 인구대비 보건의료인의 밀도가 높아질수록 영아, 아동, 모성의 생존율이 높아지는 상관관계를 보이고 있다(그림 5-10).

3) 간호사 부족을 해결하기 위한 방안

간호사 부족은 수요와 공급의 불균형뿐만 아니라 나라마다 처한 정책이나 인력구성 문화 등 다양한 영향요인에 의해 발생하게 된다. 따라서 간호사 부족을 극복하기 위한 인력정책을 효과적으로 실행하기 위해서는 각 나라의 상황에 맞는 다양한 정책을 통합적

환자의 건강에 미치는 영향 : 의료서비스 질 저하
- 업무 시 오류위험 증가 : 환자 안전 위협
- 교차 감염률 증가
- 환자의 사망률 증가
- 수술 후 이상 반응 발생률 증가
- 환자의 수술 및 입원 대기기간 증가
- 환자의 의료서비스 만족도 저하

간호사에게 미치는 영향
- 간호사의 업무량 증가
- 간호사의 건강문제 악화 : 스트레스, 의욕저하, 소진
- 이직률 증가
- 유휴간호사 증가
- 직장 내 괴롭힘 증가 : 태움 등 부정적인 조직문화의 악순환
- 업무만족도 저하

기관 및 지역사회에 미치는 영향
- 인력부족에 따른 의료서비스 비용 증가
- 신규간호사 이직으로 인한 교육비용 증가
- 간호인력 편차로 인한 지방 및 중소병원의 경영문제
- 지역사회 및 국가 건강 악화

그림 5-9 간호사 부족이 미치는 영향

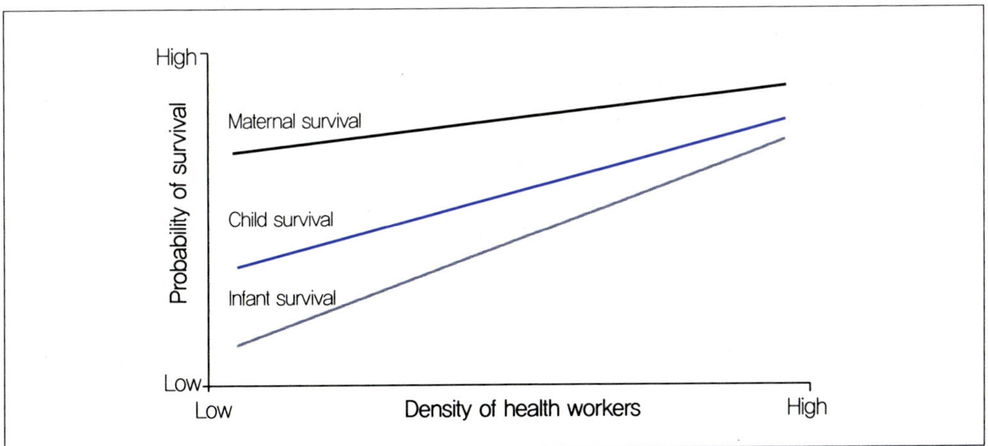

그림 5-10 보건의료인의 밀도와 영아, 아동, 모성생존율

출처 : University of oxford (2017). Our world in data https://ourworldindata.org/burden-of-disease

이고 지속적으로 추진해야 한다. 국가적으로 지방 소도시와 시골에서의 인력 부족, 불균형 분배가 문제가 되고 있어 의과대학 및 간호대학의 위치를 지방 소도시로 이동하거나, 입학 관련하여 지역 전형을 추진하는 정책, 특례 장학금 정책 등의 교육부분의 정책개선을 시행하여 고급 인력을 확보하는 방안이 필요하다. 이러한 정책의 필요성을 인식하고 도입하여 보건의료 전문가를 실질적으로 유입하기 위한 노력을 기울여야 한다.

2005년 5월, 타이페이의 ICN(International Council of Nurses) 총회에서 5가지의 간호사 부족의 정책 개입을 위한 글로벌 우선순위 영역을 제시하였다.

① 거시 경제학 및 보건 부문 자금 지원 정책(macroeconomics and health sector funding policies)
② 규제를 포함한 인력 정책 및 계획(workforce policy and planning, including regulation)
③ 긍정적인 업무환경 및 조직성과(positive practice environments and organizational performance)
④ 유지 및 채용; 국내 인력 불균형 및 해외 인력이동 해결(retention and recruitment; addressing in-country maldistribution and out-migration)
⑤ 간호지도력(nursing leadership)

간호사 부족을 해결하기 위한 국내의 '전통적 방식'은 공급을 증가시키기 위해 간호교육시설을 늘리고 유휴 간호인력을 다시 임상으로 복귀시키는 단편적인 정책이나, 여전히 간호사 수급 불균형 문제를 해결하지 못하고 있다. 국가적 차원에서 거시적으로 간호사의 수요와 공급의 양을 적절히 기획하고 지역, 병원 간 불균형을 해소할 수 있는 간호사의 합리적인 배치를 고민하여야 한다. 기관의 운영적인 측면에서는 열악한 근무환경을 개선하기 위해 적절한 인센티브 제공, 복지서비스 증진, 신규간호사의 충분한 교육기회 제공 등 다양한 시도가 필요하다. 이와 함께 부정적인 조직문화 개선, 긍정적인 간호사 이미지 제고를 위하여 간호계의 강력한 지도력이 요구된다.

[그림 5-11]은 보건복지부가 2018년 「간호사 근무환경 및 처우 개선대책」으로 내놓은 추진전략이다. 정책의 추진 목표는 간호사들의 근무환경과 처우를 개선하여 활동간호사 비율을 높임으로써 간호인력을 적정 수준으로 확보하여 국민의 의료서비스 질을 제고하는 것이다. 세부과제로는 근무환경 및 처우개선의 3가지 과제와 건전한 병원조직 문화

조성의 2가지 과제, 간호인력 확충 및 전문성 강화의 3가지 과제, 간호서비스 질 제고를 위한 3가지 과제를 마련하여 발표하였다.

특히, 간호인력 수준을 적정 수준으로 유지하기 위해 신규인력 배출을 확대하고 유휴인력의 재취업을 추진하면서 간호사 근무환경을 동시에 개선하는 것을 목표로 하고 있다. 이를 위한 세부 추진과제로 건강보험 수가 개선을 간호사 처우개선과 연계하여 간호사의 보수 수준을 향상하는 것과 간호사의 야간근무 부담 완화와 야간근무 보상 강화를 통해 장기 근무를 위한 유인을 제고하는 것, 그리고 3교대에서 확대하여 다양한 근무형태를 마련하는 것에 대한 지원 등의 세부 방안 등이 있다(그림 5-11).

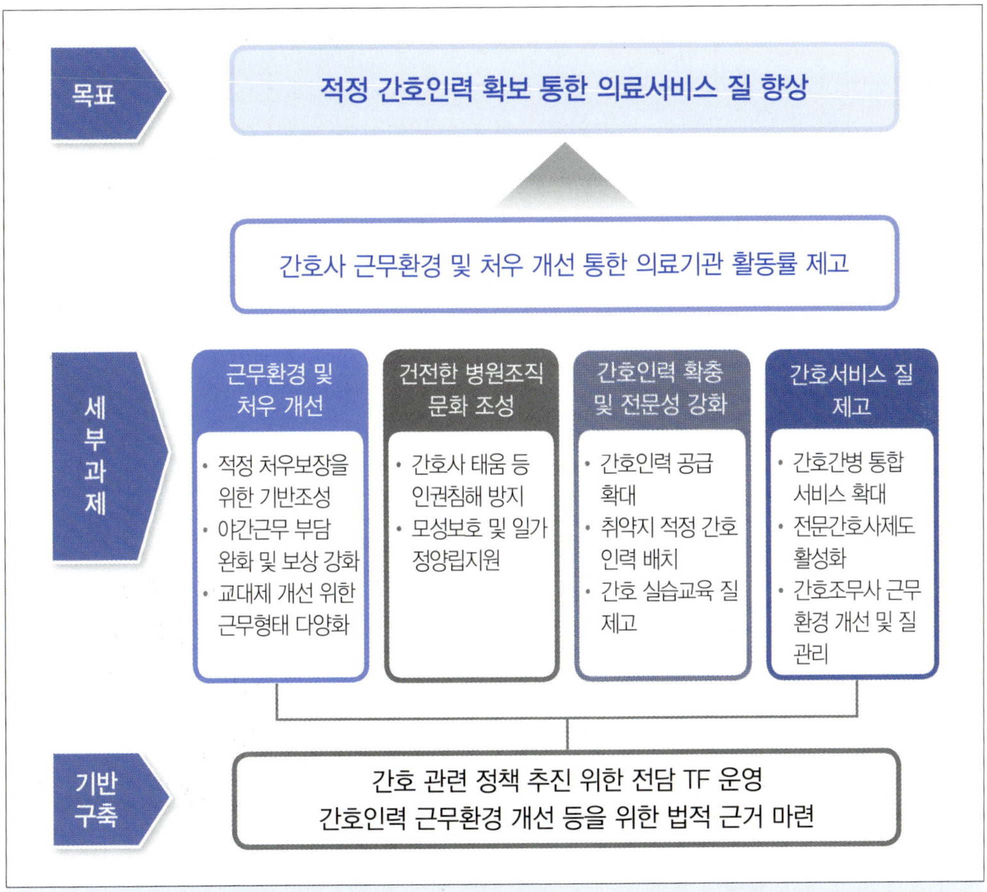

그림 5-11 보건복지부의 간호사 근무환경 및 처우개선 대책

03 간호전문직의 이동

1) 간호사의 국제적 이동 현황

전문직의 국제적 이동은 새로운 현상은 아니다. 현대사회는 국제화, 현대화, 산업화가 진행되면서 의사소통 수단이 다양화해지고, 정보의 접근성이 높아졌으며, 이동수단이 발전하고, 국가 간의 무역협정이 확대되어 전문직의 이동이 용이해졌다. 간호사와 같은 보건의료전문가들은 더 효과적이고 쉽고 빠르게 자신의 재능을 필요로 하는 세계 시장으로 이주하고 있고, 환자들 역시 치료를 위해 여행을 하게 되었다. 미국 내 의사의 25%는 해외에서 왔으며, 태국과 싱가포르와 같이 타국에서 치료를 하는 '의료관광' 시장은 매년 20%의 비율로 성장하고 있다.

국가 간 개발수준의 차이와 보건의료인의 더 나은 삶에 대한 갈망으로 저개발국가나 개발도상국의 보건의료인들은 더 좋은 일자리를 찾아 선진국으로 이동하게 되었다. 일부 저개발국가는 인력의 해외 진출을 장려하고, 그들에게서 받는 송금액에 경제적으로 많은 부분을 의존하고 있다. 필리핀이나 인도는 경제개발계획의 일환으로 해외 근무 간호사를 모집하고 육성하기도 하였다.

세계의 국제적인 인력 이동 중 50% 정도가 여성이주 인력이며, 특히 저소득 국가의 기술적으로 숙련된 여성들이 이주하고 있다. WHO(2006)의 보고에 의하면 7개 OECD 국가에서 3만여 명의 사하라 이남 아프리카에서 이주한 간호사와 조산사가 일하고 있다. 주요 국가의 간호사 이주 현황은 [표 5-3]에서 정리하였다.

국제적으로 이주하여 일하고 있는 간호사를 Internationally-Educated Nurses (IEN)으로 일컫고 있는데 호주, 캐나다, 영국, 미국의 경우는 간호사의 5~10%가 해외 간호사이며, 뉴질랜드는 21%, 스위스는 30%로 높은 비율을 보이고 있다. 미국의 경우, 일부 연구자들은 2025년까지 26,000명의 간호사가 부족할 것으로 예상하였다. 미국 내 부족한 간호인력을 해외에서 이주한 간호사가 상당부분 채우고 있는데, 해외 이주 간호사의 고용 비율은 5.4%로 필리핀이 가장 많고 그 다음으로 캐나다, 인도, 영국, 한국, 나이지리아라고 보고되고 있다.

표 5-3 간호인력 송출국과 수입국

구분	수입국				
	United States	United Kingdom	Germany	Australia	Canada
송출국	Philippines India Canada South Korea China United Kingdom Nigeria	India Philippines Spain Romania Portugal Italy Australia	Russia Spain Poland Hungary Italy Bosnia Croatia	United Kingdom India New Zealand Philippines Ireland South Africa	Philippines India United Kingdom United States China France

출처 : 박은태, 김진현(2020). 국가 간 간호사 상호인정협정의 현황과 한국의 정책방향 모색

2) 간호사의 국제적 이동에 영향을 주는 요소

Kingma(2008)에 의하면 국제 이주민자 수가 세계 인구의 약 3%로 이민을 촉진하는 요인들로 의사소통 수단의 개선, 정보의 접근성 증진, 이송수단의 다양화, 양자 간 다자 간 무역협정의 확대, 숙련된 노동력 부족, 적극적인 국가차원의 모집 증가 등을 꼽고 있다.

간호인력의 국제적인 이동에 영향을 주는 요소는 '밀어내는 요소(push factor)'와 '당기는 요소(pull factor)'로 설명할 수 있다(표 5-4). 일반적으로 낮은 임금, 경력 향상이나 평생교육을 위한 기회 부족, 사회정치적 불안, 안전하지 않은 업무 환경 등이 대표적인 'Push' 요소이다. 또한, AIDS 감염의 위험성, 분쟁지역에서의 신변안전위협, 경제적 불안정 등 열악한 업무 환경이 간호사의 이주를 촉진시키는 큰 영향요인으로 볼 수 있다. 간호사가 이주하도록 끌어당기는 'Pull' 요소 중 가장 대표적인 것은 높은 임금이다. 또한, 교육 및 전문성 개발을 위한 보다 발전된 경력구조나 기회, 정치적 안전, 폭력의 위협으로부터 안전한 정도는 간호사가 해당국으로 이주하도록 끌어당기는 'Pull' 요소이다. 나라마다 간호사가 이주하려는 이유는 다양하다. 독일의 경우, 간호사 1명당 10명의 환자를 간호하여 유럽연합 국가들 중 업무강도가 높아 간호사가 이주하는 원인이 되고 있다. 우리나라의 경우(Lee & Moon, 2013) 간호대학생들이 졸업 후 해외에서 근무하기를 희망하는 가장 큰 원인 중 하나는 급여조건(29.7%), 그리고 전문성 개발(28.2%)이었다.

표 5-4 간호사의 이주에 영향을 주는 일반적인 Push-Pull 요소

이주 하도록 밀어내는 요소(push factors)	이주를 끌어당기는 요소(pull factors)
낮은 임금	높은 임금
경력 향상 및 평생교육을 위한 기회 부족	추가 교육 및 전문성 개발을 위한 보다 발전된 경력 구조나 기회
사회정치적 불안	정치적 안전
안전하지 않은 업무 환경	폭력의 위협으로부터 안전
업무의 제한요소	이주국에 가족 구성원 거주
높은 업무강도	여행이나 모험을 좋아함
집, 물, 음식 등 열악한 주거환경	인도주의적인 동기
집에 송금하는 수입(음식, 주거지, 건강관련 비용 충당)	지위와 인정
경제적 불안정	삶의 질 향상

출처 : Suellen Breakey 외. (2015) Global Health Nursing in the 21st Century, Springer P. 359

3) 간호사의 국제적 이동과 건강불평등 악화

간호사의 국제적 이동은 전문직의 새로운 가능성에 대한 비전을 제시하지만, 동시에 복합적인 우려를 낳으며 세계의 이목을 집중시키고 있다. 대부분의 보건전문직은 저소득국가나 개발도상국에서 선진국으로 이동하는 현상이 뚜렷하다. 간호사를 비롯한 보건의료인력의 수여국은 질병부담(DALY)이 더 낮은 반면, 보건의료인력 공여국(source country)은 오히려 질병부담이 더 높다(표 5-5). 세계화로 촉진된 자유로운 보건전문직의 이동은 비대칭적인 이주쏠림 현상으로 나타나고, 보건의료인력의 부족과 불균형적인 분포를 더 악화시키기도 한다(그림 5-12). 또, 일부 선진국은 간호사 부족문제를 해결하고, 고용 비용을 낮추고, 효율성을 추구하면서 숙련된 노동자원을 끌어오기 위한 선택적 이민정책을 펼치기도 한다. 선진국이 인력채용에 있어서 경력 간호사를 선호하면 저개발국가는 간호인력의 유출에 더 큰 손실이 일어나게 된다. 세계화로 촉발된 초국적 간호사의 이동은 선진국의 시민들에게는 더 많은 혜택을 주지만, 저개발국가나 개발도상국의 시민들의 질병부담은 더욱 높아지는데 기여하게 되었다(그림 5-13).

저소득 국가에서 숙련된 기술을 가진 여성의 이주는 유아 사망률, 5세 이하 사망자 및 성별 중학교 입학률에 부정적인 영향을 준다. 숙련된 기술직의 이동은 공여국에, '두뇌유실'을 초래할 뿐만 아니라 공여국의 의료종사자 부족, 건강관련 지표에 부정적 영향 등 다양한 문제점을 야기한다. 기존에 숙련된 기술직이 매우 제한적이던 아프리카, 인도, 파키스탄 등이 이러한 국제적인 인력 이동의 공여국이 되면서 자국의 보건의료 전문가가 매우 부족하게 되었다. 특히 간호사는 보건의료서비스 제공의 중심이 되는데 이러한 대규모의 비전략적인 이주의 결과로 해당 국가의 보건의료 기반의 붕괴와 함께 자국 시민들의 기본적인 건강요구를 충족시키지 못하는 불평등한 결과를 초래하게 되었다.

세계보건기구(WHO)는 보건의료인력의 선진국 쏠림현상이 건강불평등 심화에 기여하고, SDGs 등 세계건강목표에 제약이 되고 있다고 하였다. 또, 일부 학자들은 보건의료 인력의 공급이 되는 일부 저개발 국가는 의료제공체계의 위기나 붕괴를 일으킬 수도 있다고 우려하고 있다. 이에 2015년 5월 세계보건기구 총회에서는 국제 모집에 관한 글로벌 실천 강령(Global Code of Practice on the International Recruitment of Health Personnel)을 채택하고 의료인력의 채용 시 지켜야 할 윤리, 의료보건 종사자의 '자급자족' 장려와 함께 국제적으로 이주한 인력들에 대한 기본적인 인권보장 인정에 대한 권고를 하고 있다. 국제적 연대(global solidarity) 또는 생태학적 세계관을 바탕으로 각 국가들은 보건의료인력의 자급을 위한 정책과 제도를 만들고, 보건의료인의 국제적 이주에 어떠한 정책적 결정을 할 것인지 진지하게 논의할 필요가 있다.

표 5-5 주요 해외이주 간호사 수여국과 공여국의 인구 10만명당 간호사수와 질병부담 현황(2017)

수여국	인구10만명 당 간호사 수 (조무사 포함)	질병부담 (DALY)*	공여국	인구1만명 당 간호사 수 (조무사 포함)	질병부담 (DALY)
미국	855(2015년)	24,305.8	남아프리카	352	45,453.0
영국	829	20,120.9	필리핀	333(2013년)	36,379.4
아일랜드	1429(2016년)	18,623.3	짐바브웨	89(2016년)	56,253.7
캐나다	991(2016년)	19,226.8	나이제리아	145(2013년)	53,711.8
호주	1266(2016년)	19,264.9	인도	211	39,559.7
뉴질랜드	1096	20,481.1			

출처 : WHO (2019). Global Health Workforce Statistics http://apps.who.int/gho/data/node.main.HWFGRP? lang=en

University of oxford (2017). Burden of diseases https://ourworldindata.org/burden-of-disease

* Disability-Adjusted Life Years(DALYs) per 100,000 individuals from all causes

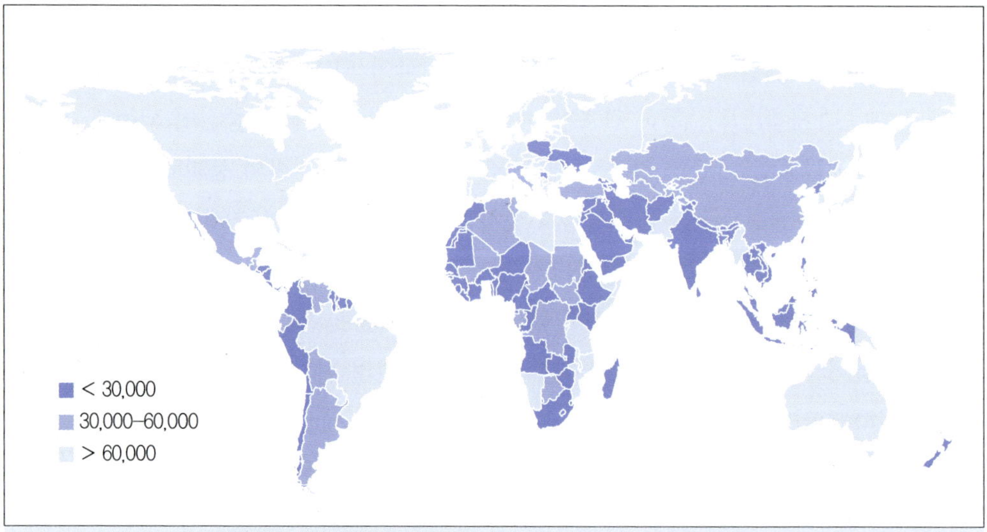

그림 5-12 인구 천만명 당 의사, 간호사, 조산사 수(2011)

출처 : Nigel and Lincoln (2014). Global Supply of Health Professionals, The New England Journal of Medicine

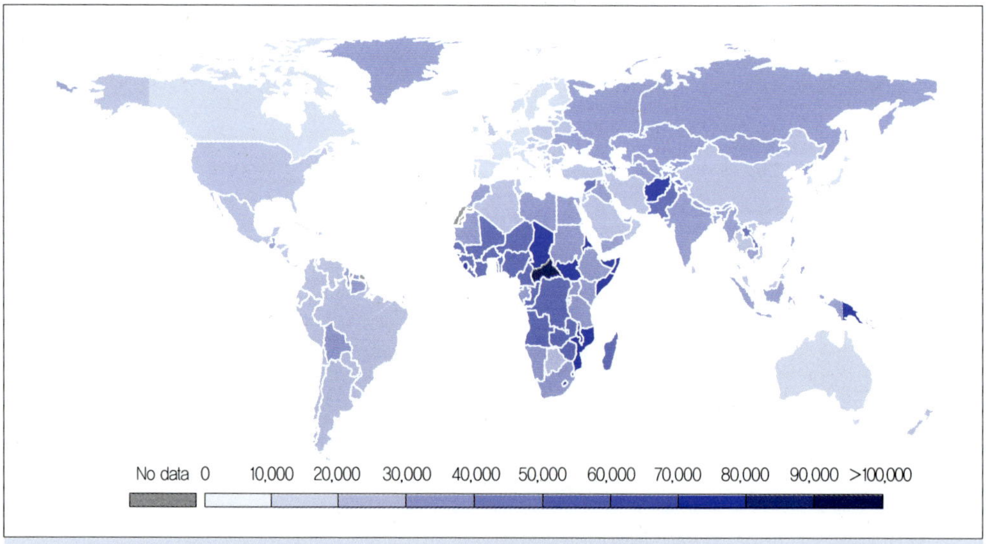

그림 5-13 전 세계 국가별 질병부담(2017)

출처 : University of oxford (2017). Our world in data https://ourworldindata.org/burden-of-disease

04 간호직의 전문화

1) 전문화의 필요성

앞서 살펴본 간호사 부족과 국가 간 간호사의 이동에 따른 건강형평성의 문제는 세계적 위기수준으로 관리되고 있다. 이러한 위기의 배경에는 인구의 고령화, 도시로 인구 집중 등의 인구학적 변화, 비전염성 질환이 전염성 질환을 대체하고 있는 역학적 변화, 정신건강 장애, 근골격계 장애 및 만성질환 증가로 인한 장애에 대한 부담의 급속한 증가라는 3가지 측면의 변화로 볼 수 있다. 이러한 3가지 변화는 건강관리 시스템의 변화를 촉진하고 더불어 보건의료 전문가의 역할 변화와 교육 체계의 변화 등 전반적으로 건강관리 시스템의 재설계를 강하게 요구하고 있다. 특히 교육 체계의 변화는 국가 간 전문 기술과 지식, 서비스의 교류 증가, 환자의 해외 의료관광을 위한 국가 간 이동, 전문직의 이동이라는 보건의료 환경의 변화 측면에서 시급히 패러다임을 전환해야 하는 상황이다.

또 다른 중요한 환경의 변화는 국가 간 전염병 확산과 기후 변화로 인해 전 세계에 걸쳐 보건의료 전문가들이 상호 협력하고 의존해야 하는 상황이다. 그러나 국가 간의 보건의료 전문가들의 교육 체계는 다양하며, 인구당 간호사 수와 의사 수 등 보건의료 종사자 수의 밀도에서 10배 정도의 차이가 발생되고, 보건의료인 간의 기술 혼합(skill-mix)의 정도도 국가 간에 큰 차이가 발생되고 있어 세계적으로 협력하고 공유해야 하는 현 상황에 어려움이 존재한다.

세계보건기구(WHO)는 전 세계에 의사와 간호사 수의 부족을 430만명으로 추산하고 있으며 이 수는 전 세계 간호사와 의사 수의 15%에 이른다고 경고하고 있다. 그리고 57개의 빈곤국에서 인간이 누려야 할 최소한의 건강 욕구를 충족시키기에는 인적 자원이 부족하여 심각한 위기에 처해 있다고 보고했다. 따라서 의료인력의 가용성과 질병의 부담 사이에서 의료인력의 불균형은 가속화될 것이라고 경고하면서, WHO는 국제 행동 규범(Global Code of Practice)을 발표하였고, 저개발국가에서 선진국으로의 의료인력의 이동을 줄일 것을 알리면서 빈곤국의 의료인적 자원 부족을 해결하기 위해 교육의 개선과 인적자원 관리의 필요성을 강조하고 있다.

2) 전문화의 방향

비감염성 질환이 감염성 질환을 대체하고 있는 역학적 변화와 더불어 급속화된 정보화 사회는 보건의료 종사자의 전문화를 촉진하고 있다. 과거 국민들은 의료 전문가로부터만 정보를 제공받던 것에서 벗어나 인터넷, 모바일 등 다양한 경로에서 건강 관련 정보를 습득할 수 있게 되면서 의료인은 더 이상 건강 정보 제공의 유일한 원천이 아니게 되었다. 이러한 변화는 결과적으로 의료인-환자 관계를 종속적인 관계에서 의사결정과 건강 책임을 공유하는 방향으로 전환되고 있는데, 이러한 변화를 '건강의 공동 생산(Co-production of Health)'으로 기술하기도 한다. 또한 의료기술의 발전으로 새로운 진단검사, 백신 및 약물의 생산 등 보건의료인의 전문화를 촉진하는 새로운 기술은 탈전문화, 탈중앙화의 기회를 열 수 있다. 예를 들어 진단 검사나 치료 요법에서 전문가의 도움 없이도 가정 등 지역사회에서 간편하게 국민들이 더 효과적으로 사용할 수 있게 되었다.

이 외에도 건강 평등을 인권으로 인정하면서 세계적으로 건강 정의의 실현을 위해 공정성을 추구하고 있어 예방 가능한 죽음 또는 고통은 불필요한 것으로 보고 국가 간 원조 또는 시민의 참여를 확대하여 건강 평등을 추구하고자 하는 의지가 건강 결정 요인에 영향을 미치고 있다.

지금까지 기술한 전 세계적인 변화의 흐름은 보건의료인에 대한 미래 수요가 양적으로 질적으로 확대될 것을 전망하고 있다. 공급의 증가만이 아니라 다양한 유형의 전문가에 대한 수요가 증가할 것이다. 예를 들어 장애 부담의 변화, 비감염성 질환의 증가 등은 의료기관 외에도 가정과 지역사회로 간호사와 의사가 서비스 제공의 확대를 요구하고 있으며, 비전문가인 환자, 국민과 팀워크를 통해 건강을 증진하고 질병을 치료하는 속에서 정보의 과부하로 인해 결정의 어려움을 돕거나 실제 적용을 위한 새로운 기술을 익히는 등의 전문가의 자질을 요구할 수 있다. 따라서 거시적으로 보면 간호사를 포함한 보건의료 전문가들의 교육요구는 커지고, 정확한 정보에 입각하여 대중과 효과적으로 의사소통할 수 있는 역량이 필요해지는 것이다.

3) 교육의 방향

미국의 21세기 보건의료 전문가 교육 위원회(The Commission on the Education of Health Professionals for the 21st Century)의 권고 사항을 보면, 보건의료환경을 둘

러싼 많은 변화들은 보건의료 전문가들의 공유 역량, 시스템적 사고, 교육 및 제도적 변화를 촉진시키고 있다고 분석하고, 이러한 역량을 습득하기 위해 3세대 '시스템 기반 교육'으로의 전환을 제안하였다. 위원회가 제안한 3세대 교육 이전의 교육 현황으로 1세대는 과학적 근거 기반 교육(science-based curricular)이었고, 2세대는 문제 기반 학습(problem-based learning)이라고 정의하면서 보건시스템 분야의 역량(competency)을 기반으로 하는 3세대 개혁을 제안하였다.

위원회는 시스템 기반 교육(또는 역량 기반 학습)은 다양한 서비스 체계에서 전문 교육을 제공하는 시스템으로 학문적 교육 시스템과 보건의료 시스템을 통합하여 학부 과정에서의 훈련과 임상 수준에서의 훈련의 수평적 통합을 향상시킬 수 있고, 대학의 일차적인 간호교육 현장과 의료기관의 3차적인 간호교육 현장의 수직적 통합의 향상도 가능하다고 하였다.

역량 기반 기술은 보건의료환경의 임박한 변화와 현재 상황들 속에서 기존의 기술을 보존하면서 새로운 학습 프로세스를 추진하기 위해 역량의 지속적인 재평가가 필요하다. 역사적으로 보편적인 표준 역량을 확립하기 위한 노력이 지속되고 있음에도 불구하고 200여개의 국가를 위한 단 하나의 표준은 있을 수 없다. 하지만 국가에 관계없이 보건의료전문가에게 요구할 수 있는 핵심 역량은 있을 수 있다. 질병, 기술, 서비스 시스템, 건강보험 재정 시스템 등은 국가와 지역에 따라 다를 수 있지만 공통된 글로벌 지식체계를 활용할 수 있는 기본적인 학습 시스템과 응용 프로그램을 확립해야 할 것이다.

4) 교육의 변화

정보화 사회에 들어서면서 교육에도 많은 변화가 일어나고 있다. 세계적으로 교육 혁신의 선두주자인 Coursera, MIT - Harvard edX, Udacity 및 iTunes U와 같은 회사에서는 대규모 개방형 온라인 과정(MOOC)을 보급하여 이목을 집중시켰다. 정보 기술 기반의 온라인 과정은 교수법에도 변화를 일으켜 새로운 교수법을 많이 생산하였다. 예를 들어 플립러닝(flipped learning)은 학습자의 집중 효율을 향상시키기 위해 강의 전에 동료와의 멘토링을 통해 과제를 한 후 강의를 듣는 것으로 이러한 변화는 보건의료 분야에도 적용되었다. 예를 들어 스탠포드 의과대학에서 무료로 건강 및 의약 콘텐츠를 제공하며 온라인 교육을 실시하고 있으며, Peoples-uni 및 Institute for Healthcare Improvement Open School은 628개의 챕터를 포함한 교육과정을 개발하여 학생 주도의

3년간 온라인 교육을 열었으며 65개국에서 실행하고 있다. 그리고 뉴욕에 있는 North Shore-Long Island Jewish Health System은 온라인 의과대학을 새로 설립하였다.

이러한 교육 개혁의 변화와 함께 기술 및 서비스 제공 시스템의 품질 저하에 따른 우려도 제기되고 있다. 특히 상업을 목적으로 하는 기업이 건강 체계에서 많은 변화를 일으키면서 인간의 건강 기본권이 상업적으로 악용될 경우에 대한 큰 우려가 있다.

교육 개혁에 있어 중요한 점은 건강관리 시스템 내에서 시스템 변화에 참여하고 촉진할 수 있는 리더의 양성이 있다. 리더의 양성을 통해 MOOC, 플립러닝 등 혼합 교육과정과 같이 기존의 강의식 수업에서 벗어나 건강시스템의 변화를 유용하게 담아낼 수 있는 교육과정의 변화를 이끌어야 한다. 변화는 이미 진행 중이며 변할 수 있는 더 많은 에너지가 존재하는 한 보건의료 전문가에 대한 교육의 초점은 미래 보건의료체계를 형성하고자 하는 리더의 양성이라 할 수 있다.

5) 문화간호 역량화 모델

간호전문직 분야에서도 3세대 시스템 기반 또는 역량 기반 교육으로의 변화, 변화에 대한 학습자의 갈망이 행동으로 이어지도록 촉진하는 리더의 양성을 위한 교육체계의 개선이 필요할 것이다. 이에 적합한 모델로 '건강전문가의 문화간호 역량화 모델(ASKED model)'을 소개하고자 한다. 문화적 역량의 5가지 주요 개념은 문화적 인식(Aware), 기술(Skill), 지식(Knowledge), 접촉(Encounter), 갈망(Desire)이 있다. 이들 개념의 앞 글자를 따서 ASKED모델이라고 한다.

ASKED모델의 핵심 내용은 간호학생 자신 스스로가 문화적 배경을 검토하고 심층 탐색하는 과정을 통해 문화적 가치, 신념, 윤리 등 문화적 차이에 대한 다양성을 인식하고 세계에는 다양한 문화와 인종 집단이 있으므로 이에 대한 문화적 지식을 얻고 깊이 있게 이해하려는 과정이 발생하는 것이다. 이해 과정에서 얻는 지식은 건강 관련 신념에 따른 실천과 문화적 가치관, 질병발생률과 유병률, 치료 효율성에 대한 지식 등이 포함되며 각 국의 역사적 배경, 정책적 이슈, 문화적 다양성 등이 지식으로 획득된다. 문화 기술은 간호학생이 대상자가 지닌 문제와 연관된 문화적 자료를 수집하고 문화적 배경을 바탕에 두고 정확하게 신체를 사정할 수 있는 능력이 된다. 그리고 문화 만남(접촉)은 다양한 문화적 배경을 지닌 대상자와 직접 상호작용하도록 권유하는 과정으로 의사소통 기술, 언어적 기술 등이 필요하다. 문화에 대한 갈망은 간호학생이 문화적 인식, 지식, 기술 및 만남의 과정에서 의무적으로 행하는 것이 아니라 자발적 참여에 의해 모든 과정에 참여하는 것을 말한다.

ASKED모델의 5가지 주요 개념 중 문화적 역량을 획득하기 위한 핵심 요소는 2002년 문화적 갈망으로 지목되었다가 Campinha-Bacote(2014)에 의해 문화적 접촉/만남으로 정의되었다. 문화적 만남은 다양한 방식의 토론을 통해 성찰적 학습의 비중을 강화하여 인종적 차이를 심층적으로 접근할 수 있도록 한다. 또한 문화간호 역량이 높은 간호사는 다문화 환자의 요구를 이해하고 노력하는 간호사로 대상자의 문화적 요구에 따라 병동의 규칙들이 변화되어 적용되도록 노력하는 간호사, 즉 환자의 다양한 요구를 상황에 맞게 수용할 수 있는 역량으로 볼 수 있다(그림 5-14).

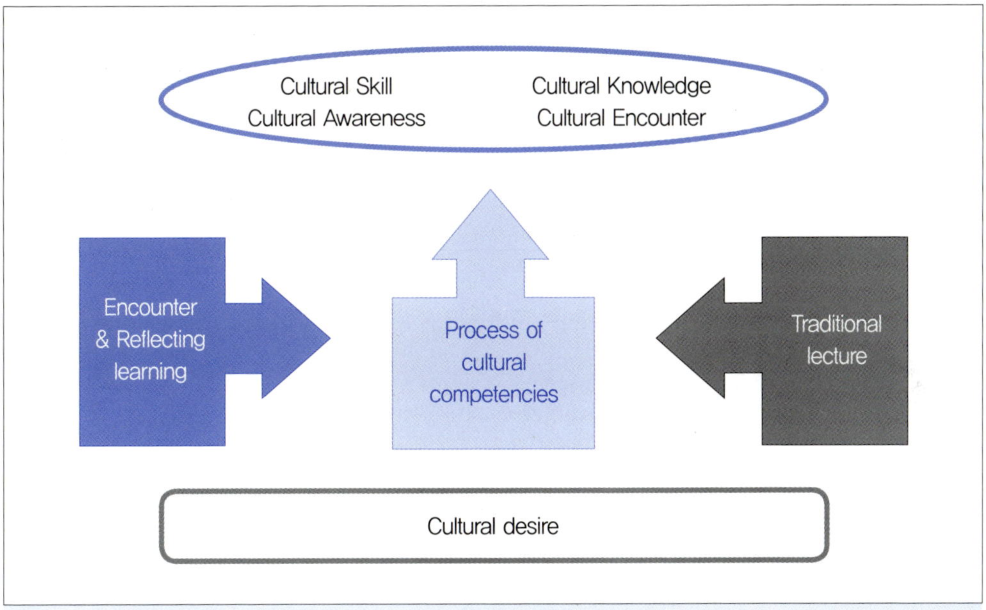

그림 5-14 ASKED모델

출처 : 최경숙 외(2014). 간호대학생을 위한 문화간호 역량화 교육 프로그램, 한국간호교육학회지, 20(3), 424-434.

생각해보기

- 간호인력의 수요요소와 공급요소, 생산성 관련 요인, 국가의료정책의 우선순위가 간호사 부족 현상에 어떤 영향을 미치는지 간단한 예시를 들어서 설명해 보자. 이러한 요소들 간의 상호작용이 어떻게 간호인력의 현황을 형성하는데 영향을 미칠 수 있을지 토론해 보자.
- 간호사의 국가 간 혹은 지역 간 이동이 발생하게 된 다양한 원인에 대해 토론해 보자.
- OECD 국가에서 간호인력 수요가 급증하는 이유를 근거를 제시하여 설명해 보자. 인구 노령화와 만성질환 증가 외에도 간호인력 수요 증가에 어떤 다른 요인들이 영향을 미치고 있을 수 있을까? 이러한 변화가 간호인력의 국제적 이동에 어떤 영향을 미칠 수 있을까?
- 우리나라의 간호사 수급 불균형이 발생하게 된 원인과 영향요인을 토론해 보자.
- 나라별, 지역별 간호사 수요와 공급의 불균형이 어떤 문제점을 야기할 수 있는지 생각해 보자. 이러한 문제점을 해결하기 위한 전략은 어떤 것들이 있지 토론해 보자.
- 국제사회가 당면한 보건의료인력 부족문제를 해결하기 위해 간호전문직이 나아가야 할 방향에 대해 생각해 보자.
- 국제화 시대의 흐름에 맞추어 간호지도자를 키우기 위해서 필요한 간호교육의 방향에 대해 생각해 보자.

참고문헌

박정혜 (2017). 신규간호사 이직 감소 전략: 이직원인과 이직의도를 중심으로. 예술인문사회융합멀티미디어논문지, 7, 833-842.

배현지, 김진현 (2017). 신규간호사 확대정책이 지방중소병원의 간호사 고용수준에 미친 영향, Journal of the Korean data analysis society. 19(6B), pp.3301-3316.

병원간호사회 (2013). 병원간호인력 배치현황 실태조사, 병원간호사 근로조건 실태조사 보고서.

보건복지부 (2018). 간호사 근무환경 및 처우 개선대책.

보건의료노조 (2008). 교대제 보건의료 노조보고서.

보건의료노조 (2014). 간호사 표준근로지침 연구보고서.

이태화, 강경화, 고유경, 조성현, & 김은영 (2014). 국내외 간호사 인력정책의 현황과 과제.

최경숙 외 (2014). 간호대학생을 위한 문화간호 역량화 교육 프로그램, 한국간호교육학회지, 20(3), 424-434.

홍경진, & 조성현 (2017). OECD 국가의 간호인력 현황과 한국 간호인력의 특성 분석.

Brush, B. L. (2008). Global nurse migration today. Journal of Nursing Scholarship, 40(1), 20-25.

Buchan, J., & Aiken, L. (2008). Solving nursing shortages: a common priority.

Journal of clinical nursing, 17(24), 3262-3268.

Cho, S. H., Lee, J. Y., Mark, B. A., & Lee, H. Y. (2012). Geographical imbalances: migration patterns of new graduate nurses and factors related to working in non-metropolitan hospitals. Journal of Korean Academy of Nursing, 42(7), 1019-1026.

Crisp, N., & Chen, L. (2014). Global supply of health professionals. New England Journal of Medicine, 370(10), 950-957.

Eckenwiler, L., Straehle, C., & Chung, R. (2012). Global solidarity, migration and global health inequity. Bioethics, 26(7), 382-390.

Joumard, I., André, C., & Nicq, C. (2010). Health care systems: efficiency and institutions. https://ssrn.com/abstract=1616546

Lee, E., & Moon, M. (2013). Korean nursing students' intention to migrate abroad. Nurse Education Today, 33(12), 1517-1522.

OECD (2017). Health at a Glance 2017. Chartse. http://www.oecd.org/health/health-systems/health-at-a-glance-199913 12.htm.

OECD (2018). Health Statistics 2018. 요약본. 보건복지부. http://www.mohw.go.kr/react/jb/sjb030301vw.jsp?PAR_MENU_ID=03&ME NU_ID=032903&CONT_SEQ=345950&page=1

Oulton, J. A. (2006). The global nursing shortage: an overview of issues and actions. Policy, Politics, & Nursing Practice, 7(3_suppl), 34S-39S.

Suellen Breakey et al. (2015). Global Health Nursing in the 21st Century, Springer.

6

보건의료산업의 국제화

GLOBAL HEALTH AND NURSING

제6장

보건의료산업의 국제화

제6장

보건의료산업의 국제화

학습목표

1. 의료서비스 이용을 위한 국제 이동의 배경을 파악한다.
2. 국내 · 외 의료서비스의 국제화 추세를 파악한다.
3. 의료관광의 개념을 이해한다.
4. 의료관광의 유형을 기술한다.
5. 외국의 의료관광 현황에 대해 파악한다.
6. 외국인 환자의 법적 개념을 이해한다.
7. 국내 입국 외국인 환자의 주요 건강문제를 파악한다.
8. 국내 입국 외국인 환자의 의료서비스 이용 현황을 파악한다.
9. 외국인 환자의 진료과정을 설명할 수 있다.
10. 외국인 환자 관리 시 간호사의 역할을 이해한다.
11. 외국인 환자 진료 관련 분쟁의 예방활동을 이해한다.

세계화로 국가 간 이동이 활발하게 이루어지고 세계 각국의 의료기술이 발전하면서 빠르고 값싼 양질의 의료서비스 이용을 목적으로 한 인구의 해외 이동 역시 활발해졌다. 의료관광객의 유치는 신흥국들이 국제시장에서 경쟁력을 발휘할 수 있는 고부가가치 산업영역 중 하나로 주목받고 있다. 국제간호에서 해외 의료소비자들의 급증과 다양화는 새로운 관심분야이며, 간호전문직은 적절하고 효과적으로 응대할 수 있는 준비를 해야 한다. 본 장에서는 의료산업의 국제화 추세와 의료관광과 관련된 용어에 대해 알아보고, 외국인 환자에 대한 개념, 건강문제, 진료과정과 분쟁예방활동에서 간호사의 역할을 설명하여 보건의료산업의 국제화에 대한 이해를 돕고자 한다.

01 의료산업의 국제화 추세

1) 배경

건강과 안녕을 도모하기 위한 여행의 역사는 오래 전에 시작되었다. 기원전부터 물,

공기, 흙이 좋은 지역으로 요양을 떠나거나, 건강회복을 기원하기 위해 떠나는 순례 형태의 여행이 그 예이다. 사마천의 사기에는 중국 진나라 31대 왕으로 최초의 황제가 된 진시황이 서복에게 왜국에 가서 불로장생의 묘약을 찾으라 하였다는 기록이 있고, 중국 곳곳에는 진시황의 순행에서 방문했다는 전설이 있는 온천이 남아 있다. 조선왕조실록에도 세종대왕이 즉위 26년(1444년)에 눈병을 치료하기 위해 청주 초정에 몇 달간 행궁을 짓고 초수(초정약수)를 마시며 요양했다는 기록이 남아 있다.

20세기 후반에 이르러 국가간 교류 및 이동이 활발해지면서 의료인뿐만 아니라 의료서비스를 이용하기 위한 이용자 즉, 환자들의 국제적 이동현상이 급격하게 증가하였다. 이전에도 의료서비스를 이용하기 위한 환자들의 국제적인 이동은 있었지만, 이는 자국에서 수급이 불가능한 의료서비스를 제공받기 위해 부유한 소수의 환자들이 의료기술이 발달한 미국 등의 국가를 방문하는 형태로 이루어졌다. 현재에도 선진 의료기술을 이용하기 위해 해외로 떠나는 형태의 여행은 계속되고 있지만, 최근 의료서비스 이용자들의 국제적인 이동 증가는 오히려 선진국의 의료비용 증가로 인해 자국에서의 의료비 부담이 커진 반면, 일부 개발도상국의 의료기술이 선진국 수준으로 발전하면서 저렴한 비용으로 양질의 의료서비스를 이용하는 것이 가능해진 결과로 인해 나타난 현상이다. 인터넷 등 정보통신매체의 발달도 의료관광의 성장에 큰 영향을 미쳤다. 검색으로 각국 간 의료비용과 서비스 품질의 비교가 손쉽게 가능해짐에 따라 소비자의 능동적인 선택이 가능해졌다. 의료비용이 높은 미국의 경우 코로나19 발생 이전에는 한 해 약 140만 명의 미국인이 의료비용 40~80%가량의 절약을 위해 해외에서 의료서비스를 이용하였다. 비슷한 시기에 세계적으로도 약 1,400만 명에서 1,600만 명의 의료서비스 이용자가 진료를 위해 해외 의료기관을 방문한 것으로 보고되었다. [그림 6-1]은 의료서비스를 이용하기 위해 해외로 이동하는 인구의 이동 패턴을 보여준다. 국제적으로 이러한 성장세는 2017-2024년도 사이에 약 10~15% 성장할 것으로 예견되었지만, 코로나19로 국제적 이동이 제한됨에 따라 이를 달성하지 못하였다. 글로벌 의료관광 시장규모는 2020년도에는 약 109조 원으로 추산되었고, 전문가들은 2025년에는 약 240조 원으로 성장할 것으로 전망하고 있다. 대한민국에서도 정부 차원에서 의료관광 10대 강국을 목표로 삼고 외국인환자 유치를 위한 다양한 정책 및 지원을 활성화하고 있다.

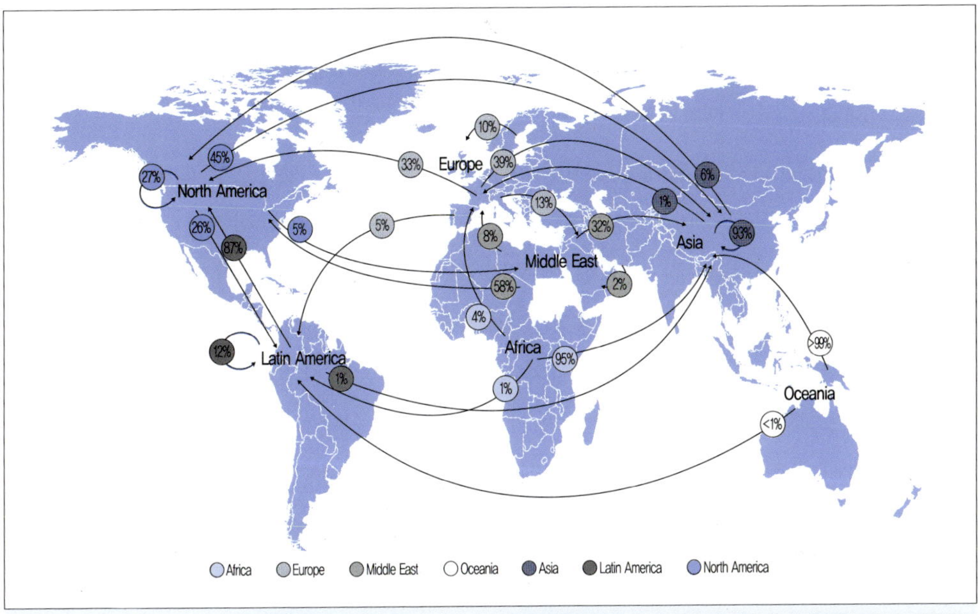

그림 6-1 의료관광 서비스 이용자의 이동 유형

출처 : Ehrbeck, T., Guevara, C., & Mango, P. D. (2008). Mapping the market for medical travel. The McKinsey Quarterly, 11

2) 의료산업의 국제화 현황

의료산업의 국제화는 인도, 태국, 남미의 일부 국가를 중심으로 시작되었으며, 이후 싱가포르, 말레이시아 등의 국가가 행렬에 동참하였다. 독일, 스웨덴, 헝가리, 멕시코 등은 잘 알려진 의료관광 강국이며 두바이, 상하이, 부에노스아이레스 등의 도시도 의료관광지로 성장하고 있다. 이러한 변화는 컴퓨터와 인터넷의 보급으로 인해 외국의 의료기관 및 이용 후기에 대한 온라인 검색 및 예약 등이 가능해지고, 해외여행의 보편화가 이루어지면서 더욱 가속화된 것으로 분석된다. 이용자들의 해외 의료서비스 이용목적은 난임치료, 성형수술, 치과치료, 장기이식수술, 건강검진 등으로 다양하다. 진료중심이었던 해외 의료서비스 산업은 2000년대를 전후로 하여 관광서비스를 결합한 의료관광(medical tourism)이라는 새로운 개념으로 발전하게 된다. 이로써 관광자원이 풍부한 국가에서 여행과 의료서비스를 함께 이용할 수 있는 의료관광 서비스가 고부가가치 산업으로 각광받고 있다. 의료관광시장의 확대를 위해 각국 정부는 의료비자 발급, 세제 지원을 비롯한 각종 우대정책을 선보이고 있으며, 민간 중심으로 의료 기반이 확충되면서 의료서비스의 질 또한 높아지고 있다. 국제 의료관광 산업은 진료부문과 관광부문 뿐만 아니라 숙박업, 교통 · 운송업, 요식업 등 파생산업분야에도 많은 고용과 수익을 창출한다는 점에서 새로운 블루오션이라 할 수 있다.

대한민국에서도 2009년도에 의료법(제27조의2)의 개정을 시작으로 외국인 환자의 유치와 알선이 합법화되면서 의료산업의 국제화가 본격적으로 이루어졌다. 정부는 외국인 환자 유치사업을 신(新)성장 동력산업 중의 하나로 선정하였고, 이후 '2020 Medical Korea'를 발표하였다. 보건복지부에서는 의료서비스를 이용하는 외국인 환자를 수용하기 위한 홍보회를 개최하는 것에만 그치지 않고 한국보건산업진흥원을 주축으로 세계 여러 국가와 의료서비스 교류를 위한 보건의료 협력을 약정하고 국가 간에 환자방문 및 이송을 원활하게 할 수 있도록 각 국가별로 보건청과 환자송출협약 등을 체결하였다. 또한 의료 연수프로그램의 시행, 의료사절단의 파견 및 전문인력 양성을 위한 국제의료관광코디네이터의 국가기술자격증 도입 등 국내 의료산업의 국제화를 위한 다양한 노력을 펼쳐왔다. 대한민국에서 의료서비스를 이용한 외국인 환자 수는 2009년도에 6만 명에서 코로나19 이전인 2019년도에는 49만여 명으로 지속적인 성장세를 보여왔고, 누적환자 수는 276만 명에 이르렀다. 코로나19의 여파로 2020년도에는 11만 명대로 감소하였지만, 코로나19 종식 이후 외국인 환자 수가 다시 증가할 것으로 기대하고 있다.

3) 디지털 헬스케어

코로나19 확산 방지 등을 위해 세계 각국은 비대면의료 활용을 확대하였으며, 의료 데이터의 분석 및 활용이 더욱 중요시됨에 따라 보건의료분야는 디지털화로 패러다임이 전환되고 있는 실정이다. 글로벌 헬스케어 시장에서 의료의 디지털화의 연간 성장률은 앞으로 매년 10% 이상이 될 것으로 기대되고 있으며, 2029년도까지 디지털 헬스케어 시장의 규모는 약 983.9억 달러에 도달할 것으로 전망하고 있다. 디지털 헬스케어의 기술영역으로 의료 인공지능, 의료빅데이터, 디지털치료기기가 여기에 포함된다.

이러한 세계적인 흐름 속에 2022년 10월에 개최된 세계 보건정상회담에서 국제 의료서비스 회복과 번영, 미래 팬데믹 대비를 위한 의료 분야의 전반적 개선과 변화를 의제로 선정하였다. 주요 내용으로 ① 오픈 이노베이션을 통한 신약 및 의료기술 개발에 대한 의료 혁신 효율성 제고, ② 지속 가능한 의료발전을 위한 국제적 협약, ③ 의료 디지털 포메이션의 국제적 투자 확대에 관한 내용이 논의되었다. 이 중에서 의료의 디지털 포메이션과 관련된 구체적인 논의 사항으로 비대면의료, 스마트병원, 디지털치료기기, 의료빅데이터, 의료AI, 의료마이데이터 등에 관한 내용이 포함되었다.

(1) 비대면의료(Telemedicine)

코로나19 팬데믹으로 인하여 감염 위험을 줄이기 위하여 비대면의료의 수요가 빠르게 확대되었다. 비대면의료는 환자와 제공자가 대면진료를 행할 수 없더라도 원거리에서 정보통신기술(ICT)을 사용하여 비대면의료를 제공하는 것으로 정의된다. 국내에서도 코로나19로 인하여 2020년 2월부터 비대면의료가 한시적으로 허용되었으며, 코로나19 감염병 위기대응 심각 단계의 위기경보 발령 기간 '감염병의 예방 및 관리에 관한 법률' 제49조의3 공포가 2020년 12월에 시행됨에 따라 본격적으로 적용되기 시작하였다.

CECD 38개 회원국을 대상으로 조사한 결과 코로나19로 인해 총 32개국에서는 비대면의료를 도입하거나 기존에 규정 범위를 확대 적용하였다. 이들 32개 국가 중 비대면의료가 법에 명시되어 허용된 국가는 미국, 영국, 호주 등을 포함한 총 25개 국가이고, 법에 명시되어 있으나 제한적으로 이용가능한 국가는 대한민국과 일본을 포함하여 5개 국가이다. 법에 명시되어 있지 않으나 진료가 가능한 국가는 3곳이 있었다. 코로나19로 인해 가속화된 비대면의료 시장의 확대는 코로나19 종식 이후에도 '의료접근성'이라는 장점으로 인해 축소되지 않고 지속적으로 성장할 것으로 예견되고 있다. 안전한 비대면진료를 위해서는 데이터 관리와 온라인 진료 플랫폼의 안정성의 확보가 중요하다.

02 해외 의료산업의 현황

1) 의료관광의 이해

(1) 의료관광의 정의

의료관광(medical tourism)은 '의료'와 '관광'의 결합어로 '의료서비스를 이용하기 위해 타국을 방문하면서 휴양, 레저, 쇼핑, 문화 체험 등을 함께 이용하는 것'이다. 예전에는 의료관광이라는 명칭이 의료여행(medical travel), 건강관광(health tourism 혹은 wellness tourism) 등의 용어와 혼용되어 사용되었으나, 현재에는 의료관광이 보편적으로 사용되고 있다.

학자들마다 의료관광에 대한 정의는 다양한데, Goodrich 등(1987)은 의료관광이란 '건강과 관련된 서비스나 시설을 의도적으로 발전시켜 관광객을 끌어들이는 관광시설이나 목적지'라고 하며 관광의 의미를 강조하였다. 반면 Medlik(1996)은 의료관광을 '질병치료에서부터 건강과 휴양프로그램을 포함하는 폭넓은 의미의 건강치료를 위해 다른 장소를 방문하고 여행하는 것'이라고 정의하여 질병치료와 휴양의 의미를 부각시켰다. 한국보건산업진흥원(2009)에서는 의료관광을 '보건 분야에서 관광자원으로 활용 가능한 부분을 발굴, 개발하고 관광을 상품화하여 서비스 또는 제품을 제공하는 사업으로, 우수한 보건서비스와 관광이 결합된 보건관광프로그램을 개발하여 재외 한국인을 포함하여 외국인에게 제공함으로써 관련 산업분야의 발전을 꾀하고 아울러 외국인 유치를 통한 외화 획득 등 국가경제에 이바지하고자 하는 사업'으로 정의하고 있다.

이러한 정의들은 공통적으로 광의적 의미에서의 의료관광을 설명하고 있지만, 의료관광객과 의료관광의 구체적인 정의에 대한 동의는 이루어지지 않은 상태이다. 의료서비스 이용자들이 안전하게 의료서비스를 이용할 수 있기 위해서는 세부 정책을 수립하고 시행하는 것이 필요하기 때문에 정책의 대상이 되는 주체와 그 규모를 파악하여 의료관광을 정의하는 것이 중요하다. 의료관광의 주체를 파악하기 위해서 의료관광의 선택 동기를 파악해볼 필요가 있다. 해외에서 의료서비스를 이용하는 여행객은 크게 두 부류로 관광중심의 의료관광객(medical tourist)과 의료이용중심의 의료여행객(medical traveller)으로 구분된다. 의료관광객은 의료서비스 수급의 목적과 함께 휴양, 관광 등을 함께 하기 위해 입국하는 국외 의료소비자를 의미한다. 의료여행객은 경제적인 이유로 자국보다 저렴한 가격에 의료서비스를 이용하거나, 자국에서 받기 어려운 수술 혹은 항암치료 등을 받기 위해 입국한 전통적인 의미의 국외 의료소비자를 의미한다(표 6-1). 이러한 구분방법에서 포함되지 않는 대상은 여행 중에 의료서비스를 이용해야 하는 질환 또는 사고가 발생하게 되는 경우와 입원이 필요하지 않는 간단한 시술, 예를 들어 치과

표 6-1 의료관광과 의료여행

구분	의료관광	의료여행
주요특징	다양한 서비스 추구 해외출장이나 가족 휴양 및 재외 근무 등 다양한 형태의 의료서비스 소비동기가 존재함	의료 비용 절감 혹은 양질의 의료서비스 추구 자국내 비싼 의료비, 긴 대기시간, 제한적 의료서비스를 피해 타국으로 여행을 하는 전통적인 의미의 의료여행객
임상분야	경증질환	중증질환 및 정기검진

혹은 한방치료 등을 받는 경우가 이에 해당되는데 이들을 의료관광 이용자로 분류하는지에 대한 국가별 기준은 상이하다.

나라별 의료관광객의 규모를 조사해보면 보고기관별로 상이한 조사항목과 수치를 제시하는 경우도 있다. 이는 국가별로 의료관광의 규모를 파악하는 방법이 다양하기 때문이다. 의료비자(medical visa)의 발부 건수로 의료관광객의 규모를 파악하는 국가도 있고, 병원의 방문 횟수를 집계하는 경우도 있으며, 병원 이용자 중 외국인 국적을 가진 환자의 수를 보고하기도 한다. 예를 들어 국가별로 실환자와 연환자수가 혼재되어 사용되고 있는데, 실환자 기준은 1명의 환자가 복수의 진료과를 방문하거나 재진을 위한 재방문 시 환자의 수를 1명으로 집계하는 방식이고, 연환자 기준은 1명의 환자가 복수의 외래진료 및 입원을 한 경우, 각각의 진료일수 및 입원기간을 집계하여 합산하는 방식이다. 즉, 연환자 기준으로 환자수를 보고할 경우, 환자의 규모가 커진다. 싱가포르와 태국의 경우 외국인 환자수를 실환자가 아닌 연환자수로 집계하여 보고하고, 대한민국의 경우 실환자와 연환자 비율을 모두 보고하고 있다. 그동안 집계된 국내 외국인 환자 통계결과에서 실환자와 연환자수를 비교해 보면, 외래환자의 경우 연환자수가 실환자수의 약 2배 정도이고 입원환자의 경우 약 8배로 수치상 차이가 크다. 외국인 환자를 고객으로 하는 유치사업자, 여행사, 의료보험사는 이러한 차이를 공지하지 않은 채 의료관광의 규모를 부풀려서 이용자를 현혹하기 위한 과대광고에 활용하기도 한다. 세계보건기구에서는 이러한 일부 광고가 의료이용자의 충동적 혹은 잘못된 의사결정에 영향을 줄 수 있다며 우려를 표한 바 있다. 이 밖에도 외국인 환자의 범위를 규정함에 있어서 한국은 의료기관에서 치료받는 환자를 중심으로 엄격하게 규정하고 외국인이라도 국내 의료보험 가입자를 모두 제외하여 집계하고 있는 반면, 타 국가는 거주외국인 및 휴양(스파, 마사지 등) 방문객까지 외국인 환자로 포함하여 보고하는 경우도 있어서 국가별 의료관광객의 규모를 파악하고 비교하는 데에 있어서 혼돈이 발생하기도 한다.

(2) 의료관광의 선택 이유

많은 외국인 환자가 해외의 의료서비스를 이용하기로 결정하는 이유는 크게 발전된 의료기술과 양질의 의료서비스, 저비용, 접근성, 여행목적으로 구분될 수 있다. 이용자의 안전이 보장되지 못한다면 아무리 저비용의 의료서비스라도 무용지물일 수밖에 없다. 전통적인 의미에서의 의료여행객과 같이 해외의 우수한 의료기술과 의료진에게 치료받기 위해 해외를 찾는 여행객의 규모는 여전히 크다. 최첨단 의료시설, 진단 장비 보유, 치료

환경 등도 고려사항에 포함된다. 대한민국의 경우 위암, 심혈관계 수술, 성형, 피부시술, 치과치료 및 신장과 간이식수술은 세계 최고 수준으로 평가되고 있다. 유럽국가 중 헝가리는 성형과 치과치료로 유명하고, 스웨덴의 경우 뇌치료와 척추치료를 특화하였다. 최근 경제성장이 빠르게 일어난 중동국가나 개발도상국의 부유층의 경우 자국의 의료기술이 크게 발달하지 않았기 때문에 특수 시술을 받을 수 없거나 환자가 원하는 수준의 질 높은 치료를 받을 수 없는 경우에 의료관광을 선택한다. 대한민국에서도 2011년도에 아랍에미리트(UAE) 아부다비 보건청과 환자송출 협약을 맺어 매년 한국을 찾는 UAE 국적의 환자가 국내 외국인 환자의 약 1% 수준에 이르렀다. 카자흐스탄과도 2012년도에 중증환자에 대한 송출에 대한 협약을 체결 이후 국내 외국인 환자의 약 2%를 차지하고 있다.

일부 선진국, 특히 미국에서는 특정치료에 대한 보험급여에 제한이 있거나 보험에 가입되어 있지 않은 미가입자들의 경우 치료비용을 부담하기 어려워서 저비용으로 의료서비스를 이용하기 위해 의료관광을 선택하기도 한다. [표 6-2]는 주요수술에 대한 국가별 의료비용의 비교를 나타낸다. 국가의료보험이 적용되는 국가에서도 선택적 수술(elective surgery)과 치료를 받기 위해서는 환자 개인이 대부분의 치료비용을 지불해야 하고 그 비용이 고가이기 때문에 상대적으로 치료비용이 저렴한 국가에서의 의료서비스

표 6-2 국가별 외과수술 비용 비교 (단위: US$)

수술명	미국	인도	태국	싱가포르	대한민국
심장혈관우회술 (Heart bypass)	$123,000	$7,900	$15,000	$17,200	$26,000
심장판막치환술 (Heart valve replacement)	$170,000	$9,500	$17,200	$16,900	$39,900
혈관성형술(Angioplasty)	$28,200	$5,700	$4,200	$13,400	$17,700
고관절치환술 (Hip replacement)	$40,364	$7,200	$17,000	$13,900	$21,000
슬관절치환술 (Knee replacement)	$35,000	$6,600	$14,000	$16,000	$17,500
척추고정술(Spinal fusion)	$110,000	$10,300	$9,500	$12,800	$16,900
자궁절제술(Hysterectomy)	$15,400	$3,200	$3,650	$10,400	$10,400
지방흡입술(Liposuction)	$5,500	$2,800	$2,500	$2,900	$2,900

출처 : Medical Tourism Association (2019). Medical Treatment Prices. Retrieved from medicaltourism. com/compare-prices

이용을 선택하는 경우가 나타난다. 의료관광객이 주로 이용하는 선택적 수술로 얼굴성형, 모발이식, 구강성형, 지방흡입술, 고도비만을 치료하기 위한 수술 등이 있다. [표 6-2]는 주요 선택 수술의 국가별 외과수술 비용의 차이를 보여준다.

치료 대기시간의 단축을 위해 의료관광을 선택하는 경우도 있다. 영국, 캐나다, 호주 등의 국가에서는 국가의료보험체제를 운영하고 있어 개인이 의료비용을 부담하지 않아도 되지만, 일부 수술의 경우 상당한 기간 동안 대기해야 하는 경우도 있다. 질환의 진행속도의 편차가 개인별로 크기 때문에 대기시간 동안 병세가 악화되는 경우도 있어 이러한 두려움을 감소시키기 위해 개인비용을 지불할 의사가 있는 환자들이 의료관광을 선택하기도 한다. 이 밖에도 비용대비 만족도를 추구하기 위해 의료관광을 선택하는 경우도 있다. 부유층은 아니지만 개발국의 중상류층의 경우 인근 국가 중 자국보다 의료기술이 발전한 나라를 선택하여 의료서비스를 받기 위한 여행을 떠나는 경우도 있다. 관련 예로 중동국가 중 요르단이 근접국가에서 환자를 받아들여 치료하는 의료관광 허브로 부상하고 있다. 방글라데시나 네팔인들은 인도로 향하며, 인도네시아인들은 싱가포르나 태국으로 의료관광을 떠나기도 한다. 의료관광을 이용하는 이용자 계층에 다변화가 이루어지고 있음을 확인할 수 있다.

(3) 의료관광의 이용 유형 및 특성

앞서 의료관광의 구체적인 정의와 유형은 정립되어가는 과정에 있다고 하였다. 아직 합의가 이루어진 대표적인 구분방식은 아니지만, 의료관광 이용목적 및 특성에 따라 의료관광의 이용 유형과 각각의 특성을 정리하면 다음과 같다.

① 방문목적별 의료관광유형

방문목적별로 의료관광의 이용 유형을 구분하는 경우에 순수치료형, 치료 및 관광형, 응급형, 비즈니스형, 순수관광형 5가지로 구분할 수 있다.

㉠ 순수치료형

치료를 주 목적으로 다른 나라의 의료서비스를 이용하기 위해 방문한다. 의료서비스 이용자들은 방문 전 특정 병원의 웹사이트를 검색하거나 전화예약을 한 뒤, 의사를 찾아서 입국한다. 이러한 경우는 미국을 비롯한 선진국 병원들에서 많이 나타나는 형태이며, 질환의 중증도가 높은 환자들이 선택하는 경우가 많다.

㉡ 치료 및 관광형

의료서비스와 관광 및 휴양을 동시에 만족하기를 원하는 이용자들이 선택하는 유형이다. 관광과 휴양이 발달한 동남아시아 또는 남미 국가에서 많이 나타난다. 이 경우는 중증 질환보다는 medical spa, 한방치료, 피부 에스테틱 등 간단한 치료와 관광이 결합되는 서비스가 주를 이룬다.

㉢ 응급형

이미 정해진 치료 또는 건강검진 등의 목적으로 입국하였으나, 사고나 긴급상황으로 인해 그 목적과 별개의 임상치료 혹은 응급치료를 받게 되는 경우가 이 유형에 포함된다.

㉣ 비즈니스형

의료서비스를 염두에 두지 않고 해당국을 방문하였으나, 체류기간 중 해당 국가의 의료서비스 정보를 알고 검진이나 간단한 시술 등을 경험하는 경우이다. 해외 주재원이나 해외 바이어 등 사업차 일정기간 머무르는 외국인들이 이에 해당된다. 사업 및 업무 등을 목적으로 재방문 계획이나 의사가 있는 이용자들은 잠재적으로 큰 의료관광 수요자가 될 수 있다.

㉤ 순수관광형

직접적으로 의료서비스를 받지는 않지만 치료받는 가족 혹은 동료의 간병을 목적으로 입국하는 경우로 가족들의 치료기간 동안 관광서비스를 이용하는 경우이다. 특히 아랍의 일부 국가에서는 여러 가족구성원을 동반하는 경우가 많고 가족들의 체류비용을 국가 또는 사보험에서 지원하는 사례가 있어 유치국의 입장에서 큰 고객이 될 수 있다.

② 소비형태별 의료관광유형

이용자들의 의료서비스와 관광의 소비형태별로 그 유형을 구분할 수도 있다.

㉠ 선택관광형

해외 방문의 주 목적은 치료이지만, 치료 전과 회복기에 여행 혹은 관광을 하는 경우이다.

㉡ 특별관심 관광 및 중증 치료형

비용은 비싸지만, 의료수준과 서비스의 질이 높기 때문에 세계 각국의 부유층이 이용하는 경우가 많다. 치료가 어려운 질환을 진단받았거나 난치병의 치료를 위해 해외를 방문하는 경우와 수준 높은 의료서비스와 프리미엄급의 서비스를 받기 원하는 경우에 해당된다.

㉢ 수술 · 미용 · 건강검진 · 전통/대체의학

이용하는 특정 의료서비스의 형태에 따라 수술치료, 미용치료, 건강검진, 한의학과 같은 전통의학 치료, 보완대체요법 이용 등으로 유형을 구분할 수 있다.

국제 의료관광 산업의 유형 구분은 다양하게 분류될 수 있으나, 아직까지 대한민국 정부의 보건당국이나 의료관광 학계에서는 외국인 환자의 이용형태에 대한 구분을 규명하고 있지 않다. 의료산업의 육성과 확장을 위해서는 국내 방문환자들의 특성을 분석하여 목표 소비대상(target customer)을 명확히 하고 전략적인 산업의 육성과 지원이 필요하다는 점에서 좀 더 전략적인 접근이 필요할 것이다.

(4) 의료관광 주요 국가

의료관광 목적지로 선택하는 국가는 이용자의 거주 국가와 치료내용, 소요비용, 이동거리, 문화 등의 변수에 따라 매우 다양하다. 아래 표는 의료관광객이 목적지로 삼는 국가와 주로 이용하는 치료의 종류를 보여준다. 의료관광객이 높은 수요도와 선호도를 보이고, 많은 외국인 환자를 유치하고 있는 주요 국가는 태국, 인도, 싱가포르, 말레이시아, 미국, 멕시코, 대한민국, 튀르키예 등이며 이 밖에도 매우 다양한 나라에서 의료관광 서비스를 활성화하고 있다(표 6-3). 이용자들이 주로 선택하는 의료서비스에는 치과치료, 성형수술, 심장질환치료, 난임치료, 체중감소, 피부과치료, 간과 신장이식, 척추수술 등이 포함된 다(표 6-4). 대한민국은 중증 암과 근골격계질환의 치료, 성형수술, 건강검진 서비스를 이용하는 외국인 환자가 주로 선택하는 목적지이다. [그림 6-2]는 의료관광국으로 잘 알려진 여러 국가와 해당 국가에서 인기있는 진료분야를 보여준다.

표 6-3 해외 의료관광 서비스 방문이용 주요국가

지역	국가
아시아/중동	중국, 인도, 이스라엘, 요르단, 말레이시아, 싱가포르, 대한민국, 필리핀, 대만, 튀르키예, UAE
아메리카	아르헨티나, 브라질, 캐나다, 콜롬비아, 코스타리카, 에쿠아도르, 멕시코, 미국
유럽	벨기에, 체코, 독일, 헝가리, 이탈리아, 라트비아, 리투아니아, 폴란드, 포르투갈, 루마니아, 러시아, 스페인
아프리카	남아프리카공화국, 튀니지
기타	호주, 바베이도스, 쿠바, 자메이카

표 6-4 의료관광분야에서 환자가 이용한 주요 진료부문

진료분야	주요 수술 및 시술
성형외과	유방확대술/유방축소술 얼굴주름성형술/쌍꺼풀수술 지방제거술/몸매보정술
치과	치아미용술 치아재건술/치아교정
심장내외과	관상동맥우회술 심장판막교체술/재건술 영구관상동맥성형술/스텐트삽입술 심부전 줄기세포치료
정형외과	고관절치환술/resurfacing 슬관절치환술 관절경술/관절 재건술 척추궁절제술/척추협착증완화술 디스크공간재건술/디스크교체술
비만	위우회술 복강경 조절형 위밴드술
산부인과 및 비뇨기과	체외인공수정 자궁절제술 전립선절제술/요관경전립선제거술 성전환술
이식	경조직 이식 – 신장, 간 골수이식 줄기세포술 – 심부전, 신경질환
기타	라식수술 일반내과진료 광범위 진단 검사

(5) 의료관광의 효과

의료관광의 효과는 단지 경제적인 유익뿐 아니라, 국제적인 문화교류로 인한 국가 이미지 형성과 국제사회 내 입지 변화 등의 사회문화적 효과, 국가간 상호 협력을 통한 정책형성 등의 정치적 효과 및 파생적인 관광산업의 확산 효과를 가져온다(표 6-5).

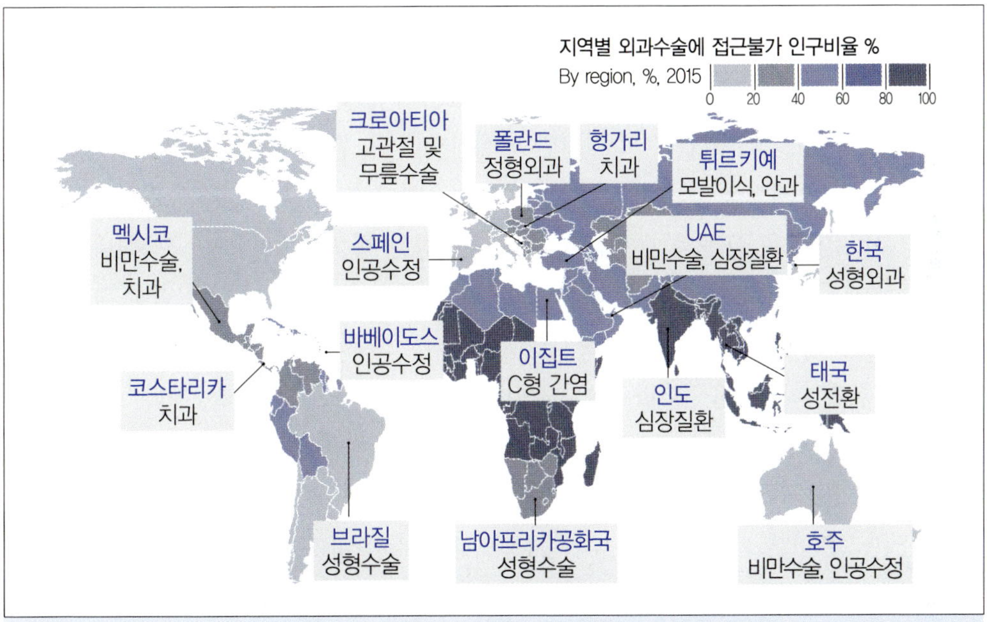

그림 6-2 세계 의료관광 유치 주요국가 및 진료분야

출처 : Medigo; Qunomedical; Keith Pollard, LaingBuisson; Valorie Crooks, Simon Fraser University; "Global access to surgical care: a modelling study" by Alkire, B. C., Raykar, N. P., Shrime, M. G., et al.. The Lancet Global Health, 2015; The Economist

표 6-5 의료관광의 효과와 주요 내용

의료관광 효과	주요 내용
경제적 효과	외국인 의료관광객들이 입국해서 출국하기 전까지 숙박, 치료, 관광 및 휴양, 쇼핑 등 국내에서 하는 모든 활동이 외화획득과 직결
사회문화적 효과	다양한 인적, 정보 및 문화교류를 통한 각 국의 의료기술, 전통 및 관광문화 융합 국제사회에서의 위상제고 등 국가 이미지와 지명도 향상
정치적 효과	세계보건 및 관광정책 구현 및 국가 간의 상호이해증진을 통한 세계평화
관광산업 확산 효과	치료 전·후 여행프로그램 호텔 및 여행업을 비롯하여 항공업, 교통·운송업, 요식업, 통역, 의료관광 중개업 등 관련 산업과 전문인 양성과 고용에 기여 관광상품 및 휴양지 개발

(6) 의료관광 서비스의 한계점

대한민국은 외국인 환자 유치사업이 성장세에 있음에도 불구하고, 아직까지 극복해야 할 한계점이 남아 있다. 주요 문제로 의료관광의 홍보 부족, 병 · 의원의 외국인 환자 유치기관 미등록, 의료기관 간 정보교환과 협력을 위한 네트워크 부족, 불법 브로커(중개자)의 성행 및 재정지원 부족 등이 해결해야 할 과제로 남아있다.

해외 의료관광은 치료 후 지속적인 예후 관리가 어려운 것이 특징적이다. 따라서 치료 후 지속적인 관리를 위해서 환자가 본국으로 돌아가서도 필요한 치료를 연속적으로 받을 수 있도록 국가 간, 병원 간의 적절한 연계와 협력을 통해 원활한 의사소통과 자료공유를 할 수 있는 제도적, 기술적 후속 조치가 필요하다. 그러나 현실적으로 다양한 국가에서 방문하는 많은 환자의 개개인을 모두 충족하는 협력네트워크를 구축한다는 것이 쉽지 않기 때문에 이에 대한 지속적인 의료기관과 정부의 제도적 개선 노력이 필요하다.

의료관광은 내 · 외부 환경변화 등 다양한 변수에 의해 민감하게 영향을 받는다. 전세계 경제상황에 따른 환율변화나 국가 간의 정치적 상황 등이 이에 해당된다. 예를 들어, 보건복지부 조사에 따르면 대한민국은 외국인 환자 유치를 위한 노력을 적극적으로 시작한 이후, 2016년까지 지속적인 성장을 하다가 2017년도에 정치 · 외교적 갈등으로 인해 대한민국을 찾은 외국인 환자 수가 처음으로 감소한 바가 있다. 이는 의료관광의 가장 큰 수요국인 중국과의 사드배치 문제로 인한 갈등상황이었는데, 이때 대한민국을 찾는 외국인 환자의 수가 2016년에 비해 12%가 감소하여 한 해 동안 32만 1,574명이 방문하였고, 진료수입 또한 2016년 8,606억 원에서 2017년에는 6,389억으로 26%가 감소하였다(한국경제신문, 2017. 4. 18.). 최근 대한민국을 방문하는 외국인 환자 수는 사드 영향 이전 수준으로 회복되었지만, 유사한 국내 · 외 경제적, 정치적 현황 변화에 의료관광 수요가 큰 영향을 받을 수 있다는 시사점을 보여주었다.

코로나19를 계기로 여러 국가에서 비대면 진료를 허용하였다. 국내에서도 오진으로 인한 환자 안정성 우려, 의료전달체계 붕괴 및 개인정보 유출 등을 이유로 미뤄왔던 원격진료가 코로나19를 계기로 하여 내국인 환자를 대상으로 시작되었다. 코로나19 이전 상태로 의료관광산업이 회복되고 더욱 성장해 나아가기 위해서는 외국인 환자의 비대면 원격진료와 전자처방 등을 포함한 디지털 헬스케어의 활성화가 주요 요건 중 하나가 될 것으로 예측하고 있다.

2) 국가별 의료관광 사례

세계 의료관광 시장규모는 2019년도에 약 1,050억 달러 수준이었고, 연간 약 1,400만 명 이상이 의료관광을 떠나며, 1인당 1회 관광에 지출하는 총 규모는 약 3,600~7,600달러로 추산되었다. 웰니스(wellness) 관광산업 시장규모 또한 매년 성장하고 있으며, 뷰티 및 노화방지, 건강식 섭취 · 영양 · 체중감량, 웰니스 관광, 피트니스 및 심신단련과 관련된 수요가 높게 보고되고 있다. 본 단원에서는 대표적인 사례가 되는 태국, 싱가포르의 의료관광 사례에 대해서 알아보고 대한민국의 의료관광 현황을 살펴보고자 한다.

(1) 태국

태국은 저렴한 인건비와 천혜의 자연환경을 이용하여 관광중심의 의료관광 사업을 개발하였다. 태국 정부는 'Medical Hub of Asia Project'라는 의료관광산업 활성화 정책을 시행하여 태국의 의료서비스를 국제 수준으로 끌어올리기 위해 노력해왔다. 최근에는 의료와 관광의 단순접목을 넘어서 매우 전략적으로 외국인 환자를 유치하고 있다. 세계적으로 소득수준이 향상되고, 중산층이 증가함에 따라 해외 관광이 증가하고 있다는 점을 주목하고, 질병의 치료뿐 아니라 건강증진과 웰빙 의료관광의 발전에도 관심을 집중하고 있다. 국제헬스케어리서치센터(International Healthcare Research Center, IHRC)는 태국 내 외국인 관광객 입국이 연간 약 12% 증가한다고 가정할 경우, 의료관광은 연 14%의 성장률을 나타낼 것으로 전망하였다. 사립병원 총 매출에서 외국인 환자를 통한 수입 비중은 2011년도 이후 전체 진료수입의 25%를 넘어선 것으로 집계되고 있다.

태국을 방문하는 의료관광객에 대한 별도의 의료전문 비자는 없으며, 비자면제협정 대상국 이외 국적 환자의 경우 공항도착 비자(visa on arrival) 발급을 통해 입국 편의를 높이고 있다. 태국 사립병원들은 5성급 호텔 수준의 쾌적한 환경과 외국인을 위한 전문통역 서비스를 무료로 제공한다. 국제적으로 가장 인정받는 미국 병원인증제도인 국제의료평가위원회인증(Joint Commission International, JCI)을 받은 다수의 의료기관에서 양질의 의료서비스를 저렴한 가격으로 제공하여 비용 측면에서도 경쟁력이 우수하다. JCI 인증은 크게 환자진료평가와 병원관리평가로 진행되는데 국제적인 기준으로 환자안전이 보장되는지 이용자가 확인할 수 있는데 의의가 있다. 태국에서는 건강검진, 암치료, 고관절 치환술, 신장이식, 심혈관 질환 치료, 치과치료, 성형수술 및 성전환 수술, 난임 및 불임치료 등 분야별 전문성을 강조한 특화상품을 홍보하고 있다. 자국에서의 치료비가 매우 높은 미국인 환자가 태국 최고급 병원인 범룽랏국제병원(Bumrungrad International Hospital)에서 치료를 받는 경우, 미국에서의 50%~70% 수준의 비용으로 의료서비스를 이용할 수 있고, 이는 경쟁국인 인도와 비교해서도 크게 높지 않은 수준이다.

태국에서는 사립병원 BIG 3에 꼽히는 범룽랏국제병원, 사미티벳스쿰빗병원(Samitivej Sukhumvit Hospital), 파타야의 방콕병원이 태국 의료관광을 주도하고 있다. 특히, 범룽랏국제병원은 의료관광으로 성장한 대표적인 병원 중 하나이다. 국제의료평가위원회의 JCI 인증을 받은 범룽랏국제병원은 해외 16개국에 사무소를 운영하며, 미국인 병원장과 영국인 이사장 등 외국인 경영진을 구성하여 적극적으로 외국인 환자 유치에 힘써 큰 성장을 하였다.

태국은 상무부 수출 진흥국과 관광청이 공동으로 웰니스 관광 상품을 개발하여 의료서비스와 태국의 풍부한 관광인프라가 결합된 의료관광 수출상품 마케팅을 적극적으로 펼치고 있다. 태국 정부는 병원 측에 항공료, 스파, 마사지, 중장기 건강관리 프로그램, 식품 의약품, 화장품 등 연관 산업을 동시에 접목하도록 권유하는 등 부가가치를 창출하는 의료관광 사업을 육성하고 있다. 국가별 보건산업 현황 보고서에 따르면 2019년도에 태국을 방문한 외국인관광객은 약 350만 명이며, 이 중 의료비용은 주요 관광국인 태국에서 2019년도 한 해 동안 외국인이 지출하는 금액인 580억 달러의 약 1%가량을 차지하였다.

태국의 공중보건부는 아시아 의료관광 유치 경쟁국 중 전반적으로 자국의 경쟁력이 가장 높은 것으로 평가하며 'Wellness Capital of Asia'로 발전시키기 위한 구체적인 계획을 지속적으로 수립하고 시행하고 있다. 2023년 5월 기준 국제의료기관 인증인 JCI를 획득한 태국 의료기관 수는 61개에 달해 아시아 내 의료관광 경쟁국인 인도(43개), 말레이시아(17개)를 앞선다. 국제통화기금(International Monetary Fund)에 의하면 118개국 중 의료로 4위를 차지하였고, 이 밖에도 서비스/환대성, 고도기술, 인력의 질, 전략적 파트너십, 접근성, 비용의 적정성 등 대부분의 분야에서 의료관광객에게 가장 높게 평가되고 있다.

태국은 향후 전 세계의 고령화 인구 증가에 대비하여 의료서비스 산업 이외에도 의료기기, 제약산업, 뷰티산업, 피트니스 산업 등 여러 산업군의 수요 증대에 대비하고 투자를 하고 있다. 기존의 의료관광 서비스에 새로운 아이디어를 부합하여 지속적으로 경쟁력을 확보하려 한다. 예로, 프리미엄급 서비스로써 암환자들을 위한 건강 스파, 명상 스튜디오 설치 등을 들 수 있겠다. 그 외에도 병원은 병원시설 내 재활센터 또는 웰니스 센터 설립, 식품보충제, 의약식품, 뷰티 제품 개발 및 판매 계획을 세워 비의료 사업 분야를 확장하고 있다. 태국 정부는 의약품과 의료기기 개발에 대한 승인 신청 시 불필요한 서류 요구와 비용 부담, 복잡한 절차로 인해 인증 획득이 지연되거나 번거로워지지 않도록 부처별로 적극적인 지원을 제공하고 있다. 의료기기의 수입 관세를 없애고 의료기기 제조 기업에 한해 8년간 법인세를 면제하는 것과 같은 제도적 혜택을 펼쳐 지속적인 관련 산업의 확장을 도모하고 있다. 태국에서의 전자건강기록은 2017년도부터 정부 의료 서비스와 완전히 통합되어 운영되고 있고, 코로나19의 확산으로 대형 병원의 원격 의료 시스템이 구축되는 등 디지털 헬스케어 서비스 체계가 구축되어 국경을 넘어 서비스를 확장해 나아가고 있다.

(2) 싱가포르

싱가포르는 다민족 국가의 특성과 지리적 · 역사적 배경 때문에 의료서비스 시장과 제도가 일찍이 국제화되었다. 싱가포르 정부는 자국의 의료관광 산업의 잠재력에 주목하고, 2000년대 초부터 동남아 지역 의료관광의 허브로 만들기 위한 다양한 노력을 기울여 왔다. 싱가포르에서는 2003년 자국을 아시아 의료서비스의 허브로 만들기 위해 정부 부처간 협력프로그램이자 의료관광 국가 브랜드인 '싱가포르 메디슨(Singapore Medicine)'을 개발하였다. 'Singapore Medicine'은 싱가포르의 의료를 브랜드화하여 수출상품으로 적극적인 마케팅과 홍보를 진행하였다. 'Singapore Medicine'은 정부산하 해외환자유치사업 총괄추진기구로 보건부(Ministry of Health) 관할 하에 3개의 정부 단체 즉, 경제개발청(Economic Development Board), 정부관광국(Singapore Tourism Board), 국제기획청(International Enterprise Singapore)이 협력하여 의료관광을 지원하는 체계이다. 공동 목표는 싱가포르가 주요 의료 거점으로서의 지위를 강화하는 것과 의료관광객에게 세계 최고 수준의 의료기술과 최신설비를 제공하는 것이다. 해외 주요 국가들과 의료인력 교류 양해각서를 체결하고, 싱가포르 의료기관의 해외 진출 또한 지원하고 있다.

'Singapore Medicine'과 관련된 정부 부처의 구체적인 업무 내용은 다음과 같다. 보건부는 해외환자유치사업을 총괄 조정하며 해외환자의 적극적인 유치를 위해 관련 제도를 개선하고 정책을 수립한다. 이에 따라 부처간 협의를 거쳐 환자와 가족들의 입국 절차를 간소화하였고, 세제 혜택을 제공하여 가격 경쟁력을 강화하도록 제도를 개선하였다. 경제개발청은 의료관광 관련 신규투자와 서비스 역량개발을 지원하고, 정부관광국은 해외 마케팅 자금지원을 담당하여, 1천억원까지 대출을 지원해주고 있다. 국제기획청은 싱가포르 의료기관의 해외 진출 관련 제도와 절차를 지원하고 있다. 이 밖에도 의료인력의 부족을 해결하기 위해 해외의료인력 수급을 위해 비자 제도를 개선하고 세계 47개국의 외국 의과대학의 학위를 인정하는 법안을 제정하여 해외 유명 의료기관에서 의사와 간호사 인력을 확보할 수 있는 기반을 마련하였다(표 6-6).

표 6-6 싱가포르 메디슨의 각 부처와 역할

부처	내용
경제개발청	의료 투자를 촉진하고 새로운 역량 개발로 의료산업 경쟁력을 강화
정부관광국	여행사 및 의료사업자와 협력해 의료관광 상품의 브랜드 육성을 목표로 보건부와 협력하면서 싱가포르 의료서비스의 국제 마케팅을 실시
국제기획청	우수한 의사 확보, 의료종사자 확충 등 의료산업 육성 및 해외진출을 장려

출처 : 한국보건산업진흥원 (2014). 싱가포르의 의료제도 및 의료관광 산업 현황.

싱가포르는 태국의 관광중심의 의료관광(medical tourism)이 아닌 의료중심(medical travel)의 의료관광을 표방하여 의료수준의 우위 이미지를 구축하여 차별화하고자 한다. 예를 들어, 싱가포르는 수준 높은 바이오의학 연구개발투자로 인접국에서는 불가능한 첨단 암치료 기술의 제공이 가능하다. 비록 싱가포르의 의료서비스의 비용은 인접국보다 비싸지만, 암 치료와 고도의 기술을 요구하는 의료기술 경쟁에서는 우위를 차지하고 있다. 싱가포르는 치안이 안정적이고, 우수한 교통 인프라를 가지고 있다. 영어와 중국어를 공용어로 사용하는 등의 요인은 의료관광지 선택에 플러스 요인으로 작용한다. 이 밖에 다민족 국가로 각종 종교시설이 확충되어 있으며, 인구의 20% 정도가 이슬람 신자란 점은 최근 증가하는 아랍권 부유층 의료관광객을 응대하는데 좋은 기반으로 작용한다. 그러나 높은 물가와 치료비는 체류경비 상승에 영향을 미치고, 태국이나 인도와 비교하여 관광자원이 부족한 점은 약점으로 파악되고 있다.

아시아권 국가 중 싱가포르는 의료관광을 먼저 성공적으로 활성화한 국가 중 하나로 이때 이루어진 외국인 환자 수의 급성장은 싱가포르 국민에게 제공되는 보건의료서비스의 공급 부족 문제를 초래하는 결과를 가져오기도 했다. 대표적 의료그룹인 파크웨이 판타이 산하 병원과 사립대형병원 래플즈(Raffles)에서 외국인 환자 수는 전체 환자의 30%까지 증가하였고, 공공의료기관에는 약 20%가량까지 차지하게 되었다. 이에 따라 싱가포르 보건부는 공립병원에 대한 외국인 환자 유치를 중지하고, 치료하는 외국인 환자 수를 제한하는 정책을 펼쳤다. 정책 시행 이후, 공립병원 이용 외국인 수는 2008년

2.4%에서 2017년 1.5%로 감소하였다. 싱가포르와 같은 도시 국가는 우수한 의료기술을 통해 큰 경제적 수익을 창출할 수 있지만, 의료서비스 제공 공급량이 제한적이기 때문에 자국민의 의료이용에 영향을 받게 되는 문제점이 발생할 수 있다는 점을 알게 해주었다.

코로나19 이전을 기준으로 싱가포르를 방문한 외국인 환자 수는 매년 약 50만 명까지 증가하였고, 의료관광으로 인한 지출이 전체 관광 수입의 4%가량을 차지하였다. 방문하는 해외환자의 국적으로는 인도네시아, 말레이시아, 미국, 영국, 일본인의 비율이 높았다. 의료관광을 통한 외국인 환자 유치는 외화획득을 통한 신산업동력을 얻는다는 장점과 더불어서 적은 인구 규모를 가진 싱가포르가 유효한 수익을 창출함으로써 첨단의료에 투자하여 수준 높은 의료기술을 유지 발전시켜 자국민들에게 혜택을 줄 수 있다는 부가적인 긍정적인 면이 있다.

싱가포르는 2013년도부터 디지털 헬스케어 시스템을 의료관광에 도입하여 원격진료앱을 통해 82여 개국과 원격진료할 수 있는 기반을 구축하고 있고, 특히, 미국, 영국, 인도, 태국인 환자 이용 비율이 높다. 2011년도에 도입한 국가 전자건강기록의 도입이 이러한 원격진료를 원활하게 하는 주요 요인으로 분석되고 있다. 이러한 다양한 시스템 구축에도 높은 의료수가로 인해 경쟁력이 저하되고 있다는 평가가 보고되고 있다.

(3) 대한민국

① 대한민국의 의료관광산업 현황

대한민국은 지형학적으로 동북아시아에 위치한다. 대한민국의 의료서비스를 이용할 수 있는 주요 인접 국가로는 중국, 러시아, 일본, 카자흐스탄, 우즈베키스탄, 베트남 등을 고려할 수 있다. 대한민국의 주요 인접 국가 중에는 인구 100만 명 이상인 도시가 61개가 있고, 이 도시들은 대부분 비행 3.5시간 이내에 위치하여 잠재성장력이 큰 시장으로 고려된다.

2009년 외국인 환자 유치가 법적으로 허용된 이후 10년 동안 유치 규모 및 유치 국가 수 등에 있어 다음과 같은 변화가 있었다. 유치실적으로 2009년 6만 명으로 시작된 외국인 환자 수는 연평균 23.5%에 달하는 높은 성장세를 유지하며 2019년도에는 실환자기준 49만여 명이 국내 의료기관을 이용하였는데 이는 국내 환자 수의 1.03% 수준이었다. 누적 환자 수는 코로나19 이전인 2019년도를 기준으로 276만 명에 이르렀다. 코로나19 팬데믹 상황에서도 2020년도에 11만 7,069명, 2021년도에는 14만

5,842명의 외국인 환자 수가 집계되어, 누적환자 수가 300만 명을 넘어섰다.

외국인 환자 유치 국가 수는 2009년에 139개국으로 집계되기 시작하여 2019년에는 198개국으로 늘어났다. 코로나19 이후로 외국인 환자 수가 감소하였음에도 2021년도에 191개국에서 환자들이 국내 의료기관을 이용하였다(표 6-7).

2009년에는 전체 유치실적 중 미국(23.2%)과 일본(21.6%)의 비중이 절반가량을 차지했으나, 2019년에는 각각 11.7%와 13.8%로 낮아졌다. 반면에, 중국인 환자의 비중은 2009년 7.8%에서 2019년도에는 32.7%로 1순위 국가로 부상하였다. 코로나19 이전인 2019년도까지 국가별 외국인 환자 수는 중국, 일본, 미국, 러시아, 몽골, 베트남, 태국, 카자흐스탄 순으로 높았으나, 2022년도에는 미국, 중국, 일본, 태국, 베트남, 몽골, 러시아, 캐나다 순으로 집계되었다. 초기에 비하여 러시아 · 몽골 · 카자흐스탄 등 북방 및 중앙아시아 국가와 베트남 · 태국 등 동남아시아 국가의 국내 의료서비스 이용 비중이 높아졌다.

표 6-7 2009년 이후 한국의료기관을 이용한 외국인 환자 수 (단위 : 명, 개국, %)

구분	실환자[1]	연환자[2]	방문국가
2009년	60,201	162,638	139
2010년	81,789	224,260	163
2011년	122,297	344,407	180
2012년	159,464	474,939	188
2013년	211,218	650,411	191
2014년	265,501	816,691	190
2015년	296,889	790,730	187
2016년	364,189	815,360	186
2017년	321,574	815,112	190
2018년	378,967	918,751	190
2019년	497,464	1,076,813	198
2020년	117,069	270,310	173
2021년	145,842	413,785	191
2022년	248,110		192
전년대비 증가율	24.6	53.1	–
연평균 증가율	7.7	7.8%	–

1) 실환자 : 외국인환자의 의료기관 방문 실인원으로 중복내원 횟수 제외한 환자 수
2) 연환자 : 1명의 환자가 복수의 외래진료 및 입원을 한 경우가 해당되며, 모든 진료일수 및 입원기간을 합산한 환자 수

출처 : 한국보건산업진흥원 (2022). 2021 외국인환자 유치실적 통계분석보고서.
한국보건산업진흥원(2023). 보도자료: 외국인 환자 수, 코로나19 이전 수준의 50%까지 회복.

② 외국인 환자 유치 주요 정책 · 제도 추진성과

대한민국의 외국인 환자 유치 주무부서는 보건복지부이다. 보건복지부는 외국인 환자 유치기관에 대한 질 관리와 시장 안정화를 위한 제도적 지원을 통해 활성화를 유도하고 있다.

㉠ 제도 및 정책 부문

보건복지부는 외국인 환자 유치와 관련한 법령과 제도를 마련하여 외국인 환자의 권익과 안전을 보장하고, 이들이 대한민국 의료기관을 믿고 찾을 수 있도록 관리 · 감독하고 있다. 외국인 환자 유치기관은 보건산업진흥원에 사전에 등록하고, 의료사고 유사시 배상책임보험 가입을 의무화하는 등 충족 요건을 갖추어야 한다. 외국인 환자 유치와 관련된 주요 제도와 정책은 다음과 같다. 최근 변경사항으로 2017년도부터 보건복지부 주관으로 시행된『외국인 환자 유치 의료기관 평가 및 인증』제도가 2022년도 12월에 개편되며, 기존에 2년이었던 인증 유효기간이 4년으로 늘어났다. 기존에 제공하던 국내외 홍보에 대한 지원뿐 아니라 외국인 환자 유치 전문인력 양성을 위한 교육 및 연수지원에 대한 혜택을 받을 수 있도록 제도를 개선하여 외국인 환자를 진료하는 의료기관의 서비스의 질 개선 및 안정성을 확보할 수 있도록 노력하고 있다.

- 2009년 외국인 환자 유치기관 등록제 도입
  국제보건의료 전문인력 양성 교육실시
- 2014년 외국인 환자 유치 불법브로커 신고센터 개소
- 2016년 유치기관 등록갱신제(3년) 도입
  의료사고배상책임보험 가입 의무화
  불법브로커 신고포상제 도입
  의료 해외진출 및 외국인 환자 유치 지원에 관한 법률 제정 · 시행
- 2017년 외국인 환자 유치 의료기관 평가 및 인증 시행
  1차 의료 해외진출 및 외국인 환자 유치 지원 종합계획 수립
- 2020년 Medical Korea 한국의료 브랜드 선포
- 2021년 유치기관 질 제고 및 관리 · 감독 강화를 위한 의료해외진출법 개정 및 시행
- 2022년 2차 의료 해외진출 및 외국인 환자 유치 지원 종합계획 수립(22~26

년) (그림 6-3)

비전

메디컬코리아, 일상의 회복과 새로운 도약

목표

▶ 한국의료 이용 선호도 제고
⇨ 코로나 이전 수준으로 유치 외국인환자 수 회복

외국인환자 수	13만명('21년) → 50만명('26년)

▶ 지속적인 의료 해외진출 추진 및 확대
⇨ 글로벌 헬스케어 시장 선점을 통한 의료산업 고부가가치 창출

외국인 해외진출 건수	34건('21년) → 53건('26년)

3대 중점전략 7대 주요과제

중점전략	산업융합형 신시장 창출	지속가능 성장 생태계 조성	한국의료 글로벌 영향력 확대
주요과제	❶ 미래 선도사업 육성 ❷ 한국형 미래의료 확산 ❸ 연관 산업 동반 성장 지원	❹ 인프라 고도화와 역량 강화 ❺ 수요자 중심 맞춤형 지원 확대	❻ 메디컬코리아 공고화 ❼ 글로벌 의료연수 확대

그림 6-3 2차 의료 해외진출 및 외국인 환자 유치 지원 종합계획 비전 및 목표

출처 : 한국보건산업진흥원(2023). 보도자료: 외국인 환자 수, 코로나19 이전 수준의 50%까지 회복.

㉡ 대한민국의료 홍보 및 편의제공 부문

정부는 보다 많은 외국인 환자를 유치하기 위해서 대한민국 의료의 우수성을 널리 홍보하고, 대한민국을 찾는 외국인 환자가 편리하고 안락하게 의료서비스를 받을 수 있도록 지원하고 있다.

- 2010년 이후 매년 '메디컬코리아 컨퍼런스' 개최
- 2016년 서울 명동에 '메디컬코리아 지원센터' 개소
  외국인 미용 · 성형 부가가치세 환급제 시행
- 2018년 몽골 내 사후관리센터 개소 및 중국 현지 협력거점센터 설치

인천 국제공항 내 '메디컬코리아 의료관광 안내센터' 개소

㉢ 외국의료인 연수 부문

외국 의료인 연수를 통해 대한민국의료의 우수성을 입증하고 외국인 환자 유치와 후속 관리를 강화할 수 있는 안정적 채널을 확보하고 있다. 보건복지부는 기존에 확보된 외국인 환자 유치 국가와의 채널을 지속적으로 유지하면서, 신남방 · 신북방 국가에 대한 보건의료 협력 강화를 통해 동남아시아와 중앙아시아 국가 등을 대상으로 외국인 환자 유치시장을 다양화하고 폭을 넓혀 나가는 노력을 하고 있다. 그 외에도 외국인 환자 유치활동과 연계하여 의료서비스 · 제약 · 의료기기 등의 부가적인 의료기술분야의 해외진출 시장도 함께 개척하고 있다.

- 2007년 해외의료인 초청연수(Medical Korea Academy) 실시
- 2012년 몽골 의사 연수(한-몽 서울프로젝트) 실시
- 2013년 러시아 의사 연수(한-러 보건의료협력 연수) 실시
- 2014년 사우디 의사 유료 연수 실시
- 2015년 사우디 치과의사 유료 연수 실시
- 2018년 카타르에 한국식 병원경영과정 연수프로그램 실시
- 2022년 2차 의료 해외진출 및 외국인 환자 유치 지원 종합계획 내 주요과제로 한국의료의 글로벌 의료연수 확대 선정(표 6-8)

표 6-8 외국인 환자 유치사업 주요 추진경과 종합

연도	주요 내용
2009	• 「의료법」 개정을 통해 외국인 환자 유치 허용 – 외국인 환자 유치기관 등록제도 도입 • 국제보건의료 전문인력 양성 교육과정 개설 * 의료통역, 병원국제마케팅
2010	• 제1회 「Medical Korea 2010」 개최
2011	• 정부 간 협약에 근거한 국비환자 최초 유치(UAE)
2012	• 몽골 의사 연수(한-몽 서울프로젝트) 실시
2013	• 러시아 의사 연수(한-러 보건의료협력 연수) 실시
2014	• 외국인 환자 불법브로커 신고센터 개설 • 사우디 의사 유료 연수프로그램 개시
2015	• 누적 외국인 환자 수 100만명 돌파

2016	• 「의료 해외진출 및 외국인 환자 유치 지원에 관한 법률」 제정('15.12) 및 시행('16.6) – 유치기관 등록갱신제(3년) 도입, 의료사고배상책임보험 가입 의무화 • 외국인 환자 종합지원창구 「메디컬코리아 지원센터」 개소(서울 명동) • 외국인 미용 · 성형 부가가치세 환급제도 시행 • 제1회 의료통역능력 검정시험 시행
2017	• 외국인 환자유치 의료기관 평가 · 지정제도(KAHF) 시행 • 외국인 환자 유치 수수료율 상한 고시 제정
2018	• 몽골 내 사후관리센터(Post Care Center) 개소 • 중국(상해) 내 한국의료 거점센터 개소 • 메디컬코리아 의료관광 안내센터 개소(인천국제공항) • 한국식 병원경영과정 연수프로그램 실시(카타르)
2019	• 외국인 환자 유치 실적 역대 최고 증가(49만명)
2022	• 2차 의료 해외진출 및 외국인 환자 유치 지원 종합계획 수립

출처 : 보건복지부(2019). 보도자료-2018년 외국인 환자 38만 명, 10년 간 누적 226만 명 달성.
한국보건산업진흥원(2023). 보도자료: 외국인 환자 수, 코로나19 이전 수준의 50%까지 회복.

03 외국인 환자의 이해

1) 외국인 환자의 법적 개념과 유형

(1) 「의료법」 개정을 통한 외국인 환자 유치 허용

대한민국에서는 의료서비스의 공익적 특성으로 모든 국민에 대한 영리목적 이윤추구 활동이 금지되어 있었다. 그러나 2009년도 의료법(제27조의2) 개정 이후 보건복지부에 등록한 유치기관과 유치업자가 외국인 환자를 대상으로 소개 · 유인 · 알선 등이 가능해지면서 법률적으로 외국인 환자에 대한 상업적 유치가 허용되었다. 앞서 언급하였던 싱가포르내 외국인 환자 증가로 인해 발생할 수 있는 의료서비스 수요와 공급의 불균형 문제를 예방하여 국민의 의료 접근성을 확보하고 건강권을 보호하기 위해 외국인 환자의 연 병상수를 상급병원의 5%와 종합병원의 8%까지로 제한하는 법안을 제정하였다(의료해외진출법 제10조, 시행규칙 제8조). 가장 많은 외국인 환자 수가 집계된 2019년도의 49만 7천 여명을 기준으로 외국인 환자의 상급병원 병상점유율은 약 1% 가량이다(보건산업진흥원, 2020).

외국인 환자 유치 및 권익 보호를 위한 법안을 제정하고 관련 정책을 시행하기 위해서는 먼저 법의 주체가 되는 외국인 환자의 범위를 명확하게 구분하는 것이 필요하다. 국내 의료법에서 규정하는 외국인 환자의 정의는 다음과 같다.

① 외국인 환자

- 국적이 대한민국이 아닌 자
- 의료사증(메디컬비자, M) 소지자(단, 외국인등록자와 건강보험가입자 제외)
- 국민건강보험법 제93조에 따른 가입자나 피부양자가 아닌 외국인
- 국내거소 신고 또는 외국인 등록을 하지 않은 외국인
- 주한 미군 및 그의 가족, 재외공관 및 국제기구 직원
- 외국국적동포(단, 외국인등록자 제외)

이처럼 국내 의료법은 대한민국에서 거주하며 외국인등록증을 소지하고 있는 자와 건강보험가입자는 외국인 환자의 범위에 포함하고 있지 않다. 의료법에서의 외국인 환자는 오직 순수하게 의료서비스 이용을 목적으로 해외에서 방문한 대상으로만 규정짓고 있으므로 관련된 정책을 마련하거나 통계 보고 자료를 해석할 때 이를 유념해야 한다.

② 외국인 환자 유형

국내에서 외국인 환자는 방문 목적에 따라 아래의 4개 환자군으로 분류한다.

㉠ 중증질환 치료형 : 암, 순환기 질환, 근골격계 질환 치료

㉡ 임신-출산 케어형 : 난임, 임신, 출산, 산후조리

㉢ 미용-웰빙 증진형 : 미용, 성형, 치과, 안과, 한의과 치료

㉣ 건강 증진형 : 일반 정밀 건강검진, 암 정밀 건강검진

(2) 외국인 환자 유치 행위

외국인 환자를 진료하는 의료기관은 환자의 적절한 사전 · 사후 관리를 위해 노력하며, 외국인 환자의 진료를 알선하는 유치업자는 과도하지 않은 수수료 책정을 통해 외국인 환자의 권익을 보호하고 보건의료서비스 제공 시 안정성 증진을 위해 노력해야 한다.

① 외국인 환자 유치

'외국인 환자 유치'란 외국인 환자의 국내 의료기관 이용 증진을 위하여 진료예약 ·

계약 체결 및 그 대리, 외국인 환자에 대한 진료정보 제공 및 교통 · 숙박 안내 등 진료에 관련된 편의를 제공하는 아래의 활동을 포함한다.

㉠ 상담 또는 진료예약을 받거나, 유치업자, 해외 의료기관 혹은 중개인에게 수수료를 지급하고 환자를 소개받아 진료하는 것

㉡ 외국어 홈페이지 등을 통해 외국인 환자에게 진료정보를 제공하고 컴퓨터, 화상통신, 전화 등을 이용하여 질병 상담 및 교육을 시행하는 것

㉢ 외국인 전담 간호사, 코디네이터, 통역사 등이 의료관광비자 발급, 교통과 숙박 안내 등 외국인 환자를 위한 편의를 제공하는 것

② 외국인 환자 유치사업 등록

외국인 환자 유치를 원하는 의료기관과 유치업자는 일정한 요건을 갖추고 유치사업 등록을 해야 한다. 2017년 3월부터 외국인 환자 유치 의료기관 평가지정제도 시행이 시작되었다. 외국인 환자 유치사업 등록제도는 다음의 의의를 갖는다.

㉠ 무분별한 외국인 환자 유치행위로 인한 국내 의료시장질서 혼탁화를 방지

㉡ 외국인 환자를 유치하기 위한 과다경쟁으로 공공 의료서비스의 질적 저하를 막음

㉢ 미자격 의료기관 및 유치업자의 난립으로 인해 발생할 수 있는 대한민국 의료서비스의 대외 이미지 실추를 방지

표 6-9 의료기관 유형별 등록 현황 (단위 : 개소, %)

종별	개설 의료기관 수	유치사업 등록 의료기관 수	등록 비율
상급종합병원	43	40	95.2
종합병원	301	134	43.1
병원	1,466	261	17.8
치과병원	231	56	23.6
치과의원	17,376	233	1.3
한방병원	312	33	10.7
한의원	14,111	173	1.2
의원	30,938	1,020	3.2
기타(요양)	1,529	8	0.5
계	66,307	1,958	2.9

출처 : 보건산업진흥원 (2019). 2018 외국인 환자 유치실적 통계분석보고서.

2018년도 말 기준으로 외국인 환자 유치사업을 등록한 의료기관은 1,958개소로 전체 개설 의료기관의 약 2.9%이다(표 6-9). 외국인 환자 유치사업 등록 유치업자는 1,572개소로 60% 이상이 서울에 위치하고 있다. 등록기관은 매년 2월 말까지 유치실적을 보건복지부장관에게 보고해야 할 의무를 갖는다. 보고된 자료는 매년 통계보고서 형태로 공개되며, 대한민국의 의료기관을 이용하는 외국인 환자의 규모, 질환 및 이용유형을 파악하는데 사용되고 있다.

2) 국내 입국 외국인 환자 실태

(1) 외국인 환자 규모

한국보건산업진흥원에서는 2009년도에 외국인 환자 유치가 허용된 이후 매년 외국인 환자 통계집을 발간하고 있다. 해당 통계집에서 집계되는 외국인 환자는 메디컬 비자를 발급받아 입국한 외국인만을 포함한 수치로 국내에 거주하고 있는 외국인등록자와 건강보험가입자 및 피보험자는 제외된 수치이다. 국내에서 의료서비스를 받은 외국인 환자 수는 코로나19 이전까지 매년 꾸준히 증가하였지만, 2020~2022년도까지 전 세계적으로 국가간 이동제한의 원인이 된 코로나19로 인한 수가 감소하였다. 코로나19가 시작된 2020년도에는 11만 7천여명으로 외국인 환자 수가 급감하였지만, 2021년도에는 14만 5천여명, 2022년도는 24만 8천여명으로 회복하여 외국인 수가 가장 많았던 2019년도 대비 50% 수준까지 증가하였다. 지금까지 대한민국의 의료기관을 이용한 누적 외국인 환자 수는 327만 명이다(그림 6-4).

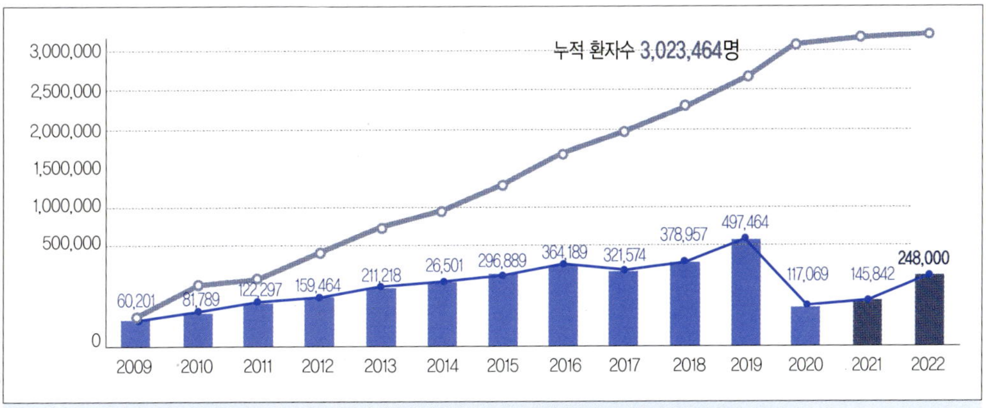

그림 6-4 2009년 이후 국내 의료기관을 이용한 외국인 환자 수

출처 : 한국보건산업진흥원 (2022). 2021 외국인환자 유치실적 통계분석보고서.
한국보건산업진흥원(2023). 보도자료: 외국인 환자 수, 코로나19 이전 수준의 50%까지 회복.

(2) 외국인 환자의 특성

2022년도 한 해 동안 192개국의 외국인 환자가 대한민국을 방문하였다. 2018년도와 2019년도 통계를 살펴보면, 중국인 환자 수가 약 30% 가량으로 가장 많았고, 일본과 중국 환자가 11~13%의 비율을 차지하였다. 2021년도와 2022년도에는 미국과 중국에서 비슷한 수의 외국인 환자가 우리나라를 방문하였고, 두 국가가 약 35.5%의 비율을 차지하였다. 다음으로 일본(8.8%), 태국(8.2%), 베트남(5.9%), 몽골(3.7%) 순으로 나타났다(그림 6-5).

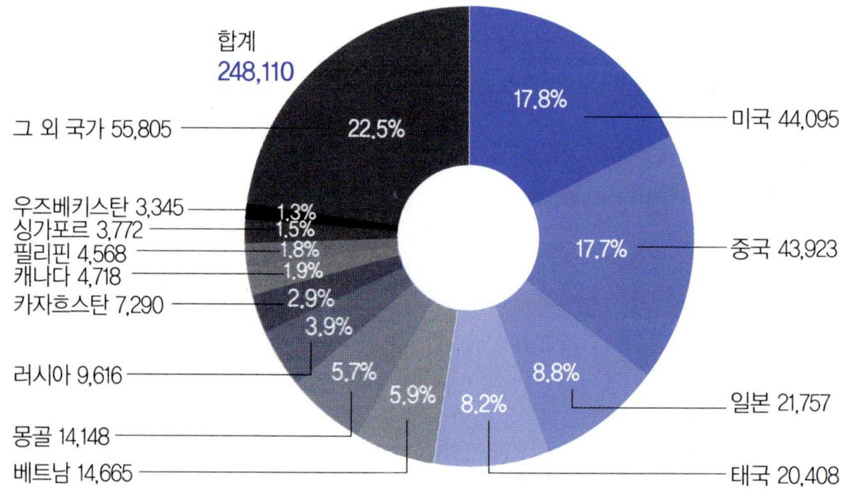

그림 6-5 2022년도 국적별 외국인 환자 비율

출처 : 한국보건산업진흥원(2023). 보도자료: 외국인 환자 수, 코로나19 이전 수준의 50%까지 회복.

주요 국적별 외국인 환자 수는 동남아시아권 국가 중에 태국, 베트남, 필리핀 환자의 수가 높은 편이고, 몽골, 카자흐스탄, 우즈베키스탄 등의 중앙아시아권 국가들은 정부간 협력을 지속하며 환자 수를 유지하고 있다(표 6-10). UAE는 2009년도에 17명의 환자가 방문한 것을 시작으로 2019년도에 4,089명까지 증가하여 연평균 증가율이 한때 90%에까지 이르렀고, 전체 외국인 환자의 1.1% 수준(2017년도)까지 증가했으나, 감소추세에 있고 2022년도 기준 전체 외국인 환자 수의 0.4% 수준으로 집계되고 있다.

표 6-10 주요 국적별 외국인 환자 현황 (단위 : 명, %)

구분	2009년		2019년		2020년		2022년	
	실환자	비중	실환자	비중	실환자	비중	실환자	비중
미국	13,976	23.2	58,358	11.7	18,004	15.4	44,095	17.8
중국	4,725	7.9	162,868	32.7	31,084	26.6	43,923	17.7
일본	12,997	21.6	68,411	13.8	14,077	12.0	21,757	8.8
태국	133	0.2	14,162	2.8	6,047	5.2	20,408	8.2
베트남	327	0.5	15,133	3.0	5,586	4.8	14,665	5.9
몽골	850	1.4	17,918	3.6	6,102	5.2	14,148	5.7
러시아	1,758	2.9	29,897	6.0	6,246	5.3	9,616	3.9
카자흐스탄	128	0.2	13,424	2.7	3,102	2.6	7,290	2.9
캐나다	984	1.6	4,996	1.0	1,127	1.0	4,718	1.9
필리핀	183	0.3	5,716	1.1	1,426	0.6	4,568	1.8
싱가포르	356	0.6	3,337	0.7	1,426	1.2	3,772	1.5
우즈베키스탄	113	0.2	4,194	0.8	1,585	1.4	3,345	1.3
기타	23,671		71,367		21,257		55,805	
합계	60,201		469,781		117,069		248,110	

출처 : 한국보건산업진흥원 (2022). 외국인환자 유치실적 통계분석보고서.
한국보건산업진흥원(2023). 보도자료: 외국인 환자 수, 코로나19 이전 수준의 50%까지 회복.

대한민국을 방문하는 외국인 환자는 여성이 남성보다 많은 편으로 2021년도 기준 외국인 환자의 성비는 여성이 54.9%였고, 남성은 45.1%였다. 이들의 주 연령대는 20~30대가 전체의 51.9%로 가장 많은 비율을 차지하며, 40대, 50대, 60대 순으로 환자수가 높다. 최근 몇 년간 있었던 외국인 환자 수의 변화에도 이러한 비율은 크게 변동되지 않았다.

외국인 환자가 이용한 의료기관을 종별로 살펴보면, 2022년도에 외국인 환자의 36.3%가 의원급 의료기관을 찾았고, 28.8%가 종합병원, 18.9%가 상급종합병원을 찾았다(그림 6-6)(표 6-11).

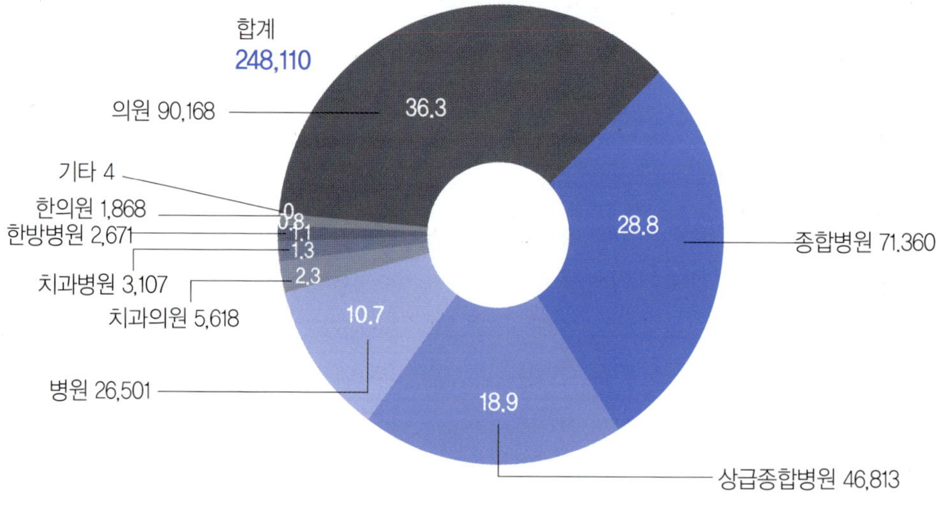

그림 6-6 2022년도 의료기관 종별 외국인환자 비중 (단위 %)

* 병원 : 요양병원 포함

출처 : 한국보건산업진흥원(2023). 보도자료: 외국인 환자 수, 코로나19 이전 수준의 50%까지 회복.

표 6-11 의료기관 종별 외국인환자 현황 (단위: 명, %)

구분	의료기관 유형	2021년		2022년		전년대비 증감률
		환자	비중	환자	비중	
1	의원	41,124	28.2	90,168	36.3	119.3
2	종합병원	47,897	32.8	71,360	28.8	49.0
3	상급종합병원	37,306	25.6	46,813	18.9	25.5
4	병원	12,287	8.4	26,501	10.7	115.7
5	치과의원	2,406	1.6	5,618	2.3	133.5
6	치과병원	2,222	1.5	3,107	1.3	39.8
7	한방병원	1,434	1.0	2,671	1.1	86.3
8	한의원	1,158	0.8	1,868	0.8	61.3
9	기타	8	0.0	4	0.0	△50.0
합계		145,842	1,000	248,110	100.0	70.1

2022년도 통계에 따르면 외국인 환자가 국내에서 의료서비스를 주로 이용한 지역은 서울이 59.0%로 가장 많고, 경기도(16.0%), 대구(5.6%), 부산(4.7%), 인천(3.2%) 순으

로 나타났다. 종합해 보면 외국인 환자의 약 78% 정도가 수도권에 있는 의료기관을 이용하는 것으로 집계된다.

3) 외국인 환자 이용 주요 진료과와 건강문제

대한민국을 찾는 외국인 환자는 내과진료를 가장 많이 받고 있고, 성형외과와 피부과 등 미용관련 의료과와 건강검진 관련 의료서비스를 많이 이용하는 경향이 있다. 주요 진료과로 정형외과, 치과, 산부인과, 일반외과, 안과, 이비인후과 순으로 외국인 환자 수가 높은 편이며, 그 외 진료과 중에는 신경외과, 소아청소년과, 비뇨기과 진료율이 약 2% 가량으로 보고되고 있다(표 6-12).

표 6-12 진료과별 외국인 환자 현황* (단위 : 천명, %)

구분(년)	내과통합**	성형외과	피부과	검진센터	정형외과	치과	산부인과	일반외과	안과	이비인후과	그 외 진료과	합 계
2009	18.4	2.9	6.0	9.0	3.2	2.0	4.0	1.9	1.9	2.5	11.6	64.5
	(28.5)	(4.4)	(9.3)	(13.9)	(5.0)	(3.2)	(6.2)	(3.0)	(3.0)	(3.9)	(18.0)	(100.0)
2019	113.4	90.5	85.2	54.2	26.1	15.4	41.0	15.1	13.1	12.5	124.4	590.9
	(19.2)	(15.3)	(14.4)	(9.2)	(4.4)	(2.6)	(6.9)	(2.6)	(2.2)	(2.1)	(21.1)	(100.0)
2020	29.1	16.6	15.4	4.8	7.6	4.0	8.5	5.2	4.3	3.2	36.0	134.7
	(21.6)	(12.3)	(11.4)	(3.6)	(5.6)	(3.0)	(6.3)	(3.9)	(3.2)	(2.4)	(26.7)	(100.0)
2022	65.4	46.3	36.1	19.3	11.4	10.1	10.0	9.3	8.4	6.9	70.1	293.4
	(22.3)	(15.8)	(12.3)	(6.6)	(3.9)	(3.5)	(3.4)	(3.2)	(2.9)	(2.4)	(23.9)	(100.0)

* 진료과별 실환자 기준: 1명의 환자가 복수의 진료과를 방문한 경우, 방문한 진료과별로 1명으로 표기
** 내과통합 : 일반내과, 감염내과, 내분비대사내과, 류마티스내과, 소화기내과, 순환기내과, 신장내과, 알레르기내과, 혈액종양내과, 호흡기내과, 가정의학과 포함

출처 : 한국보건산업진흥원 (2022). 2021 외국인환자 유치실적 통계분석보고서.
한국보건산업진흥원(2023). 보도자료: 외국인 환자 수, 코로나19 이전 수준의 50%까지 회복.

[표 6-13]은 국내 의료기관을 이용한 주요 국가별 외국인 환자의 성별, 연령대, 방문기관 및 진료과를 보여준다. 코로나19 이전에는 피부과와 성형외과 진료 비중이 높은 국가가 많았으나, 일본과 동남아시아를 제외한 대부분의 국가에서 내과통합 진료비율이 가장 높았고, 상급종합병원과 종합병원 이용률이 약간 상승하였다. 국가별로 여성의 진료비율이 높았고, 주요 이용 연령층은 20~30대가 가장 많았다. 국가별로 환자들이 주

로 어떤 건강문제에 대한 진료를 받는지 2022년도 외국인 환자 통계 결과를 기준으로 살펴보도록 하겠다.

(1) 미국

미국인 환자는 총 44,095명으로 전체 환자의 약 17.8%로 2021년도에 이어 외국인 환자 국적별 비중이 전체 국적 중 1위로 나타났다. 이용자의 연령대로는 30대(20.9%)가 가장 많았지만, 20대부터 60대 이상까지 이용률이 약 16~21%로 전 연령대의 비율이 비슷하다. 여성 환자는 내과통합, 성형외과, 피부과, 검진센터, 남성 환자는 내과통합, 검진센터, 정형외과, 피부과 순으로 높은 진료과 이용률을 보였다. 주요 질환으로 남성 환자의 10.4%, 여성 환자의 8.2%가 소화계 질환으로 진료서비스를 이용하였다. 미국인 환자들은 상급종합병원(32.9%)을 많이 이용하는 편으로 나타났다.

(2) 중국

중국은 2012년도 이후 매년 가장 많은 외국인 환자가 방문하였고, 코로나19에 따른 이동제한이 있었음에도 43,923명(17.7%)이 한국 의료기관을 방문하였다. 여성 환자는 성형외과, 피부과, 안과, 검진센터를 주로 이용하고 남성 환자는 정형외과, 내과통합, 일반외과, 검진센터, 안과 순의 진료과를 이용하였다. 주요 질환으로는 남성 환자는 소화계, 근골격계, 순환계 진료서비스를 이용하였고, 여성 환자는 소화계, 비뇨생식계, 신생물, 근골격계 관련 진료과를 이용하였다.

(3) 일본

일본인 환자 중에 여성환자 비율은 약 70~90% 수준을 차지하고 있다. 주요 진료과별 이용 비율은 성형외과와 피부과가 가장 높고, 내과통합, 한방통합 순으로 나타났다.

(4) 동남아시아

동남아시아 환자의 국내 의료기관 비율은 계속 증가하여 2022년도 전체 외국인 환자 수의 약 18%를 차지한다. 가장 많이 방문한 국가는 베트남, 태국, 필리핀 순이다. 이밖에도 싱가포르 환자의 방문율이 크게 증가하였다. 진료과 중 성형외과 방문율이 가장 높았고, 비부과와 내과, 치과 이용률이 높았다. 동남아시아계 환자 수의 증가는 한류의 유행이 대한민국 의료서비스에 대한 인식을 긍정적으로 변화시키는데 영향을 준 결과로 이해되고 있다.

표 6-13 주요 국가별 외국인 환자 주요 현황 ('22년)

	연 이용환자 수	성별	연령대	종별	진료과(성별합산)
미국	44,095명 (17.8%)	여 (56.0%)	20~30대 (40.0%)	상급종합병원 (32.9%) 종합병원 (29.7%)	내과통합 (23.4%) 검진센터 (10.6%) 피부과 (9.8%)
중국	43,923명 (17.7%)	여 (63.3%)	20~30대 (55.5%)	의원 (35.5%) 종합병원 (33.7%)	내과통합 (22.6%) 피부과 (17.4%) 성형외과 (13.4%)
일본	21,757명 (8.8%)	여 (86.2%)	20~30대 (72.4%)	의원 (75.8%) 종합병원 (8.1%)	성형외과 (38.3%) 피부과 (30.7%) 내과통합 (11.5%)
태국	20,408명 (8.2%)	여 (82.7%)	20~30대 (75.0%)	의원 (77.7%) 종합병원 (8.3%)	성형외과 (53.7%) 피부과 (21.3%) 내과통합 (6.8%)
베트남	14,655명 (5.9%)	여 (60.1%)	20~30대 (72.8%)	종합병원 (34.4%) 의원 (30.3%)	성형외과 (21.3%) 내과통합 (20.5%) 치과 (5.8%)
몽골	14,148명 (5.7%)	여 (61.9%)	30~40대 (53.5%)	종합병원 (39.0%) 상급종합병원 (25.5%)	내과통합 (30.1%) 산부인과 (9.3%) 검진센터 (8.6%)
러시아	9,616명 (3.9%)	여 (54.8%)	30~40대 (42.7%)	종합병원 (31.0%) 상급종합병원 (28.7%)	내과통합 (30.9%) 검진센터 (9.3%) 치과 (7.2%)

출처 : 한국보건산업진흥원 (2023). 2022 외국인환자 유치실적 통계분석보고서.

(5) 러시아 및 중앙아시아

러시아 및 중앙아시아 국가의 진료 비율은 몽골, 러시아, 카자흐스탄, 우즈베키스탄, 키르기스스탄, 타지키스탄, 투르크메니스탄 순으로 높다. 진료과는 내과통합과 산부인과 및 검진센터 비율이 높았으며, 종별로 종합병원 이용률이 가장 높았다. 중증질환 중 암질환으로 인한 진료비율 분석 결과 카자흐스탄, 몽골, 러시아 환자의 암질환 진료비율이 15~16%에 달하였다.

몽골인 환자의 상급종합병원과 종합병원의 이용률을 합하면 64.5%에 이른다. 진료과로 내과통합(30.1%), 산부인과(9.3%), 검진센터(8.6%)의 이용률이 높았다. 남성 환자와 여성 환자 모두 내과통합과의 진료율이 높았으며, 남성 환자는 소화계, 근골격계, 비뇨생식계, 신생물(암) 질환을 주요 질환으로 보고하였고, 여성 환자는 비뇨생식계, 소화계, 근골격계, 신생물(암) 질환 비율이 높았다.

대한민국을 방문한 전체 러시아 환자 중 여성 환자의 비중은 54.8%였으며, 연령별로는 30대(23.0%)와 40대(19.7%)가 많았다. 여성 환자는 내과통합, 성형외과, 산부인과, 검진센터 남성 환자는 내과통합, 검진센터, 치과, 일반외과 순의 진료과를 이용하였다. 남성 환자는 소화계, 근골격계, 신생물(암) 질환을 주요 질환으로 보고하였고, 여성 환자는 소화계, 신생물(암), 비뇨생식계 질환을 주요 질환으로 보고하였다.

(6) 중동

중동환자는 2021년도 외국인 환자의 1.5%를 차지하였다. 국가별로 UAE, 사우디아라비아, 이집트, 이란, 카타르 순으로 환자수가 많았다. UAE의 두바이에서는 세계 첫 헬스케어 자유구역을 선포한 이래 미국과 유럽에서 유명한 의료법인 유치를 하고 있어 지난 몇 년간 국내 방문 환자 수가 감소 추세에 있어 2022년도 외국인 환자 유치실적 통계 분석보고서에서 진료현황이 보고되지 않았다.

04 국내 의료관광의 이해

1) 외국인 환자와 간호사의 역할

간호사는 환자와 가장 가까운 곳에서 가장 많은 시간을 함께 보낸다. 외국인 환자를 간호하기 위해서는 문화적 역량을 갖추고 환자의 문화에 대한 이해를 바탕으로 효과적인 간호실무를 수행해야 한다. 연구결과에 따르면 간호사는 외국인 환자의 언어나 문화의 차이로 인하여 교육과 사회 · 심리적 간호에 어려움을 느끼는 것으로 나타났다. 한편, 외국인 환자는 한국 의료서비스의 질에 대해서는 신뢰와 만족감을 보였지만, 의료인의 의사소통, 문화존중적 서비스 및 교육과 관련하여 불만족을 보고하였다. 외국인 환자의 문화와 언어를 모두 이해하고 간호를 제공하는 것은 현실적으로 불가능하다. 그보다는 외국인 환자의 진료과정을 이해하고 적절한 인적, 물적 자원을 획득하고 활용하는 역할을 원활하게 수행하는 것이 필요하다.

외국인 환자의 입원과 관련된 간호사의 역할은 직접적인 간호를 제공하는 것을 포함하여, 입원 전, 중, 후의 전 과정에서 환자를 관리하는 업무를 담당하는 것이다. 입원은 환자에게 낯선 환경으로의 노출과 생활환경의 변화를 초래하여 신체적, 심리적, 사회적 불편감과 불안을 야기할 수 있다. 특히 외국인 환자의 경우 언어, 식이, 환경의 변화와 자국과의 의료시스템 차이로 인해 더욱 큰 어려움을 겪을 수 있다. 이에 외국인 환자를 담당하는 간호사는 환자의 요구를 파악하고 이를 고려한 간호를 수행할 수 있도록 노력해야 한다.

(1) 입원계획

① 입원 전 과정

해외에서 국내 의료서비스를 이용하기 위해 입국한 환자나 진료의뢰 협약기관을 통해 입국한 환자의 경우 입원 전 과정은 내국인 환자의 입원과는 다르게 진행된다. 국내에 거주하는 외국인의 경우 내국인과 같은 절차와 경로를 통해 입원 절차를 밟게 된다. 해외 거주 외국인의 경우 진료의뢰를 통해 진행된다. 외국인 환자를 대리하는 외국인 환자 유치업체나 진료의뢰 협약기관은 국내 의료기관에 치료계획에 대해 의뢰하고 국내 의료기관은 의뢰 내용에 대한 의료진의 소견, 치료계획과 결과 및 예상 비용 등에 대한 답변을 제공한다. 환자는 이를 검토하고 진료를 결정하게 된다. 환자가 치료계획에 동의할 경우 입원이 결정되며, 이러한 과정은 병원 내 외국인 진료센터 혹은 외국인 환자 의뢰 담당자에 의해 진행된다(그림 6-7).

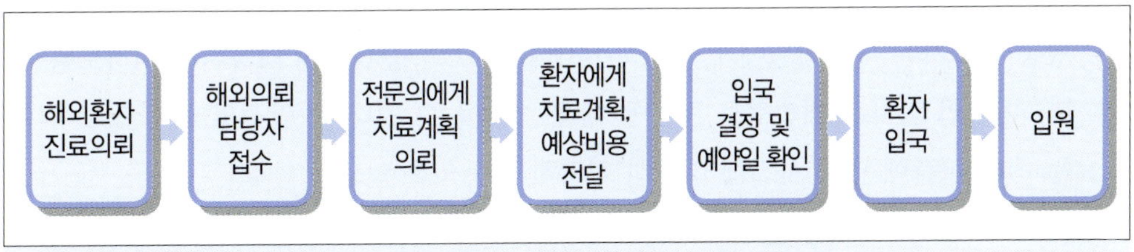

그림 6-7 해외 거주 외국인 환자의 입원 전 절차

② 입원 전 안내사항

병원 내 외국인 환자 담당자는 입원 전, 다음 사항에 관한 안내를 제공하여 외국인 환자의 진료를 준비한다.

- 상담 내용별 외래와 입원 치료 일정

- 희망 병실종류에 따른 예상 진료비
- 입국 시 환자의 의무기록, 영상자료, 검사결과지, 예방접종 기록, 복용약, 의료보험 증빙서 지참
- 예상 체류 기간에 따른 의료 비자에 대한 정보
- 검진, 수술 예정 시 항응고제 복용에 관한 주의사항
- 입국과 입원에 필요한 준비사항 및 물품
- 의료비용 지불 시 사용할 신용카드 한도를 확인하고 진료비 예치 등에 관한 안내 제공, 국제 의료보험 가입자의 경우 국제의료보험사 지불보증서 확인
- 병원 내 환자 접견 장소
- 담당자의 이름과 연락처

③ 진료를 위한 고려사항

- 외국인 환자에 대한 상태, 치료/시술 방법과 간호행위에 대한 설명은 환자가 이해할 수 있는 언어로 제공되어야 한다. 해당 언어로 통역할 수 있는 자격과 능력을 갖춘 국제진료 코디네이터나 통역사가 환자 입원 절차와 진료에 동반할 수 있도록 준비한다.
- 국제진료 코디네이터 혹은 담당 간호사는 환자와 동반한 보호자의 인원수 등의 정보를 확인하여 숙박과 교통편의 준비 및 식단 주문 시 고려한다.
- 90일 이상 국내에 체류하게 될 경우 외국인 등록이 필요하므로, 환자에게 해당 내용에 관하여 안내하고 입원 기간 중 비자가 만료되지 않도록 요청에 따라 국문 진단서를 전달하여 출입국사무소에서 비자 연장이 되도록 지원한다.
- 병동 관리자는 병동직원에게 환자의 사생활 보호의 중요성에 대하여 숙지하도록 한다. 미국인 환자는 개인정보 보호에 대해 민감할 수 있다. 아랍권의 환자 진료 시에는 신체 노출에 대해 사전에 명확히 설명하고 동의를 얻도록 한다.
- 미국 등 선진국에서는 환자가 의식이 없거나 스스로 의학적 결정을 할 수 없는 상황에서 응급 및 연명치료에 관한 환자의 치료 의사가 반영될 수 있도록 사전의료의향서(Advance Directives)를 작성하는 것이 국내에서보다 보편화되어 있다. 국내에서도 2018년도부터 연명의료결정법이 시행됨에 따라 연명의료계획서와 사전의료의향서 작성에 대한 기회가 마련되었다. 만약 외국인 환자가 사전의료의향서의 작성을 희망할 경우, 담당 의사의 동석 하에 환자의 의사를 명확히 확인하고 필요한 설명을 충분히 제공한 후 환자 본인 혹은 보호자와 의사의 서명을 받아 의무기록으로 보관해야 한다.

④ 의사소통 증진을 위한 전략

- 환자와의 친분관계 형성을 위해 노력한다.
- 환자와 의료진 사이에 문화적 차이로 인한 오해가 발생하지 않도록 정보를 수집하고 제공한다.
- 요청사항이 즉시 해결되지 않는 경우 진행사항을 수시로 전달한다.
- "불가능하다"와 같은 부정적인 표현보다는 "어렵지만 노력해 보겠다"와 같이 순화된 표현을 사용하도록 한다.
- 통역 오류가 발생하지 않도록 전달 사항에 대한 이해 여부를 확인한다.
- 간단한 표현은 환자의 언어로 작성된 증상카드를 만들어 이용한다. 예) 발열, 통증, 화장실 등

(2) 입원 간호

① 입원수속

외국인 환자의 입원수속은 보통 외국인 환자 진료 담당자나 입원담당부서 직원에 의해 이루어진다. 즉각적인 의료처치가 필요한 경우에는 가족이나 법적, 혹은 환자에 의해 지정된 대리인이 입원 절차를 대신 진행할 수 있다. 법적 대리인 지정과 성인 환자 및 미성년자의 연령 기준에 관한 법적 규정은 나라마다 다르므로 이를 확인하여 따르는 것이 필요하다.

해외환자의 경우 외래나 응급실을 경유하지 않고 직접 입원하는 경우도 있기 때문에, 이러한 경우에는 국제진료 코디네이터가 간호사와 의사에게 환자의 인적사항, 보호자 및 통역사 동반유무, 진단명, 병력 등의 내용을 미리 전달하여 환자 정보를 공유한다.

② 입원 시 간호 수행

㉠ 병실준비

입원담당부서나 외국인 환자 담당자로부터 환자 도착에 대한 연락을 받은 병동 간호사는 입원실의 침상, 침구와 환의 및 필요한 의료장비 등을 준비한다. 격리 환자일 경우 격리지침에 따라 물품을 준비한다. 필요하면 절대안정과 금식표시를 환자가 이해할 수 있는 언어로 작성하여 준비한다.

㉡ 환자 이름표 준비

- 전자의무기록시스템을 확인하거나 원무과에서 입원 예정자 명단을 확인한다.
- 침상과 병실 문에 붙일 환자 이름표와 손목용 팔찌에 환자의 성이나 이름 중 하나를 선택하여 영문으로 만들어 사용한다. 이름이 여러 개이거나 복잡한 경우 환자의 여권에 표기된 이름을 사용한다.

㉢ 병실 도착 시 간호

- 간호사는 환자의 문화에 맞추어 적절한 방법으로 인사를 하고 자신을 소개한 후 배정된 병실로 환자를 안내한다.
- 성명, 생년월일, 등록번호 등 2가지 이상의 개인정보를 통하여 환자를 정확하게 확인하고, 입원 기간 동안 환자 팔찌를 착용해야 함을 알려준다.
- 복장을 환의로 갈아입도록 한다. 환자의 사생활이 최대한 보장될 수 있도록 병실 환경을 유지한다.
- 환자의 호칭은 환자에게 물어 확인하며, 병동 의료진 간에 동일하게 사용하도록 한다. 일반적으로 성에 Mr., Mrs., Ms.를 붙여 사용한다.

㉣ 입원생활 안내

- 환자와 보호자가 이해할 수 있는 언어로 된 입원안내문을 구비하여 설명 시 활용한다.
- 입원생활 안내문에는 다음의 내용이 포함되도록 하며, 설명 후에는 입원생활 교육 확인 양식을 활용하여 교육을 받은 환자나 보호자의 이름과 서명 및 설명을 제공한 간호사의 이름을 기입한다.
  - 환자의 권리와 의무
  - 입원 시 준비 물품
  - 병실과 병동 내 시설 안내
  - 가스전열기구 사용금지 및 화재방지, 비상시 대피방법
  - 귀중품 관리 및 도난방지
  - 낙상 예방을 위한 주의사항
  - 보호자 면회 및 식사시간
  - 의사 회진

- 외출 시 절차
- 진단서, 입원사실 증명서 등의 증빙서류 발급
- 고충처리체계 이용안내

• 환자의 권리와 책임에 대한 설명을 환자가 이해할 수 있는 언어로 작성하여 별도 안내문으로 제공하고 병원내 비치한다.

• 의료기관 이용과 관련된 불만이나 고충사항이 있을 경우 외국어로 이용할 수 있는 보고체계에 관해 설명한다.

• 국제진료 코디네이터는 진료비용에 관해 설명하고 필요한 경우 코디네이터에게 연락할 수 있는 연락처를 알려준다.

- 국제진료 코디네이터와 연락방법
- 선택 진료 방법 및 비용
- 진료/입원비용 지급방법

㉤ 간호력 수집과 신체검진

간호사는 입원 24시간 이내에 초기 간호사정을 시행한다. 면담과 관찰을 통해 건강력을 확인하고 신체검진을 실시한다. 문화별 특성에 따라 시선처리, 신체접촉 시 고려할 점에 관해 미리 숙지한다. 가장 좋은 방법은 담당 코디네이터나 의료통역가에게 질문하거나 환자와 의사소통할 수 있는 경우 환자에게 직접 문화적 고려사항에 대해 질문하고 이를 병동 내 직원들과 공유한다. 의료진은 국가별로 질병에 관한 인식, 의료인에 대한 믿음, 음식, 증상 표현 방식에 차이가 있을 수 있음을 인지하는 것이 필요하다.

사례 문화적 특성을 고려한 환자보호 계획–중동환자

가) 여성 아랍환자의 병실은 들어가기 전에 노크를 하여 히잡을 착용할 수 있도록 배려한다.
나) 기도실은 남자, 여자 공간을 분리하여 운영한다.
다) 여성이나 소아환자의 경우 여성 담당자를 우선 배정하며, 단 환자 및 보호자가 동의하는 경우에는 남자 담당자를 배정할 수 있다.
라) 여성이나 소아환자의 경우 별도의 공간이나, 칸막이로 환자의 신체 노출을 보호한다.
마) 내국인 간병인에게 간병인 문화 예절 교육을 담당 코디네이터를 통해 제공한다.

ⓑ 위험도 사정

기관 지침에 따라 낙상 위험요인, 통증, 욕창발생 위험요인, 영양 및 심리적 상태를 사정한다. 낙상 예방을 위한 주의사항을 환자와 보호자에게 교육한 후 서명을 받는다.

ⓢ 식사요청 사항 확인

국내 의료기관의 외국인 환자 만족도 조사 결과 식사서비스 관련 개선이 필요하다는 결과가 보고되었다. 외국인 환자에게 병원에서 제공 가능한 식단의 종류를 안내하고 선호하는 음식을 파악하여 문화와 종교적 차이를 반영한 식단이 제공될 수 있도록 한다. 병원 외부에 환자식을 주문하는 경우 환자의 질환 및 건강상태를 고려한 식사 제공을 요청한다. [그림 6-8]은 외국인 환자 식사를 돕기 위한 설명 예시이다.

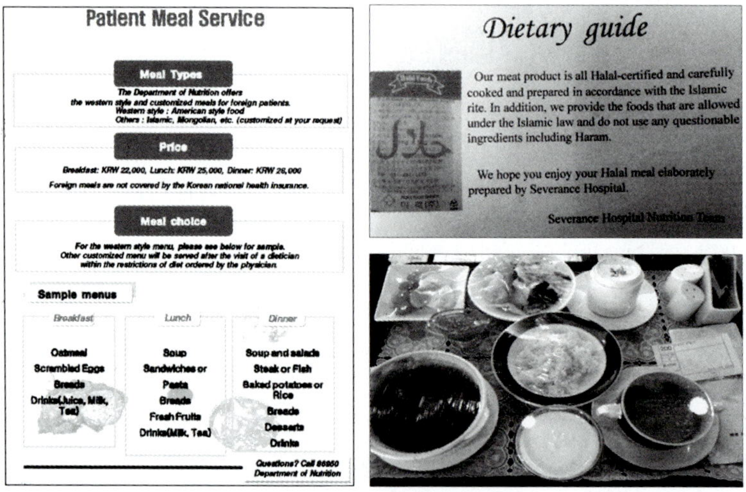

그림 6-8 외국인 환자 식사를 돕기 위한 설명 예시

출처 : 세브란스 병원 (2015). 외국인 환자를 위한 식단 안내와 예시

ⓞ 입원환자의 국제보험청구 절차

국제보험사의 가입자로부터 진료에 대한 요청을 받는 경우, 외국인 환자를 담당하는 진료코디네이터는 보험가입증명서 사본과 환자의 신분증 사본을 제공받아

보험가입 여부를 먼저 확인한다. 진료 후 환자의 입원이 결정되면 해당 국제보험사에 치료계획이 기재된 영문진단서를 보내 지불보증서(Guarantee of Payment, GOP)를 요청한다. 이때 병원 관계자들은 반드시 지불보증범위를 확인해야 한다. 진료 보증기간보다 치료 기간이 연장되는 경우, 다른 질환이 발견되는 경우에 관련 사항을 보험사에 통보하고 승인을 받아야 한다. 진료비용의 청구는 퇴원일로부터 한 달 내에 진행하여 절차가 지연되지 않도록 한다. 외국인 환자 담당부서와 담당직원은 관련 용어와 절차를 잘 파악하여 인력과 시간 낭비 등의 문제가 발생하지 않도록 해야 한다.

(3) 퇴원 간호

퇴원 간호는 계획된 퇴원일정에 맞추어 일상생활로 복귀하거나 타 의료기관으로 전원되는 일련의 과정이 체계적이고 안전하게 진행되도록 돕는 것이다. 효과적인 퇴원 간호는 일반적으로 퇴원계획, 퇴원처방, 퇴원교육 및 정보 제공, 관련 부서 및 기관과의 효율적인 의사소통과 협력, 퇴원 시 환자상태 사정, 환자의 안전한 이송 및 퇴원절차, 퇴원 시 간호기록 완료, 그리고 입원 전체 과정에 대한 환자만족도 평가를 포함한다. 이때 퇴원 후의 구체적인 진료 및 치료 계획도 고려되어야 한다. 퇴원에 대한 환자와 보호자의 요구 반영과 참여가 필요하기 때문에 외국인 환자와의 원활한 의사소통이 중요하다.

① 외국인 환자 퇴원계획

외국인 환자 퇴원계획은 입원기간 동안 환자의 퇴원 후 치료 및 간호요구, 또는 기대사항을 예상하여 자국으로의 복귀 혹은 퇴원 후 지속적인 치료가 원활하게 진행되도록 돕는 것이다. 외국인 환자의 경우 퇴원 후 대한민국에서의 추후관리가 어려우므로 입원시점부터 퇴원계획을 수립하고 퇴원과정이 원활하게 진행될 수 있도록 노력하여 의료서비스의 연속성이 보장될 수 있도록 하는 것이 중요하다. 장기간 복용하는 약물이 처방될 경우에도 약물 수급에 대한 구체적인 계획이 포함되어야 한다. 의료진, 영양사, 가정간호사, 사회복지사, 약사가 포함된 다학제적 팀을 구성하여 퇴원계획을 수립하는 것이 바람직하다. 이러한 요구를 충족시킴으로써 타국 의료기관에서의 퇴원으로 인한 환자와 보호자의 불안감을 완화할 수 있고 불필요한 체류기간을 최소화할 수 있다.

퇴원 간호 계획을 수립할 때 아래와 같은 환자를 특히 유의한다.

- 75세 이상
- 복합적, 만성적, 말기 건강문제
- 인지 장애 또는 혼돈
- 자가간호 수행능력 저하
- 복잡한 약물, 식이 관리, 또는 복잡한 의료장비를 포함하는 치료 방법

② 퇴원 과정

㉠ 퇴원계획 및 준비

- 퇴원계획 수립 시 퇴원 시 환자의 상태와 퇴원 준비사항을 확인한다.
- 퇴원 처방을 확인한다.
- 퇴원 시 환자의 전반적인 상태를 확인한다.
- 환자의 자가간호 수행능력이 저하되었거나 안전이 위협되는 경우 집안 환경을 확인한다.
- 국내에서의 외래 방문, 가정간호의 필요여부를 확인하여 조치한다.
- 자국으로 돌아갈 경우, 의료서비스의 연속성이 보장될 수 있도록 진료 연계 방안에 대해 확인하여 추후 진료와 복용약물 구비에 어려움이 없도록 한다. 퇴원약 처방과 기간을 확인하고 환자가 본국으로 돌아갔을 때 구입이 가능한 약인지를 확인한다.
- 약품 및 소모품의 반환처리를 완료한다.
- 개별적인 퇴원요구(진단서, 소견서, 방사선 필름복사 등)를 미리 파악하여 외국인 환자의 진료 내용에 관한 서류가 종이문서와 디지털 형식의 파일로 제공될 수 있게 준비한다. 진료의뢰 협약국가별로 퇴원계획과 준비할 서류 목록이 다를 수 있음을 유념한다.
- 환자의 상태에 따른 안전한 환자퇴원 이송수단 및 기구, 환자이송인력 등을 확인한다. 퇴원 후 바로 출국하는 경우, 항공사에 medical case임을 알리는 MEDIF(Medical Information Form) 작성이 필요할 수 있으므로 최소 1주 전에는 작성된 MEDIF를 전달하여 항공사로부터 탑승 승인을 얻을 수 있도록 지원한다.

㉡ **퇴원교육 제공**

입원 기간 동안 개별적인 퇴원요구를 파악하고 환자의 이해를 최대화할 수 있도록 대상자가 이해할 수 있는 언어로 주기적인 퇴원교육을 시행하고 필요한 정보지를 제공하는 것이 중요하다. 퇴원교육 내용으로는 자가투약법, 드레싱 교환법, 배액 관리 등이 포함되며 교육 자료로는 서면, 구두 설명, 영상물, 직접시범 등을 활용할 수 있다.

- 퇴원 간호 계획 서식을 활용하고 해당 사항을 환자와 보호자에게 교육한다. 정확하게 이해하였는지 확인하고 퇴원 시 간호계획지에 환자의 서명을 받은 후 환자의무기록으로 보관한다.
- 식이에 관한 교육이 필요한 경우 대상자가 이해할 수 있는 언어로 설명하고 서면 정보지를 제공하도록 한다. 한국보건산업진흥원(2013)은 외국인 환자식단 개발연구를 진행하여 외국인 환자의 치료식 및 영양관리 운영 지침과 자료를 개발하고 배포하였다. 개발된 교육 자료는 당뇨병, 심혈관계 질환, 체중 조절, 암환자의 식사요법과 퇴원환자 영양에 대한 내용으로 국문, 영어, 러시아어, 몽골어, 중국어, 일어, 아랍어 번역본의 이용이 가능하다. 해당 교육 자료는 한국보건산업진흥원 웹사이트(www.khidi.or.kr)에서 무료로 다운로드 받을 수 있다.
- 정확한 통역을 통하여 퇴원 약물의 약제별 효능 및 복용방법과 복용 시 주의사항과 부작용에 관해 교육한다. 특히, 항혈전, 고혈압, 당뇨, 면역억제, 호르몬 약물의 경우 환자가 이해할 수 있는 언어로 별도 작성하여 해당 정보를 문서로 제공할 수 있도록 한다.
- 처방된 약물이 외국인 환자의 국가에서도 구입 가능한 약물인지를 반드시 확인한다. 현지에서 구입가능하지 않은 약물을 처방할 경우, 처방 기간을 넉넉히 조정한다.
- 진단서(퇴원소견서) 등의 환자 요청 서류를 제공한다.
- 추후관리 안내(국내 외래방문 일시, 본국 외래방문 일시, 방문과, 장소, 담당의사 이름, 외래 검사 및 진료에 대한 지불방법), 퇴원 후 지속간호 정보(드레싱 교환, 가정, 재활간호 등), 응급 시 대처방법, 식이 운동, 일상 활동 관련 주의사항을 교육한다. 의사에게 보고해야 할 증상과 징후를 구체적으로 설명하고 서면으로 간략하게 안내한다(예, 체온 38℃ 이상, 수술/시술 부위 상처에서 출혈, 통증 등).

- 퇴원 후 문의 사항이 있을 경우 연락할 곳의 전화번호를 알려준다.

㉢ **퇴원수속과 관련 안내**

환자가 퇴원하기 전 퇴원 관련 부서에 통보하여 퇴원을 위한 행정절차가 원활히 진행되도록 한다. 입원 기간 중에 처치 내용을 최종 점검하여 산정 착오나 산정에 누락이 없음을 확인한 후 치료비용에 관한 설명이 필요한 경우 내역서를 제공하고 환자에게 치료비용에 관한 자세한 설명이 제시될 수 있게 한다. 비용에 관한 의사소통이 잘되지 않을 경우, 오해와 불신 및 분쟁으로 이어질 수 있기 때문이다. 퇴원 수속 절차 및 퇴원 가능 시간을 알려준다.

㉣ **퇴원 준비**

- 퇴원 전 환자의 활력징후, 산소포화도 등 전반적인 신체 상태를 확인한다.
- 주사바늘 및 환자 팔찌를 제거하고, 병원에 두고 가는 개인 소지품이 없도록 소지품 정리를 돕는다.
- 요청한 필요서류를 제공한다.
- 퇴원 시 이동방법(앰뷸런스, 택시, 자가용 등), 퇴원 후 목적지 및 보호자 등을 확인한다.
- 귀국 전에 외래 방문 일정이 잡혔을 경우, 진료시간, 장소 및 담당 주치의의 이름을 알려준다. 또한, 퇴원 후 국내에서 지속적 간호(가정간호, 재활치료 등)가 필요한 경우, 해당 기관의 정보를 제공하고 연계될 수 있도록 조치한다.
- 본국에 귀국 후 추후관리를 담당할 의사와 연락이 된다면, 외래진료 예약 유무를 확인한다.
- 앞으로의 서비스 개선을 위해 의료서비스 이용 만족도를 조사할 수 있다. 기관별 양식을 활용하거나 한국보건산업진흥원에서 개발한 외국인 환자 만족도 조사지를 활용하여 평가할 수 있다. 영문 도구는 한국보건산업진흥원 홈페이지의 외국인 환자 만족도 조사 결과보고서에 별첨 자료로 게시되어 있다.

㉤ **퇴원 후 정리와 기록**

- 환자를 정문까지 배웅하고 이송 차량에 탑승까지 확인한다.
- 환자가 떠난 후에는 병원 지침에 따라 침상과 병실을 정리한다.

- 간호기록지에 퇴원시간, 퇴원 시 환자 상태, 퇴원방법, 보호자 동행 여부와 퇴원활동을 요약하여 기록한다.

ⓑ 사망 환자와 관련된 처리 업무

사망 환자와 관련된 처리 업무는 국가별로 차이가 있을 수 있다. 사망 환자 발생 시, 대상자의 종교와 문화적 특성을 고려하여 사망진단과 신고, 화장/방부제 처리 및 수송을 처리한다. 국가별 대사관에 먼저 신고하여 관련 절차에 대한 안내를 받을 수 있다.

2) 위기관리와 의료분쟁

(1) 위기관리

위기(risk)는 보통 우연히 발생할 수 있는 사고의 불확실성 또는 그 가능성을 의미한다. 경제적인 관점에서는 손실, 바람직하지 않은 사건이나 그러한 사건의 발생에 관한 불확실성을 포함한 상황을 뜻한다. Caroll(2009)은 의료기관에서 발생할 수 있는 위기의 유형을 임상적 위기, 의료진 관련 위기, 직원 관련 위기, 자산 관련 위기, 재정적 위기의 5가지로 구분하였다. 의료관광에 있어 외국인을 대상으로 의료서비스를 제공할 때 내국인과는 달리 의사소통의 어려움, 진료 후 추후관리, 의료비 수급의 불확실성 등의 여러 가지 어려움으로 위기의 발생 가능성이 높아질 수 있다. 예상하지 못한 의료사고가 발생하였을 경우, 대상자의 국적이 다름으로 인해 대처가 어렵고, 더욱 복잡한 분쟁으로 이어질 수 있다.

이로 인해 의료기관은 기관 단위에서 위기관리를 시행한다. 위기관리란, 개인이나 조직의 위기상황이 발생하였을 때, 적절하고 효율적으로 대처하여 궁극적으로 바람직하지 못한 결과나 피해를 최소화하기 위해 신속한 조치를 하는 활동을 말한다. 의료기관에서의 위기관리란 환자, 방문객, 직원, 조직의 자산에 대한 위험을 확인하고 평가하고, 줄이기 위한 체계적인 노력으로 의료서비스의 질 향상을 위한 활동 분야라고 할 수 있다(표 6-14).

따라서 위기관리를 통해서 다음의 목적을 달성할 수 있다.

① 안전하고 건강한 환경을 유지함으로써 의료의 질 상승

② 의료적 또는 비의료적인 의료기관 내 사고와 그로 인한 재정적 손실의 최소화

③ 환자를 보호하고 의료서비스의 수준 향상

표 6-14 위기관리의 3단계

위험파악 (Risk Identification)	위험상황을 파악하기 위해 중요 사고를 보고받고 관련 자료수집
위험조정 (Risk Control)	의료사고를 관리하는 부서의 조직화, 체계화를 통해 문제를 통제하고 개선
위험예방 (Risk Prevention)	발견된 문제를 개선하고 예방을 위해 교육 및 시스템과 프로세스의 체계화

외국인을 대상으로 의료서비스를 제공할 경우에는 외국인 진료에 따른 특수성으로 인해 발생할 수 있는 여러 가지 위기를 예방하기 위해 적극적으로 준비하는 것이 바람직하다. 특히, 외국인 환자이기 때문에 발생할 수 있는 의사소통 오류나 문화차이로 인한 의료분쟁이 발생하지 않도록 의료기관과 의료인들이 준비할 필요가 있다.

(2) 의료분쟁 관련 용어

의료분쟁은 일반적인 분쟁과는 달리 의료행위 특수성에 대한 당사자 간의 견해 차이에서 유발되는 경우가 많으므로 의료행위에 대한 특수성에 대한 이해가 선행되는 것이 중요하다. 의료행위는 기본적으로 침습적, 구명성, 필수불가결성, 주의의무의 고도성과 신뢰성, 개별성과 예측 곤란성, 동태성, 긴급성, 전문성과 소통의 필요성, 재량성, 비공개성, 정보의 편중성과 독점성 등의 다양한 특수성을 수반하고 있다. 의료분쟁에 대처하기 위해서는 먼저 관련 용어를 이해할 필요가 있다.

① "의료사고"란 보건의료인(「의료법」 제27조제1항 단서 또는 「약사법」 제23조제1항 단서에 따라 그 행위가 허용되는 자를 포함)이 환자에 대하여 실시하는 진단 · 검사 · 치료 · 의약품의 처방 및 조제 등의 의료행위로 인하여 사람의 생명 · 신체 및 재산에 대하여 피해가 발생한 경우를 말한다.

② "의료분쟁"이란 의료사고로 인하여 환자와 보건의료기관 또는 보건의료인의 다툼을 말한다.

③ "의료과실"이란 보건의료인이 환자를 진료 · 조산 · 간호 등을 하면서 당연히 기울여야 할 업무상 요구되는 주의의무를 소홀히 하여 사망, 상해, 치료지연 등 환자의 생명 · 신체의 완전성을 침해한 결과를 일으키게 한 경우로서 의료인의 주의의무 위반에 대한 비난가능성을 말한다(표 6-15).

표 6-15 의료분쟁과 의료사고

의료 분쟁	의료행위로 인하여 예기치 않은 불상사가 야기된 경우에 생기는 의사측과 환자측의 다툼 의료인에게 잘못이 있거나 잘못이 있다고 주장함으로써 분쟁이 발생하고 가치판단이 개입될 수 있음
의료 사고	환자측에서 병원이나 의사의 의료과실을 주장하는 것 의료과실이라 함은 의사가 환자를 치료함에 있어 당연히 하여야 할 행위를 하지 않았거나, 혹은 하지 않아야 할 행위를 함으로써 나쁜 결과를 초래한 경우를 포함 의료인이 환자에 대하여 실시하는 진단 · 치료 · 의약품의 처방 및 조제 등의 행위로 인하여 사람의 생명 · 신체 및 재산에 대하여 피해가 발생한 경우

▶ 의료사고와 의료과실의 차이

제왕절개수술을 받고 아기를 분만한 후 사지운동장애, 언어장애, 의식불명과 같은 뇌증후군이 발생된 것은 의료사고이지만, 그 원인이 의사가 시행한 의료행위 상의 고의 · 과실에 기인한 것이 아니라 현대의학으로는 사전예견이나 치료가 어려운 양수색전증에 의한 것으로 보이고, 환자 본인의 특이한 체질에 기인한 것이라면 의료과실은 아니다는 법원의 판례가 있었다.

(3) 의료분쟁 관련 법률

외국인 환자 진료와 관련된 국제법은 1958년 제정된 '외국중재판정의 승인 및 집행에 관한 UN협약(뉴욕협약)'이 대표적이다. UN 가입국 중 이 협약을 체결한 142개국에서는 국가 간 법의 효력이 국제적으로 인정되고, 국제법에 따른 집행이 보장된다. 대한민국은 1973년 이 협약에 가입하였다. 이로써 국적이 다른 외국인을 대상으로 의료사고와 같은 법적 문제가 발생한 경우, 대한민국은 중재법상 중재 기관인 '대한상사중재원'이 해당 문제를 맡아 대법원이 승인한 중재 규칙에 따르게 된다. 이 국제법에 따르면 "국가간 거래 또는 외국인이 피해자가 되는 섭외사건의 경우 불법행위지의 법과 법원이 기준이 된다(국제사법 제26조, 제32조, 제33조)". 그러므로 국내에서 외국인 대상 의료사고가 발생한 경우에도 대한민국의 법이 재판준거법이 되고, 대한민국의 법원이 관할지법원이 된다. 그러나 별도로 외국인 환자와의 진료계약서에 재판준거법 및 관할지법원을 사전에 합의해서 정할 수 있다. 따라서 외국인을 대상으로 할지라도 국내법을 준거로 집행된다는 것을 염두에 두고 내국인과 동일한 법적 의무를 수행할 필요가 있다.

의료사고 피해구제 및 의료분쟁 조정 등에 관한 법률이 2012년도에 제정, 시행되어 의료분쟁의 조정과 중재에 관한 사항을 규정함으로써 의료사고로 인한 피해를 신속 · 공정하게 구제하고 보건의료인의 안정적인 진료환경의 조성을 도모하고 있다. 이에 종합병원 개설자의 의료사고예방위원회 설치 및 운영에 대한 의무가 의료법에 명시되었다. 의료사고예방위원회는 보건의료인, 변호사, 비영리민간단체에서 추천받은 자, 그밖에 보건의료기관개설자가 의료사고 예방에 기여할 수 있는 것으로 인정하는 전문가로 구성되어야 하며, 위원장 1명을 포함하여 5명 이상 10명 이하의 위원으로 위촉된다.

(4) 의료분쟁 여부 판단

의료인의 치료행위 과정에서 환자에게 손해를 발생시킨 경우 환자 측은 의료인의 채무불이행 또는 불법행위로 손해배상을 청구할 수 있다(표 6-16).

표 6-16 채무불이행 책임 및 불법행위 책임

채무불이행 책임	의료인이 환자에게 진료비 등을 받고 의료행위를 하기로 한 계약을 충실히 이행하지 않았음을 이유로 손해배상을 청구하는 것(민법 제393조)
불법행위 책임	의료행위 중에 의료인이 마땅히 취했어야 할 최선의 주의를 기울이지 않았음을 이유로 손해배상을 청구하는 것(민법 제750조)

다만, 민법상 채무불이행 또는 불법행위를 이유로 손해배상을 청구하기 위해서는 의료인의 과실, 위법성, 손해의 발생, 그리고 의료인의 과실로 인해 의료사고가 발생한 사실의 인과관계 입증이 가능해야 한다.

① 보건의료인이 주의의무를 다하였는지 여부

평균적인 의료인이 당시 의학상 일반적으로 인정된 지식과 기술에 의하여 결과 발생을 예견할 수 있었음에도 그 결과 발생을 회피하지 못한 과실이 있는지가 검토되어야 한다.

② 보건의료인이 설명의무를 다하였는지 여부

의료인은 환자에게 진단결과나 치료방법, 예후, 부작용 등을 충분히 설명해 주어야 하고, 환자는 이를 제대로 이해한 후에 자율적인 자기결정으로 자신에 대한 의료행위에 동의하여야 한다. 언어와 문화가 다른 외국인 환자 진료에 있어서 특히 설명의무를 다하여 의료분쟁을 예방할 수 있도록 할 필요가 있다. 또한 설명의 의무를 다한 경우에는 환자와 보호자의 서면동의서를 확보하여 증명할 수 있도록 해야 한다.

▶ **보건의료인의 설명의무**

㉠ 환자에게 발생하거나 발생 가능한 증상의 진단명
㉡ 수술 등의 필요성, 방법 및 내용
㉢ 환자에게 설명하는 의사, 치과의사 또는 한의사 및 수술 등에 참여하는 주된 의사, 치과의사 또는 한의사의 성명
㉣ 수술 등에 따라 전형적으로 발생이 예상되는 후유증 또는 부작용
㉤ 수술 등 전후 환자가 준수하여야 할 사항(의료법 제24조의2제2항)

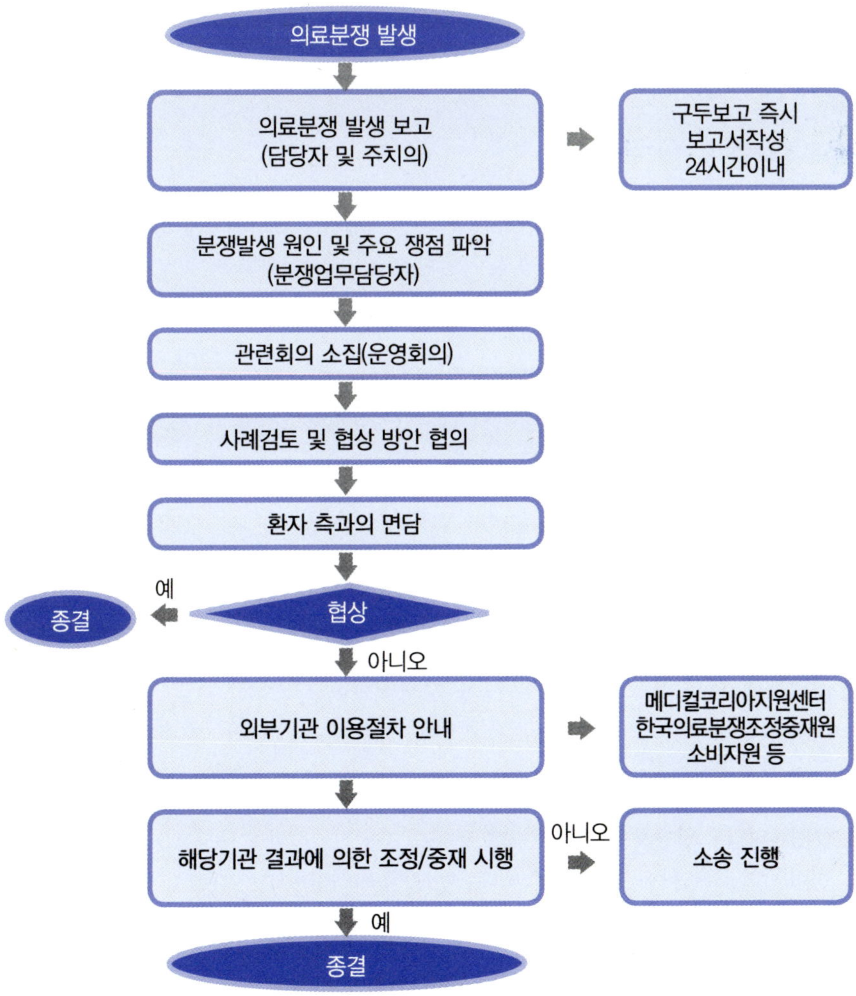

그림 6-9 외국인 환자 의료분쟁 처리절차

출처 : 보건복지부, 한국보건산업진흥원, 의료기관평가인증원(nd). 외국인환자 유치의료기관 규정·서식 사례집.

(5) 의료분쟁 처리체계

진료과정 중에 발생할 수 있는 의료분쟁 처리절차를 수립하고 분쟁 발생 시 절차에 따라 신속하게 처리하기 위해 의료기관은 의료분쟁 처리절차를 운영해야 한다(그림 6-9). 외국인 환자와 관련하여 분쟁을 해결하기 위해서는 국가 간의 법, 문화, 언어의 차이 등의 특수성을 고려하여 전담부서를 운영하는 것이 효율적이다. 의료기관의 규모가 작아 개별운영을 하기 힘든 경우에는 관련 분야의 전문성을 가진 외부의 법률기관과 협력하는 것이 좋다.

▶ 지침 및 절차(Guidelines & Process)

① **의료분쟁 담당 부서** : 외국인 환자 담당 부서 또는 법무팀

② **접수 및 회신절차**

가. 의료분쟁 발생

외국인 환자에게 의료분쟁이 발생하면 발생부서에서는 육하원칙에 의거하여 발생일시, 장소, 종류, 발생 경위, 피해상황 등을 포함한 의료분쟁 발생보고서를 작성하고 분쟁처리업무 담당자에게 접수한다.

나. 의료분쟁 접수

접수 담당자는 분쟁발생 내용을 원장에게 보고하고 담당의사 및 관련 부서와 사고내용, 유사 사례 판례를 검토하여 분쟁원인에 대한 주요 쟁점을 파악한다.

다. 분쟁발생 내용 검토

의료분쟁 담당자 및 원장 등 관련 직원은 접수된 분쟁발생 내용에 대한 과실여부 검토와 협상 방안을 협의하고, 환자 측과의 면담, 자체합의, 외부 이관 등을 절차에 따라 처리한다.

라. 분쟁발생 내용 처리절차

분쟁처리업무 담당자는 처리결과를 해당 환자 및 보호자에게 회신하고, 그 실적을 기록한다.

③ **처리방법**

가. 분쟁 해결 절차 안내

외국인 환자 담당부서에서는 의료분쟁 발생 시 분쟁 해결 절차를 영문 및 그 외 주요 유치 국가 언어 1개 이상으로 안내 · 게시한다.

나. 면담 및 자체 합의

분쟁처리업무 담당자는 환자 및 보호자와 면담을 시행하여 요구사항을 파악하고 환자 측과의 면담을 통해 화해 또는 협상방안을 제시하여 자체합의를 유도한다.

다. 배상보험

필요시 병원에서 가입한 배상책임보험의 보상한도액에 따라 보험을 청구하여 배상한다.

※ 참고 : 의료 해외진출 및 외국인 환자 유치 지원에 관한 법률 시행규칙 제4조

라. 외부이관

환자 및 보호자 측에서 외부기관에 사고접수를 요구할 경우 메디컬코리아지원센터(1577-

7129), 한국의료분쟁조정중재원(1670-2545), 소비자원(043-880-5500) 등을 이용하도록 절차를 안내하며, 사고접수가 외부기관에 이관된 경우는 해당기관의 조정 · 중재의 결과에 따르고 양측의 조정이 성립되지 않는 경우는 소송을 진행한다.

④ 분석 및 개선활동

유사사건 재발방지를 위해 분쟁발생 사유를 분석하고 관련 회의를 통해 원인분석 및 개선활동을 시행한다.

⑤ 경영진 보고 및 직원공유

의료분쟁이 접수되면 분쟁처리업무 담당자는 의료분쟁 발생내용, 진행사항 및 처리 결과를 원장에게 보고하고 내부회람 등을 통해 관련 직원과 공유한다.

(6) 조정 · 중재 업무 절차 조정

법적인 분쟁이 생겼다고 하여 모든 문제가 재판에서 최종 판결까지 이르는 것은 아니다. 재판 이전에 의료기관과 피해자는 합의, 조정, 중재 등의 방법으로 문제를 해결할 수 있다.

① 조정

조정은 의료분쟁의 일방 당사자가 한국의료분쟁조정중재원에 조정신청을 하면, 한국의료분쟁조정중재원이 당사자들의 주장과 사실 여부의 확인, 의료적 과실의 유무, 인과관계의 유무 등을 종합적으로 판단하여 적절한 합의안을 도출하고 양측에 권고함으로써 당사자들이 이에 동의하여 원만한 해결에 이를 수 있도록 하는 분쟁해결 절차이다. 환자 또는 대리인이 조정신청을 진행하여 합의, 조정결정, 혹은 조정불성립에 이른다(그림 6-10).

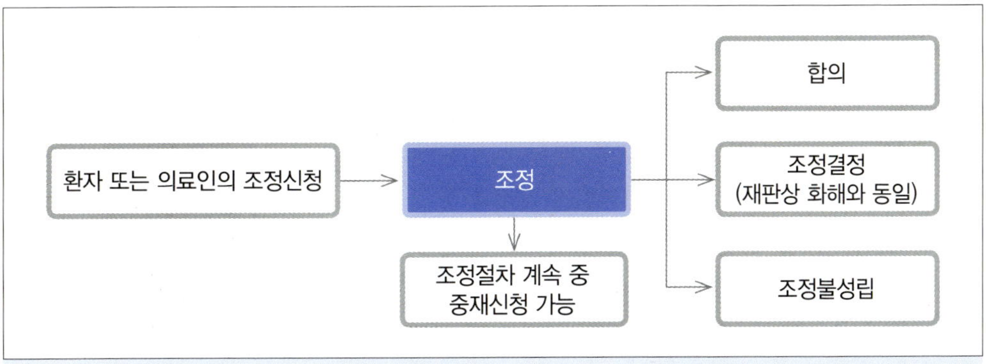

그림 6-10 의료분쟁 조정 절차

② 중재

중재는 당사자들간에 한국의료분쟁조정중재원의 결정에 따르기로 서면으로 합의한 후 중재신청을 하여 한국의료분쟁조정중재원의 결정에 따르는 분쟁해결 절차로 중재신청은 조정절차의 진행 중에도 신청이 가능하다(그림 6-11).

중재합의 → 중재신청 → 중재 → 중재결정

그림 6-11 의료분쟁 중재 절차

③ 조정과 중재의 법적 효력

㉠ "조정"은 조정결정서의 정본이 당사자에게 송달되어 양당사자 모두가 조정결정에 동의하거나 동의한 것으로 간주될 때에는 재판상 화해와 동일한 효력

㉡ 조정절차 중에 당사자 간에 합의가 이루어져 조정조서가 작성된 경우에도 재판상 화해와 동일한 효력

㉢ "중재"에 대한 판정은 확정판결과 동일한 효력

의료기관 내에서 분쟁이 발생할 경우 병원에서 투명하고 체계적이며 신속한 대응에 실패할 경우, 재무적인 손실은 물론이고 국내의료기관의 국내·외 신뢰도가 떨어져 장기적인 악영향을 미치게 될 수 있기 때문에 분쟁을 사전에 예방하거나 관련 법적, 제도적 절차를 미리 숙지하여 효과적으로 대응해야 할 것이다.

(7) 외국인 환자의 의료분쟁과 사례

'의료사고 피해구제 및 의료분쟁 조정 등에 관한 법률'은 외국인에게도 동일하게 적용되기 때문에 외국인 환자도 의료분쟁을 해결할 수 있는 법적 근거로 활용될 수 있다. 한국보건산업진흥원에서는 2015년도 10월에 한국의료분쟁조정중재원과 한국보건복지인력개발원과 MOU를 체결하여 해외환자 의료분쟁 통합지원시스템을 구축하였다. 메디컬코리아 콜센터(대표번호: 1577-7129)는 한국보건산업진흥원과 서울시가 함께 운영하는 외국인 환자 지원센터로 외국인 환자의 의료분쟁 시 도움을 제공하고 있다. 외국인 환자에게 의료분쟁이 발생할 경우 메디컬코리아 지원센터에 연락하면 조정신청 절차에 대한 안내 및 신청에 대한 지원을 받을 수 있으며, 불법 브로커의 신고 접수가 가능하다. 지원

센터에서는 영어, 중국어, 러시아어, 일본어 등의 통역사와 외국어로 상담이 가능하며, 이밖에 외국어 통역이 필요한 경우에도 의료통역사 연계 서비스를 지원하고 있다. 다음에서 의료진의 설명의무, 임증책임 및 수술동의서 작성과 관련된 세 가지 사례를 소개하고 관련 기관에서 받은 답변을 소개한다.

① 설명의무 위반으로 인한 손해배상

사례 저는 이마와 턱을 높이고 눈에 쌍꺼풀을 만들기 위해 한국의 모 성형외과 의원에서 성형수술을 받은 외국인입니다. 담당 의사와 상담 후 턱과 이마 부위에 실리콘 보형물을 삽입하는 수술과 눈 쌍꺼풀 수술을 받았습니다. 그런데 수술 후 2년 정도가 지나면서부터 턱 부위에 삽입된 실리콘이 대각선으로 이동하기 시작하 고, 지금은 실리콘 보형물이 입안 내로 일부 돌출되어 큰 불편과 불쾌감을 겪고 있습니다. 다른 병원의 의사로부터 상담을 받고 여러 경로로 알아 본 결과 담당 의사가 수술 과정 그 자체에서 특별한 잘못을 저지르지는 않은 것 같습니다. 그러나 저는 위와 같이 보형물이 움직일 수 있다는 점을 미리 알았더라면 굳이 수술을 받지 않았을 것이고, 그런 점에 대해 미리 충분한 설명을 해 주지 않은 의사에게 책임을 묻고 싶습니다. 책임 추궁이 가능할까요?

답변 일반적으로 의사는 환자 측에 질병의 증상, 치료방법의 내용 및 필요성, 발생이 예상되는 위험 등에 관하여 충분히 설명을 하여 환자가 그 필요성이나 위험성을 충분히 비교해 보고 그 의료행위를 받을 것인가의 여부를 선택할 수 있도록 할 의무가 있습니다. 특히 성형수술의 경우 그 성질상 긴급을 요하지 않고 성형수술을 한다 하더라도 외관상 다소 간의 호전이 기대될 뿐이며 수술 후의 상태가 환자의 주관적인 기대치와 다른 경우가 있을 수 있으므로, 의사는 환자에게 치료의 방법 및 필요성, 치료 후의 개선 상태 및 부작용 등에 관하여 구체적인 설명을 하여 환자가 그 의료행위를 받을 것인가의 여부를 선택할 수 있도록 하여야 할 의무가 더욱 엄격하게 인정됩니다. 그러므로 본 사안에서 만약 담당 의사가 수술 전에 귀하에게 '경우에 따라 보형물이 움직일 수 있다'는 점에 관하여 충분한 설명을 하지 않은 것이 사실이라면 귀하는 이로써 수술을 할 것인지 여부를 결정할 수 있는 권리를 침해당했다고 볼 수 있습니다. 또한 의사가 설명의무를 이행하지 아니하였다면 300만원 이하의 과태료를 부과받을 수 있습니다. 귀하는 해당 의료기관에 대하여 '자기결정권 침해로 인한 정신적 고통'에 대한 배상, 즉 위자료를 청구하실 수 있을 것으로 보입니다.

▶ 관련법령

- 의료법 제24조의2(의료행위에 관한 설명)
- 동법 제92조(과태료)

② 입증책임의 완화(의료소송에서 환자 측의 입증책임 완화 원칙 여부)

사례 외국인 환자 유치업자입니다. 미국인 환자 한 명이 국내에서 의료사고를 당했는데, 양측의 입장 차이가 워낙 커서 소송을 통해 시비를 가려야 할 형편입니다. 위 미국인 환자는 한국에서의 소송을 검토하고 있습니다. 미국 법원은 의료사고를 둘러싼 소송에서 환자 측의 입증부담을 덜어주는 원칙을 채택하고 있습니다. 위 미국인 환자는 대한민국에서 의료소송의 입증책임이 어떻게 다루어지고 있는지를 궁금해 하고 있습니다. 대한민국에서도 의료소송에서 환자 측의 입증책임을 완화하는 원칙이 존재하나요?

답변 의료인에 대해여 의료사고로 인한 손해배상책임을 묻기 위해서는 기본적으로 의료행위상 과실 (주의의무 위반), 손해의 발생 및 그 양자 사이의 인과관계가 존재한다는 점이 각 입증되어야 합니다.

본래 손해배상에 관한 민법이나 민사소송법 상의 일반원칙에 따르면 과실의 유무 및 내용, 과실과 손해발생 사이의 인과관계 등은 원고(환자) 측이 입증하여야 합니다. 그러나 1990년대 중반 이후로 대법원 판례는, 의료행위가 고도의 전문영역에 속하고 의사의 재량이 인정되는 등의 특성 때문에 의료 문외한인 일반인이 인과관계를 증명하는 것이 현실적으로 어렵다는 점 등을 고려하여 환자 측의 입증책임을 완화하는 태도를 견지해 오고 있습니다.

입증책임 완화 원칙을 최초로 도입한 1995년의 일명 '다한증 사건'은 환자가 다한증 이외에 특별한 질병없이 정상적인 생활을 하여 왔고, 수술 전의 사전검사에서 특이증상이 발견되지 않았음에도 다한증 수술 중 사망한 사안이었습니다. 여기서 대법원은 원고측이 피고측의 '과실을 정확하게 지적하고 전문적인 지식을 동원하여 망인의 사망의 원인을 밝혀내지 못하였다고 하여 피고들의 손해배상 책임을 부정할 수는 없다'고 판시하였습니다.

요약해 보면 '피해자 측에서 일련의 의료행위 과정에 있어서 저질러진 일반인의 상식에 바탕을 둔 의료상의 과실있는 행위를 입증하고 그 결과와 사이에 일련의 의료행위 외에 다른 원인이 개재될 수 없다는 점, 이를 테면, 환자에게 의료행위 이전에 그러한 결과의 원인이 될 만한 건강상의 결함이 없었다는 사정을 증명한 경우'에는 의료상 과실과 결과 사이에 인과관계가 있는 것으로 추정된다는 것입니다.

위 사건에서는 집도의가 수술 일부를 다른 의사들에게 맡기고 늦게 수술에 참여한 점, 피부와 근육을 절개해 둔 상태에서 상당한 시간을 기다린 점, 수술 후 사후 대처가 미흡했던 점(거품, 경련 등을 간호사에게 호소하였음에도 불구하고 장시간 경과 후 조치함) 등이 드러났는데, 이와 같은 사정들이 바로 '일반인의 상식에 바탕을 둔 의료상의 과실있는 행위'에 해당한다고 볼 수 있습니다.

결론적으로 위와 같은 원칙 하에서 환자는 의료인의 잘못과 사망이나 건강악화 등의 나쁜 결과 사이의 인과관계를 의학적 지식을 바탕으로 정확히 밝혀낼 필요가 없고, 위와 같이 '일반인의 상식에 바탕을 둔 의료상의 과실있는 행위'를 드러내는 것만으로 입증책임을 다한 것이 됩니다.

③ 수술동의서 상의 면책 조항 효력 여부

사례 향후 외국인 환자 유치를 위해 여러 준비를 하고 있는 병원입니다. 저희는 주로 중증 질환의 수술을 필요로 하는 외국인 환자를 타깃으로 하고 있습니다. 진료시 위험이 예상되기 때문에 병원에서는 수술을 받을 외국인 환자로 하여금 먼저 '수술로 인해 발생하는 어떠한 결과에 대하여도 병원 측의 책임을 묻지 않는다'는 취지가 해당 언어로 기재된 동의서에 자필 서명을 받은 후 수술을 시행하는 방안을 검토하고 있습니다. 이와 같은 동의서를 작성 · 제출한 환자를 수술하던 중 의료사고가 발생할 경우 저희 병원은 충분히 보호를 받을 수 있는지요?

답변 귀하의 질문과 관련하여 참고할 만한 법원의 판례를 소개합니다. 서울고등법원은 1981.3.6. 선고 80나 3988 판결에서 "원고 3의 보호자인 원고 2가 본건 수술 전에 그 수술 후에 발생하는 사태에 대하여 피고에게 일체의 책임을 묻지 않기로 약정한 바 있으므로 피고는 위 사고에 대한 배상책임이 없다고 항변하나 이에 부합하는 듯한 수술동의서의 기재는 그 해석상 집도의사가 최대한의 주의의무를 다하여 수술을 시행하였음에도 결과가 불량한 경우 이에 대한 책임을 묻지 않는다는 것이지 집도의사의 고의, 과실로 인하여 피해가 발생하였을 경우의 배상책임까지도 포기한다는 취지는 아니라 할 것이니 피고의 위 면책항변을 인정할 증거가 되지 못한다"고 판시한 바 있습니다.

위 판결에서는 문제된 서약서 내용의 '해석', 즉 당사자가 어떠한 취지로, 어떠한 의도에서 그 문서를 작성했는지를 주로 문제삼고 있습니다. 그러나 다른 한편으로 만약 환자와 의사가 의료행위에 앞서서 여하한 경우에도 즉 의사에게 과실이 있는 경우에도 책임을 면제한다는 의사로 서약서를 작성한 것이 사실이라고 인정되는 경우에도 그와 같은 문서의 내용은 공서양속(선량한 풍속 기타 사회질서)에 위반되어 효력이 없는 것으로 볼 여지도 없지 않습니다. 따라서 병원에서 환자로부터 그와 같은 서약서를 작성 · 제출받는다 하더라도 그와 같은 서약서가 의료인의 과실로 발생한 의료사고에 있어서 책임을 면하게 할 가능성은 낮습니다.

▶ **수술동의서에 포함되어야 하는 내용**

가. 환자의 현재 상태 및 특이사항(병력포함)
나. 예정된 의료행위의 종류, 목적 및 필요성, 방법
다. 회복과 관련하여 발생할 수 있는 문제
라. 시술 및 치료 후 발생할 수 있는 합병증 또는 부작용
마. 예정된 의료행위 이외의 시행 가능한 다른 방법
바. 예정된 의료행위가 시행되지 않았을 때의 결과
사. 예정된 의료행위 전후 환자가 준수하여야 하는 사항
아. 설명의사의 서명
자. 동의권자의 서명
차. 환자가 아닌 보호자나 법정대리인이 서명하는 경우 이에 합당한 이유
카. 통역자 설명 시 통역자 서명
타. 동의서 작성일시 등

의료분쟁을 예방하기 위해서는 의료과실을 최소화하고 환자와 신뢰관계를 형성하는 것, 규정에 따라 모든 의무기록을 작성하고 보존하는 것이 중요하다. 이 밖에도 의료기관과 국가 차원에서 외국인 환자 진료와 관련된 분쟁을 예방하고 관리하기 위해 최초 상담 시부터 퇴원 및 사후 관리까지의 전 과정에서 단계별 시스템을 구축하여 능동적으로 대처하는 것이 필요하다.

생각해보기

- 의료서비스 국제 이동의 배경은 무엇일까? 국제 이동이 의료서비스 분야에서 어떤 장점과 단점을 가지고 있을지 생각해 보자.
- 의료관광의 유형에는 어떤 것들이 있는지 예를 들어 설명해 보자. 각 유형이 가진 장단점을 고려해볼 때, 어떤 유형의 의료관광이 더 지속가능한지 생각해 보자.
- 의료관광으로 다양한 나라의 많은 환자들이 한국을 찾고 있다. 외국인에게 의료서비스를 원활히 제공하기 위해서 의료기관과 간호사 등 의료인이 준비해야 할 것은 무엇인지 본인의 경험이나 외국의 사례를 통해 공유하고 토론해 보자.
- 코로나19를 계기로 국내에서는 비대면진료가 한시적으로 허용되었고, 국제적으로는 비대면진료의 허용범위가 넓어졌다. 비대면진료의 오용 및 남용이 발생한다면 어떠한 문제점이 발생할 수 있는지, 이를 어떻게 예방할 수 있는지에 대해 생각해 보자.
- 의료관광은 많은 고용과 수입을 창출하는 긍정적인 효과를 가져온다. 그러나, 필리핀, 태국 등지에서는 외국인 환자의 방문이 증가하며, 불법 장기 매매가 증가하는 문제가 발생한 바 있다. 해당국의 저소득층 국민은 장기 적출이 건강에 미치는 악영향에 대해 충분히 알지 못한 채, 값싼 비용에 자신의 장기를 판매하였다. 의료관광이 국내에 미칠 긍정적, 부정적인 영향에 대해 생각해 보자.
- 외국인 환자 진료 관련 분쟁의 예방활동은 어떤 것들이 있을까? 환자와 병원 간의 의사소통, 정보 제공, 법적 측면 등에서 발생할 수 있는 분쟁을 예방하기 위한 전략을 생각해 보자.

참고문헌

건강보험공단 (2022). 2021년 건강보험 주요 통계.

김금순, 안정원, 김진아, 김희정 (2014). 혼합설계방법을 사용한 한국거주 외국인의 의료서비스 이용만족도 비교연구. 대한간호학회지, 44(1), 86-96.

김금순, 최윤경, 안정원, 정은희, 김을순 (2015). 외국인 환자 간호조직 실태 조사. 병원간호사회, 21(1), 53-66.

김민수 (2018). 태국을 이끌어갈 미래산업 4- 의료 및 웰빙 관광. 대한무역투자진흥공사.

박형숙, 하수정, 박정하, 유지형, 이상화 (2014). 외국인 환자를 돌보는 간호사의 업무경험. 간호행정학회지, 20(3), 281-291.

병원간호사회 (2016). 외국인 환자 간호 프로토콜 개발 연구.

보건복지부 (2019). 보도자료-2018년 외국인 환자 38만 명, 10년 간 누적 226만 명 달성. http://www.kdi.re.kr/policy/topic_view.jsp?idx=187491&pp=10&code=J04&pg=1

보건복지부, 한국보건산업진흥원, 의료기관평가인증원(nd). 외국인 환자 유치의료기관 규정·서식 사례집.

사마천 (nd). 사기, 6권 진시황본기 & 118권 회남형산열전.

이지현 (2018.4.18.). 한국 찾은 외국인 의료 관광객 처음으로 줄었다. 한국경제신문, A2.

한국보건산업진흥원 (2009). 국제진료코디네이트 교육교재.

한국보건산업진흥원 (2013). 외국인 환자 care manual 2012.

한국보건산업진흥원 (2014). 싱가포르의 의료제도 및 의료관광 산업 현황.

한국보건산업진흥원 (2018). 사례로 보는 외국인 환자 상담 실무.

한국보건산업진흥원 (2020). 2019년 외국인 환자 만족도 조사 결과보고서.

한국보건산업진흥원 (2020). 2019 외국인환자 유치실적 통계분석보고서.

한국보건산업진흥원 (2022). 2021 외국인환자 유치실적 통계분석보고서.

한국보건산업진흥원 (2023). 2022 외국인환자 유치실적 통계분석보고서.

한국보건산업진흥원 (2022). 2021년 외국인환자 한국의료 이용경험 및 만족도 조사 결과보고서.

한국보건산업진흥원 (2022). 사례로 보는 외국인환자 상담 실무.

한국보건산업진흥원 (2023). 키워드로 보는 2023년 국제의료 트렌드.

한국보건산업진흥원 (2023). 보도자료: 외국인 환자 수, 코로나19 이전 수준의 50%까지 회복.

한국의료분쟁조정중재원 (2019). 의료분쟁 대응 매뉴얼 e-book. https://www.k-medi.or.kr/lay1/bbs/S1T27C97/A/26/view.do?article_seq=4362&cpage=&rows=&condition=&keyword

한국의료분쟁조정중재원 (2023). https://www.k-medi.or.kr/Index.do

Carroll, R. L. (2009) Risk management handbook for health care organizations.

Ehrbeck, T., Guevara, C., & Mango, P. D. (2008). Mapping the market for medical travel. The McKinsey Quarterly, 11

Goodrich, J. N., & Goodrich, G. E. (1987). Health-care tourism-An exploratory study. Tourism Management, 8(3), 217-222.

Horowitz, M. D., Rosensweig, J. A., & Jones, C. A. (2007). Medical tourism: globalization of the healthcare marketplace. Medscape General Medicine, 9(4), 33.

Medical Tourism Association (2019). Medical Treatment Prices. https://www.medicaltourism.com/compare-prices

Medlik, S. (1996). Dictionary of travel, tourism and hospitality. 2nd ed.

Patients Beyond Borders (2011). Medical tourism statistics & facts. https://patientsbeyondborders.com/medical-tourism-statisticsfacts

Singapore the Straits Times (2018). 10,900 foreigners treated at public hospitals last year. https://www.straitstimes.com/singapore/health/10900-foreigners-treated-at-public-hospitals-last-year

World Health Summit (2022). 2022 국제 세계 보건 회의.

제7장

통일과 간호

1. 북한 보건의료체계
2. 북한 주민들의 주요 건강문제
3. 북한이탈주민의 현황 및 주요 건강문제
4. 보건의료문제 해결을 위한 남북한 교류 방안

제7장

통일과 간호

학습목표

1. 북한의 보건의료체계와 의료인 양성체계를 이해한다.
2. 북한 주민들의 주요 건강문제를 이해한다.
3. 북한이탈주민의 현황, 건강문제 및 지원체계를 이해한다.
4. 북한의 보건문제 해결방안 및 남북한 간호교류의 과제를 이해한다.

북한은 제도적으로 무상치료제, 예방의학제도, 의사담당구역제도라는 보건의료체계를 갖추었지만, 1990년 이후 식량난과 경제난으로 국가의 계획경제가 작동하지 않으면서 붕괴되기 시작했다. 북한 주민들은 의약품의 부족으로 민간요법이나 대체요법을 사용하고, 의료이용이 힘들어 자가진단으로 치료하는 경우가 빈번하다. 또한 의료기관의 설비는 낙후되고, 의약품을 비롯한 국가의 공급은 수요를 충족시키지 못해 시장에 의존하기 시작하였다. 보건의료의 시장화에도 불구하고 여전히 의약품은 부족하여 중국의 의약품이나 일부 국제기구의 원조 의약품이 장마당까지 흘러나와 거래되고 있는 실정이다.

북한이탈주민들은 90년대 초 정치적 혼란과 그 후의 3년간의 자연재해로 심한 식량난을 겪게 되었고, 체제 위기를 느끼면서 생존을 위한 대규모 탈북을 하게 된다. 이 중 많은 사람들이 국경을 넘어 중국으로 이동하였고 일시 중국에 체류하다가 제3국을 거쳐 남한에 입국하였다. 그리하여 남한은 인도적 차원에서 1997년 '북한이탈주민의 보호 및 정착 지원에 관한 법률'을 제정하였다. 2000년대에 들어서면서 북한이탈주민은 지속적인 증가추세를 보였고 2016년 기점으로 3만명 시대가 도래되었다. 2022년 12월 기준으로 북한이탈주민은 총 33,882명이고 여성이 압도적으로 많아 71.9%를 차지한다. 북한이탈주민들은 북한의 의료시스템의 붕괴로 인해 장기간 적절한 치료를 받지 못했고, 또한 중국, 몽골, 태국, 캄보디아 등 제3국에서의 탈북과정에 의사소통 문제와 신분노출의 위협 때문에 오랫동안 은신하는 경우가 많다. 이러한 열악한 의료환경으로 북한이탈주민은 남한 입국 시에 건강상태가 상당히 악화된 경우가 많다.

북한의 인도적 개발협력과 남북한의 특수한 관계를 고려할 때, 상호간의 국제간호적 지원과 협력은 매우 중요하다. 남북한의 관계가 변혁적으로 변화하고 있는 이 시점에 북한의 보건의료체계와 그들의 건강문제 실태에 대해 파악하고 통일을 대비한 해결방안을 모색하는 것은 특히 의미가 있다고 판단된다.

01 북한 보건의료체계

1) 북한 보건의료제도의 특징

북한을 비롯한 사회주의 국가들은 국가가 국민의 건강에 대한 모든 서비스를 제공하는 책임을 지닌다는 이념을 가진다. 이런 이념에 의해 포괄적인 양질의 보건의료, 수혜 대상의 보편성, 국가의 중앙집권적인 관리와 배분, 무료 서비스, 광범위한 예방의료 등을 추구한다. 그러나 그 이면에는 수혜자의 의료서비스 선택의 자유가 억제되고 의료서비스의 질 저하와 관료주의 등 문제가 존재한다. 북한의 보건의료제도의 특징은 '전반적 무상치료제', '의사 담당구역제', '예방의학제도' 등이 있다. 북한의 의료시스템은 1980년대 후반까지는 유지되다가 1990년대 이후 재정사정 악화로 현재는 거의 유명무실화 되었다.

(1) 전반적 무상치료제

'전반적 무상치료제'는 1946년 윤곽을 잡고, 1960년 전 지역에서 실시함을 의결하고 일반화되었다. 제도상으로는 "수술비, 치료비, 외래약값, 입원환자 식사비, 요양치료비, 예방접종비, 교정기구비, 보철비 등을 모두 국가가 부담한다"고 규정하고 있으나, 실제로는 주민들의 봉급에서 1% 정도를 사회보험료 명목으로 원천징수하고 있다. 경제난 이후, 국가에서 지급하는 의약품 공급이 부족 또는 중지되고 보건의료인에 대한 배급도 부실하여, 일반 주민들은 의료기관에서 치료받기 위해 필요한 의약품을 종합상설시장(장마당)이나 개인이 운영하는 비공식 약국으로부터 유상으로 구입하고, 의료기관에서 치료를 받을 때 환자에게 돈을 요구하는 경우가 있다고 보고된다. 현재는 환자가 의약품뿐만 아니라 치료에 필요한 모든 것을 부담하고 있어 무상치료제는 거의 작동하지 않고 있다.

(2) 의사 담당구역제(호담당구역제)

의사의 '담당구역제'는 의사가 담당지역 주민의 가정을 연 1~4회 순회하면서 의료상담, 치료 및 위생교육 등 체계적 진료를 하도록 되어 있는 제도이다. 이 제도는 1947년부터 모든 보건의료기관에서 의사의 담당구역제를 실시함을 선언하였고, 이 후 1964년부터 평양에서 시작하여 1980년대까지 시행지역을 전국으로 확대하였다. 그러나 실제는 인력대비 과다한 의료대상, 넓은 진료범위, 의약품 부족 등으로 '예방의학제'에 의거한 '지역담당의사'의 주민 순회진료, 위생교육 등은 형식적 진료행위에 그치고 있다.

(3) 예방의학제도

'예방의학제도'는 북한이 질병에 대한 예방사업을 강조하면서 1950년대부터 추진된 주요 보건의료제도이다. 1953년 예방사업 강화를 선언하고, 1958년 중앙 및 각 도 · 시 · 군의 '위생지도위원회'와 읍 및 노동지구의 '위생검열위원회'를 발족시켜 조직을 정비하였다. 이후, 1966년 예방사업 내용이 구체화되면서 실질적으로 시행되었다. 그러나, 예방의학제도 역시 1990년대 이후에 식량난으로 영양실조와 후진적 감염질환 전파가 만연하게 되었고, 각급 위생방역소 및 병원에 대한 의약품 공급이 대폭 감소되어 거의 작동하지 않게 되었다.

2) 북한 보건의료의 구성체계

북한체제의 특수성으로 보건의료체계에 관련하여 접근가능한 정보가 제한적이다. 여러 가지 한계가 있지만, 외부에 알려진 정보를 근거로 북한의 의료자원, 자원의 조직화, 의료서비스 제공, 의료보장체계 및 재정조달에 대해 살펴보았다(그림 7-1).

(1) 북한의 의료자원

① 의료인력

북한은 보건의료인력의 전문성을 강조하기보다 사회에 기여하는 봉사자 역할을 기대한다. 이는 의료물자의 부족을 인적 서비스의 질을 향상시켜 보완하려는 시도인 동시에 사회주의적 문화가 반영된 결과라 할 수 있다.

북한의 보건의료인은 크게 세 등급으로 상등보건일군, 중등보건일군, 보조의료일군

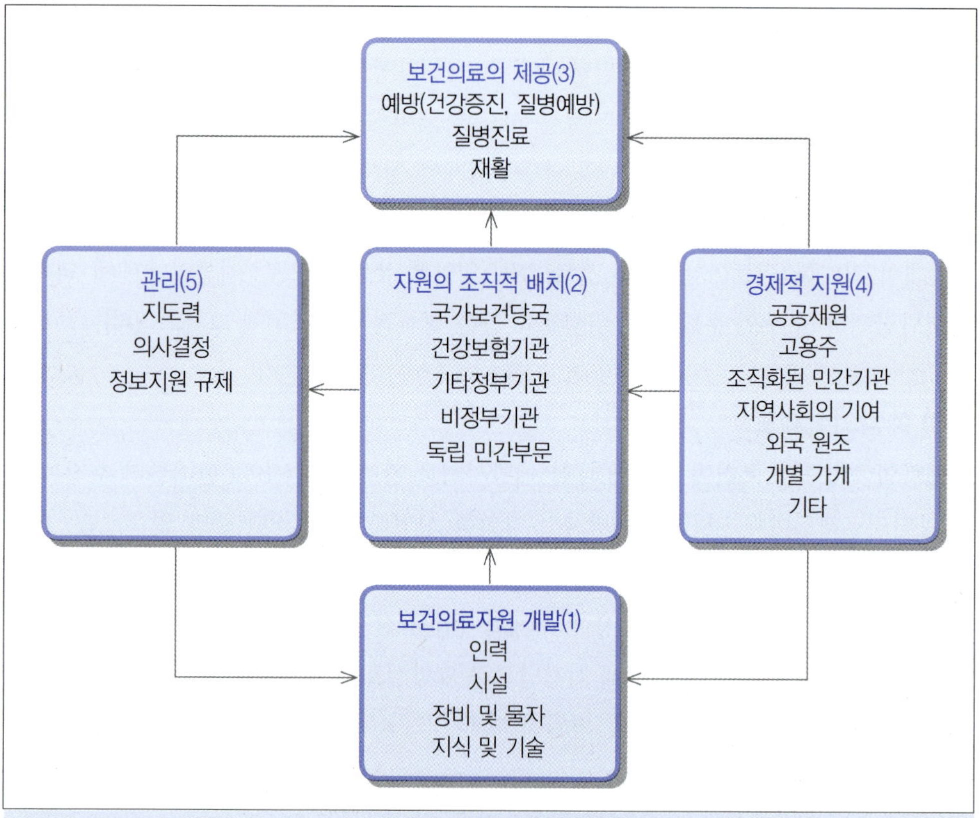

그림 7-1 북한 보건의료의 구성체계

출처 : WHO (1984). National health systems and their reorientation towards health for all

으로 나뉜다. 북한은 의학대학에서 정규교육을 받은 의사와 약학대학에서 배출된 약제사를 합하여 상등보건일군으로 규정한다. 중등보건일군으로 준의사, 준의, 조제사, 조산원, 보철사 등이 있다. 북한의 경우 의료 현장에서 상등보건일군과 중등보건일군들이 잘 구별되지 않고 협업하는 것으로 파악되는데, 다만 각 직종에 따라 권한의 한계가 정해져 있다. 특히 수술과 마약류의 처치는 상등보건일군에 해당하는 의사의 역할로 제한된다.

북한의 간호사는 보조의료일군으로 분류된다. 간호사는 간호학교나 간호사양성소를 통해 배출된다. 교육기관별 제공하는 이론교육과 실습교육은 양적, 질적 측면에서 커다란 차이가 있으나 각 교육기관에서 시행하는 졸업시험을 통과하여 합격을 하는 순간, 곧 바로 자격증을 취득하기 때문에 국가고시로 별도의 자격검정을 받는 절차를 거치지 않는다. 간호사는 5년 경력을 갖추면 의학전문대학 통신학부를 거쳐 준의사가 되거나 의과대학의 통신학부 과정을 마치고 6급 의사가 될 수 있다(강윤희, 2019).

북한은 평양직할시, 남포특별시와 각 도의 도급소재지에 해당하는 시에 의과대학을 각 1개씩 설치 · 운영하고 있다. 북한의 행정구역은 2018년 현재 1개 직할시, 2개 특별시, 9개 도로 구성되어 있는데 이 중 2010년 특별시로 승격한 라선특별시에만 의학대학이 설치되어 있지 않다. 군의를 양성하는 김형직 군의대학을 별도로 운영하고 있어 현재 총 12개의 의학대학이 있는 것으로 파악된다. 북한의 의학대학에는 임상의학부, 동의학부, 기초의학부, 위생학부, 구강학부, 약학부 등이 설치되어 있다. 북한 보건의료인 양성기관과 양성기간은 [표 7-1]과 같다(조성은 외, 2018).

표 7-1 북한 보건의료인 양성기관 및 기간

구분	보건의료인	양성기관	양성기간
상등보건일군	의사	11개 의학대학	6년
		군의대학	5년
		의학단과대학	4~5년
	고려의사	의학대학 고려의학부(동의학부)	6년
	위생의사	의학대학 위생학부	5년 6개월
	구강의사	의학대학 구강학부	5년 6개월
	약제사	의학대학 약학부	5년 6개월
		고려약학대학(구함흥약학대학)	5년
		사립원고려약학단과대학	4년
중등보건일군	준의사	11개 고등의학전문학교	4년
	준의	11개 의학전문학교	3년
	조제사	11개 보건간부학교	2년
	조산원	11개 보건간부학교	2년
	보철사	11개 보건간부학교	2년
보조의료일군	간호사	11개 보건간부학교	2년
		간호학교 및 간호사 양성소	1년(간호학교), 6개월(양성소)

출처 : 통일부 북한정보포털 “보건·의료 인력양성” http://nkinfo.unikorea.go.kr/nkp/overview/nkOverview.do?sumryMenuId=SO317(2019.06.02인출)

② 의료시설

북한의 의료시설은 보편적 의료공급시스템에 의거하여 지역적 분포는 고른 편이다.

중앙급병원으로 기존의 평양의학대학병원, 조선적십자종합병원, 고려의학종합병원, 김만유병원, 평양산원 외에 김정은 정권 들어 평양직할시에 추가로 현대화 건설물인 옥류아동병원, 류경치과병원, 류경안과종합병원 등이 있다(조성은 외, 2022). 일반적으로 행정구역에 따라 도급 병원은 배치되어 있는데, 도(道)에 대학병원 내지 종합병원이 각 1개, 시 · 군 · 구역에 인민병원 1~2개, 규모가 있는 리 · 동에 리 인민병원 내지 진료소 1개, 작은 리 혹은 동의 경우 2개 이상의 지역을 묶어 종합진료소 1개씩을 설치하고 있다. 여기에 도 단위에는 산원, 소아병원, 치과병원, 결핵병원, 정신병원, 임상병원, 간염병원 등 특수병원이 설치되어 있고, 시 · 군 단위에는 결핵 요양소 등과 같은 감염병 환자들을 격리하는 요양소가 있다(조성은 외, 2018).

양적인 측면에서는 의료기관이 부족하지 않아 보이지만, 질적 측면에서 기초적인 의료서비스를 제공하기에도 자원과 인적 역량이 턱없이 부족한데 문제가 있다. 이는 단지 보건의료시스템의 문제만이 아니라, 전력을 비롯한 북한의 사회 기반시설이 충분히 갖춰지지 않은 문제이기 때문에 단시일 내에 해결되기는 어려울 것으로 보인다.

표 7-2 2011년, 2014년, 2017년의 북한의료기관 현황

구분	시설 수(2011년)1)	시설 수(2014년)1)	시설 수(2017년)2)
중앙 및 도급 병원	133	133	135
군 및 리병원	1,575	1,608	1,694
리진료소 및 종합진료	6,263	6,263	6,263
요양소	682	682	682
예방원	55	55	55
위생방역기관	228	235	235
혈액원		12	12
합계	8,946	8,988	9,076

출처 : 1) 보건성·세계보건기구(2011), 조선민주주의 인민공화국 보건발전 중기전략 계획 2010-2015, WHO (2016a), Country Cooperation Strategy : Democratic Peoples Republic of Korea 2014-2019, 신희영 외. (2016), 김정은 시대 북한 보건의료체계 동향: 전달체계와 조직체계를 중심으로, 통일과 평화, 8(2), p. 186. <표 1>에서 재인용.

2) 통일부 북한정보포털 "보건·의료 의료시설" https://nkinfo.unikorea.go.kr/nkp/overview/nkOverview.do(2020.01.23 인출)

③ 의료기기, 의약품 및 소모품

북한 의료시스템에서 가장 낙후된 영역은 의료시설, 의료장비, 의약품 등으로 물질적인 부분은 많이 부족하고 낡은 상태이다. 앞으로 보건의료의 교류 · 협력을 추진할 때 가장 역점을 두어야 할 것이 바로 의료시설 · 장비 및 의약품의 질적 향상일 것이다.

㉠ 의료장비

북한 의료기관들에서 의료장비의 이용은 매우 제한적이다. WHO baseline survey(2009)에 따르면, 기본 응급산과 기관에 해당하는 리 진료소의 기구들은 상태가 불량이거나 사용불가로 기본 응급산과진료를 하기에 턱없이 부족한 것으로 나타났다. 가장 기본이 되는 혈압계와 체온계, 청진기, 체중계 등은 비교적 잘 갖춰진 반면, 조산키트는 71.7%, 수술 도구의 55%, 진료침대의 70%, 정맥 수액세트의 68.3%가 불량인 것으로 드러났다. 또한 감염과 직결되는 소독기의 경우에는 68.3%가 불량이었다. 또한 종합진료소 정도가 되어야 X선 촬영장비와 간단한 검사장비를 갖추고 있는 곳이 일부 있는 것으로 보인다(표 7-3).

표 7-3 군 단위 병원과 도 단위 종합 응급 산과병원 장비 현황 (단위 : 개소)

시설 및 장비	4개 도 단위 산과병원		12개 군 단위 병원	
	양호	장비가 없거나 불량	양호	장비가 없거나 불량
초음파 기기	0	4	1	11
심전도 기기	0	4	0	12
산소공급용 마스크와 튜브	0	4	8	4
석션(기도 분비물 흡입기)	1	3	2	10
표준분만침상	2	2	5	7
인큐베이터	2	2	7	5

출처 : 국회입법조사처(2015). 북한의 보건의료현황과 남·북한 보건의료 협력 방안. 지표로 보는 이슈 34호, 신희영 외, (2014),「대북 보건의료분야 인도적 지원 단계적 확대방안, 통일부, p.55 <표 1-30>을 재구성.

㉡ 의약품

1990년 중반 이후 공적 의료기관의 기능이 붕괴되기 시작하면서 의약품 공급체계는 가장 광범위하게 시장화가 이루어졌다. 북한 사회의 다양한 생필품들이 비공식적인 장마당을 통하여 거래되었는데, 의약품도 마찬가지였다. 2005년부터 평양 및 주요도시에서 이러한 비공식 시장의 매매에 규제가 시작되었고, 공식적인 허가과정을 거친 개인약국들이 생겨나기 시작했다. 여전히 북한에서 의약품은 국영약국, 개인약국, 시장, 상점이나 개인 약장사 등 다양한 경로를 통하여 구입할 수 있으나, 2007~2009년 시장통제가 강화되면서 의약품 상점화 · 매점화가 두드러지게 나타났다.

병원의 필수의약품 구비 현황을 보면 군 단위 병원 12개소의 수준이 특히 열악하여 소독제 · 마취제가 거의 없거나 있다고 하더라도 충분하지 못한 상태이다. WHO baseline survey는 체크리스트를 사용해 각 기관별 필요시설, 물품, 의약품을 확인하였다. 리 단위에서는 24개 물품에 대한 조사가 주를 이루었고, 군 단위 이상의 병원에서는 분만실과 수술실 상태, 도 단위 병원에서는 신생아를 위한 집중치료실의 상태, 군 단위 병원의 수혈서비스와 진단검사실 상태와 장비 등을 조사하였다. 결과적으로 1회용 의료 물자의 구비 상태는 리 단위 병원과 군 단위 병원 모두에서 낮음(60% 이하)을 기록하였고, 도 단위 산과병원에서만 중간(60~80%)을 보였다. 의약품의 경우 각 병원의 수준별로 다르게 나타났다. 기본 산과진료 요건 중에서 의약품에 해당하는 것은 경구 항생제, 항자간제(MgSO4), 분만 시 필요한 자궁수축제, 포비딘 아이오다인, 수액 정도 확보되어 있었다(표 7-4).

표 7-4 군 단위 병원과 도 단위 종합 응급 산과병원의 약품 구비 현황 (단위 : 개소)

품목		4개 도 단위 산과병원		12개 군 단위 병원	
		약품 있음	약품이 없거나 부족함*	약품 있음	약품이 없거나 부족함*
산전 · 산후 감염관리용 항생제	겐타마이신	1	3	0	12
	아목실린	3	1	4	8
	암피실린	4	0	0	12
산전 관리용 항경련제		1	3	3	9
분만 관련 약품	소독제(포비딘 아이오다인)	3	1	0	12
	촉진제(옥시토신)	3	1	2	10
수술용 마취제(케타민)		3	1	0	12

출처 : 국회입법조사처(2015). 북한의 보건의료현황과 남·북한 보건의료 협력 방안. 지표로 보는 이슈. 34호, 신희영 외, (2014), 「대북 보건의료분야 인도적 지원 단계적 확대방안, 통일부, p.60 <표 1-36>을 재구성.

* 지난 3개월간 3일 이상 부족한 적 있음

ⓒ 의료소모품

북한의 의료영역 시장화는 단지 의약품에만 그치는 것이 아니라 약솜, 붕대 등 의료소모품까지 확대되어 의료기관에서 필요한 소모품의 상당부분을 시장에서 구입하고 있다. 공적 의료기관의 재정능력이 부족하기 때문에 의료소모품의 조달 역시 환자들의 부담으로 이어진다. 솜이나 붕대와 같은 소모품은 국가공급이 충분하지 않기 때문에 주로 간호사들이 스스로 만들거나 공급된 물품을 재생해서 사용한다. 경우에 따라서는 환자에게 구입해 오라고 한다.

④ 의료지식체계

북한과 남한의 보건의료인들의 의료지식은 질적인 측면에서 격차가 매우 크다. 그보다 더 근본적인 차이는 북한이 가지고 있는 고려의학(동의학)에 대한 태도와 한 · 양방 병행 치료의 측면이다.

남한의 한의학을 북한에서는 고려의학이라고 부른다. 북한은 1960년대에 한의학 명칭을 동의학으로 변경했다가 1993년 고려의학으로 다시 바꿨다. 북한은 고려의학에 대하여 "역사적 과정에 창조된 민족의학으로서 독특한 치료법을 이용하여 사람들의 질병치료와 건강증진에 이바지해 온 민족의 귀중한 의학유산"으로 규정하고 있다.

지금까지 '동의보감', '동의수세보원', '향약구급방' 등 10여 종의 고전서적들을 번역 · 출판하고 '고려의학사전', '고려약처방집' 등 160여권의 관련 서적들을 출간하기도 하였다. 평양의 고려병원 등 각급 고려의료기관과 의학과학연구소, 의학대학 등에서 고려의학의 과학화 연구사업을 추진, 고려약의 성분, 약리작용, 고려치료법의 치료효과, 고려약과 침, 뜸, 부항을 비롯한 가치 있는 민간요법의 치료효과를 과학적으로 해명하는데 큰 성과를 거두었다고 주장하고 있다. 특히 난치나이치료법, 광천요법 등을 고려의학의 연구성과로서 대외적으로 선전하고 있다. 1990년대 이후 북한의 경제난과 동구권 국가들의 붕괴로 수입에 의존하던 신약공급체계가 와해됨에 따라 이에 대한 보완으로서 고려의학 발전 및 민간요법 개발에 더욱 치중하였다. 전통의학과 민간요법을 이론적으로 체계화시키고 제약공장도 고려약 위주로 생산하였으며 의료인력 양성과 진료에도 양 · 한방을 병행하고 있다.

(2) 북한 보건의료자원 조직구조

북한 주민들에게 의료서비스를 제공하는 북한의 의료기관의 행정적 책임은 내각의 중앙행정기구인 보건성이 맡고 있다. 보건성은 "산하 보건기관들에게 정치적, 행정 실무적으로 지도업무를 수행하며 보건사업 전반에 걸쳐 책임"을 지는 역할을 수행하며, "의료 · 제약 · 위생 · 방역 등 사업의 집행 · 감독, 생활 및 노동조건의 개선, 보건사업 발전을 위한 계획 작성과 보건부문의 예산수립 등 국가의 전반적인 국민보건에 관한 업무를 지도 · 운영"하고 있다. 보건성 산하에는 연구부문으로 의학과학원과 고려의학과학원을 두고 있다. 그밖에 보건경영학연구소, 인구연구소, 중앙위생방역소 등을 두고 있으며, 자체적으로 치과종합병원과 수혈원, 피부병 예방원 등의 의료기관을 가지고 있다.

지방행정기구로는 각 도(道)에 보건부가 있으며, 각 시 · 군 단위 행정위원회 내에도 보건부(또는 보건과)를 두고 있다. 지방보건행정기구는 "당과 정부의 상급보건행정기관 및 지방행정위원회의 통제 하에 보건사업에 관한 상부의 결정과 명령을 해당 지방의 실정에 맞게 구체화하고, 산하 보건기관으로 하여금 이를 집행하도록 지도하는 역할"을 한다.

그밖에 위생방역 업무를 담당하는 위생방역소를 두고 있다. 위생방역소는 예방의학을 담당하는 일선 보건의료기관의 성격도 있지만 행정기관의 성격을 더 강하게 띠는 것으로 보인다. 환경위생, 노동위생, 예방접종, 전염병 책, 유해물 잡이 등의 업무를 맡아서 수행하는 한편 각종 식당 등 요식업종의 위생관리도 맡고 있어 일선에서의 권한이 큰 것으로 알려져 있다(조성은 외, 2018).

(3) 북한 보건의료서비스의 구성

북한 의료체계의 가장 뚜렷한 특징 중의 하나는 국가가 모든 보건시설과 장비를 소유하고 있으며, 의료인력 또한 국가가 직접 고용하는 방식으로 이루어진다. 여기에 북한은 호(戶) 담당의사에 의한 의사담당구역제를 근간으로 하여 1~4차에 이르는 보건의료서비스 전달체계를 행정구역의 위계에 따라 설치하고 있다. 그리고 별도로 결핵 및 감염관리체계가 구축되어 있다. 북한 의료기관의 급수는 남한에서와 같이 병상수가 기준이 되는 것이 아니라 행정구역의 위계에 따라 구별되며 지역의 인구수 등에 따라 각 차수별 의료기관의 규모는 다소 차이가 있다(황나미, 2014).

(4) 북한의 의료보장체계 및 재원조달

북한은 남한과 달리 국영의료제의 무상치료제이며, 호(戶) 담당의사에 의한 의사담당구역제 등을 통해 의료서비스가 제공된다. 남한은 사회보험과 공공부조(의료급여) 방식의 민간 시장주도 의료공급체계이어서 북한과는 의료비 지불방식과 재원조달이 상당히 다르다(표 7-5).

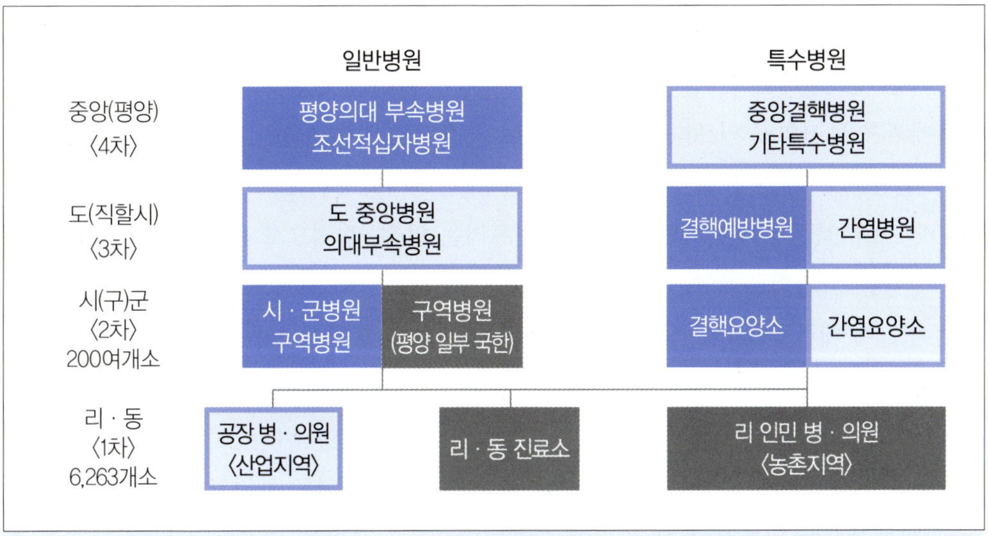

그림 7-2 북한 보건의료서비스 전달체계

출처 : 이민주(2018). 북한의 보건의료체계 현황. 한국바이오경제연구센터. Bio Economy Brief Issue 제51호.

표 7-5 대한민국과 북한의 의료보장체계 비교

구분	북한	남한
의료보장 제도의 형태	국영의료제('무상치료제' 단일체계)	사회보험방식 + 공공부조
관리운영체계	국가 직영체계에 의한 일원적 관리체계	별도의 특수법인(공단에 의한 통합관리체계)
재원조달방식	국가 재정 : 월급의 1% 사회보장비 공제	보험료 + 일부 국가재정 + 본인부담금
진료비 지불제도	봉급제	진료행위별 수가제
의료공급체계	완전한 국가공급체계	시장공급 주도 체계

출처 : 황나미(2014). 통일 대비 보건의료분야의 전략과 과제. 한국보건사회연구원. 보건·복지 Issue & Focus 제240호

3) 북한 보건의료 정책의 주요 근황 변화

김정은 정권 들어 최근 북한은 개건현대화 사업 확대와 먼거리의료봉사체계 확대 등 변화가 발생하고 있다.

(1) 보건의료기관 개건현대화

최근 북한은 한반도 사회격차 완화를 위하여 평양 및 대도시의 도시 인프라망 확충과 교육 및 과학의 발전을 국가적으로 중시하는 기조를 펼치면서 평양 위주의 대규모 중앙 의료기관 개건현대화 및 신축 흐름이 진행되었다. 이러한 흐름은 각 지방 중심도시와 소도시에까지 보건의료 인프라 확충 흐름으로 이어지고 있는 상황이다. 또한 평양 등 대도시를 중심으로 제약공장, 의료기구공장의 개건현대화 사업도 활발히 추진되고 있어 2010년 이후 북한의 전반적인 보건의료 인프라는 양적, 질적으로 큰 폭으로 변화하고 있다. 이 같은 보건의료 인프라 개선 및 확충은 결국 북한의 보건의료체계 전반을 개선하고 주민들에 대한 의료접근성 등의 보건의료 환경을 양호하게 하는 등의 의미가 있다.

(2) 먼거리의료봉사체계 확대

북한에서는 원격의료 혹은 비대면 의료를 먼거리의료봉사로 불리고 주로 의료기관 중심의 의료기관과 의료기관 간 협력에 사용된다. 최근 북한은 먼거리의료봉사체계를 통해 중앙과 지방, 그리고 지방과 지방 사이 병원들이 정보기술에 의거하여 상호간 연계를 긴밀히 가진다. 먼거리의료봉사체계는 진단 및 치료, 교육, 수술지도, 예방사업 등의 의료협의 뿐만 아니라 먼거리 강의, 먼거리 상담에도 활용되어 환자에 대한 치료 능력과 자질을 향상한다. 먼거리의료봉사체계를 이용하는 절차는 해당 환자를 담당하는 의사가 상급 병원과 먼거리의료협의를 할 필요가 생기면 병원 기술부원장의 동의를 받고 신청을 한다. 해당 병원의 기술부원장은 먼거리의료협의를 희망하는 상급 병원에 연락하여 일정과 시간 등을 조정한다(보건복지부 외, 2019).

02 북한 주민들의 주요 건강문제

1) 인구학적 특징

2021년 기준 북한 인구는 인구 25,971,909명이고, 남한은 51,744,876명으로 남한의 절반 수준이다. 성비의 경우, 남한은 남녀 성별 인구가 비슷한 반면, 북한은 여성 인구가 남성보다 다소 높았다(그림 7-3, 4). 북한의 전반적인 인구 변화는 15세 미만 아동인구, 출산율, 사망률이 모두 낮아지는 양상을 보이고, 인구 증가율 역시 하락하고 있다(조성은 외, 2018).

연령별 인구구성을 살펴보면, 2021년 기준 생산가능인구(만 15~64세)의 비중은 남한 71.5%, 북한은 69.7%로 남한이 약간 높은 수준이다. 만 65세 이상 고령인구의 비중은 남한은 16.7%, 북한은 11.4%로 북한은 2005년에 고령화 사회에 진입하였고, 남한은 고

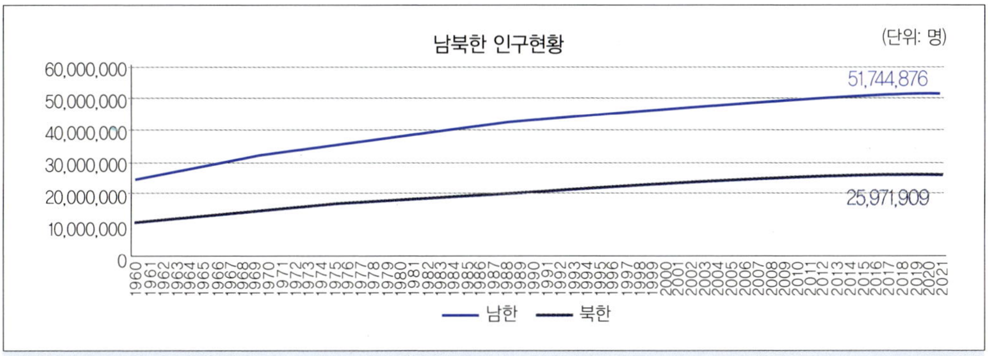

그림 7-3 남북한 인구현황 비교

출처 : The World Bank, (2021a). Population total, https://data.worldbank.org/indicator/SP.POP.TOTL 2023. 3. 30. 인출.

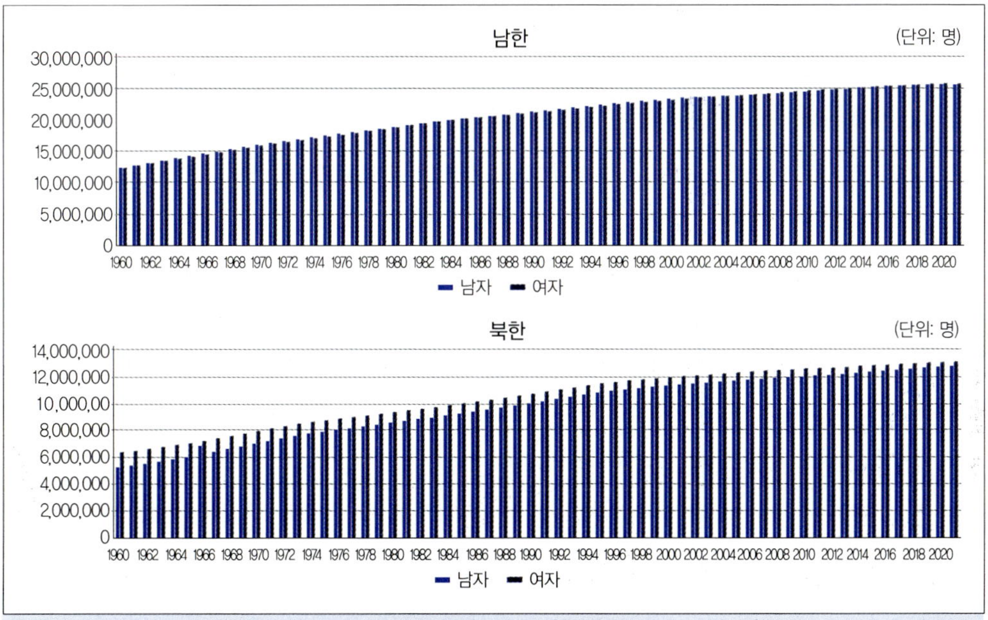

그림 7-4 남북한 성별 인구현황 비교

출처 : The World Bank, (2021c). Population, ages 15-64 (% of total population), ages 65 and above (% of total population), https://data.worldbank.org/indicator/SP.POP.TOTL.MA.IN 2023. 3. 30. 인출.

령화 사회를 넘어 고령사회에 진입하였다. 앞으로 고령화 추세는 지속될 것으로 전망되어 북한 역시 고령사회에서 발생하는 비감염성 질환이나 만성질환 등 각종 건강문제에 주목할 필요가 있다(조성은 외, 2018).

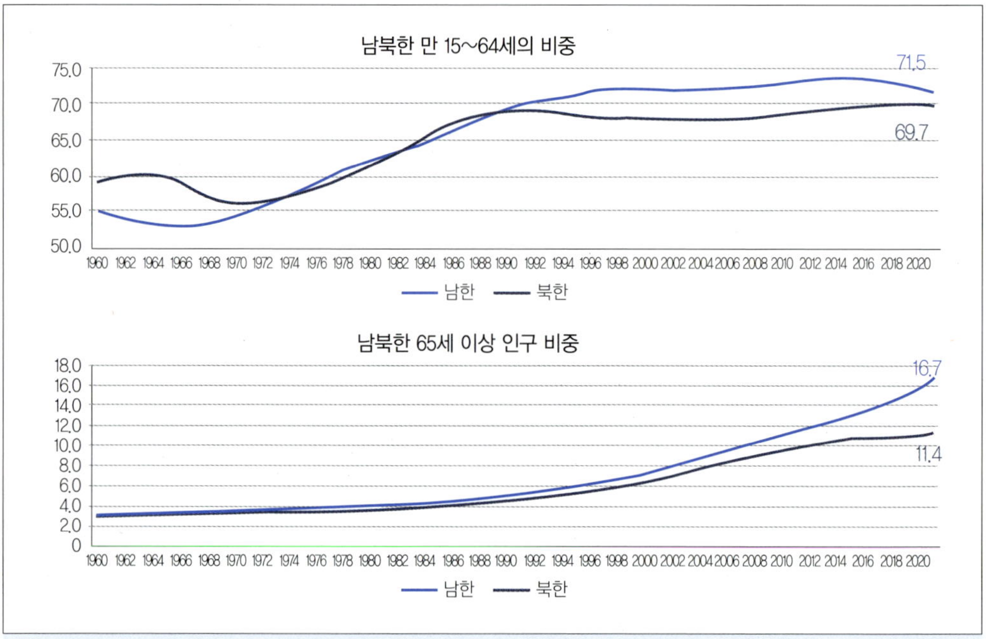

그림 7-5 남북한 연령별 인구현황 비교

출처 : The World Bank, (2021c). Population, ages 15-64 (% of total population), ages 65 and above (% of total population), https://data.worldbank.org/indicator/SP.POP.TOTL.MA.IN 2023. 3. 30. 인출.

2) 기대수명 및 건강수명

북한과 남한이 같은 민족임에도 70년간 분단되어 다른 체제와 의료시스템에 살면서 인구간의 기대수명에도 차이를 보이게 되었다. 출생 시 기대수명(life expectancy at birth)은 인구의 전반적인 사망 수준을 반영하는 지표로서 모든 연령의 사망 패턴을 요약하여 보여준다(신희영 외, 2017). 조성은 외(2022)는 IHME에서 제공하는 남 · 북한 인구수와 사망자료를 이용하여, 1990년부터 2019년까지 기대수명의 변화를 분석하였다. 남한의 기대수명은 1990년에 72.94세였으며, 이후 지속적으로 증가하여 2000년은 76.32세, 2010년은 80.83세, 그리고 2019년은 82.95세였다. 북한의 기대수명은 1990년 67.32세였으며, 2000년은 63.47세로 감소하였다가, 2010년부터 70.8세로 다시 증가하기 시작하여, 2019년에는 73.1세로 증가하였다. 기대수명 격차는 1990년부터 2019년까지 모든 연도에서 남한의 기대수명이 북한에 비하여 높았으며, 격차 또한 1990년에 비해 증가하였다.

한 나라의 건강수준을 보여 주는 지표로 기대수명 외에 건강수명을 들 수 있다. 건강수명(healthy life expectancy)은 기대수명 중 질병이나 장애 없이 건강한 삶을 영위하는 기간을 의미한다(신희영 외, 2017). 출생 시 건강수명은 북한의 경우 2016년 64.6세인 반면 남한은 73.0세로 남한에 비해 북한이 8.4세 낮은 편이며, 남자의 경우 북한은 62.1세, 남한은 70.7세로 8.6세, 여자는 북한은 66.9세, 남한은 75.1세로 8.2세 차이를 보였다.

3) 사망률과 DALY

남북한은 만 65세 이상의 고령인구 비중이 높아 이미 고령화 이슈가 있다. 2020년 기준 북한은 고령인구의 비중이 11.4%로 나타나 고령화 사회이며, 남한은 16.7%로 고령사회에 이미 진입한 것으로 파악되었다. 남북한과 전체국가의 사망률과 장애로 인한 조정된 수명 손실(DALY)을 비교한 결과, 북한의 70대 이상 연령층에서 남한과 전체국가의 평균보다 높은 것으로 나타났다. 그러나 의외로 북한의 1세 미만 및 5세 미만 아동 사망률과 DALY는 전체국가의 평균보다 낮은 수준을 보였다(그림 7-6).

2019년 기준 남북한의 사망률을 비교하면 북한의 사망률이 남한보다 현저히 높았다. 북한의 인구 10만 명당 성, 연령별 표준화 사망률은 819.8명, 남한은 397.1명으로 북한의 사망률은 같은 시기 남한의 약 2배에 달하는 수치이다. 또한 DALY를 비교한 결과, 남한은 인구 10만 명당 17191.57인 반면, 북한은 29442.04로 남한의 약 1.7배가 높았다(표 7-6). 남북한의 감염성 질환, 비감염성 질환, 손상 질환별 사망률과 DALY를 살펴본 결과, 1990년 대비 2019년 남북한 모두 연령표준화 사망률과 DALY가 감소하였으나, 북한은 감염성 질환에 대한 연령표준화 사망률 및 DALY는 각각 62.0%, 69.0% 감소하였고 비감염성 질환은 각각 14.0%, 14.0% 감소하였다(조성은 외, 2022).

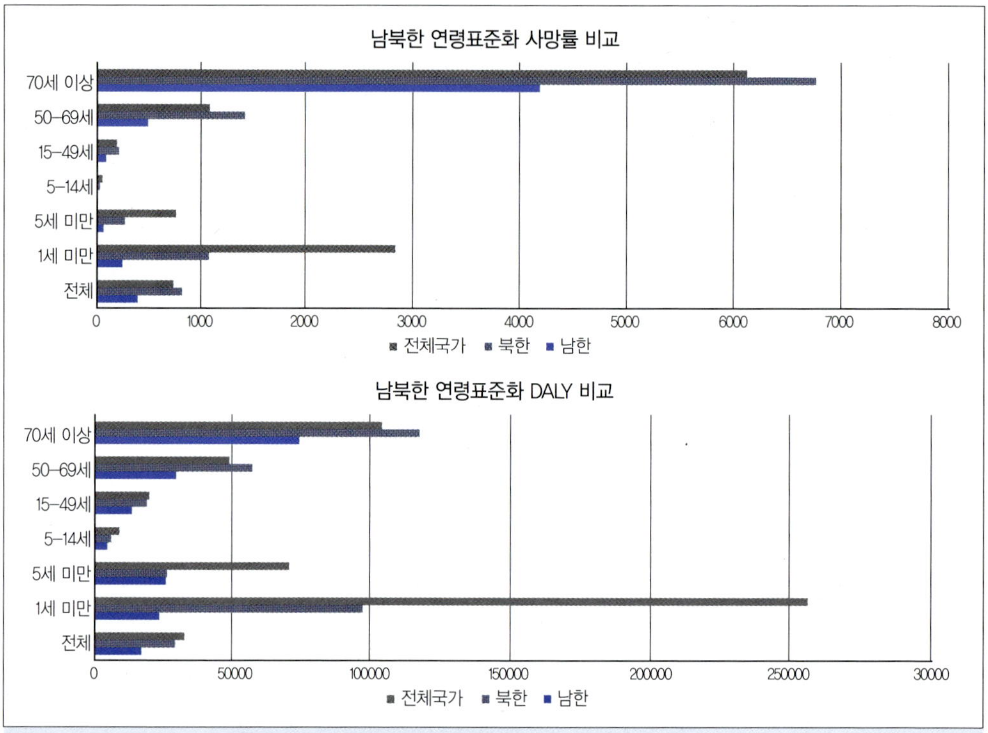

그림 7-6 남북한 연령표준화 사망률 및 DALY 비교

출처 : IHME, (2022a). GBD Results. https://vizhub.healthdata.org/gbd-results/ 2022.10.15. 인출. 조성은 외(2022), 한반도 사회격차 완화를 위한 북한의 건강 및 보건의료 지표 분석. 한국보건사회연구원 연구보고서 2022-23, p167-173 <표 4-4>에서 재인용.

표 7-6 남북한 사망률 및 DALY 비교 (단위 : 인구 10만 명당, 명)

구분	질병분류	사망률			DALY		
		1990	2019	변화율	1990	2019	변화율
남한	감염성 질환	69.5	29.5	–58	3292.6	1217.1	–63
	비감염성 질환	774.7	319	–59	24003	13534.6	–44
	손상	84.4	42.6	–49	4960.9	2439.9	–51
	전체	928.6	391.1	–58	32256.4	17191.6	–47
북한	감염성 질환	157.9	60.2	–62	11109.5	3443.9	–69
	비감염성 질환	806.5	694.2	–14	26227.5	22644.7	–14
	손상	89.3	65.4	–27	5164.6	3353.4	–35
	전체	1053.7	819.8	–22	42501.6	29442	–31

출처 : IHME, (2022a). GBD Results. https://vizhub.healthdata.org/gbd-results/ 2022.10.15. 인출. 조성은 외(2022), 한반도 사회격차 완화를 위한 북한의 건강 및 보건의료 지표 분석. 한국보건사회연구원 연구보고서 2022-23, p167-173 <표 4-4, 5>에서 재인용.

4) 모성 및 영유아 사망비

모성 사망은 임신 중 혹은 분만 중 각종 합병증에 의한 가임기 여성의 사망을 일컫는다. 북한의 모성사망비는 2000년 출생아 10만 명당 128명에서 2015년 82명으로 꾸준히 감소하였다. 그러나 2015년 북한의 모성사망비는 남한의 모성사망비인 11명보다 7.4배 높아 여전히 높은 사망비를 보이고 있다.

한편 한 국가의 보건의료체계 수준을 보여 주는 기초적인 지표인 신생아 사망률, 영아 사망률, 5세 미만 아동 사망률 또한 2000년 이후 지속적으로 감소하는 추세를 보이나 남한에 비해 여전히 높은 수준의 사망률을 보인다. 생후 28일 미만의 유아사망률인 신생아 사망률은 2017년 출생아 1,000명당 10명으로 이는 남한의 1.5명에 비해 6.7배 높은 수치이며, 출생 후 1년 이내에 사망한 영아수를 의미하는 영아 사망률은 2017년 출생아 1,000명당 14.4명으로 남한의 2.8명에 비해 5.1배 높은 수치이다. 5세 미만 영아 사망률 또한 출생아 1,000명당 19명으로 남한에 비해 5.7배 높았다(조성은 외, 2018).

표 7-7 남북한 모성, 신생아, 영아 5세 미만 아동 사망률 : 2000-2017년

구분	북한				남한			
	2000	2005	2010	2017	2000	2005	2010	2017
모성사망률(명) (출생아 10만 명당)	128	105	97	82	16	14	15	11
신생아 사망률(명) (출생아 1,000명당)	27	17.3	15.5	10	3.4	2.4	1.8	1.5
영아 사망률(명) (출생아 1,000명당)	44.5	26.4	23.1	14.4	6.4	4.7	3.5	2.8
5세 미만 아동 사망률(명) (출생아 1,000명당)	59.9	32.9	29.5	19	7.5	5.5	4.1	3.3

출처 : 조성은 외(2018). 남북한 보건복지제도 및 협력 방안. 한국보건사회연구원 연구보고서 2018-36. p162.

5) 5세 미만 아동의 영양문제

북한의 영양장애는 지속적으로 중요하게 꼽히는 문제이며, 모성 및 아동의 이환과 사망의 주요 원인으로서 남북한의 보건의료 격차가 그대로 드러나는 부분이다(신희영 외, 2017. p. 90). WHO에 따르면 북한의 경우 5세 미만 아동의 만성영양장애 비율은 2004

년 43.1%에서, 2009년 32.4%, 2012년 27.9%로 꾸준히 감소하였으나 남한의 2.5%(2003년, 2008-2011년)에 비해 높은 수치이며, 급성 영양장애 또한 남한에 비해 높다. 이는 북한의 모성 및 아동 건강문제를 해결하기 위해서는 영양문제 해결 또한 중요함을 보여준다.

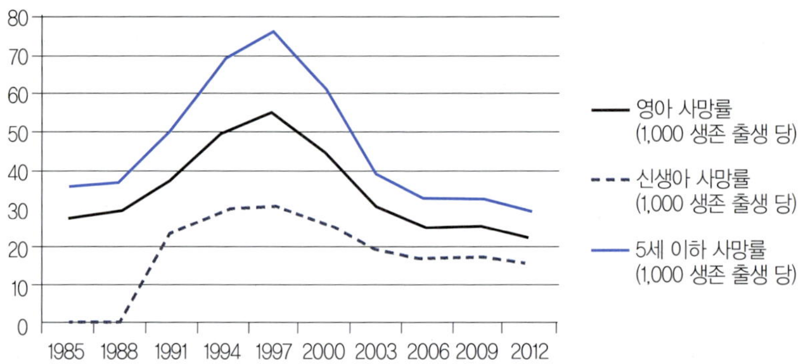

그림 7-7 영아 사망률, 신생아 사망률, 5세 이하 사망률(자료 World Bank DB)

출처 : 신희영 외(2014). 대북 보건의료분야 인도적 지원 단계적 확대방안. 통일부. p. 23.

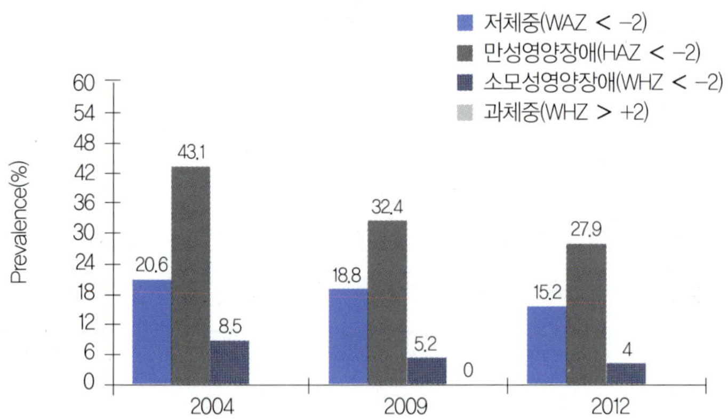

그림 7-8 5세 미만 아동 영양상태(북한)

출처 : NLiS Country Profile : Democratic People's Republic od Korea, http://apps.who.int/nutrition/ landscape/report.aspx?iso=prk [2018.8.13인출]

6) 결핵

북한의 결핵 사망률은 2000년 이후 지속적으로 감소하다 2016년 이 후 다시 증가 추세를 보이고 있다. 북한의 결핵 사망률은 2017년 인구 10만 명당 63명으로 남한의 4.9명보다 높으며 이는 남한의 12.8배에 달하는 수치이다. 결핵 발생률은 2000년 이후 큰 변동은 없으나 인구 10만 명당 513명(2017년 기준)으로 남한에 비해 7.3배 높았다.

결핵 환자 또한 36,044명(2017년 기준)으로 남한에 비해 3.6배 높았다. 결핵 환자의 연령별 분포를 살펴보면 65세 이상 고령에서 결핵 환자가 많은 남한과는 달리 북한은 생산가능인구인 25-54세 연령에서 결핵 환자가 많이 분포하는 것을 알 수 있다. 또한 여자 결핵 환자보다 남자 결핵 환자의 분포가 월등히 많음을 알 수 있고, 15세 미만 아동에서도 결핵 환자가 많음을 알 수 있다. 이에 반해 결핵 치료율은 북한이 77%로 남한의 94%보다 낮은 수치이며 2015년 2차 치료에서 다제내성 및 리팜핀 내성 결핵환자 치료 성공률은 남한보다 높으나 73%로 여전히 낮은 수준이다(조성은 외, 2018).

표 7-8 남북한 결핵 발생 현황 : 2017년 추정치

구분	북한	남한
결핵 사망률(HIV+TB 제외, 인구 10만 명당)	63(43-86명)	4.9(4.6-5.1)명
결핵 발생률(HIV+TB 포함, 인구 10만 명당)	513(446-584)명	70(65-75)명
결핵 환자(TB case notificationa)	36,044명	10,103명
결핵 신환 또는 재발환자	33,467명	100,553명
결핵 치료율(Tuberculosis treatment coverage)	77%	94%
2015년 2차 치료에서 다제내성 및 리팜핀 내성 결핵환자(MDR/RR-TB) 치료성공률	73%	64%

주 : 결핵사망률 및 발생률은 추정치임
출처 : WHO, (2017b), Global Health Observatory, Tuberculosis profile.

7) 북한 보건문제의 우선순위

세계보건기구(WHO)는 2004~2008년, 2009~2013년 전략에 이어 2014~2019년까지 목표로 한 국가 협력 전략(Country Cooperation Strategy 2014~2019)을 바탕으로 북한 보건의료에 대한 협력을 지속하고 있다.

표 7-9 북한의 보건문제 해결을 위한 국제협력전략

우선순위	전략	주요 해결전략
1	비감염성 질환 예방 및 통제	• 비감염성 질환 감시 및 비감염성 질환의 통합적 예방 및 통제를 위한 국가 전략계획 이행 지원 • 부문 간 조치와 MPOWER measure package 시행을 통한 담배 통제에 관한 국가 당국 지원
2	취약성을 줄이고 재난 위험을 줄이기 위해 모성 및 아동 건강 개선	• 임산부 건강증진, 산과적 치료 및 신생아 관리 개선, 사망률 감소 및 MDGs 4 및 5 달성을 위한 노력 지원 • 일차 진료 및 병원 수준에서 아동기 질병의 통합 관리(IMCI)를 더욱 향상시키기 위한 노력 지원 • 국가 재생산 건강 전략의 이행 및 발전을 위한 기술 지원 제공 건강, 영양 및 위생 분야의 건강 클러스터 협력 강화 및 파트너십 구축 • WHO, 유엔 전략적 틀(United Nations Strategic Framework) 및 국가 건강 전략에 건강을 위한 모든 위험 비상사태와 재난 위험 관리 통합 • 지역적 벤치마크를 기반으로 국가 차원에서의 건강을 위한 모든 위험 비상사태 및 재난 위험 관리 상황을 문서화하는 WHO 조사 도구 적용 지원
3	감염성 질환 예방 및 통제	• 통합 질병 감시 강화를 위한 역량을 구축하기 위한 기술 지원 제공 • 홍역, 소아마비, B형 간염 및 5가 백신에 대한 높은 예방접종 범위를 유지하기 위한 기술 및 재정 지원을 제공하고(cMYP) 예방접종에 관한 다년간의 포괄적 계획에서 밝혀진 새로운 우선순위 백신 도입 지원 • 결핵의 발견과 치료를 개선하기 위한 보건 시스템 역량 강화 • 말라리아의 이환율을 줄이고 제거를 위한 역량을 키울 수 있는 추가 지원 제공, 성병 예방 및 통제를 위한 국가적 노력 지원, 바이러스성 간염 예방 및 통제를 위한 국가 전략 계획 이행 지원 • 국제 문제에 대한 공중보건 사건 탐지 및 대응에서 국가의 준비를 강화하기 위한 국제보건규정(IHR 2005) 이행 지원
4	서비스 제공 개선을 위한 보건 시스템 강화	• 북한의 보건 분야 발전을 위한 종합 중기 전략 계획은 보건 분야의 파트너를 위한 정책과 전략적 방향 제시 • 국가 표준을 업데이트하고 표준 운영 절차(SOP)를 개정하는 데 있어 국가 규제기관(NRA)과 국가통제실험실(NCL) 강화 • 포괄적이고 통합된 지속 가능한 시스템을 개발하기 위한 HMIS 강화 · 건강, 특히 중간 관리 및 1차 의료 공급자 수준의 인적 자원 개발 • 1차 의료에서 의료서비스의 품질 표준 업데이트 • 근거 기반 정책, 계획 및 의사결정을 돕기 위해 양의학 및 전통의학 연구 구축
5	지속 가능한 국가 건강 개발을 위한 WHO 지원	• WHO가 촉진한 지역 및 국제 협력을 통한 건강증진 파트너십 개선(강화) • 건강의 지속 가능한 국가 발전을 위한 상호 지원 개선(강화)

출처 : 조성은(2019). 북한 보건의료분야의 변화와 전망. 한구보건사회연구원. 보건복지 Issue & Focus 361호.
WHO. (2016). WHO Country Cooperation Strategy Democratic People's Republic of Korea 2014-2019. pp. 36-45.

WHO는 보건의료 부문에서의 최우선 지원 분야로 아래와 같은 전략을 제시하였다.

(1) 비감염성 질환 예방 및 통제

(2) 취약성을 줄이고 재난 위험을 줄이기 위해 모성 및 아동 건강 수준 개선

(3) 감염성 질환 예방 및 통제

(4) 서비스 제공 개선을 위한 보건 시스템 강화

(5) 지속 가능한 국가 건강 개발을 위한 WHO 지원

이전 전략과 비교해 감염성 질환보다는 비감염성 질환을 최우선 과제로 선정한 것을 볼 때, 북한에서 감염성 질환 못지않게 비감염성 질환 또한 중요한 문제라는 인식 변화가 있었음을 알 수 있었다.

03 북한이탈주민의 현황 및 주요 건강문제

1) 북한이탈주민 관련 정책 변천과정

북한이탈주민이란 '군사분계선 이북지역에 주소, 직계가족, 배우자, 직장 등을 두고 있는 사람으로서 북한을 벗어난 후 외국 국적을 취득하지 아니한 사람'을 말한다. 북한이탈주민을 위한 국내의 주요 정책 변화는 다음과 같다(그림 7-9).

(1) 국가유공자 및 월남귀순자 특별원호법('62.4~)

귀순자에게 국가유공자와 동등한 지위를 부여하여 원호대상자로 우대하며, 최초로 체계적인 지원 실시

(2) 월남귀순용사 특별보상법('79.1~)

정부는 귀순자를 사선을 넘어 자유민주주의를 택한 '귀순용사'로 간주하며, 이전보다 더욱 체계화된 지원 실시

(3) 귀순북한동포보호법('93.6~)

귀순자를 국가유공자에서 생활능력이 결여된 생활보호대상자로 전환하며, 정착금 하

향조정 등 지원규모를 대폭 축소

(4) 북한이탈주민의 보호 및 정착지원에 관한 법률('97.1~)

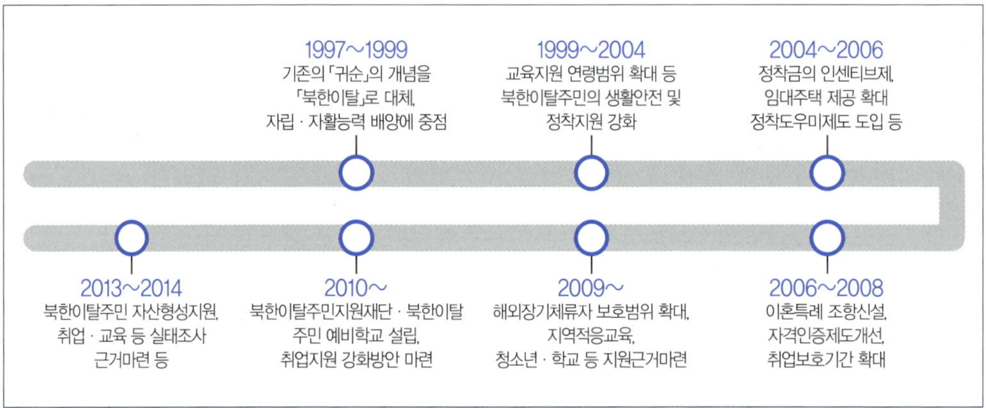

그림 7-9 북한이탈주민 지원정책의 변천과정

출처 : 통일부 "북한이탈주민 지원정책의 변천과정"
https://www.unikorea.go.kr/unikorea/business/NKDefectorsPolicy/status/history/(2019.06.02인출)

2) 입국 및 정착과정

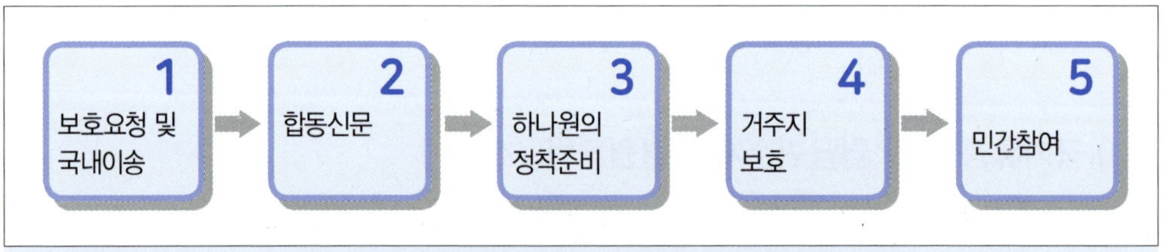

그림 7-10 북한이탈주민 입국 및 정착과정

출처 : 통일부 "북한이탈주민 입국 및 정착과정[흐름도] https://www.unikorea.go.kr/unikorea/business/NKDefectorsPolicy/status/entry/(2019.06.02인출)

(1) **보호요청 및 국내이송** : 북한이탈주민이 제3국에서 보호요청 시 외교부, 관계부처에 상황보고 및 전파한 후 해외공관 또는 주재국 임시보호시설에 수용된다. 신원확인 후 주재국과 입국교섭이 이루어지고 국내입국이 지원된다.

(2) **남한정부 합동신문** : 남한에 입국하여 국정원, 경찰청 등 관계기관의 합동조사와

보호를 받는 기간으로 이들이 위장 북한이주민인지 아닌지를 구별하는 등 조사를 받는다. 조사 종료후 정착지원시설인 하나원으로 신병 이관된다.

(3) **하나원 정착준비** : 하나원에서 대한민국 국적을 취득하고, 문화적 이질감 해소, 심리안정, 진로지도 상담 등을 위해 12주(420시간) 동안 사회적응교육을 받는다. 거주지 전입을 준비하는 시기로 남한사회에서 필요한 상식수준의 이론, 현장학습과 기초직업훈련 등 교육을 실시한다.

(4) **거주지 보호** : 사회적 안전망으로 편입되어 거주지에서 보호를 받는다. 고용지원금, 무료직업훈련, 자격인정 등 취업지원이 제공되고, 특례 편입학 및 등록금 지원을 포함한 교육지원을 실시하며, 거주지 · 취업 · 신변보호 담당관제를 운영한다.

(5) **민간참여** : 정착도우미 봉사자들의 안내를 받아 주택 배정을 받은 거주지에서 한국사회에서의 삶을 시작한다. 지역적응센터(하나센터)가 설치 · 운영되고 있어 정착지원에 필요한 프로그램 운영과 정착도우미제도 등을 통해 북한이탈주민의 안정적인 정착을 지원하고 있다.

3) 북한이탈주민의 현황

북한의 경제난, 식량난이 가장 심하던 1990년 대 후반에 월경하는 북한 주민의 수가 급증하고 이들 중 일부는 남한으로 입국하였다. 2000년 이후 북한이탈주민 문제는 90년대와 비교할 때 그 문제의 수위와 폭이 훨씬 다양하고 복잡해졌는데, 남한에 입국하는 북한이탈주민의 수는 감소추세이나 2022년 12월 기준 총 33,882명의 북한이탈주민이 남한에 거주하고 있다(통일부 통계, 2023).

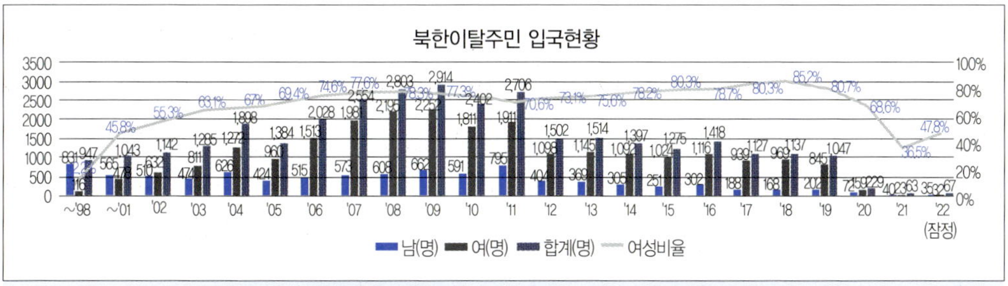

그림 7-11 북한이탈주민 입국현황(2022년 12월기준)

출처 : 통일부 "북한이탈주민 입국인원 현황" https://www.unikorea.go.kr/unikorea/business/NKDefectorsPolicy/status/lately/(2023.03.30.인출)

북한이탈주민지원재단(남북하나재단)은 북한이탈주민을 대상으로 각종 지원정책 및 사업 수립, 연구에 필요한 기초자료의 마련을 위하여 정기적으로 사회통합조사를 실시하였다. 2022년 기준 만 15세 이상 2,198명을 대상으로 조사한 결과, 성별은 남성 24.5%, 여성이 75.5%이고, 연령은 '40대'가 27.8%로 가장 높고 다음으로 '30대'(24.3%), '50대'(23.2%) 등의 순으로 나타났다. 거주기간은 '10년 이상'이 60.2%로 가장 높고, 다음으로 '5~10년 미만'(28.3%), '3년~5년 미만'(7.3%) 등의 순으로 보인다. 교육수준은 남북 통합학력으로 '중고등학교 졸업 이하'가 66.0%로 가장 높고, 다음으로 '대학교 재학 이상'(16.6%) '전문대학 졸업 이하'(12.8%) 등의 순으로 나타났다. 탈북 전 출신지역은 '함경북도'가 51.7%로 가장 높고, 반면 남한 입국 후 거주 지역으로 '경기도'가 32.1%로 가장 높은 비중을 차지한다. 건강상태에 대한 자기평가에서 '나쁨'이 33.4%, '좋음'이 32.3%로 일반국민 대비 '좋음'은 20.8%p 낮은 반면 '나쁨'은 21.4%p 높게 나타났다. 건강관리 실천 여부에 대해 '정기 건강검진'이 72.7%로 가장 높았고, 그 다음으로 '적정 수면'(65.5%), '아침식사 하기'(44.0%) 등의 순이었고, 주로 이용한 의료기관은 '병원(의원)'이 50.3%로 가장 높은 비유을 차지하였다. 정신건강 측면에서 스트레스 정도에 대해 '직장생활'이 61.5%로 상대적으로 가장 높은 비율을 차지하였고, '일상생활'(59.8%), '학교생활'(55.5%) 등의 순이었고, 자살 충동 경험 여부에 대해 '있음'이 11.9%로 일반국민 대비 6.2%p 높게 나타났으며 자살 충동 경험의 이유는 '신체적 · 정신적 질환, 장애', '경제적 어려움'이 각각 32.7%, 22.4%를 차지하였다(북한이탈주민지원재단, 2022).

4) 북한이탈주민의 주요 건강문제

북한이탈주민의 건강수준은 남한주민보다 낮은데, 이는 북한 거주 시 식량의 공급부족, 노동집약적인 근로생활환경, 의료체계 붕괴 등의 원인과 탈북과정에서의 육체적 · 정신적 어려움, 새로운 사회에 정착하는 과정에서의 적응 스트레스 등 다양한 원인이 복합적으로 작용한 결과라 볼 수 있다.

(1) 북한이탈주민의 주요 건강문제 특성

표 7-10 북한이탈주민의 주요 건강문제

구분	주요 건강문제
신체적 건강	영양상태 결핍과 열악한 보건 · 의료환경으로 각종 감염성 질환에 노출 : 특히, 결핵, B형 간염 등 구강 건강 : 위생관리 미흡, 치아손실, 충치, 잇몸질환 등으로 영양문제 발생 재북 및 탈북과정에서 발생한 근 · 골격계 장애 각종 스트레스 상황 등 심리적 문제로 인한 위장 장애(소화불량, 각종 복통 등) 여성건강문제 : 각종 질염, 골반내 염증, 자궁경부암 등
정신적 건강	탈북과정에서 정신적 고통과 스트레스로 인한 정신건강의 문제 : 외상 후 스트레스 장애, 우울증, 불안, 불면증 등
사회적 건강	구직의 어려움, 건강상 문제로 인한 직업생활 유지의 어려움(경제적 문제) 단기간 남한 사회 적응의 어려움 등
기타	높은 흡연율 고위험 음주행위 신체적 · 정신적 건강관리의 어려움, 부적절한 구강위생 관리 등

(2) 결핵

WHO에서 발표되는 북한 결핵 발생률은 2000년 이후 큰 변동은 없으나 인구 10만 명당 513명(2017년 기준)으로 남한에 비해 7.3배 높았다.

① 북한이주민에게 결핵 유병률이 높은 이유

㉠ 북한에 거주하는 동안 식량공급 미달로 인한 만성 영양실조

㉡ 열악한 주변 환경과 의료시설

㉢ 치료 부재, 불규칙한 약물복용 또는 임의 중단

㉣ 중국 또는 장마당을 통해 구입한 이소니아지드(Isoniazid) 등 결핵약의 무분별한 복용으로 인한 약제내성 결핵 증가

② 원인 및 전파

결핵은 비말 전파에 의한 공기 감염성 질환이다. 감염된 대상자들이 기침이나 재채기를 할 때, 대화를 하는 동안 균이 밖으로 배출되어 전염된다.

③ 증상

기침/가래, 식욕부진, 객혈, 무력감, 식은땀, 체중감소, 발열 등

④ 진단

㉠ **객담도말검사** : 결핵균의 존재 여부를 확인한다.

㉡ **객담배양검사** : M.tuberculosis 양성 반응 시 결핵을 확진한다(6~8주 소요).

㉢ **흉부 X-ray 촬영** : 질환 존재 유무와 그 정도를 결정한다.

㉣ **투베르클린 피부반응 검사** : 과거 또는 현재, 활동성 또는 비활동성을 확인한다.

⑤ 치료

㉠ 처방된 결핵약을 6개월~24개월(개인에 따라 약물 복용기간 다름)까지 복용한다.

- 합병증이 없는 폐결핵 치료 : 2개월간 isoniazid(INH), rifampin(RFP), pyrazinamide(PZA), ethambutol(EMB)를 복용하고, 4개월간 isoniazid(INH)와 rifampin(RFP)을 복용한다.
- 1차 약제의 부작용, 약제 내성 또는 재치료 : capreomycin, kanamycin, ethonamide, paraaminosalicylic acid, cycloseitne 등 2차 약제가 사용된다.

㉡ **항결핵제 부작용** : 발진, 위장장애, 말초 신경병증(INH), 시신경염(EMB), 통풍(PZA)을 유발한다. 특히, 오심, 식욕부진, 황달, 복통 등 증상이 있으면 치료를 받는다.

⑥ 관리 및 예방

㉠ 결핵을 예방하려면 BCG 접종을 해야 한다. 특히 BCG는 폐결핵뿐 아니라 사망률이 높은 소아의 결핵성 뇌막염이나 속립성 결핵(좁쌀결핵) 예방효과가 높기 때문에 반드시 출생 후 1개월 이내에 BCG를 접종하도록 하고 있다.

㉡ 꾸준한 복약지도가 필요하다. 재북 시 전문의 처방에 의한 결핵약을 복용하기보다는 장마당을 통해 약을 구입·복용하던 경험 때문에 결핵약을 임의 중단하는 경우가 많다.

(3) B형 간염

북한이주민 중 B형 간염 보균자는 11.67%(18,760명 기준)이며 여성은 10.6%(13,928

명 기준), 남성 14.4%(4,832명 기준)로 내국인에 비해 3~5배 이상 높은 감염률을 나타내고 있다.

① 북한이주민에게 B형 간염 유병률이 높은 이유

㉠ B형 간염 예방접종 미실시

㉡ B형 간염 보균자 어머니의 출산으로 인한 수직감염

㉢ 1회용 주사기를 사용하지 않는 북한 의료 환경에 노출

㉣ B형 간염 관리(의료)체계 미흡

② 원인

B형 간염은 감염된 혈액에 노출되거나, 감염된 사람과의 성행위, 출산 도중에 모체로부터(자연분만이나 제왕절개 모두 가능) 감염된다. B형 간염의 전염경로는 혈액, 정액을 통해서이다.

③ 증상

피로, 식욕부진, 구역, 구토, 근육통 및 미열, 황달(눈, 피부) 등

④ 진단

표면항원(HBV surface antigen, HBsAg) 검사를 통한 확진

⑤ 치료

㉠ 간수치가 높은 경우 등 치료가 필요한 경우 항바이러스제나 페그인터페론(Peginterferon)으로 치료한다.

㉡ 건강 보균자의 경우 당장의 약물 치료를 요하지는 않지만 지속적인 추적검사를 시행하는 것이 필요하다.

⑥ 관리 및 예방

㉠ B형 간염은 간염 예방접종을 해야 한다. 예방접종은 3번하여야 적절한 예방효과를 얻을 수 있고, 접종 간격은 0,1,2개월 혹은 0,1,6개월 등이 있다.

㉠ B형 간염 관리법

- B형 간염 바이러스는 면역력이 저하되었을 때 활성화되므로 충분한 휴식과 영양섭취를 한다.
- 35세 이상의 만성 B형 간염 보균자라면 6개월마다 '초음파 검사, 간기능 검사, 간암 표지자 검사'를 실시한다.
- 민간요법 또는 건강기능식품은 주치의와 상담한다. 북한이주민은 재북 시 민간요법에 의존한 치료를 받은 경험으로 간기능이 저하된 상태에서 독성간염을 유발할 수 있는 약초사용의 위험성을 주지시킬 필요가 있다.

(4) 부인과 질환

① 질염

질염의 원인은 잦은 성관계, 위생상태 불량으로 질염은 부인과에서 적절한 치료를 받을 경우 증상은 완전히 호전되지만, 치료를 받지 않으면 만성적 혹은 재발성으로 증상이 다시 나타날 수 있다.

② 만성 골반 내 염증

만성 골반 내 염증 질환은 하복부의 가스팽만으로 만성변비와 골반통, 하복부동통, 질분비물 변화, 오심 · 구토를 호소하며 난관소통의 장애로 불임을 유발할 수 있다. 원인은 재북 또는 탈북 후 임신 방지를 위해 시술받은 루프('고리'로 표현)를 삽입하여 장기간 관리를 하지 않기 때문이다. 탈북여성이 원인을 알 수 없는 복통을 호소하는 경우 대부분 골반 내 염증(Pelvic Inflammatory Disease, PID)으로 진단을 받는 사례가 많다. 부인과에서 적절한 치료를 받을 경우 증상은 완전히 호전되지만, 치료를 받지 않으면 만성적 혹은 재발성으로 증상이 다시 나타날 수 있다.

③ 자궁경부암

자궁경부암은 부인과 염증을 치료받지 않고 장기간 성생활에 노출되면서 자궁 내막의 세포 변형이 자궁암으로 진행된다. 자궁경부암은 아주 천천히 증식하는 특징이 있어 암세포가 자궁경부에서 발견되기 이전에 정상이 아닌 이형세포로서 모양을 드러내기 시작한다. 이형세포가 100% 자궁경부암으로 진행되는 것은 아니나 정기적인 검진이 중요하다.

④ 임신 및 출산

재북 시 또는 탈북과정에서 임신을 하게 되면 정기적으로 검진을 받지 못하고 입국하는 경우가 대다수이다. 임신으로 신체적 불편감 뿐만 아니라 원치 않는 임신과 육아에 대한 걱정으로 힘들어하는 경우가 많다. 이들의 출산, 육아에 대한 현실적인 어려움에 관심을 기울여, 출산 시 도움을 주거나 출산 후 입양을 원하는 경우 해당 기관에 대한 적절한 안내가 필요하다.

⑤ 관리 및 예방

㉠ 피임 방법 등 건전한 성생활에 대한 올바른 정보를 받는다.
㉡ 인유두종 바이러스 백신 예방접종을 받는다.
㉢ 정기적으로 자궁경부암 검진을 받는다. 특히 자궁경부암을 일으키는 HPV(인유두종 바이러스) 감염 시 6개월 또는 1년 주기의 검진이 필요하다.
㉣ 질환이 의심되면 전문의에게 정확한 진단과 치료를 받는다.

(5) 예방접종

북한은 경제난으로 국가의 예방접종체계와 백신 수급이 원활히 작동되지 않고 있다. 이로 인해 상당수의 백신은 국제기구나 국제 인도주의 비영리 단체를 통해 공급받고 있다. 북한이탈주민은 탈북이후에도 신분이 불분명하기 때문에 타국에서 영유아 또는 성인 예방접종을 적시에 적절하게 투약받기 어렵다. 또한 남한 정착이후에도 북한이탈주민은 예방접종의 중요성과 필요성에 대한 이해도가 부족하여 예방접종을 잘 이행하지 않는 경향을 보인다. 그러나, 정착이후에라도 대한민국의 국가 필수 예방접종을 추가접종하는 것이 바람직하다.

※ 예방접종 후 주의사항

㉠ 예방접종 후 20~30분간 그 자리에 머물러 상태를 관찰하는 것이 좋다.
㉡ 귀가 후 적어도 3시간 이상, 주의 깊게 관찰한다.
㉢ 접종 당일과 다음 날은 과격한 운동을 삼간다.
㉣ 접종 당일은 목욕을 하지 않는다.

㉤ 접종 부위는 청결하게 유지한다.

㉥ 접종 후, 최소 3일간은 특별한 관심을 가지고 관찰하여 고열, 경련 등이 있을 때는 곧 의사의 진찰을 받는다.

(6) 약물 복용

① 북한이주민의 약물 의존 및 오남용 원인

북한은 경제난으로 의료시스템이 붕괴되어, 의사가 진료 후 약품처방전을 주면 개인이 약을 구입하도록 하여, 병원 진료를 받은 개인은 장마당을 통해 약품을 구매한다. 이로 인해 자신의 건강상태를 스스로 진단, 질병 발생 시 의사의 진료 없이 장마당에서 약을 구입하여 해결하였다. 이는 탈북 후에도 중국에서 북한에서와 같이 질병관리를 했고 돈만 있으면 원하는 약을 구할 수 있다는 생각에 약물 오남용 및 약물 의존 경향을 보인다.

② 약품 구입 및 약국 이용

북한이탈주민들이 남한 의료체계에 적응하는 과정에서 적절하게 약품을 구분하고, 구입할 수 있도록 교육을 제공할 필요가 있다.

㉠ 일반의약품

일반의약품은 의사, 치과의사가 처방하지 않아도 환자가 직접 선택할 수 있는 의약품을 말한다(약사법 제2조). 약국에서 필요에 따라 구입할 수 있으며, 약사에게 상담 및 조언을 받을 수 있다. 일반의약품에는 소화제, 영양제, 드링크류 등이 있다. 일반의약품은 환자가 스스로 선택할 수 있는 약을 의미하나 현재 의약품의 특성상 유통과 관리의 전문성이 필요하여 약국에서만 관리하고 판매하도록 하고 있다. 또한 일반의약품도 의사나 치과의사의 처방으로 복용할 수 있다.

㉡ 전문의약품

전문의약품이란 약리작용이나 약물을 사용할 수 있는 적응증으로 볼 때 의사 또는 치과의사의 전문적인 진단과 지시 감독 아래 사용해야 하는 의약품이다. 특히 부작용이 심하고 습관성 및 의존성이 있으며 내성이 잘 생기고 약물 간 상호작용으로 약효가 급상승 또는 급감할 수 있는 약은 전문의약품으로 규정한다. 전문의약품은 약사 임의로 팔 수 없으며 병원에서 의사와 상담 후 반드시 처방전을 받아야만 약국에서 구입할 수 있다.

㉢ 의약외품

2011년 7월 「의약외품 범위지정」 고시를 통해 안전하게 사용되어 온 액상소화제, 정장제, 외용연고제, 파스, 자양강장 드링크류 등 일부 일반의약품을 의약외품으로 전환하여 대부분의 편의점, 대형마트 등 일반소매점에서 구입할 수 있다.

5) 북한이탈주민 건강문제 지원체계

북한이탈주민들은 남한에서의 생계유지와 정착이 우선이기 때문에 건강행동에는 미처 관심을 갖지 못하며 이들은 북한에서의 만성적인 위생불량, 영양불량 등으로 건강상태가 열악하고, 힘든 탈북과정으로 인해 주관적 건강상태 및 신체건강이 불안정하다. 북한이탈주민들의 건강이 불안정할수록 남한 사회에서의 정착생활은 어려우며, 취업 및 생계유지가 힘들어 늘어가는 북한이탈주민의 지원 역시 정부가 감당하기 어려워질 것이다.

북한이탈주민은 '국민기초생활 보장법'에 따라 생계급여와 의료급여를 지원받게 되는데, 생계급여의 경우 하나원을 수료하고 사회에 나온 후 6개월까지는 조건부과를 면제하여 시행하고 있으며, 6개월이 경과한 후 수급권자로 편성하고 자활사업에 참여하는 것을 조건으로 현금을 지급한다. 의료급여는 '의료급여법'에 따라 생활이 어려운 북한이탈주민과 그 가족을 대상으로 소득인정액 기준에 따라 1종 의료급여 수급권자로 지정되어 진찰과 치료를 비롯한 의료혜택을 부여하게 된다. 이러한 방법 등으로 북한이탈주민의 건강을 유지할 수 있다고 본다(북한이탈주민 포털).

(1) 생계급여

① 적용 기본 원칙

'생활이 어려운 북한이탈주민'에 대해서는 최초 거주지 전입일 이후 다음에 따라 특례적용(「북한이탈주민법」 제26조)

㉠ 근로무능력자로만 구성된 가구는 5년, 근로능력자가 있는 가구는 3년

ⓛ 특례 적용의 개시일 산정은 최초 거주지 전입일부터 기산

ⓒ 특례기간 중 취 · 창업 등으로 탈 수급하였으나, 실직 · 폐업 · 질병 등으로 수급을 재신청하는 경우 북한이탈주민 특례 소득인정액 기준에 해당하면 동 특례 규정 재적용 가능

ⓔ 북한이탈주민 특례를 제외한 사항은 일반 수급권자와 동일하며, 특례 적용기간 이후에는 일반국민과 동일한 기준 적용

ⓜ 구체적 특례내용은 「2019년 국민기초생활보장사업 안내」(보건복지부 지침)에 따름

- 동 특례는 최초 거주지 전입일로부터 근로무능력자로만 구성된 가구는 5년, 근로능력 있는 자가 포함된 가구는 3년이 도래하는 날까지만 적용함
- 근로능력이 없는 북한이탈주민이 근로능력자로 전환된 경우 최초 거주지 전입일 부터 3년이 도래하는 날까지만 특례 적용함(그 반대도 동일)

(2) 의료급여

① 적용대상

「북한이탈주민의 보호 및 정착지원에 관한 법률」의 적용을 받고 있는 사람과 그 가족으로서 보건복지부장관이 의료급여가 필요하다고 인정한 사람

② 선정방법

ⓖ 국정원 임시호보시설(이하 보호센터) 또는 통일부 정착지원시설(이하 하나원) 입소 중 의료급여 자격 부여 및 관리

- 북한이탈주민이 하나원에 입소 중에는 하나원이 소재한 보장기관에 타법의료급여 자격부여를 요청하고, 보호센터에 입소 중에는 하나원을 통하여 자격부여 요청
- 하나원으로부터 타법의료급여 자격부여 요청받은 보장기관은 의료급여 전산관리번호를 부여하여 자격취득 및 관리

  ※ 전산관리번호 의료급여 수급자는 455일(보호센터 90일, 하나원 1년) 후 자격상실 처리
- 하나원 또는 보호센터 입소 중에는 소득재산 조회 절차를 생략
- 하나원 입소 중인 북한이탈주민이 주민등록번호를 부여 받는 즉시, 하나원 관

계자가 하나원이 소재한 보장기관에 기초생활수급자 및 타법 의료급여 신청

- 하나원으로부터 신청된 명단에 따라 보장기관은 주민등록번호로 타법 의료급여급여 자격을 부여하고, 기존 전산관리번호로 부여된 자격은 상실처리

㉡ 하나원 퇴소시 처리 및 의료급여 신청

- 북한이탈주민이 하나원 퇴소시, 하나원은 거주지 배정 명단을 첨부하여 보장기관과 전입지 보장기관에 통보하고 보장기관은 수급자 전출처리 절차에 따라 전입지 보장기관에 전출 통보

  ※ 하나원은 퇴원하는 북한이탈주민에게 배정된 거주지로 주민등록법에 따라 14일 이내에 전입신고를 하도록 반드시 안내

- 전입지에서는 전입 즉시 구비서류 징구 및 동거가족이 있는 경우의 소득인정액 확인 등 확인 조사 실시 후 계속 보호 여부 결정

  ※「국민기초생활보장사업안내」타 법률에 의한 수급권자 범위의 특례 참고

표 7-11 2019년 북한이탈주민 특례대상자 선정기준

구분	근로무능력 북한이탈주민 (가구원수에 +1명 기준 적용)		근로능력 북한이탈주민
	생계급여	의료급여	
1인	871,958	1,162,611	맞춤형급여의 일반수급(권)자와 동일
2인	1,128,010	1,504,013	
3인	1,384,061	1,845,414	
4인	1,640,112	2,186,816	
5인	1,896,163	2,528,218	맞춤형급여의 일반수급(권)자와 동일
6인	2,152,214	2,869,619	
7인	2,408,265	3,211,020	

※ 8인 이상 가구는 7인 가구 선정기준에서 6인 가구 선정기준을 뺀 차액을 가구원수 1인 증가 시 마다 가산

※ 북한이탈주민에 대한 주거급여 및 교육급여 선정·급여기준은 해당 지침에 따름

(3) 보건소 방문건강관리사업

북한이탈주민들의 건강행동에 대해서는 예방의학적 관점으로 공공 보건의료기관의 1차 의료기관인 보건소가 적극적으로 다가가 북한이탈주민 특성에 맞는 보건소의 건강증

진 프로그램(금연, 운동, 영양) 및 보건교육이 시행되고 있다.

보건소 방문건강관리사업에서 제공되는 서비스의 내용은 다음과 같다.

① 건강문제 스크리닝(건강행태 및 건강위험요인 파악)
② 건강행태개선
③ 만성질환(고혈압, 당뇨, 암, 심뇌혈관질환 등) 관리 및 합병증 예방
④ 재가 장애인 재활 및 생애주기별(신생아 · 영유아, 임산부, 성인, 노인 등) 건강문제 관리
⑤ 다문화 가족 및 북한이탈주민 건강관리서비스
⑥ 장애인 재활관리
⑦ 보건 · 복지서비스 제공

또한 보건소에서 시행하고 있는 정신건강증진센터를 이용한 무료 정신건강 서비스를 적극적으로 활용할 필요가 있다. 정신질환의 예방 및 정신질환자의 발견 · 상담 · 재활서비스 제공, 사례관리, 정신건강에 대한 교육 · 홍보 등의 업무를 수행해 주는 활동이다.

04 보건의료문제 해결을 위한 남북한 교류 방안

1) 북한 보건의료문제의 해결방안

북한은 유엔의 안보리 결의안(UN Security Council Resolution, UNSCR)이 북한 경제에 대해 포괄적인 제재를 취한 2016년부터 전반적인 경제 침체뿐만 아니라 보건의료 문제는 정체 국면으로 들어섰다. 북한은 의료자원의 확보, 시설과 장비의 현대화, 새로운 기술의 도입 등이 차질이 생기면서 보건의료체계의 개선은 더욱 어려운 상태이다. 무상치료제, 의사담당구역제, 고려의학과 신의학 병행, 예방의학 강조, 대중의 보건 참여라는 기본 원칙으로 정하였으나 정부의 예산을 통한 재원의 조달이 어려워지면서, 현재는 보편적인 일차 의료서비스가 제대로 제공되지 못하고 있다. 국제기구의 보고서에 의하면 의료설비, 의약품, 기반시설 등 부족이 만연한 상태로 파악되고, 의료서비스의 양적인 측면도 있지만 질적인 수준의 개선도 요구된다고 보고하였다. 2012년 이후 북한은 '원료의 주체화(국산화)'를 통하여 의약품 부족의 문제를 해결하려고 노력하나 한계를 보

인다. 그 외에서도 가장 기본적인 기반시설인 전력 공급의 난제도 풀어나가야 한다. 보건의료체계가 효과적이고 효율적으로 잘 기능하기 위해서는 의료자원이 충분하게 공급되어야 하며 이들을 뒷받침하는 안정적인 재정구조와 관리구조가 필수적이다(조성은, 2019).

북한의 보건의료문제를 해결하는데 있어 남한은 북한을 공적개발원조(ODA)에서 규정하는 일반적인 수원국으로만 대해서는 안 되며, 헌법에 기초한 인도주의 개발 협력이라는 특수성을 내포해야 한다. 남북한 보건의료체계의 접근 관점에는 전문가들에 따라 통합 관점과 회복 관점이 동시에 존재한다.

우선 남북 보건의료의 통합 관점에서 고려해 보자. 통합 관점이란 남북한 보건의료를 하나의 체계로 통합하는 것을 의미하며, 대체적으로 두 가지 쟁점이 존재한다.

첫째, 남북 보건의료시스템의 통합에 대한 쟁점이다. 대등한 위치에서의 통합을 고려하자는 주장은 북한의 경제사회적 능력을 어느 정도 인정하는 것으로 간주되고, 반면 남한의 제도를 북한에 이식하는 것에 대한 의견은 북한의 의료문제에 대한 인식에서 기인된다.

둘째, 남북한 의료자원 개발 측면에서 보건의료 인력과 지식체계 통합에 대한 쟁점이다. 이 쟁점은 북한의 보건의료 인력을 교육하고 면허발급 대상으로 보고 남한이 교육 및 면허발급을 주도할 것인가 혹은 상호 협력적으로 교육지식을 교류할 것인지에 대한 파악이다.

그러나 보건의료체계는 국가가 운영 및 관리하는 공적 영역으로서 해당 국가의 소관이기 때문에 타국이나 국제사회가 깊이 개입하기도 어렵고 크게 도움을 주기도 어려운 영역이다. 그러므로 한반도 통일 이전인 현재 상태에서는 북한 보건의료체계의 회복을 논하고, 그 후 점진적으로 남북통일과 통합을 지향하는 공동 과업을 고민하는 것이 현실적이다.

북한의 보건의료체계가 지속적이고 안정적으로 작동하기 위해서는 특히 보건의료 시설의 확보, 보건의료 인력의 역량, 보건정보시스템, 보건정책 역량, 보건 거버넌스 및 재정 운용 역량 등이 강화되어야 한다. 남북한 보건의료의 교류와 협력은 단순히 하드웨어적인 구호나 지원 활동에 대한 것 이상으로 보다 긴밀한 파트너십에 대한 구체화가 필요하다. 북한 보건의료체계의 진정한 회복은 전체 거버넌스와 소프트웨어의 변화에서 시작될 수 있다. 다만, 거버넌스, 정보시스템, 보건정책에 대한 논의는 남북한 간의 신뢰 수준이 가장 높을 때에 가능한 내용이며 그 이전에는 의료시설 회복과 의료인력 역량강화를 중심으로 북한을 지원하고 교류 · 협력할 수 있을 것이다(조성은 외, 2018).

2) 남북한 간호교류의 과제

통일을 대비하여 향후 남북한 간호학의 교류를 위한 과제들이 있다. 남북한에 앞서 통일을 경험한 독일의 통합과정을 반추하여 남북한의 국민의 건강수준의 격차를 해소하고 질병예방 및 건강증진을 목표로 하는 간호학 분야의 과제를 아래와 같이 제시할 수 있다(강윤희, 2019).

(1) 통합된 간호교육과정 개발 및 교과서 개발

남북한의 간호교육체계에 커다란 격차가 있다. 따라서 남한과 북한 간 합의된 간호직무를 설정하고, 이를 바탕으로 통합된 간호교육과정과 교과서 및 교수학습 자료를 개발하여 간호교육과 실무수준의 적용하는 작업이 필요하다.

(2) 남북한 간호학 용어집 편찬

남한은 간호교육과정과 간호현장에서 영어기반 간호 · 의학용어를 사용한다. 반면, 북한은 간호교육과정에서 라틴어가 필수 교과목이며, 러시아어와 라틴어 기반의 의학용어를 실무에 사용하고 있다. 남북한 간호학 용어를 통일하기 위해서는 상호 이해하고 의사소통을 할 수 있는 간호학 용어집을 편찬하고, 학교와 실무에서 학습 · 활용할 필요가 있다.

(3) 남북한의 합의된 간호사 직무범위 설정

남북한 간 간호사의 직무범위 또한 보건의료 및 간호의 현장의 차이로 인해 상당한 격차를 보인다. 따라서 실제 남북한의 간호업무에 대한 직무분석 연구를 수행하고, 상호 합의를 통해 간호사 직무범위를 단계적으로 통합하는 과정이 필요하다.

(4) 남북한 공동 간호연구 수행 및 학술대회 개최

북한 주민의 건강문제를 해결하기 위해서 국가적 차원의 노력도 중요하지만, 학술단체와 민간단체의 노력도 중요하다. 대학 및 병원, 연구기관 차원에서 공동연구를 진행하고 상호 학술대회를 개최함으로써 교류를 증진시키는 것도 바람직하나 현실적으로 매우 어려운 상황이다. 따라서 현실적으로 남북한 교류 및 개방에 앞서 선행적으로 남한에 거주하는 북한이탈주민을 대상으로 자료를 축적하고 연구를 수행할 수 있겠다. 북한이탈주민의 건강에 대한 연구는 북한이탈주민의 건강을 증진하고, 앞으로 남북교류 및 통일 이후 간호의 역할을 준비하는데 도움을 줄 수 있다. 따라서 북한이탈주민을 위한 건강DB를 구축하고, 빅데이터 분석을 통해 남한 주민과의 건강수준의 차이가 있는 북한 주민의 건강특성을 예측할 수 있다. 이러한 노력들은 추후 남북한 간의 교류 및 개방할 시 북한 주민의 건강을 보다 효과적으로 증진하는데 기여할 수 있을 것이다.

(5) 간호대학생 및 간호사 대상 통일 준비과정과 교육컨텐츠 개발

간호대학생과 간호사들은 현재 북한의 보건의료 및 간호 영역에 대한 이해도가 낮은 편이다. 그러나, 통일의 필요성과 함께 통일 간호교육에 대한 수요가 상당히 높다. 따라서 간호대학생이나 석박사과정의 전공영역으로 통일간호학 교육과정을 설계하는 것이 필요하다. 그리고, 간호학계가 주도하여 북한학 전문가 및 북한의 보건의료 관련 다학제적 전문가와 공동으로 통일간호 교육컨텐츠 개발이 필요하다.

3) 독일의 통일과 보건의료 통합 사례

독일은 1949년 동 · 서독으로 분단되어 약 50년간의 시간을 보냈으며, 중요한 정치적 변화 시기를 기점으로 6개의 단계로 나누어 볼 수 있다. 이러한 단계는 할슈타인 원칙의 시기(1949~1963년), 동방정책의 시기(1969년 이후), 동 · 서독 정상회담(1970년), 동 · 서독 기본조약(1972년), 동 · 서독 보건협정(1974년), 그리고 독일 통일(1990년)이다.

분단 이후 동독과 서독은 서로 다른 정치 체제를 가지고 있었으며, 독일 통일 이후에는 의료보험제도의 통합이 가장 큰 문제였다. 서독의 포괄적이고 의무적인 법정의료보험(Statutory Health Insurance, SHI)은 잘 정비된 세계 최고의 의료보험이었으나 동독의 국가의료서비스(Nation Health Service, NHS) 제도는 붕괴되어 사실상 그 기능을 제대로 수행하지 못하고 있었다. 결국 독일 통일 이후, 동독의 의료보장체계가 서독의 형태로 전환되는 계기를 마련하였고, 통일된 독일은 비스마르크가 개발한 사회보험제도의 기본 원칙과 동일한 원칙을 유지하고자 하였다. 독일은 대부분의 국민에게 질병펀드(Sickness Fund)의 가입을 의무화하였고 매년 노동자 소득의 특정 비율을 가져가면서 모든 가입자에게 최소한의 혜택을 보장하고, 포괄적인 의료 혜택을 저렴하게 제공하여 합리적인 가격에 의료를 보장받도록 하였다.

서독은 국민들에게 의료보장을 적용하여 건강향상을 도모하였으나, 반면 동독은 보건의료체계의 기능이 상실되면서 동 · 서독 보건협정을 통해 서독의 지원을 받아드릴 수

밖에 없게 되었다. 독일 통일 과정에서 서독은 동독의 의료환경을 개선하기 위해 전적으로 책임지고, 서독 국민의 동의를 얻기 위해 현실적인 법안을 제시하여 최종 합의를 달성하였다. 독일 통일의 사례에 대한 고찰을 통해 평화적으로 통일하고 동 · 서독 보건의료분야의 통합과정 경험을 미리 파악하여 우리의 통일을 대비하고 특히 보건의료인으로서 과제와 해결방안을 제시하는 데 의미가 있다.

표 7-12 독일의 통일과 보건의료 통합과정

(1) 할슈타인 원칙의 시기 (1949~1963년)-동 · 서독의 외교관계 단절	서독에서는 기독교민주당의 집권하에 동독을 상대로 '힘의 우위정책'을 추진하였고, 국제사회에서 전체 독일을 대표하는 국제체제로 활동한다는 '할슈타인 원칙'에 따라 동독과 국교를 맺는 국가와는 외교관계를 단절하는 강격책을 고수하였다. 한편 동독은 소련과 긴밀한 관계를 유지하고 1민족 2국가론을 주장하면서 동독을 하나의 국가로 인정하는 외교적 노력을 지속하였다.
(2) 동방정책의 시기(1969년 이후)-화해교류 정책	서독은 '할슈타인 원칙'을 폐기하고 '동방정책'을 추진하여 화해교류정책이 중심이 되어 동 · 서독의 교류는 활발해졌다.
(3) 동 · 서독 정상회담 (1970년)	정상회담을 통해 동 · 서독간의 화해분위기가 조성되었다.
(4) 동 · 서독 기본조약 (1972년)-동 · 서독 간 보건 분야 협력 시작	1972년 체결된 기본조약 제7조 6항에는 보건 분야의 협력을 규정하고 있으며 서독은 동독 측에 보건 분야의 협상을 먼저 제안하였다. 당시 동독은 건강 및 보건 분야의 지원이 절실히 필요한 상황이기에 양측의 쟁점이 가장 적은 분야이기도 했다.
(5) 동 · 서독 보건협정 (1974년)	동 · 서독은 10차례의 실무협상을 거친 끝에 1974년 보건협정을 체결하였고, 감염병 관리방안, 상호 의료서비스 제공, 비상업적인 의약품 교환 가능 등 내용을 포함하였다. 서독 국민은 이 협정을 위해 재정적 부담을 감수하여야 하였기에 법률을 제정하였다.
(6) 독일 통일(1990년)	구소련이 붕괴되면서 사회주의 국가들은 시장경제로 체제를 전환하였고, 1990년 10월 독일에서는 '통일조약'을 통해 동독이 서독에 흡수되어 통일을 이뤘다.

생각해보기

- 북한의 보건의료체계와 의료인 양성체계가 어떻게 구성되어 있는지 이해하고, 이러한 체계가 어떻게 북한 주민들의 건강에 영향을 미칠 수 있는지 생각해 보자.
- 북한의 사망률과 DALY가 남한에 비해 현저히 높은 이유를 분석해 보자. 어떤 요소들이 이러한 차이를 만들어낸 것으로 생각되는지 토론해 보자.
- 북한의 1세 미만 및 5세 미만 아동 사망률과 DALY가 낮은 이유는 무엇일까? 이러한 차이가 어떻게 설명될 수 있을지 생각해 보자.
- 북한의 영양문제와 결핵 문제는 어떻게 상호작용하고 있는지 생각해 보자. 이러한 문제들의 복합적인 영향이 북한의 보건 상황에 어떤 결과를 초래할 수 있을지 토론해 보자.
- 북한 주민의 건강을 증진시킬 수 있는 현실적인 방법에 대해 토론해 보자.
- 우리나라 국민과 북한 주민 간의 건강격차를 사회적 결정요인에 따라 분석해 보자.
- 북한 주민들의 건강 문제를 해결하기 위해 국제사회가 어떤 역할을 수행해야 할까? 국제사회의 개입이 북한의 내부 문제에 어떤 영향을 미칠 수 있을지 생각해 보자.

참고문헌

강윤희 (2019). 한반도 통일과 남북한 교류를 준비하는 간호학계의 과제. 통일간호학회지, 1(1), 1-5.

김희숙 외 (2018). 통일과 건강간호: 건강한 한반도를 위한 간호보건의료인의 지침서. 서울: 현문사.

남북하나재단 https://www.koreahana.or.kr/index.jsp

보건복지부와 한국건강증진재단 (2012). 함께하는 건강성공!-북한이주민 건강정보.

북한이탈주민 포털(하나포털) https://hanaportal.unikorea.go.kr/hanaportal/

북한이탈주민재단 (2019). 2018 북한이탈주민 사회통합조사. 서울: 북한이탈주민지원재단. http://www.koreahana.or.kr

북한정보포털 http://nkinfo.unikorea.go.kr/

서울대학교 의과대학 통일의학센터 http://www.reunimedcenter.org/common/work/work02.asp

신희영 외 (2014). 대북 보건의료분야 인도적 지원 단계적 확대방안. 통일부.

신희영 외 (2017). 통일의료 : 남북한 보건의료 협력과 통합. 서울: 서울학교출판문화원.

이민주 (2018). 북한의 보건의료체계 현황. 한국바이오경제연구센터. Bio Economy Brief Issue 51.

조성은 외 (2018). 남북한 보건복지제도 및 협력 방안. 한국보건사회연구원 연구보고서 2018-36.

조성은 (2019). 북한 보건의료분야의 변화와 전망. 한구보건사회연구원. 보건복지 Issue & Focus 361호.

조성은 외 (2022). 한반도 사회격차 완화를 위한 북한의 건강 및 보건의료 지표 분석. 한국보건사회연구원 연구보고서 2022-23.

통일부 https://www.unikorea.go.kr/unikorea/

황나미 (2014). 통일대비 보건의료분야의 전략과 과제. 한국보건사회연구원. 보건복지 Issue & Focus 240호.

황나미, 이삼식과 이상영 (2012). 북한주민의 생활과 보건복지 실태-건강 및 출산·양육을 중심으로. 한국보건사회연구원 연구보고서 2012-60.

The World Bank, (2021a). Population total, Retrived from https://data.worldbank.org/indicator/SP.POP.TOTL, 2023. 3. 30.

The World Bank, (2021b). Population, male, female, Retrived from https://data.worldbank .org/indicator/SP.POP.TOTL.MA.IN, 2023. 3. 30.

The World Bank, (2021c). Population, ages 15-64 (% of total population), ages 65 and above (% of total population), Retrived from https://data.worldbank.org/indicator/SP. POP.TOTL.MA.IN, 2023. 3. 30.

WHO (2009). Baseline survey report on Improving Women's and Children's Health in DPRK. p.30.

찾아보기

ㅅ

ㅇ

ㅈ

ㅊ

ㅋ

ㅌ

ㅍ

K

L

M

N

O

P

R

공/저/자/소/개

- **김미지** 경복대학교 간호학과
- **김성재** 전 경복대학교 간호학과
- **김향란** 경복대학교 간호학과
- **배현지** 국립경국대학교 간호학과
- **안정원** 강릉원주대학교 간호학과
- **윤희상** 서울여자간호대학교
- **이옥철** 중앙대학교 적십자간호대학
- **조명선** 강릉원주대학교 간호학과

글로벌 건강과 간호 값 29,000원

2023년 8월 10일 제1판 1쇄 발행
2025년 8월 20일 제1판 2쇄 발행

공저자 : 김미지 · 김성재 · 김향란 · 배현지
안정원 · 윤희상 · 이옥철 · 조명선
발행인 : 주 영 일
발행처 : **계 축 문 화 사**

서울특별시 종로구 통일로12길 16-17
우편번호 : 03029
TEL : 735-2257 · 738-9746
FAX : 723-9025
E-mail : gyechuk@hanmail.net
홈페이지 : http://gyechuk.co.kr
1973. 10. 31 등록번호 제300-1973-8호
ISBN 978-89-5629-729-3 93510